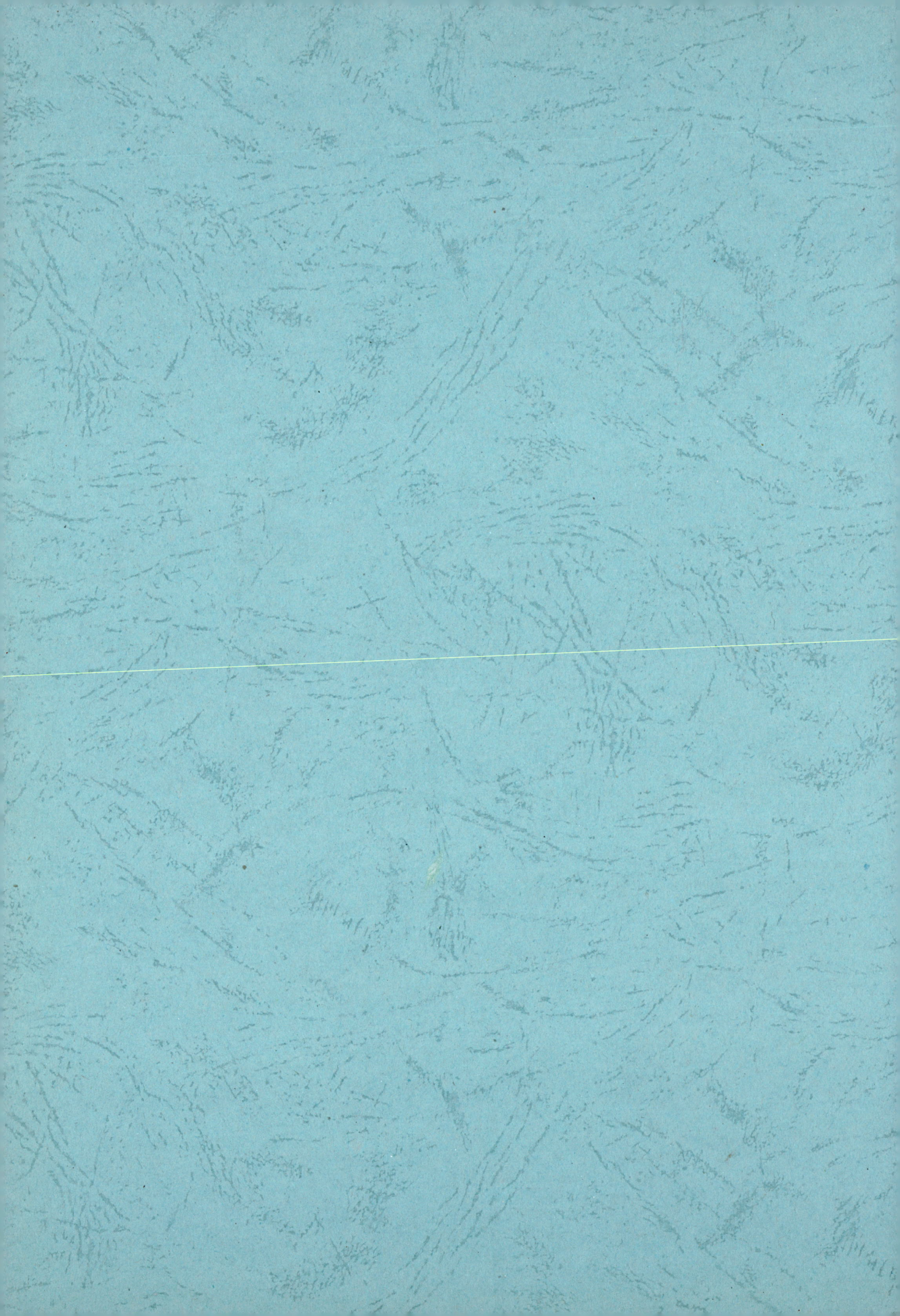

Hip Arthroplasty
Minimally Invasive Techniques and Computer Navigation

髋关节成形术
——微创技术与计算机导航

原　著　[美]Lawrence D. Dorr
主　译　唐农轩　范清宇
译　者　(按姓氏笔画排序)
　　　　马保安　孙嗣国　张　勇
　　　　张明华　杨彤涛　周　勇
　　　　范清宇　范德刚　唐农轩
　　　　高　杰　廖　博

世界图书出版公司
西安　北京　广州　上海

图书在版编目(CIP)数据

髋关节成形术:微创技术与计算机导航/(美)劳伦斯(Lawrence,D.D.)著;唐农轩,范清宇译.—西安:世界图书出版西安公司,2008.5
书名原文:Hip Arthroplasty: Minimally Invasive Techniques and Computer Navigation
ISBN 978-7-5062-9034-0

Ⅰ.髋… Ⅱ.①劳…②唐…③范 Ⅲ.髋关节-移植术(医学) Ⅳ.R687.4

中国版本图书馆CIP数据核字(2008)第021601号

版权贸易合同登记号 25-2006-014

髋关节成形术——微创技术与计算机导航

原　　著	[美]Lawrence D. Dorr
主　　译	唐农轩　范清宇
责任编辑	马可为　张隆欣
责任校对	李江彬
封面设计	Look.Book飞洋设计机构
出版发行	世界图书出版西安公司
地　　址	西安市北大街85号
邮　　编	710003
电　　话	029-87285225(医学读者俱乐部)　87233647(市场营销部) 029-87235105(总编室)
传　　真	029-87279675　87279676
经　　销	全国各地新华书店
印　　刷	万裕文化产业有限公司
开　　本	210 mm×285 mm　1/16
印　　张	18
字　　数	240千字
版　　次	2008年5月第1版
印　　次	2008年5月第1次印刷
书　　号	ISBN 978-7-5062-9034-0
定　　价	220.00元

☆如有印装错误,请寄回本公司更换☆

Hip Arthroplasty: Minimally Invasive Techniques and Computer Navigation

Lawrence D. Dorr

ISBN: 978-1-4160-2297-8

Copyright © 2006 by Elsevier. All rights reserved.

Authorized Simplified Chinese translation edition published by the Proprietor.

ISBN: 978-7-5062-9034-0

Copyright © 2008 by Elsevier(Singapore) Pte Ltd. All rights reserved.

Elsevier (Singapore) Pte Ltd.
3 Killiney Road
#08-01 Winsland Hose I
Singapore 239519
Tel: (65) 6349-0200
Fax: (65) 6733-1817

First Published 2008

2008年初版

Printed in China by World Publishing Corporation (Xi'an) under special arrangement with Elsevier (Singapore) Pte Ltd. This edition is authorized for sale in China only, excluding Hong Kong SAR and Taiwan. Unauthorized export of this edition is a violation of the Copyright Act. Violation of this Law is subject to Civil and Criminal Penalties.

本书简体中文版由世界图书出版公司（西安）与Elsevier(Singapore) Pte Ltd. 在中国大陆境内合作出版。本版仅限在中国境内(不包括香港特别行政区及台湾)出版及标价销售。未经许可之出口,视为违反著作权法,将受法律之制裁。

编者 | Contributors

Clive Duncan, MD
Professor and Head
Department of Orthopaedics
Faculty of Medicine
University of British Columbia
Vancouver, British Columbia
Canada
Video: "*Anterior Approach for Total Hip Replacement*"

Charles A. Engh Sr., MD
Medical Director
Joint Replacement Program
Inova Mt. Vernon Hospital
Medical Director
Anderson Orthopaedic Clinic
Alexandria, Virginia
Video: "*Simple Techniques for Revision Total Hip Replacement*"

Richard "Dickey" Jones, MD
Professor of Orthopedic Surgery
University of Texas Southwestern Medical Center
Chief of Orthopedic Surgery
Veterans Administration Medical Center
Orthopedic Surgeon
St. Paul University Hospital
Dallas, Texas
Chapter 9: *Anterolateral Approach for Mini-incision Total Hip Replacement*
Video: "*Anterolateral Approach for Total Hip Replacement*"

Wayne Paprosky, MD
Associate Professor of Orthopaedic Surgery
Rush University Medical College
Chicago, Illinois
Staff Orthopaedic Surgeon
Department of Adult Joint Reconstruction
Central Dupage Hospital
Winfield, Illinois
Video: "*Simple Techniques for Revision Total Hip Replacement*"

Andrew G. Yun, MD
Centinela Freeman Health System
Inglewood, California
Chapter 8: *The Anterior Mini-incision Intermuscular Approach: A Single Incision*

Forward 译者序

随着关节置换的广泛应用，髋关节成形术已成为一种常用的重要手术。虽然是假体植入，但对无法挽救的髋关节病患者而言，可以解除疼痛、纠正畸形、改善活动，因此该手术具有很强的实际意义。

由于髋部解剖结构有一定的复杂性，关节置换更涉及力学、材料、设计、器械、操作技术、适应证选择等，因此如何掌握好手术原则、减少损伤、精确地植入相关组件使其既获得符合力学要求的位置又固定牢固，骨科医师应对此深入学习研究、熟练掌握，以求获得最佳疗效。

Dorr博士主编的《髋关节成形术——微创技术与计算机导航》一书对上述问题进行了详细叙述，将令读者获益匪浅。

作为世界著名的髋外科专家，Dorr博士临床经验丰富、学识渊博，特别是有自身经历手术的切身体会，使本书更加具有可读性。

本书内容包括首次和翻修手术、微创技术和计算机导航。既全面又细致入微，有理论、有技术，更富有艺术性。文字简练，章节组织有序，手术步骤解释准确，涉及临床问题的方方面面，并附实例可以更好地指导实践。

本书附有DVD影像资料，可反复演示手术关键程序，便于读者学习观摩。

鉴于译者水平有限，如有错误，请及时批评指正。望同道能从本书中有所收益！

第四军医大学唐都医院全军骨科中心
唐农轩　范清宇
2008年1月

前 言

在我的职业生涯中，我体会到一名外科医生的成熟要经历四个阶段，能否顺利完成这四个阶段将直接影响医生的职业成就。许多外科医生正是由于没有意识到这是一个自然过程，因此他们往往在第二阶段就受阻，并产生挫败感；而有一些医生很早就意识到了这一点，从而能够终生献身于骨科事业，并取得显著的成绩。

第一阶段——成功的喜悦。大多数人始于进入医学院学习之初，并且随着学习的深入，对自我的认可程度也不断增强。大家会组成一个团队或小组共同接受医学培训，作为其中的一员，我们都有过共享学习的体会。由于多年的学习是那么重要又那么艰难，同时学有所得，所以在医学院、实习期及住院医师阶段的成功使得很多医学生产生成就感。在医学培训时，医学生觉得他（她）所做的都是有价值的、重要的和有益于他人的。看到患者康复、手术成功以及战胜了精神或躯体的病痛时，这一系列的喜悦使每个医学生都会有种强烈的成就感，也希望自己将来能为患者做到这些。当然所有医生在行医时都会满怀热情和信心做好一切。

第二阶段——失败带来的巨大痛苦。对于每个医生来说，其到来的时间不同。一般情况下，当他们认为自己已经有能力为患者负全责时，可能就要面临这一境况了。治疗无效、手术失败、患者对疗效不满意等等。以上情况第一次出现时，他们认为可能是过失，可一旦相继出现，医生们就意识到他们最初的愿望落空了。实际上，内、外科医生在头两年临床实践中遭遇的失败比他们原先料想的一生中经历的失败还要多。每个医学生看到患者因并发症由其他医院转来时都会说："我将来肯定不会这样。"如今，他们的患者也发生了非常类似的并发症。

作为年轻医生，非常关键的就是能否克服第二阶段的痛苦感。如果不能克服由失败产生的痛苦，在每次治疗时都面对因担心失败而产生的恐惧——如同运动员不是为了胜利而战，倒是为了不失败参赛——那么行医的乐趣便会被焦虑的阴云所笼罩，果断的决策必将受到因担心失败而产生的恐惧心理的干扰。相反，能够克服这一不良状态的医师，他们认识到这是人生的常态，自然在以后的岁月里还能有所作为。所有医学界的领军人物，无论是搞研究还是做临床工作，无一例外都经历过巨大的失败，都认识到这是人力无法控制的现象，并能够超越失败。年轻医生必须知道第二阶段一定会出现，还必须学会适应它，这非常重要。

第三阶段——通常所说的"人非圣贤，孰能无过"。承认这个事实有助于克服痛苦造成的失败感。在此阶段，医生勇于承认自己的局限性，还要承认在很多令人满意的治疗结果中确实存在一些偶然因素。要认可他人的方案有时更好，在别人那里可以学到知识和技能。应当承认，有些并发症和医生有关，有些则是意想不到的。其中一种就是坐骨神经麻痹，它的出现始终没有很好的解释。通常，手术以同样的方式进行，手术中也没有遇到困难。但当手术结束时发现患者坐骨神经损伤了。除了一小部分外，大部分找不到原因。这无疑对患者和医生都是灾难性的结果，但医生也无能为力。此时，外科医生必须克服深深的失落感与沮丧，以使并发症能够得到积极、有效的治疗。另一方面，有些手术的效果非常好，也同样无法确定是什么原因。也许，只有"上帝"能说得清楚。每个医生都有这样的经历。我依然惊奇于人体对损伤的适应能力。医生们如果能够坦然面对这些意外，其行医生涯必将充满愉悦和收获。

第四阶段——回报胜于索取。经历了前面三个阶段，全身心地投身于骨科事业将会学有所成。此时，我们就会意识到一对一的关怀不如一个人帮助很多人那么伟大。医生回报其职业和社会的方式很多，甚至包括带好一名住院医生。在美国和许多第三世界国家，有一种叫手术流动队的组织，为贫困的人们实施手术，这令我和其他参加者备感充实和快乐。

我希望以此书作为对自己职业生涯的一种总结。

Lawrence D. Dorr 博士

（杨彤涛 译　唐农轩 校）

目录 Contents

第 1 章　全髋关节置换的新方法 …………………………………………（ 1 ）

第 2 章　生物力学重建、固定及关节表面 ………………………………（ 15 ）

第 3 章　全髋关节置换的标准后侧暴露 …………………………………（ 29 ）

第 4 章　后路微小切口：暴露 ……………………………………………（ 53 ）

第 5 章　后路微小切口：髋臼准备与假体植入 …………………………（ 73 ）

第 6 章　后路微小切口：股骨的准备 ……………………………………（ 99 ）

第 7 章　计算机辅助的全髋关节置换 ……………………………………（ 125 ）

第 8 章　前路微小切口肌间入路：单一切口 ……………………………（ 171 ）

第 9 章　前外侧入路微小切口全髋关节置换 ……………………………（ 193 ）

第 10 章　常规全髋关节置换翻修手术原则 ………………………………（ 203 ）

第 11 章　初次全髋关节置换后的康复 ……………………………………（ 265 ）

Chapter 1

全髋关节置换的新方法

The New Process of Total Hip Replacement

21世纪的第一个10年中,在全髋关节置换的革新领域里,其内科护理的进步远远超过关节移植与手术技术的进步。对患者护理的关注,是一种全新的理念,它反映出:医生可以选择一个不同类型的切口,并应注意由此导致的手术创伤;同时,在麻醉、疼痛管理及康复治疗方面也发生了重要变化。现今,即使选择一个比标准长度还长的切口,需要全髋关节置换的患者也更容易积极期待并欣然接受手术治疗,较先前的患者恢复得更好、住院时间更短,并能更快地重返工作岗位。本章阐述了使全髋关节置换获得最佳预后的方法,包括:术前护理与教育、术中麻醉与麻醉后恢复技术、疼痛管理方案、术后恢复及康复技术。同时也讨论了双侧全髋关节置换。

● 术前护理与教育

大多数患者害怕去看医生,原因是他们担心可能会被问及一些个人问题,会被要求脱去一些衣裤,或害怕被告知需要手术治疗。在医生办公室与患者最初的交流是建立患者对医生技术及即将接受的护理产生信赖的关键。建立信任最好的方式是与患者友好的交流和全方位的教育。患者教育的内容包括:关于手术的详尽信息,术前、术中治疗情况及预期效果。

如果患者进行了预约,可以先让他们接受一些相关信息来减缓因就诊所带来的焦虑。比较理想的交流方式是通过观看录像使患者对接诊医生或其他医务人员先有个初步了解,或者从已成功接受手术治疗的患者那里增强信心。本书附带的 DVD 光盘中就含有我们所使用的一个录像带资料(见"患者推荐")。

术前学习班是用于教育患者及家属最好的方法之一,因为这里会向患者讲述他们所要经历的手术,并可显著缓解患者入院时由于"无知"而产生的恐惧心理。术前学习班应由一个风度优雅、沉着自信、知识丰富的人来执教,要介绍关于治疗的各方面信息,包括从术前准备到住院期间的预期效果和康复过程。术前学习班允许患者与其理疗师及护士见面。通过录像带,他们将会了解麻醉师及他们将要接受的麻醉类型;同时还会向他们展示植入物,他们可以自行决定植入物类型。许多问题是产生于他们首次就诊之后,术前学习班向患者提供了一个答疑解惑的机会,这将明显减轻医生在办公室或通过电话解答的负担,术前学习班的教育内容见表 1-1。

● 术中麻醉与麻醉后恢复室技术

患者治疗程序中一个重要的方面是术中麻醉及麻醉后恢复。麻醉的目的是减轻患者焦虑,确保患者在整个住院期间的安全与舒适。麻醉师必须在整个手术期间待在患者身旁,对从麻醉开始直至患者安全苏醒,再到麻醉后恢复室的整个过程进行监护和观察。术后,麻醉师仍应参与术后疼痛控制,帮助患者加快恢复。

对髋关节置换术而言,成功的麻醉应使患者尽快下床活动,并尽早出院,即使不在手术当天,也应在 48h 内。麻醉师应该做到:①术前开始计划疼痛控制。②预防性地治疗恶心与呕吐。③选用适当的局部麻醉替代用非胃肠道麻醉剂的全身麻醉。

麻醉师应在术前会见患者,在这个时间里必须建立麻醉计划,给予患者关怀并告之不同类型麻醉所带来的问题。笔者的前期用药包括口服氧可酮(盐酸羟考酮控释片,奥施康定)10mg,塞来考昔(西乐葆)400mg,扑热息痛(对乙酰氨基酚)500mg 和兰索拉唑缓释胶囊 30mg。上述有效的麻醉剂与环氧合酶 Cox-2 和 Cox-3 抑制剂的联合使用,旨在减轻疼痛和炎症反应。口服兰索拉唑缓释胶囊 30mg 可以保护胃黏膜,咪达唑仑(弗塞得)1~2mg 静脉内给药用以镇静。术前,患者被安置于固定体位,放置硬膜外导管,并检测麻醉效果。

在全髋和全膝关节成形术中,硬膜外麻醉与全身麻醉相比,其优点概括有 3 点:

1. 减少术中失血(尽管保持同等水平的平均动脉压,用区域麻醉仍比用全身麻醉更能减少失血)。

2. 减少深静脉血栓形成和肺栓塞(通过放低四肢增加下肢血流,降低血小板活性,减轻术后凝血因子Ⅷ和 vW 因子的增加)。

3. 减少恶心呕吐反应和恢复室停留时间。

经统计,尽管全髋和全膝关节置换患者使用全身麻醉与区域麻醉后,两者的长期发病率和病死率相似,但使用吸入麻醉与静脉麻醉明显阻碍了患者麻醉后的快速恢复(恶心呕吐的增加延迟了麻醉后

表 1-1 术前学习班

术前学习班的总原则是在术前教育患者并使其更易康复。目的是打破患者对手术和住院的"神秘"感。学习内容包括：应带什么东西去医院、肢体在不同的康复阶段的感觉等与手术相关的知识。并指导他们如何锻炼，如何使用行走装备如腋杖和手杖，如何使用适当的设备帮助洗漱和着装，在学习班上鼓励患者使用这些辅助装置，以使他们日后使用得更加得心应手。

作者发现患者及其家属坐在教室里与其他有过相似经历的患者在一起学习效果更好，我们鼓励患者及其家属提问并与医务人员相互交流。

术前学习班的内容

住院前程序包括：献血、内科医师许可证明、签署同意书，明确在手术当天到医院的时间。

术前皮肤清洁和护理（备皮）。

完整解释基本的关节置换术：可视化的髋关节模型，现成的关节置换组件，并检验其重量、质地以及与骨的适合度。

术前给药计划：何时停用抗炎药和含阿司匹林的药物。告之应避免使用哪些非处方药和备选用药。

住院程序：在什么地方申请手术，谁接待并帮助您准备手术，什么时间到医院确定病情、辨明肢体以确保手术当天完成正确的手术。

明确手术需进行多少时间，家属可在手术时安心等候。

麻醉：使用麻醉的类型，硬膜外麻醉副作用的减少。

术后患肢的感觉以及在恢复期不同时段的感觉。

术后如何正确使用冰袋及抬高患肢。

如何避免术前、术后便秘。

什么食谱有益于伤口愈合和血运恢复。

伤口护理。

电话随访和预约，何时到门诊复查。

恢复，疼痛控制也存在更多问题）。呕吐和昏睡对早期下床活动与出院也有负面影响。应重视频繁的恶心呕吐并予以积极治疗。服药方案包括预防性应用胃复安、昂丹司琼、格拉司琼或多拉司琼，对于最初 24h，1 次/4h。

手术室

在手术室，动脉置管进行安全监测及控制低血压（双膝关节置换者，应使用 Swan-Ganz 导管监测肺动脉压）。

硬膜外导管内注入 2% 利多卡因 80mg 及 1% 罗哌卡因 80mg（此剂量对绝大部分患者是足够的）进行麻醉。这两种酰胺类药物联合应用会在 10～20min 内产生相对快速的神经阻滞，麻醉作用的平均持续时间为 2～3h，这为髋、膝手术提供了一个理想条件。

给予连续灌注异丙酚 5～10mg/(kg·h)，这一剂量可使绝大部分患者在 3～5min 内丧失反应。可以应用口面罩或喉面罩，在连续灌注异丙酚下两者均可被很好耐受。灌注应在手术结束前约 10min 停止。绝大部分患者在被抬下手术台时，开始恢复反应。

疼痛控制

疼痛控制始于术前口服给药和外科医生在手术期间的关节内注射用药，后者包括罗哌卡因

100mg、甲泼尼龙40mg、硫酸吗啡4mg,溶于60ml生理盐水中注射。

手术结束后移除硬膜外导管,仅用口服抗炎药和口服麻醉药治疗疼痛。作者每天用西乐葆400mg口服,依据患者年龄和耐受情况,选用氢可酮和对乙酰氨基酚(Norco或Vicodin)或萘磺酸右丙氧芬和对乙酰氨基酚(Darvon或Darvocet),对超过80岁的患者仅口服对乙酰氨基酚(泰诺林)。作者不使用镇痛泵、硬膜外麻醉剂或由肌注或静脉内推注麻醉剂。

成功的麻醉与疼痛控制方案要求麻醉恢复室护士、楼层护士及助理医师受过良好培训,并乐于照顾这些硬膜外麻醉或股神经阻滞患者。仅使用口服药物控制疼痛、让患者尽快下床行走及出院,这对一些护士和治疗师来说,需要观念上的转变。应向他们讲授这么做的好处,以便得到他们全力的配合。

●疼痛管理技术

新的全髋关节置换程序的核心是疼痛管理技术的变化。可选择硬膜外麻醉、腰麻或全身麻醉和适当的给药途径。基于前述理由,作者偏向于硬膜外麻醉。然而,无论选择哪种麻醉,疼痛管理计划必须严格遵照以下原则:使患者轻松地经历手术,能够尽快下床行走和出院。疼痛管理计划直接针对的是预防疼痛敏感化,因为预防比治疗已超过患者耐受的疼痛更容易。目前人们已经充分了解了疼痛的起源与分布,从而可以运用一些药物来阻止中枢和外周疼痛敏感化。即便不使用静脉内或硬膜外麻醉剂,仍能达到目的。这种疼痛治疗上的改变真正消除了恶心呕吐、离床活动的眩晕及术后昏睡和抑郁的发生。

这种疼痛管理方案的应用为外科医生、护士和治疗师打开了一个崭新的世界:患者在夜晚能安静入睡,没有不适,可以积极地应对治疗和出院。护士不必把大部分时间用来处理患者的恶心、眩晕和不适;治疗师也不必因为上述症状阻止患者下床活动;医生查房时能感受到患者对整个治疗过程的感激之情,而不是对众多症状的抱怨和质疑。疼痛管理方案将在下一节阐述。疼痛管理计划大纲见表1-2。

疼痛治疗方案

疼痛治疗是多样的,包括使用超过两种以上不同作用类型的镇痛剂。作者认为在中枢及外周预防疼痛和炎症反应比疼痛产生后再去控制更容易。对中枢的调节我们使用口服阿片类、硬膜外麻醉剂和Cox-2抑制剂。在局部,我们使用"联合注射法(鸡尾酒注射)",包括罗哌卡因100mg、吗啡4mg、甲泼尼龙40mg,溶于60ml生理盐水中注射。

一旦组织受损,有害刺激就会激发外周感觉神经元的反应,继而引发脊髓背角神经元释放神经递质。当神经递质把感觉信息传输到丘脑时就会产生急性疼痛。如果炎症得以适当治疗,正常的高敏感性将被消除,不会引起显著的生化改变。如果炎症持续存在,感受器将会发生改变,并导致外周感觉神经元敏感性增加,Cox-2同工酶在背角神经元、丘脑、中脑腹侧和脑桥产生。

术前,我们使用3种药物预防术后疼痛。盐酸羟考酮控释剂(10mg)是一类阿片样物质,在中枢神经系统模拟内源性阿片肽的作用。当药物作用于Mu阿片受体,乙酰胆碱、5-羟色胺和P物质(神经元中的一种活性神经肽,可以传递痛感)的兴奋传导通路将被抑制。西乐葆(400mg)通过选择性抑制Cox-2同工酶和前列腺素的产生来减轻炎症和疼痛。如果患者因为对磺胺类药物过敏,不能服用西乐葆,则给予对乙酰氨基酚(泰诺林,500mg)和Lembril(1000mg),泰诺林作用于Cox-3受体,可提高患者疼痛阈值。为防止此3类止痛药的胃刺激,我们使用单剂量质子泵抑制剂兰索拉唑(30mg)。

手术期间,我们使用药物产生局部作用,硬膜外注入罗哌卡因与异丙酚。100mg罗哌卡因、4mg吗啡、40mg甲泼尼龙,溶于60ml生理盐水中注入关节内预防外周敏感化。这种"鸡尾酒"被注入关节囊、肌肉及皮下组织以防止外周敏感化。皮质类固醇激素防止局部炎症,吗啡兴奋Mu阿片受体。

在恢复室,如果患者疼痛,我们依据患者年龄和肌酐水平静脉给予酮咯酸(痛力克)15~30mg。痛力克是Cox-2抑制剂,可阻止前列腺素形成,减轻炎症反应。对中度到重度疼痛,我们也用速效型阿片类药物氧可酮,5mg口服,兴奋Mu阿片受体。

一旦患者被转入骨科病房,我们继续使用Cox-2抑制剂——西乐葆,400mg,2次/d,术后第1天开始。如果患者对磺胺类过敏,用泰诺林替代,

表1-2 关节炎协会全髋关节成形术疼痛治疗方案

注意：术前患者不必停用西乐葆。

术前（术前早晨）

1. 羟考酮，10mg 口服。
2. 西乐葆，400mg 口服（如果对磺胺类过敏，则不能使用非固醇体类抗炎药）。
3. 泰诺林，500mg 口服。
4. 兰索拉唑缓释胶囊，30mg 口服。
5. 如果对磺胺类过敏，改用 Lembril 1000 mg。

恢复室

1. 对双髋手术患者，保持硬膜外导管直至转入病房。
2. 对初次接受髋手术患者，在手术室拔出硬膜外导管。
3. 阿司匹林，600mg 直肠用药。
4. 酮咯酸，30mg 静脉注射，按需给予轻度至中度疼痛患者（对 65 岁以上患者，15mg 静脉注射）。
5. OxyIR，5mg 口服，按需给予重度疼痛患者。
6. 冰敷手术髋。

病 房

1. 年龄 <65 岁：Nocro，10mg（1片）口服，交替口服泰诺林，500mg，1 次/4h（晚 6:00 至次日早 6:00），连用 2d。
2. 年龄 >65 岁：右丙氧芬，65mg（1片）口服，交替口服泰诺林，500mg，1 次/4h（晚 6:00 至次日早 6:00），连用 2d。
3. 西乐葆，200mg 口服，2 次/d，术后第 1 天开始；或 Lembril，500mg 口服，2 次/d。
4. Vicodin，5mg/500mg，1~2 片/3h，疼痛时按需口服。
5. Norco，10mg/325mg，1~2 片/3h，疼痛时按需口服。
6. 右丙氧酚 N-100，1 片/4h，疼痛时按需口服（适用于 >65 岁患者）。
7. 头孢唑啉，1g 静脉注射，1 次/6h，用 24h。
8. 多拉司琼，12.5mg 静脉注射，1 次/6h，用 24h。
9. 如果有反流疾病，昂丹司琼，4mg 静脉注射，1 次/6h，用 24h（代替多拉司琼）。
10. 甲氧氯普胺（灭吐灵）10mg 静脉推注，1 次/8h，用 48h。
11. 肠溶阿司匹林，325mg（1片）口服，2 次/d。
12. MOM，30ml/8h。
13. 多库酯钠 100mg 口服，2 次/d。
14. Dulcolax 栓剂，直肠用药，便秘时应用。
15. 兰索拉唑缓释胶囊，30mg 口服，2 次/d。
16. 制订优化食谱。
17. 常规饮食。
18. 早餐应食用富含铁质的食物，以避免缺铁而服用铁剂片。

出 院

1. 西乐葆，200mg 口服，2 次/d，用 21d（3 周）；或 Lembril，500mg 口服，2 次/d。
2. 肠溶阿司匹林，325mg（1片）口服，2 次/d（术后服用 30d）。
3. 兰索拉唑缓释胶囊，30mg，2 次/d（使用肠溶阿司匹林时）。
4. 疼痛药物治疗（按住院期间治疗原则）。

500~1000mg/次，4 次/d，最大剂量为 4000mg/d；或 Lembril，1000mg/次，2 次/d。术后第 1、2 天从晚 6:00 到早 6:00 联合应用口服泰诺林和阿片类药物。对年龄小于 65 岁的患者，可应用 Nocro 和泰诺林 500mg，1 次/4h；对超过 65 岁的患者使用右丙氧酚 65mg 和泰诺林 500mg，1 次/4h。在余下的住院时间，依据患者疼痛程度及耐受情况，使用 Nocro、Vicodin、Darvocet（丙氧酚）或泰诺林。

经作者研究发现，该疼痛方案阻止了绝大部分患者疼痛的产生，也防止了静脉麻醉导致的恶心、眩晕和呕吐。我们的患者能在手术当天离床活动，在 10 分疼痛量表中的分值为 1~3 分，在 48~72h 内离院（表 1-3~1-5）。针对那些希望术后当天出院的患者，作者也提供了一套相应的方案。

表1-3 疼痛评分和止痛剂需求一览

	微小切口2002年组	微小切口2004年组	P值
住院期间疼痛*			
手术当天	3.0±0.9	0.9±0.9	$P<0.01$
术后第1天	3.0±0.9	2.0±1.0	$P<0.01$
术后第2天	3.6±1.0	2.5±1.1	$P<0.01$
术后第3天	2.9±1.1	1.6±0.8	$P<0.01$
出院当天	2.4±1.0	1.7±0.7	$P<0.01$
出院后疼痛†			
术后6周	40.9±4.6	43.7±1.0	$P<0.01$
术后3月	43.6±0.6	43.9±0.6	无显著差异
止痛剂需求(片/人)			
阿片类止痛剂合用			
手术当天	0.8±0.7	0.3±0.6	$P<0.01$
术后第1天	4.1±2.2	1.9±1.7	$P<0.01$
术后第2天	4.4±2.2	2.7±2.0	$P<0.01$
术后第3天	3.4±2.6	2.1±1.5	无显著差异
非阿片类止痛剂			
手术当天	0.3±0.5	0.6±0.6	$P<0.01$
术后第1天	0.5±0.8	0.6±0.7	无显著差异
术后第2天	0.7±1.2	1.2±1.0	$P<0.01$
术后第3天	0.2±0.6	1.3±0.8	$P<0.01$

*自我评估疼痛分数(0~10)用于评估住院期间疼痛。† Harris 髋关节评分中的疼痛评分(10~44)用于评估术后6周至3月的疼痛

● 迅速出院的理疗技术

很多年前，接受关节置换的典型患者年龄至少在70岁以上。如今，更年轻的患者被诊断为关节炎，他们在寻求一些手段以重现无痛、积极的生活方式。随着外科技术和植入物的进步，这些患者能更早地接受关节置换手术，人工关节的使用年限也在延长。该人群患者身体更强壮并会尽早回到原有的正常生活中去。因此，关节炎协会理疗组为满足患者需要，创建了微创手术程序(MIS)。

患者通过参加术前学习班来了解这个程序。患者及其家属将与理疗师(PT)和职业治疗师(OT)见面。理疗师告之患者早期活动(上床、下床，离开坐椅)、维护髋部的渐进式行走(使用腋杖或手杖)技术及在家锻炼和步行的程序。职业治疗师告之患者如何使用合适的装备完成日常活动(洗澡，穿衣)。学习期间，为患者答疑解惑，缓解其忧虑，让患者练习使用步行装置和适当的设备。

术后康复

早期活动对避免术后的不良反应和并发症至关重要。理疗从手术之日起即开始实施，包括指导在床上活动、移动、步态、上下楼梯以及在家中的锻炼、走路等训练。理疗师每天指导患者两次以帮助其活动能力的快速恢复。出院时，理疗师将指导患者驾车回家。职业治疗师每天看望患者一次，为之洗澡、穿衣并指导其使用辅助装置。职业治疗师教

表1-4 功能数据一览

	微小切口2002年组	微小切口2004年组	P 值
住院时间(h)	95.5 ± 24.8	73.1 ± 17.4	$P < 0.01$
转至康复中心	2(2%)	0(0%)	
辅助装置使用			
离院时			$P < 0.01$
手杖	22/86(26%)	50/86(58%)	
单腋杖	8(9%)	17(20%)	
双腋杖	49(57%)	15(17%)	
步行	7(8%)	4(5%)	
术后6周			$P < 0.05$
无需辅助装置	54/86(62%)	67/86(78%)	
手杖	22(26%)	12(14%)	
单腋杖	5(6%)	1(1%)	
双腋杖	4(5%)	6(7%)	
步行	1(1%)	0(0%)	
术后3月			无显著差异
无需辅助装置	86/86(100%)	84/86(98%)	
手杖	0(0%)	2(2%)	
肌肉强度*			
术后6周			
直腿抬高	4.3 ± 0.7	4.7 ± 0.5	$P < 0.01$
直腿外展	4.5 ± 0.6	4.8 ± 0.4	$P < 0.01$
术后3月			
直腿抬高	4.9 ± 0.3	5.0 ± 0.2	无显著差异
直腿外展	4.9 ± 0.3	5.0 ± 0.2	无显著差异

*徒手肌力检查(0~5)用于测试术后6周至3月的肌肉强度

表1-5 按住院时间划分的患者数

住院时间(h)	患者数	
	微小切口2002组	微小切口2004组
0~12	0	3(4%)
13~24	0	0
25~48	3(4%)	11(13%)
49~72	29(34%)	57(66%)
73~96	33(38%)	15(17%)
97+	21(24%)	0

会患者如何在浴室中安全地活动，包括上洗手间和进出浴盆或淋浴时的移动。

患者对麻醉、药物以及疼痛控制等生理反应将会影响预期的出院。例如，患者可能感觉到由于硬膜外麻醉造成的麻木和运动控制受损时间延长。这时，一次治疗即可使这些症状消失（通常在2h以内）。患者也可感觉到因硬膜外麻醉或麻醉药造成的体位性低血压或恶心。因此，理疗师必须协同护士检查工作以保证按时给药以及患者体位改变时的血压监测。

理疗和职业治疗旨在最大限度地恢复患者的功能和独立能力以保证其安全出院。患者和家属必须在离开医院前掌握安全预防措施。由于经过系统的术前教育以及较长时间的训练，当日出院患者的住院时间被大大缩短。患者可以在手术当日，最多不超过48h即可出院。

一般接受微创治疗的患者不超过65岁。患者必须有家属或看护人以便在出院后能够得到照顾。患者和家属要接受早期出院的理念以保证安全、理想的治疗结果。

患者在出院前应习惯于使用活动辅助设备。对于手术当天出院的患者，应在术前学习班中讲授相关内容，并且让他们当堂应用活动辅助设备，以保证其日后能够安全、自信地使用。80%的患者可以在一支手杖或腋杖的辅助下回家，一些患者需要助行器，其余的需要两支腋杖。一些使用两支腋杖者是因为他们感觉仅用一支手杖出门行走不安全，他们可在感觉习惯后尽快改用一支手杖。患者回家时完全可用患侧肢体承重，如果双下肢均行手术也可行走，因为双下肢均承重。

对术后患者有两套治疗方案，即行走方案与伸展方案。我们不会将患者转至门诊理疗，并且对于大多数患者我们没有为其配备家庭治疗师。在新的髋关节置换术下，患者对于能够出院回家并无须接受监护治疗感到非常高兴，并充满自信。经手术治疗后再到医院康复科的比率从2000年的40%减少至2004年的1%。这些数据反映了患者对接受新的麻醉、疼痛处理方案以及使用小切口等治疗手段的信心不断增强。

行走方案是术后最重要的治疗手段。我们鼓励患者树立在2周内行走1英里（1英里=1.609 344 km）的目标。刚开始可以使用腋杖，在使用腋杖感觉有足够力量后，可以进一步使用手杖或辅助装置。何时停用辅助装置由患者视自己的安全情况慎重决定。要指导患者进行跟－趾型步态，这对肌肉功能的正常恢复非常重要（图1－1）。跟－趾型步态是正

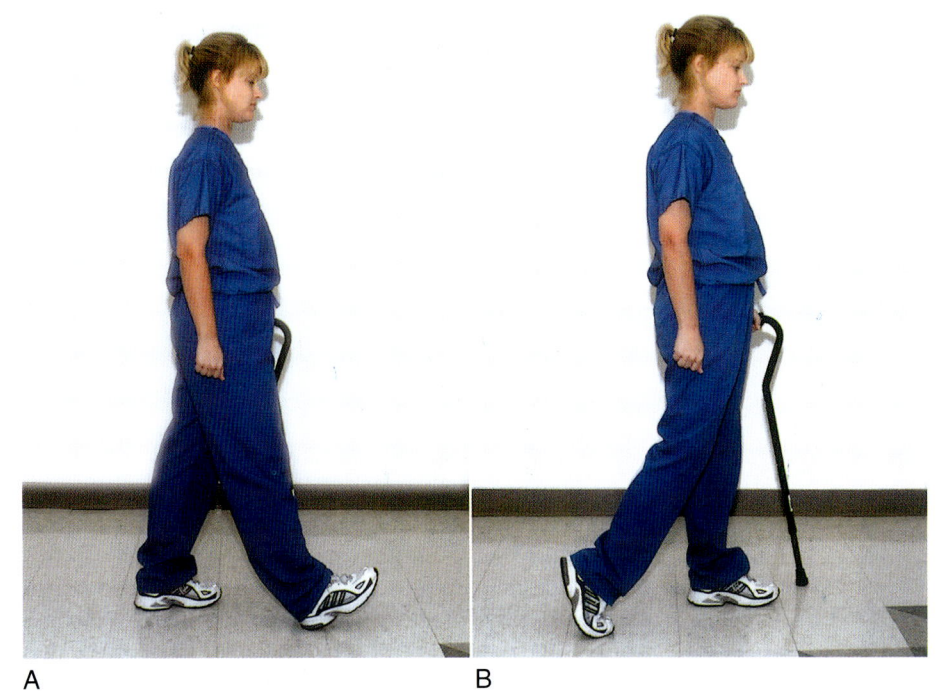

图1－1　A.理疗师用手术对侧的手持手杖示范跟－趾型步态，该图表明足跟的走向。B.该图示范了足趾离地。跟－趾型步态训练消除了术前绝大部分关节炎患者的平足步态特征。

常的步态，而且它还训练了关节炎腿僵硬步态时的肌肉。关节炎干扰了髋部肌肉正常的位相放电模式[1]，作者已在步态研究中证明了这一点。我们目前对于后路小切口的步态研究表明，术后6～12周患者的跨步功能可接近正常的80%（表1-3），肌电图未显示正常的位相放电模式，但测试结果恢复正常至少要在术后1年[1]。6周后唯一显示正常动态肌电图的是臀大肌。

第二种治疗方案是伸展运动。我们希望患者着重加强对臀中肌和外展复合肌群的训练，为此，训练应指导患者的外展运动，而其他运动则不重要。伸展运动非常有益于改善髋部的舒适度及髋关节活动度。髋关节炎时会有明显的内收肌和腘绳肌肌紧张。图1-2显示了伸展内收肌的运动，图1-3显示了伸展腘绳肌的运动。术后可立即开始这些运动。胫前区肌也应该得到伸展（加强腓肠肌），运动时配合足趾抬起（图1-4）。可通过患者腿向后展、体前倾来进一步伸展跟腱、腓肠肌和腘绳肌（图1-5）。这是我们推荐患者术后应进行的运动。

恢复模式

愈合模式可以总结为3个阶段。第1阶段，持续6周，患者逐步恢复体能和信心。这一阶段行走运动非常重要，它可以帮助恢复腿部力量和活动的信心，并增强耐力。术后避免使用静脉麻醉剂可减少体能的丢失。在口服必要剂量止痛药的情况下，患者的代谢能力尚好，体能恢复较快。但若达到可以整日活动而无须休息或者晚上要早睡，通常需要6周时间。

第2阶段为6周至3个月。3个月后患者已有不错的耐力，活动也更加自如。想打高尔夫的患者3个月后，在高尔夫球车的帮助下完全可以重返球场。我告诉想打高尔夫的患者，当您能走5英里时，您就可以完成整个高尔夫球赛程了。虽有个体差异，但这是很好的测量指数。喜欢打高尔夫的患者术后1周就可以在球场上轻打。这对他们来说是一项很好的户外活动，可以锻炼腿部，并使他们感到自己恢复到了更加正常的生活状态。在前3个月，患者的耐力不断恢复。我告诉患者第一次回家即开始实施"2h计划"，即他们可以到任何他们想去的地方，但2h内必须回家，因为到时他们将感到劳累。依据患者耐力的恢复情况，活动的时间可从2h延长到3h，从3h延长到4h。3个月后，患者将有足够的耐力使他们可以活动一整天。

第3阶段是术后3～6个月。6个月后患者的腿将有足够的力量参加更多的活动。6个月后就可

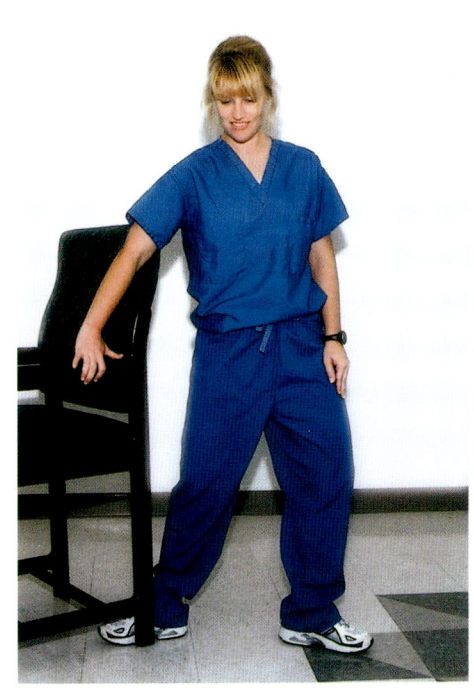

图1-2 理疗师演示了内收肌的伸展训练。患足固定在一物体上，躯干与髋部围绕该物体内旋以伸展内收肌。

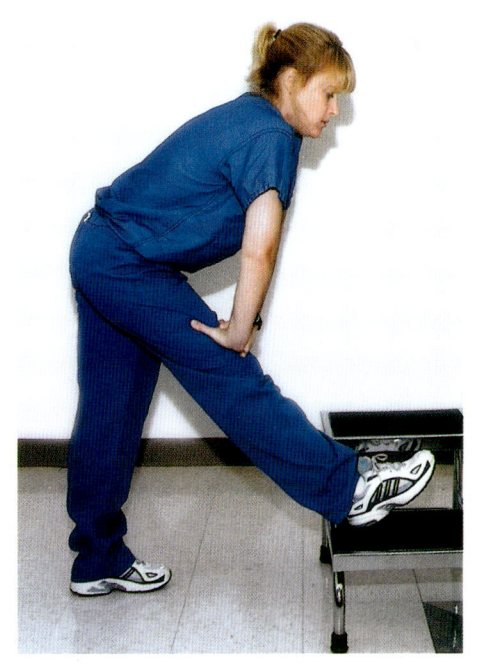

图1-3 理疗师演示腘绳肌的伸展训练。患足放在阶梯或矮凳上，躯干倾斜向髋部。腘绳肌越伸展，躯干倾斜越远。

髋关节成形术——微创技术与计算机导航

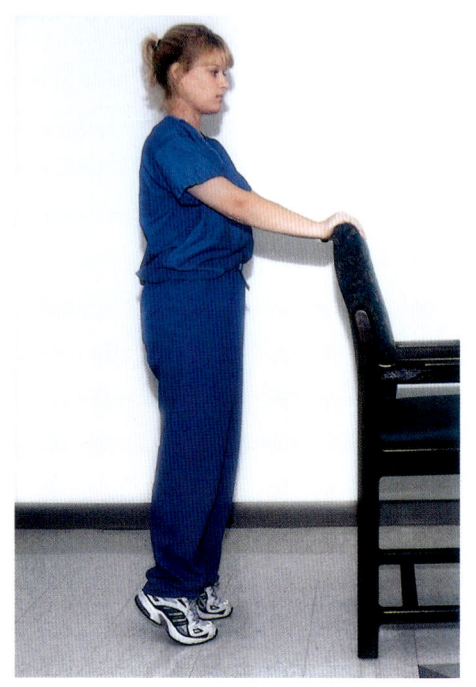

图1-4 理疗师演示足趾抬起的训练。足尖抬起帮助加强腓肠肌，伸展胫前肌。

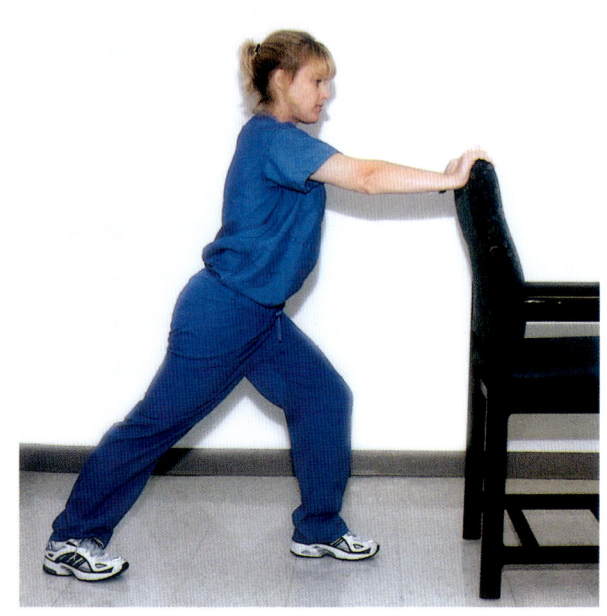

图1-5 理疗师演示跟腱、腓肠肌的伸展训练。一般是身体倾向墙壁，以便牵拉下肢后方，尤其是膝后方和沿腓肠肌的方向牵拉。随着肌肉的伸展，身体倾向墙壁的角度将加大。

以举起、搬运重物，并参加滑雪、登山等运动。与3个月时相比，6个月时腿部运动的协调性显著提升。术后6个月至1年，患者可感受到腿部力量不断增强，1年后腿部力量将明显强于6个月时。同时，6个月后有力的腿部将允许患者安全、惬意地完成各种活动。

髋关节置换的恢复较膝关节置换容易。这可能是因为髋关节是球窝型的关节，也可能是因为髋关节是较深的关节，因而关节肿胀引发的疼痛不那么明显，还可能是因为膝关节恢复灵活度时较为疼痛。不论原因如何，行髋关节置换的患者较行膝关节置换的患者的恢复更有活力、更舒适，也更快。随着状况的不断恢复，患者可以更有效地完成各项工作，并能够尽早摆脱辅助装置。

尽管髋关节置换患者较膝关节置换患者更易恢复，但采用新型全髋关节置换术的患者，其更加迅速的术后康复更令人激动。在当前的麻醉和疼痛处理技术的保障下，患者的代谢功能几乎不受影响，由于有更加良好的心理状态，从而使患者的感觉、睡眠及愈合也更好。进行了新型全髋置换术患者的说明将有助于大家全面了解其对患者的益处（见"患者推荐"）。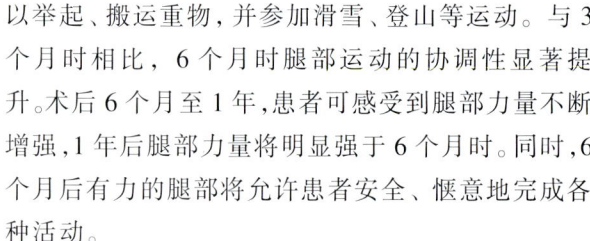

第11章详细记录了行全髋置换术后的恢复过程。这些信息可使医生了解患者在术后的最初几周和数月中的经历。

预防脱位

脱位是全髋置换术时医生和患者最不愿见到的并发症，它甚至比脱位的物理损伤和疼痛对患者造成的心理压力都大[2]。患者通常为避免任何活动引起脱位而不愿外出活动。施行能够避免脱位的术式很重要，一旦出现脱位，正确的处理也非常关键。

当前的手术技术如后路微小切口可保护大部分关节囊完整，并使髋部在术后更稳定。或许避免出现脱位最有效的手段就是使用计算机技术，它可以保证髋关节置换术中避免出现撞击。几乎所有的脱位都是由于撞击引起不稳定造成的。

采用后路髋关节置换无须再严格地预防脱位。我们现在让患者坐在一般的椅子上（图1-6），在坐下或离椅站起时患者将一条腿伸直，坐在椅子边上，当坐下时，只需滑向椅子的后背，站起时腿收回顺势站起（图1-7）。患者可以两腿交叉（图1-8），但这会在术后1~2月内造成对髋关节后部的

第 1 章　全髋关节置换的新方法

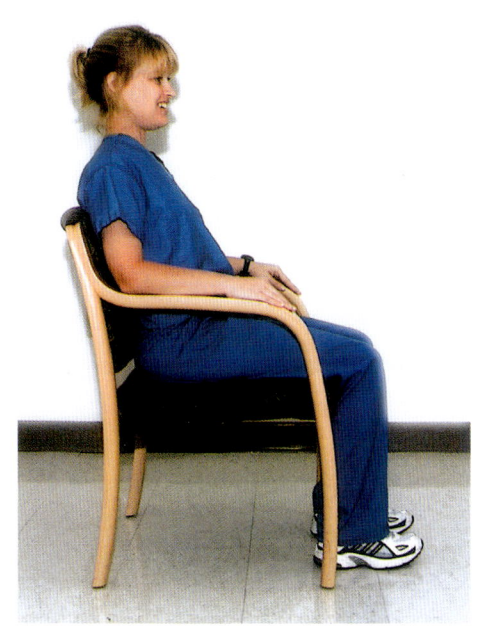

图 1-6　理疗师演示以正常姿势坐在椅子上。即使刚做完手术，髋后方还有一切口，这种体位也可以被接受。

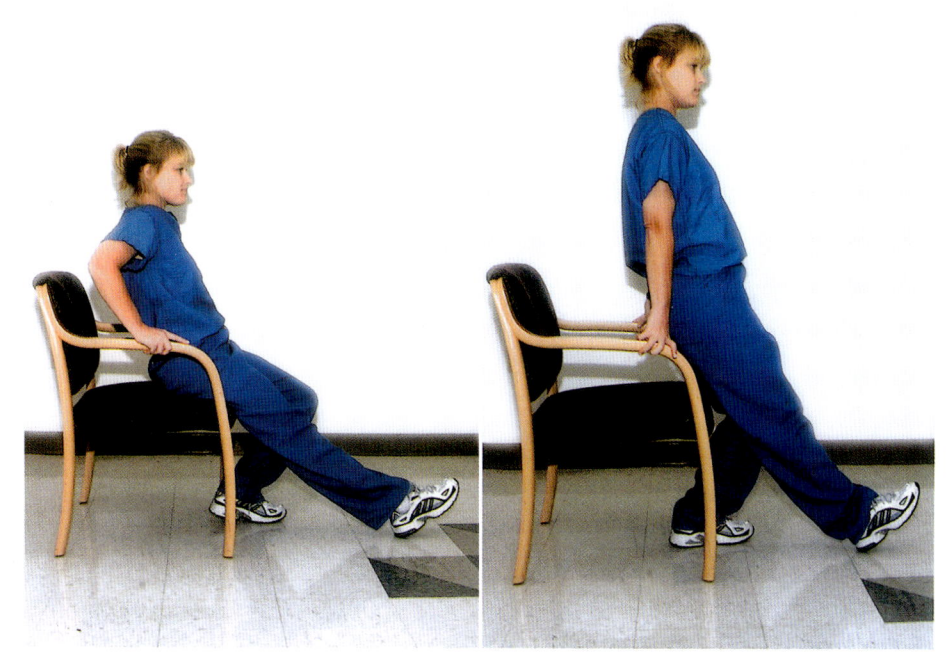

图 1-7　A. 术后早期，通过简单地向椅子前滑移并用非手术侧肢体辅助术侧肢体使其伸展，术侧肢体没有必要如图所示的那样笔直伸展，除非患者自觉更舒适。B. 当患者起身站立时，在患者站稳后再将伸直的患肢拖移向后方，并准备行走。

拉动，因此他们应确保安全并保证舒适。

患者如果总保持髋关节的外旋位，可以在两膝间弯腰（图 1-9）。如手术过的腿向后伸，可以弯腰捡东西（图 1-10）。我们建议患者使用抬高的厕所座位 1 个月，这可使患者感到非常舒适。后部的关节囊会疼痛，从低的厕所座位上起身或坐下会感到很痛，使用抬高的厕所座位会感到比较舒适。

睡觉时可以侧身。在侧向手术侧时会疼痛，但可以侧向未手术侧入睡。前两三周在两腿之间夹个枕头会舒服一些。有些患者愿意长时间地使用枕

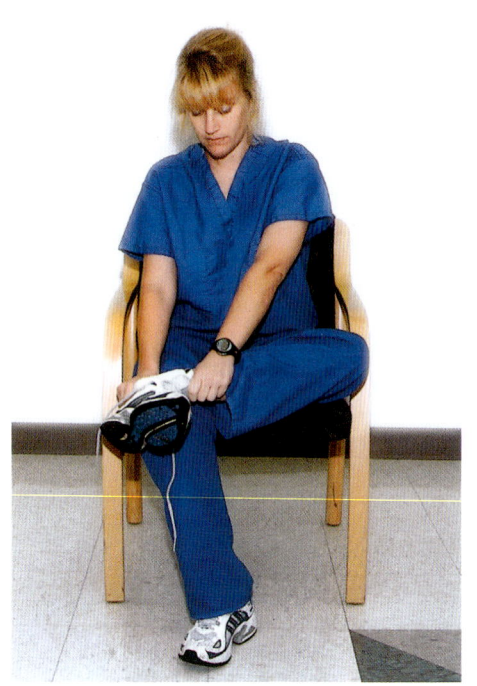

图 1-8　术后患者可通过术侧下肢交叉到非手术侧肢体穿戴鞋袜。这会造成对髋关节后部的牵拉感，因此需要逐渐达到这一操作。

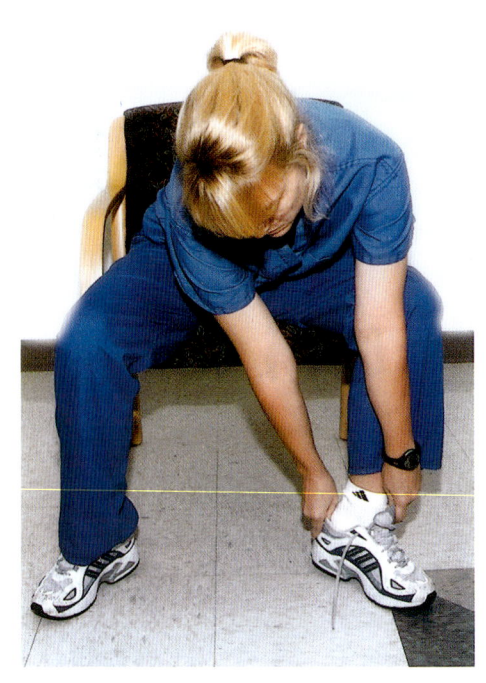

图 1-9　术后患者可以立刻弯腰穿戴鞋袜，这种操作应该总是在术侧膝的内侧，如图所示。

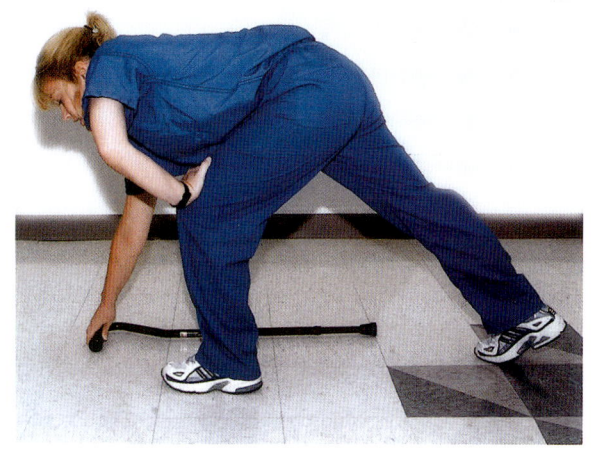

图 1-10　术后，最安全、舒适的弯腰拾物的方式是术侧腿后伸。如果是双髋置换，患者可以通过使用一侧术髋作支撑。

头，而另一些则想尽早去掉。在患者侧身卧床时不再感觉髋关节后部拖拽即可去掉枕头。髋关节后部拖拽的疼痛是关节囊的疼痛。

当患者可以安全地踩油门和刹车时，开车是安全的。但最大的限制是患者无法自行上下车并在座位上坐好。对一些患者而言，得花好几周甚至长达3~6个月才能使腿部进出汽车，因为他们的腿很虚弱，可能需要用手来帮助腿进出汽车。在术后最初的一段时间，患者应先侧身坐在汽车座位上再将两条腿一同放入汽车(图1-11)。

● 双侧全髋关节置换术

适应证

如图1-12(严重的双侧关节炎)X线显示的特征，特别是有髋关节旋转挛缩，均适合行双侧全髋关节置换术。如果医生可在1h内完成一侧髋关节置换，就可以行双侧全髋关节置换术。手术时间应控制在3h内，一侧髋关节置换术进行1h。作者的经验表明患者可以耐受这样的手术，而无任何并发症。我们没有患者死亡，发生静脉血栓形成、肺静脉栓塞及髋关节置换后机械性并发症的概率也没有增加。

双侧全髋关节置换术对髋关节严重挛缩的患者最适合，因为他们可以获得最好的活动度。如果第二个髋关节的置换拖延几周甚至几个月再进行，那么第一个置换的髋关节的活动度将达不到其应该达到的程度。因为"双侧髋关节互相支持"：一侧髋关节僵硬，那么另一侧术后将更僵硬。

双侧全髋关节置换术的另一个好处是患者只

第 1 章 全髋关节置换的新方法

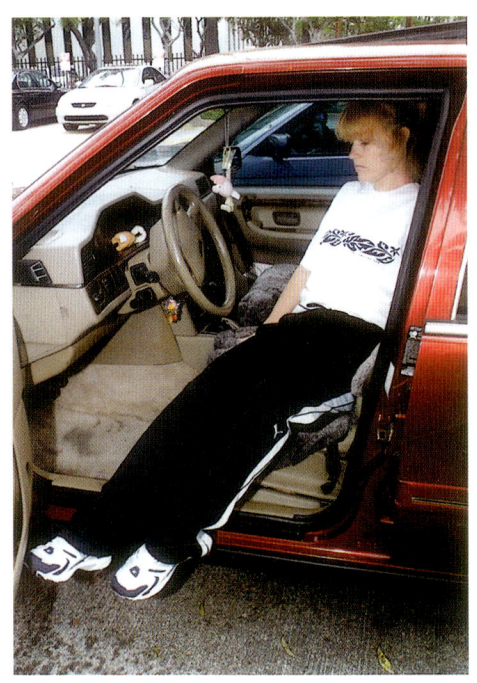

图 1-11 通过面向车门，悬垂双腿可以舒适地进出车门，在术后第 1 月，通过患肢从车的地板滑移到车门边缘或用手帮助患肢抬举进出车门是必要的。

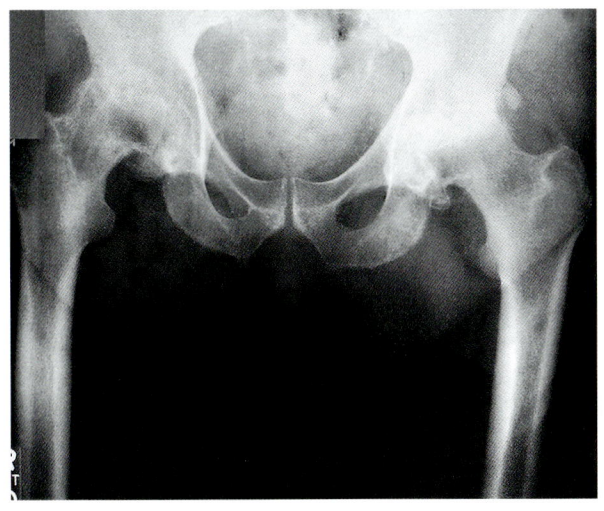

图 1-12 严重的双侧髋关节炎患者的骨盆 X 线片，由于髋关节的破坏严重，患髋明显僵直，双髋破坏伴严重僵直是行双髋关节置换的首要原因。

需承受一次手术所带来的焦虑。患者害怕麻醉，他们知道手术有可能造成死亡，因此希望接受手术的次数越少越好。对于患者来说，双侧全髋关节置换术具有一次麻醉、一次手术、一次恢复等优点。因为一次手术恢复会减轻患者的经济负担，也可使他们尽早返回工作岗位。

技　术

多年来，作者每台手术都使用 Swan-Ganz 导管监测心肺压力。我们用全膝关节置换术的标准来做第二个髋关节[1]。如果肺血管阻力在一侧手术后达到或超过 200dyn/（s.cm⁵）（1dyn/cm² = 0.1Pa）我们将不进行另一侧的手术。这在需要或不需要灌水泥的髋关节置换手术中均未发生过。同时这些年作者发现，脂肪栓塞的唯一可能并发症是暂时的动脉血栓。由于我们未在需要或不需要灌水泥的双侧全髋关节置换术中出现脂肪栓塞，故已不再使用 Swan-Ganz 导管。在双侧全髋关节置换术中没有发生脂肪栓塞的原因其一是术中股骨顶部的管道敞开，足以使髓内管道加压时脂肪能够流出；其二是手术时患者为侧卧位。术中有 30~40min 的间隙，以闭合第一个髋关节，给患者改变体位，准备下面

手术的皮肤和铺单。如果由脂肪栓塞导致的任何不良并发症出现，就会发生在这段时间。与双侧膝关节置换术不同，这段间隙还可使脂肪有足够的时间溶入血液中代谢，而双侧膝关节置换术中第二个膝关节的手术在第一个结束后即开始。

术后护理

行双侧髋关节置换术者的住院时间较单侧置换者长 1~2d。这些患者需要更长时间恢复其体能和耐力。但作者发现，术后 3 个月，行双侧髋关节置换术患者的运动能力与单侧置换者无异。我们允许行双侧髋关节置换术的患者全部负重，并在安全、有自信且足够强壮时尽快脱离辅助装置进行活动。术后康复与行单侧髋关节置换术一样，行走与伸展是主要的康复活动。

行双侧髋关节置换术的患者在术后三四天即可回家进行日常生活。他们足够强壮，可以室外行走并步行回家，不管是否灌水泥。患者大多拄双拐回家，1 周后即可使用一支手杖外出，甚至在家中可不再使用辅助设备。

在双侧髋关节置换术后前 4~6 周患者需要一些帮助。他们不能侧卧因为双侧髋关节均有伤口；

穿鞋袜也有困难，因为双髋关节囊疼痛；术后驾车与行右侧髋关节置换术一样受限，因为大概在术后 2~4 周右腿才有足够的力量安全踩油门和刹车。

疼痛处理

行双侧全髋关节置换术的患者术前、住院期间及术后用药与行单侧髋关节置换术的患者一样。主要的不同是行双侧手术者术后硬膜外导管放置 24h 来缓解疼痛。这样一来，患者只需口服药物即可，用药与行单侧手术者相同。我们观察行双侧髋关节置换术的患者在家中不比行单侧手术者服用的止痛药多。他们也可与行单侧手术者同时开始工作。我们没有在手术当天出院的行双侧髋关节置换术患者。

参 考 文 献

[1] Long WT, Dorr LD, Healy B, et al. Functional recovery of noncemented total hip arthroplasty. Clin Orthop, 1993, 288: 73-77

[2] Dorr LD, Wan Z. Causes of and treatment protocol for instability of total hip replacement. Clin Orthop, 1998, 355: 144-151

（张勇　廖博译　范清宇校）

Chapter 2

生物力学重建、固定及关节表面

Biomechanical Reconstruction, Fixation, and Articulation Surfaces

●生物力学重建

成功的全髋关节成形术要达到的一个目标就是重建髋关节正常的生物力学。通过重建髋关节建立正常的生物力学，从而使肌肉具有正常的静息张力长度，这将使肌肉在正常的相位模式下发挥其力学功能。髋关节置换最容易忽视的是肌肉功能，而这对于髋关节功能的成功重建是至关重要的。肌肉功能应达到令髋部舒适且患者可耐受的理想状态。依据作者的经验，髋关节置换后髋部疼痛最常见的原因之一是髋周围肌肉无力。如果患者无法对抗侧卧位外展试验（图2-1），则表明外展肌（臀中肌和臀大肌上部）无力使髋部无法自如活动；此外，还会出现肌肉易疲劳，活动超过一定的时间或距离，就会出现髋关节周围疼痛。

第7章将讲述计算机导航优化手术中的生物力学重建。本章主要讲述如何通过传统的、必要的手术技巧来获取良好的生物力学重建。

生物力学重建的要求：髋关节的软组织平衡

髋关节长度、偏心距和避免撞击

重建髋关节正常生物力学的3个最重要因素是髋关节长度、偏心距和避免撞击。从X线片测量小转子的位置，我们只能粗略而无法精确地测量出髋关节长度（图2-2）。偏心距可以通过测量坐骨到小转子之间的距离评估。由于骨盆和股骨的旋转，因此很难准确测量腿部长度和偏心距。图2-2的测量法可以估测偏心距的数值。

髋关节正确重建的益处是，不仅使肌肉功能恢复良好，且可避免撞击。撞击后果不良，它是导致脱位和加速磨损的最常见原因；其次，它也会增加松动并引起疼痛。正确的髋关节长度和偏心距，尽可能用大一些的股骨头，同时确保35°的复合前倾，可以基本消除撞击的风险。

重建髋关节时，原有的解剖结构限制了新关节获得正常的生物力学。例如，既具有稳定性又无撞击的最佳的髋臼杯位置是什么？第5章会涉及髋臼位置的问题，第7章讲述的计算机导航将解答这一问题。髋臼发育不良可作为一个理想的例子，此时要求髋臼杯的位置更向内、向上，而这会引起股骨对骨盆的撞击。因此，发育不良的髋关节比其他情况的髋关节更需要通过转子截骨术来避免频繁的撞击。股骨颈截骨的位置应在哪里才能提供正确的腿长和偏心距呢？在第6章股骨的准备中将做出回答。股骨的既往损伤、股骨发育不良或先天缺陷，如股骨头骺滑脱（可导致股骨后倾）都会影响股骨组件的位置。当股骨的几何位置异常时，股骨组件很难前倾，也很难从视觉上做出判断（正因为如此，所以经常使用这些类型股骨组件的模型）。然而，医生可以通过计算机导航首先决定出股骨前倾，然后调整髋臼杯的前倾以达到35°的复合前倾。

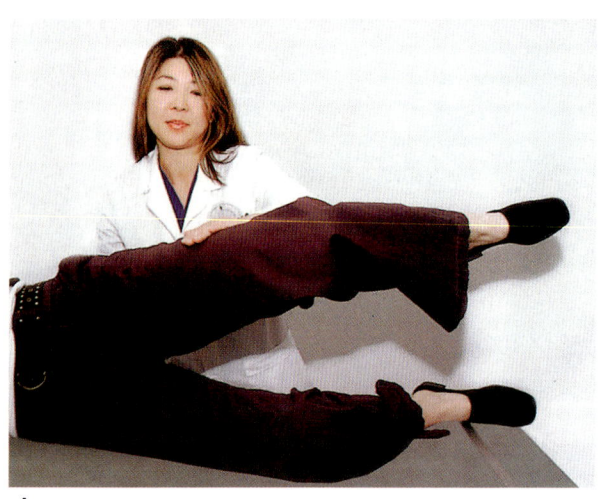

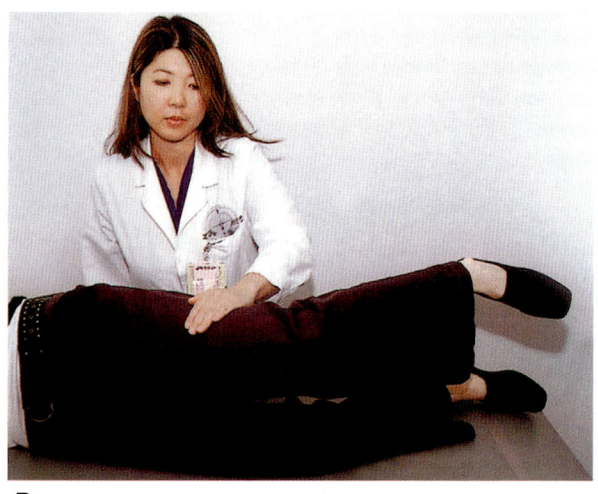

图2-1　A. 侧卧位外展试验。膝部略屈曲或者髂胫束代替臀中肌。患者对抗助手推腿的力量。如果大腿无法被推动，说明外展肌复合体（臀中肌和臀大肌上部）强壮有力。B. 助手能将腿部向下推动并突破患者的对抗，说明大腿肌力尚可或较弱。

第 2 章 生物力学重建、固定及关节表面

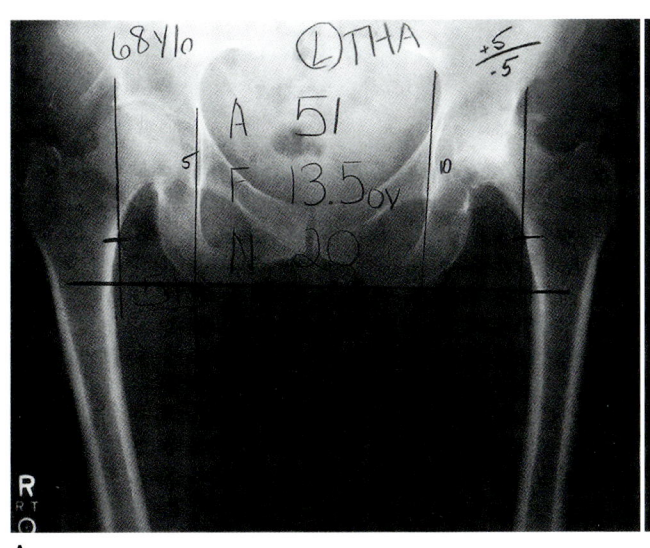 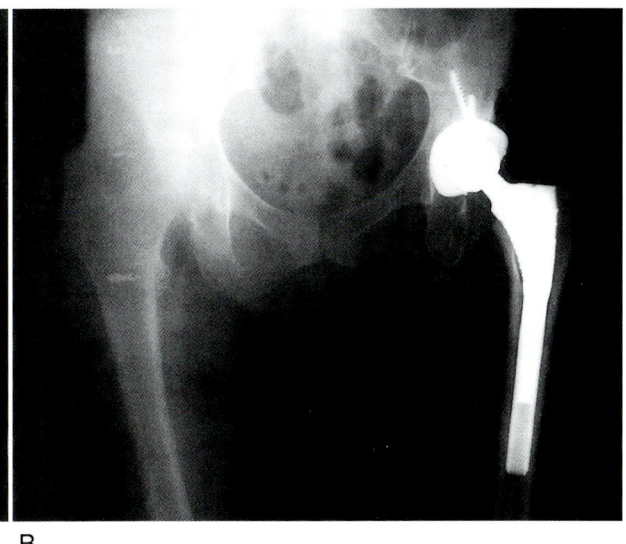

图2-2　A. 患者,68岁,左侧全髋关节置换术前X线片。经坐骨间线的位置测量从小转子到坐骨间线的距离。经泪滴、股骨颈小转子画线测量偏心距,显示了术中应做的修正。图中左髋上方数字表明髋部需要增加5mm腿长、减少5mm偏心距。左侧髋臼上方数字10表示内移,通过计算机测量可能大约为10mm。其他数字代表了术前计划。预计将使用一个51mm的髋臼杯和一个13.5mm的股骨柄,股骨颈的截骨平面应比小转子高20mm,也就是正常情况下低于股骨头边缘15mm。B. 重建术后的X线片显示偏心距和腿长度都已恢复。髋臼杯位于Köhler线的内侧。

髋关节周围静态和动态挛缩的松解

髋关节软组织平衡还需考虑髋部周围静态和动态挛缩的松解,它为患者提供显著而快速的益处,同时促进术后康复。其益处包括减少膝关节疼痛、消除腹股沟疼痛、增大髋部活动范围,而且对于患者和医生而言,最为重要的是它减少功能性腿长的差异。当功能性长腿发生时,尽管髋关节长度和偏心距正常,髋关节周围挛缩和最终骨盆倾斜使患者感到手术腿长了1~2in(in=英寸,1in=2.54cm)。其最常见的原因是髋部臀中肌紧缩,由于髋部缩短、偏心距减少,故以此来恢复正常的长度和偏心距。甚至在已有正常软组织平衡的腿上,臀中肌也需要时间来适应股骨的正常长度;虽然重视了外展肌的伸展,软组织平衡重建仍旧可能会失败。医生必须向患者讲明前述情况:患者会感到手术腿在术后变长,这种状况可持续数月直到组织能够适应关节成形术。

髋部软组织平衡要求肌肉的松解。除髂腰肌肌腱从小转子上完全松解之外,肌肉松解后患者很少有不良后果。这将导致上楼和抬腿上下汽车无力。

当患者髋关节外展和外旋超过20°出现挛缩时,医生要能预测髋周软组织需要松解。如果影像检查提示由于股骨头塌陷使髋关节缩短,特别是当伴有外上移位和骨赘形成时,软组织松解也是必不可少的。手术时,组件就位后的髋部在做各方向运动时感到绷紧则表明需要松解软组织。医生无法使髋关节完全伸展或髋部外展超过20°及膝部弯曲超过90°~100°(没有膝关节炎或原有的全膝关节置换术),都提示软组织不平衡。完全伸展试验是伸展大腿超过髂前上棘和髌骨连线10°以上。紧张的阔筋膜张肌会导致Ober-Yount征阳性,同时大腿部也不易于放置到对侧腿上。

首先,医生必须确定紧缩感并不是由于腿部变长引起的。作者使用小转子相对于坐骨的位置来确定腿部变长。在X线片上,沿着坐骨底部画一条线,用这条线与小转子的关系来确定髋部长度。术中,可以通过触诊坐骨和观察小转子位置的方法进行准确评估(图2-3、图3-49)。然而,注意不要把腘绳肌肌腱的起点误认为是坐骨本身。如前所述(图3-50),也可在活动范围内通过触诊大转子和骨盆的间距来判断偏心距。

如果髋关节过紧不易外展和外旋,或大腿过紧如一条腿紧贴另一条腿(Ober-Yount征阳性),就有必要松解阔筋膜:用两把Kocher钳钳住阔筋膜,当助手向前方提起阔筋膜时,术者用一只手向下拉开股外侧肌筋膜(图2-4),再用电刀分离肌肉和筋

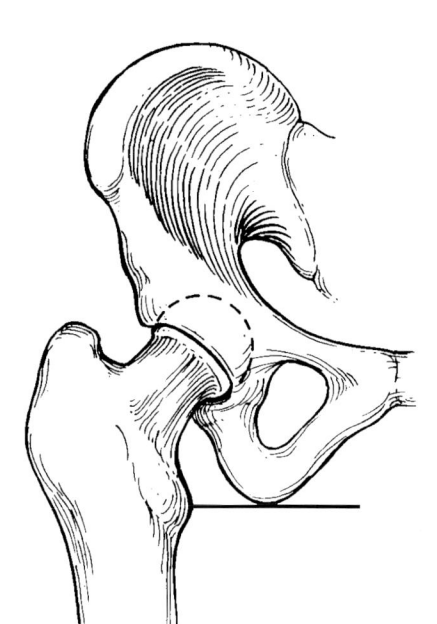

图 2-3　小转子顶部位于坐骨结节水平。如果小转子低于坐骨,腿部将会过长。在一些髋关节中,小转子在坐骨结节之上,这点必须由术前 X 线检查确定。

膜,包括肌纤维。直至股直肌与阔筋膜被完全分开,从而可改善髋部外旋和外展。

如果阔筋膜张肌已被分开,膝关节仍无法屈曲超过 90°~100°,那么就必须分离股直肌。通过提起阔筋膜切缘,并在股外侧肌上放置反向牵开器,就可以直接看到股直肌。然后握住股直肌并将其拉向伤口,根据需要分离至可使膝关节毫无抵抗的完全屈曲(图 2-5)。通过松解阔筋膜张肌、髂胫束(附丽于 Gerdy 结节)和股直肌肌腱,术后膝关节疼痛明显减少。

如果髋关节伸展不能超过中立位(即从髂前上棘到髌骨的连线),医生必须触诊髂腰肌肌腱。很可能是此肌腱过于紧张,通过髋臼前部时犹如紧绷的"琴弦"。髂腰肌肌腱应该是松弛或完全松解直到其伸展和经过髋臼前部时触诊有弹性。持续的髂腰肌过度紧张,当其经过髋臼前部时肌腱受刺激可引发术后腹股沟疼痛。前关节囊可能很紧,这也会限制髋关节的伸展。术者通过切除或充分切开(逐步切开)的方式来松解这一静态结构,从而使髋关节能够伸展 10°。

生物力学重建技术

对于髋部置换来说,理想的结果是:重建髋臼旋转中心、恢复髋部长度和偏心距,尽可能使用最大型号的股骨头,使股骨和髋臼组件的复合前倾达 30°~40°。如果达到了所有这些目标,那么置换的髋关节将在很长一段时间里活动良好。对于重建来说,任何一个单组件的误差上限为 1cm,复合前倾的界限是(35±5)°。这就意味着如果髋关节长度(测量从股骨头的中心到小转子的距离)延长了 1cm,那么偏心距和髋臼杯的旋转中心必须正确,否则患者就会感到髋部不适。显然,重建中的任何一个单组件可以偏离 1cm,但是如果一个以上的组件偏离 1cm,

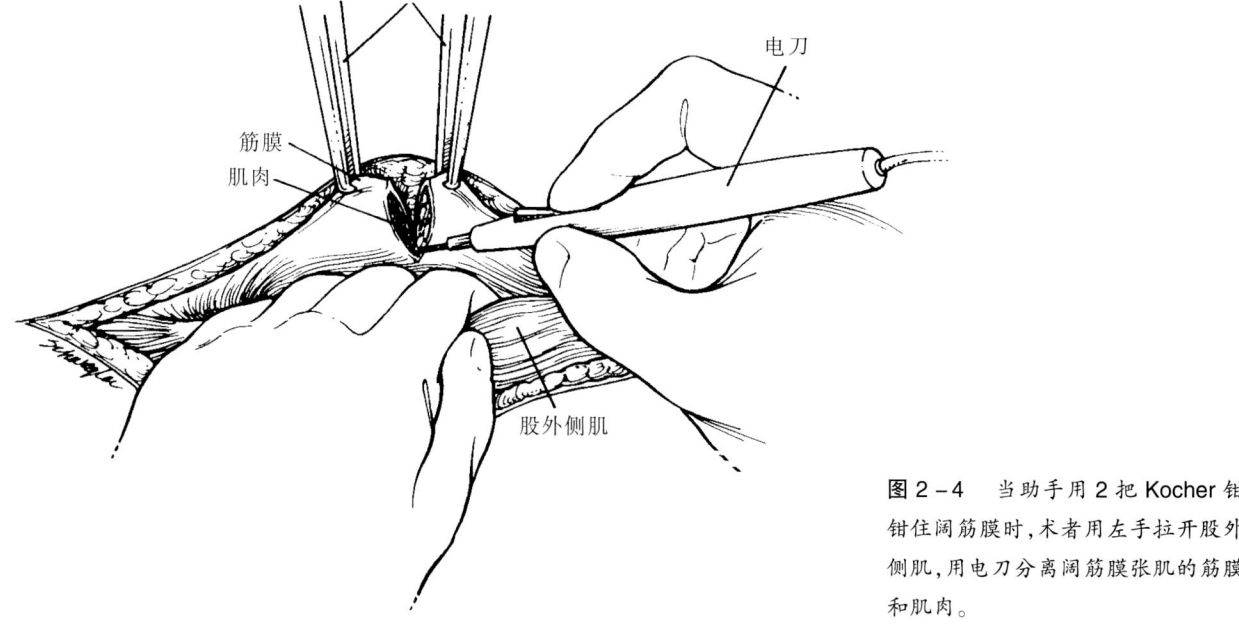

图 2-4　当助手用 2 把 Kocher 钳钳住阔筋膜时,术者用左手拉开股外侧肌,用电刀分离阔筋膜张肌的筋膜和肌肉。

第 2 章 生物力学重建、固定及关节表面

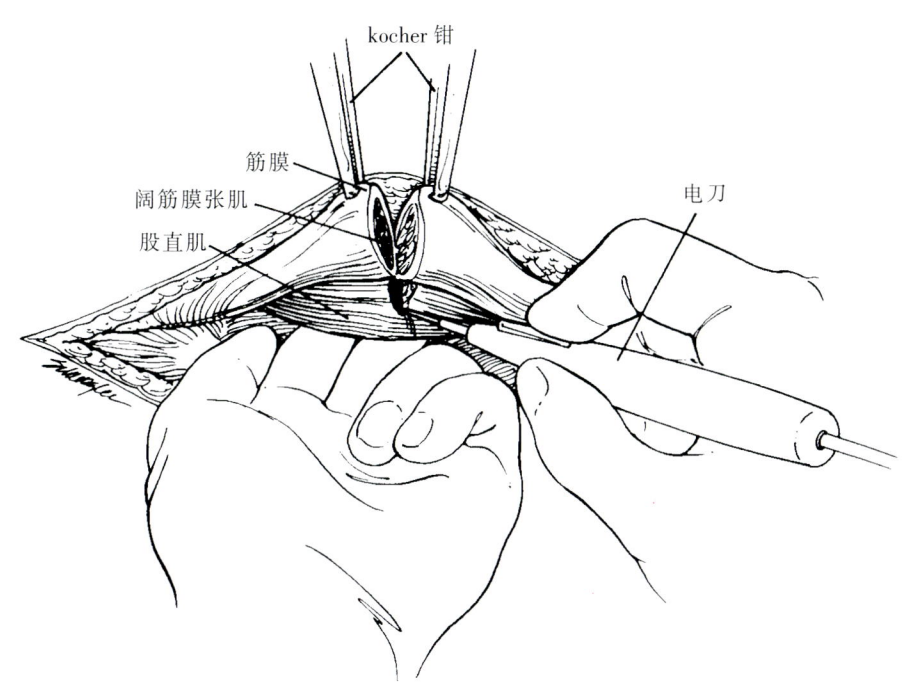

图 2-5 医生用左手示指和中指握住股直肌肌腹并拉向切口。在握住肌腹时,术者根据膝关节屈曲程度,用电刀将其部分或全部切开。术者用手指保护走行在肌腹正下方的股神经,助手用 Kocher 钳持续提拉阔筋膜张肌。

患者就会感到不适。如果复合前倾小于 30°或大于 45°,则髋部不稳定的风险将明显增加。

通过制备合适的髋臼及正确放置髋臼组件,可恢复髋臼杯的旋转中心(详见第 5 章,后路微小切口:髋臼的制备和植入)。图 2-6 概括了这一过程。在正确制备髋臼时,磨锉去除底部所有的骨赘、磨掉髋臼边缘,直至髋臼切迹的骨皮质为止。当髋臼杯被正确植入时,其金属边缘覆在髋臼切迹的骨皮质上不应超过 2~3mm,髋臼杯的前下缘应低于耻骨结节最高点 5mm,髋臼杯的前上缘应低于髋臼的骨缘,髋臼杯的后上金属缘可以高出 5mm,髋臼杯的后下缘应低于坐骨的骨缘。髋关节的旋转中心将在这个位置最接近于重建。髋臼的前壁不是一个好的指示,因为它有 4 种易变结构[1];髋臼本身的解剖也不是好的指示,因为髋臼的正常倾斜角度远大于 50°,且 20% 的髋臼是后倾的(见第 7 章)。

通过术前模板查看植入体的特征与股骨的解剖是否匹配,以使髋关节长度达到最佳重建。在未使用计算机导航时,术前模板就十分关键了,因为植入物会因其偏心距和颈干角而有所不同。一个颈

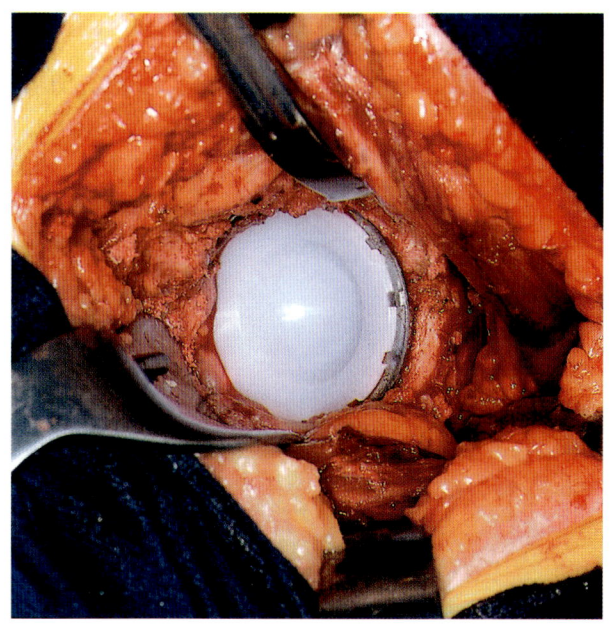

图 2-6 髋臼杯的位置正确。中央上部的牵开器是"蛇形"牵开器。左缘的牵开器靠在坐骨上。采用一个长切口,并放置一个 Charnley 牵开器。髋臼杯的前上缘("蛇形"牵开器的正下方)与髋臼骨质齐平。髋臼杯的后上方约 5mm 无骨质覆盖。髋臼杯的内侧(顶着 7 号牵开器)皮质骨缘齐平,如图所示它就邻近牵开器。前部不是很直观,髋臼杯的前下方低于耻骨结节 5mm。髋臼杯的前缘不应高出前方的骨组织,否则它会刺激髂腰肌肌腱。

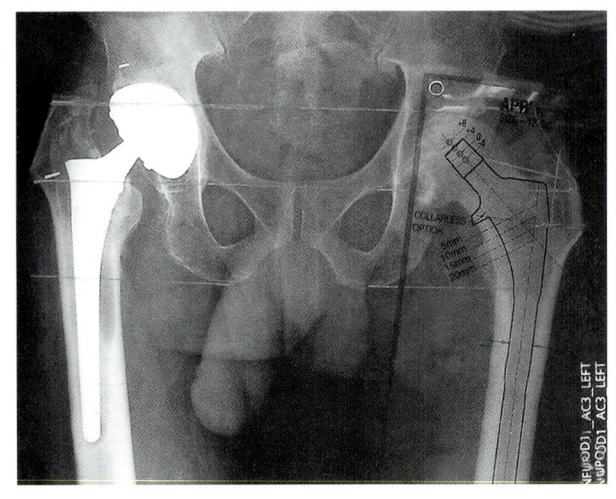

图2-7 将一个模板置于左髋关节的X线片上,这样股骨头中心接近0头长。切口应位于小转子上10mm。完全填充骨柄和骨。X线片也表明了这一原则,即无论对侧髋关节的情况如何,术侧的髋关节都需正确重建。很显然,对侧髋关节因松弛的股骨柄而缩短,也需要修正,这样左髋才可能达到正常重建。

干角为125°~130°的模板最适用于股骨结构力学重建。APR柄(Zimmer,Warsaw,Ind.)有一个130°的颈干角,我们几乎可以将它植入任何一个髋关节内。如果颈干角≥135°,则很难获得髋关节长度和偏心距之间的平衡。在X线影像中使用模板(图2-7),医生就可判断股骨内植入物的充填情况。这样就可以估计所用植入物的规格,并确定股骨颈截骨平面。如果髋臼旋转中心被重建,这一截骨平面将使髋关节长度和偏心距得到恢复。如果依据髋臼的术前模板进行评估,髋臼组件将被置于向上或极度向内的位置,股骨颈应调整到使髋关节长度和偏心距均可能正确的重建(图2-8)。如果没有计算机导航,就很有必要使用术前模板评估植入物的长度和位置,它也是术中调整和成功完成手术所必需的(见"全髋关节成形术的模具测量")。

髋关节的偏心距很关键,因为它决定了股骨相对于骨盆的正确定位。如果股骨与骨盆的相对定位不准确,在髋关节运动的幅度内会发生股骨对骨盆的撞击,从而引发疼痛,并导致髋关节脱位。髋关节置换术后,股骨在运动幅度内必须与骨盆间不存在结合障碍。作者使用以下方法进行判断:当大转子在伸直和外旋时,小转子和坐骨在完全伸直和外旋时,以及转子和股骨颈在屈曲90°内旋时,存在一指宽间隙。偏心距最好是在X线下通过测量髋关节旋转中心的改变进行判定(图2-9),因为旋转对偏心距的影响很大,而不像圆形的股骨头。从髓腔内柄中心测量偏心距是不正确的,因为它测量的是植入体的偏心距,这是由人造柄的偏心距所决定,它并不能表明股骨到骨盆的正确偏心距。

针对骨性髋臼和股骨组件的大小,尽可能使用大型号的股骨头以此减少撞击的危险,同时能改善关节活动度,同样它也可减少髋关节死腔的发生。因此,降低了愈合过程中出现的关节囊肥厚的程度,从而能够加速愈合、提高患者舒适度。在目前临

图2-8 A.患者右髋存在一个长的外翻股骨颈。需要一个较长的股骨颈切口,以达到正常的偏心距和腿长。而且,因为发育异常,通过左髋可知髋臼杯需要内移,这就要求股骨颈更长。术前方案设计中,这些都应考虑清楚。B.术后X线片显示保留了股骨颈的长度,为了获得正常的长度和偏心距,就需要增加一个8 mm的股骨头。正如预期,髋臼杯由于发育异常会略有些偏上和偏内。C.与A图所见的髋关节相反,这个髋关节有一个极短的内翻股骨颈,需要通过很短的股骨颈切口或者使用一个短股骨头,如何取舍要看哪一种可以获得更好的偏心距。D.这个患者使用短股骨头来重建髋关节的长度和偏心距。从计算机分析得知,由于髋臼杯的前倾适合股骨的位置,此患者不会有撞击。E.在这种状态下,该侧髋关节相对于对侧来说很短,故应注意髋臼的正常大小和位置,这样,股骨颈的截断不需要很长就能得到正常的腿长。对侧髋关节是APR颈和髋臼杯,已经植入15年未见骨质溶解或明显磨损。F.右侧髋关节已重建,其偏心距和髋关节长度都与左髋相似。髋臼杯被放置在正确的平面,髋臼杯的下缘在泪滴的下缘上。位于髋臼后方的2区皮质骨在术前X线上可见。

第 2 章 生物力学重建、固定及关节表面

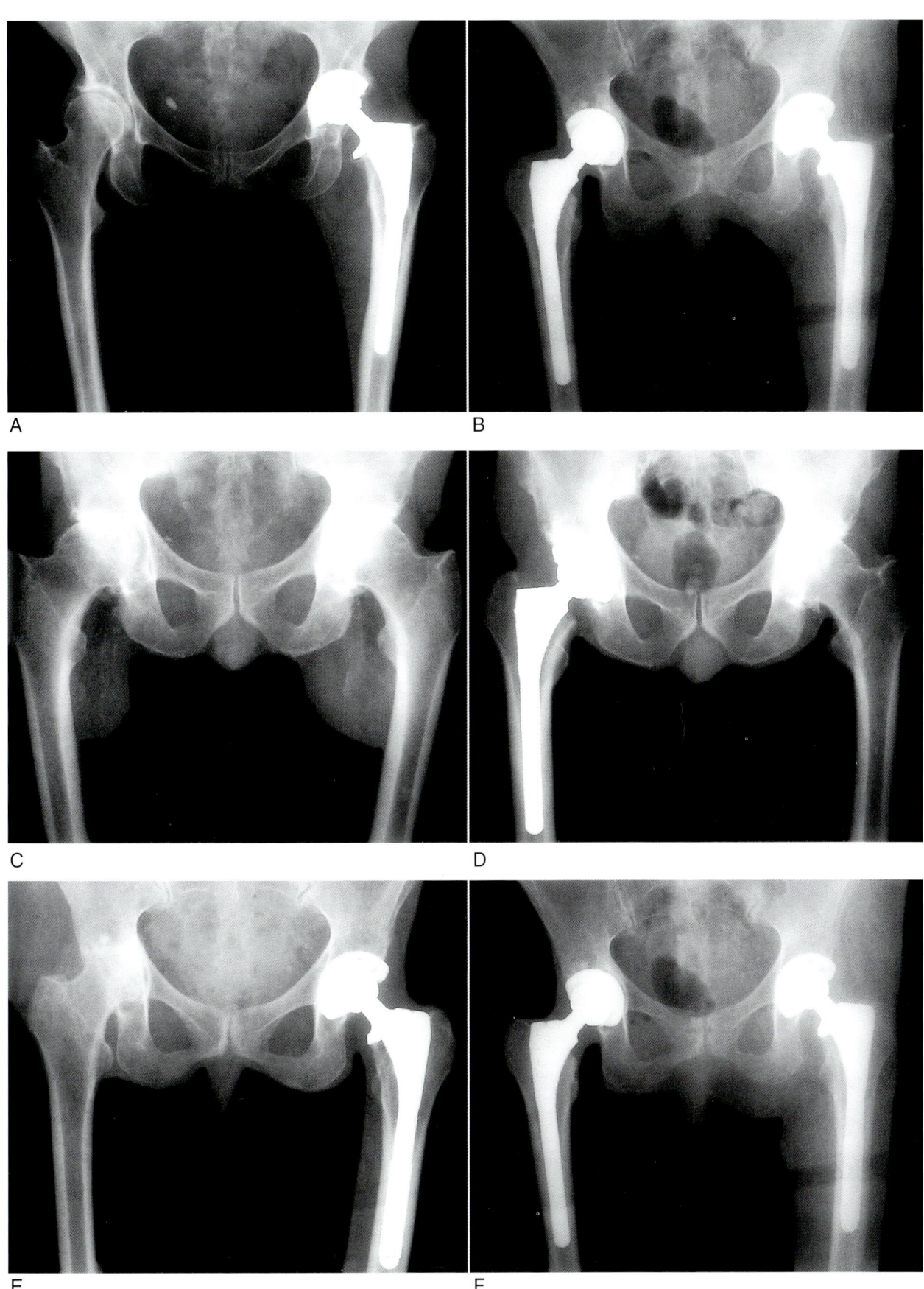

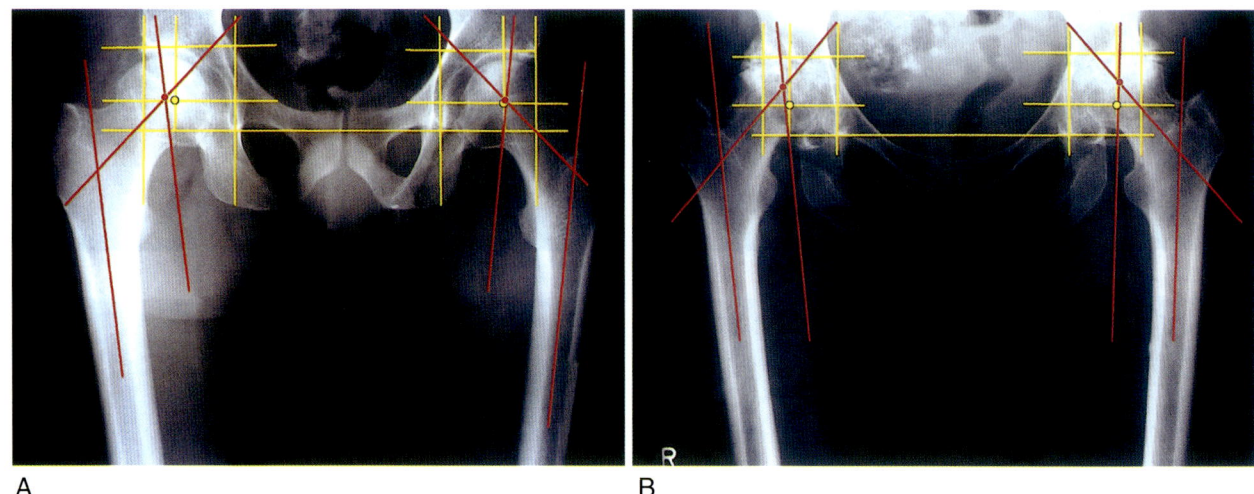

图2-9 A. 该患者左髋正常；髋臼的旋转中心用黄点标记，股骨的旋转中心用红点标记。平分股骨髓腔画线，经股骨头和股骨颈接合处做一平行线，由此可以确定股骨的旋转中心。画"泪滴"连线的垂线，以此确定髋臼的旋转中心。垂线经泪滴，然后经髋臼边缘做平行线。从泪滴线到髋臼边缘的2/3的距离是髋臼中心的距离。第三条线经此点做泪滴线的平行线。此线线尾2/3处点指示髋臼的旋转中心。这个患者的右髋存在无血管性坏死和股骨位置的改变，因此股骨头的中心会向外偏移。画线的规则相同。股骨旋转中心用同样的方式画出，可以看到股骨头的中心向外、向上偏移。这个距离可通过X线片测量，这将影响偏心距和腿长。B. 髋关节损坏程度比图A的右髋更为严重。在这些髋关节上，股骨的旋转中心向上偏移，右髋部向外略偏移。左髋部没有偏心距的改变，右髋部的偏心距略有改变。然而，旋转中心移向尾端，会导致腿长的变化。以上可在X线片上测量出。

床应用中，可以提供各种不同关节表面的大型号股骨头。

● 固 定

股骨柄的固定

在现今的髋关节置换中，股骨的无水泥固定方法比水泥固定更为常用，对于一个Dorr A型或B型骨的患者而言，无水泥固定操作简单，患者术后舒适度与水泥固定所达到的预期效果一样。只有年龄较大且合并Dorr C型骨的患者（图2-10），若使用无水泥固定可能不如水泥固定那样舒适，原因是老年患者骨重塑（使股骨与股骨柄相适应）较慢（图2-10H～K）。然而，无水泥股骨柄在这种类型中使用效果很好。Zweymüller柄（Alloclassic,Zimmer）在C型骨与其他类型骨中所起的作用未见明显差异。作者用APR柄时几乎只用无水泥固定。AML柄在C型骨中可以提供更高的应力防护，相当于对非骨质疏松骨的固定。在C型骨中，由于骨的新陈代谢率降低了，所有的股骨柄都可增加应力防护。如果能确定水泥固定更为舒适，那么就给年纪大的患者采用这种固定。事实上，在作者做过的这类髋关节手术中采用这种固定方法的仅有2%～3%。

作者用过APR柄、Natural髋关节柄和Zweymüller柄。这些股骨柄代表了3种不同的几何学类型，这3种股骨柄手术成功的病例在文献中均有报道[2-4]。作者有关APR柄的最新数据显示，将APR柄与APR髋臼杯相结合（现在称为"聚集型"杯），股骨柄和髋臼杯10年中未出现松动，再手术仅见于感染或脱位的情况。

最好的无水泥股骨柄在干骺端和骨干均有固定，一些表面类型可为金属提供耐久的骨固定。近端干骺端的固定使用了多孔外层，它比磨砂层表面的邻近固定效果好。在骨干处磨砂层表面提供了很稳定的固定。APR柄有一个磨砂层的骨干柄，Natural髋关节也是如此。Zweymüller Alloclassic为磨砂层表面。AML柄的耐久性长，且有完整的多孔外层。Mallory-Head柄在干骺端处有血浆喷涂外层，骨干中有磨砂层。一些医生报道，一旦发现有骨向股骨内生长，那么股骨柄20年以上都不会退化（图2-11）。

第6章讲述股骨无水泥固定和水泥固定的技术，然而绝大多数患者都应采用无水泥固定。

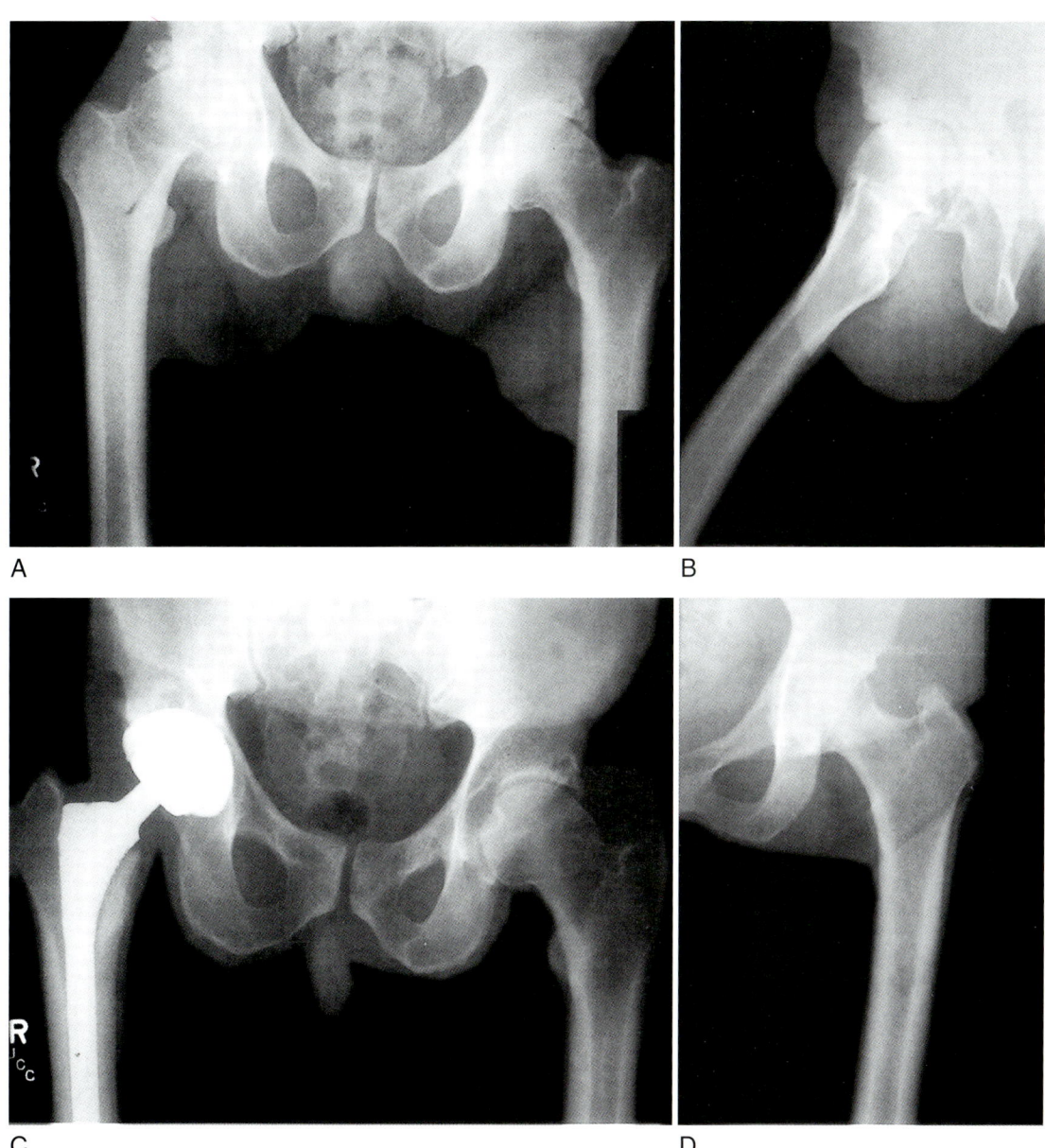

图2-10　A. Dorr A型骨中有厚的骨皮质和一个狭窄的髓内腔。B. A型骨侧位X线片再次显现厚的骨皮质,有时股骨腔在侧位X线片上比前后位(AP)更狭窄。然而该患者并未出现此种情况。在A型骨中,后部骨皮质的后鳍状物没有被侵蚀。C. 图A患者术后影像图。股骨柄非常适合A型骨。D. Dorr B型骨在前后位X线片上仍显示厚的骨皮质,但常可见骨内膜表面不规则,这提示在骨组织中有成骨细胞活动。

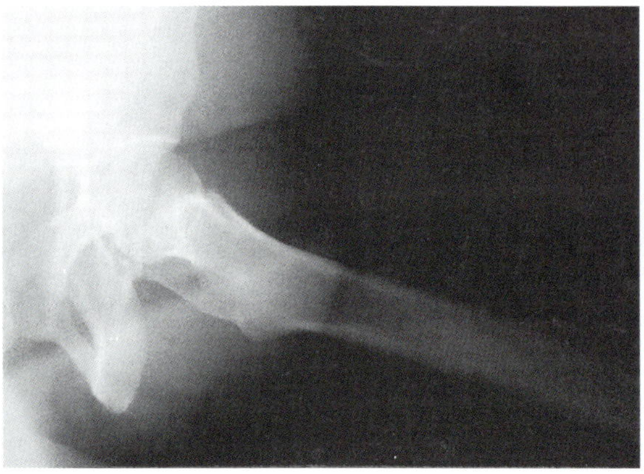

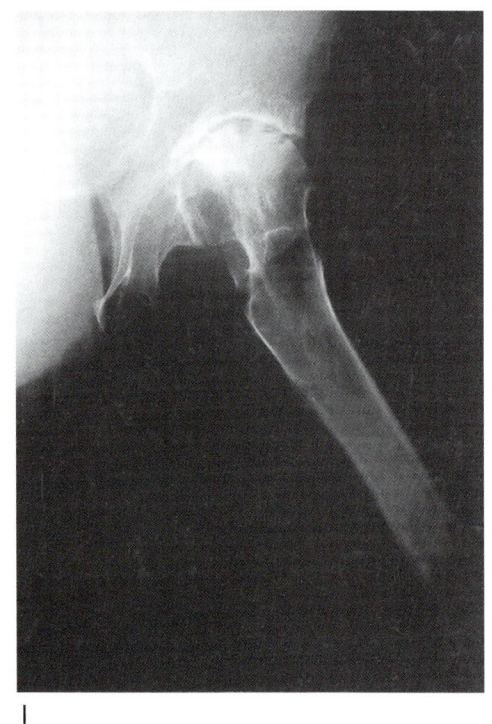

图2-10 E.B型骨侧位X线片示骨皮质变薄,后部骨皮质厚的鳍状物有侵蚀;在B型骨中,后部鳍状物常常是阙如的,因此在侧位X线片上髓腔变宽。F. 另一患者的术后X线片。该患者也是B型骨,前后位X线片显示骨皮质正常,股骨柄也很合适。G. 该患者侧位X线显示在B型骨中前后骨皮质的厚度一样。而且在B型骨中股骨柄匹配很好。H. 尽管内、外侧的骨皮质很明显,但Dorr C型骨皮质较薄。I. C型骨侧位X线片常无明显的骨皮质,如图所示,皮质变薄而模糊。这说明在侧位X线片上骨髓腔是增宽的,而且它总是比前后位X线片显示得更宽。因此,在C型骨中我们常常从髋臼取材填充到骨髓腔,使得在侧位X线上股骨柄与股骨接触良好(前后位片)。

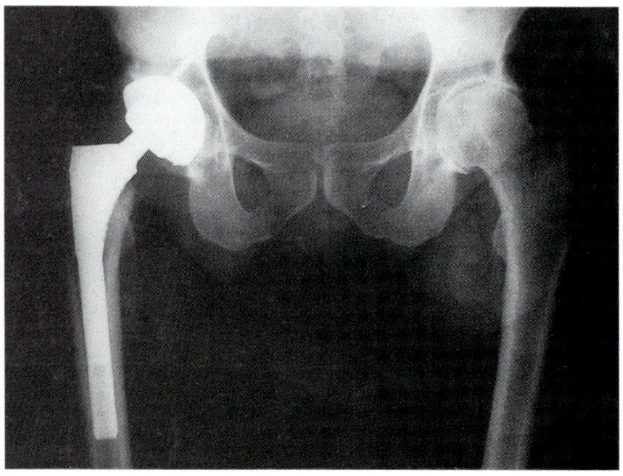

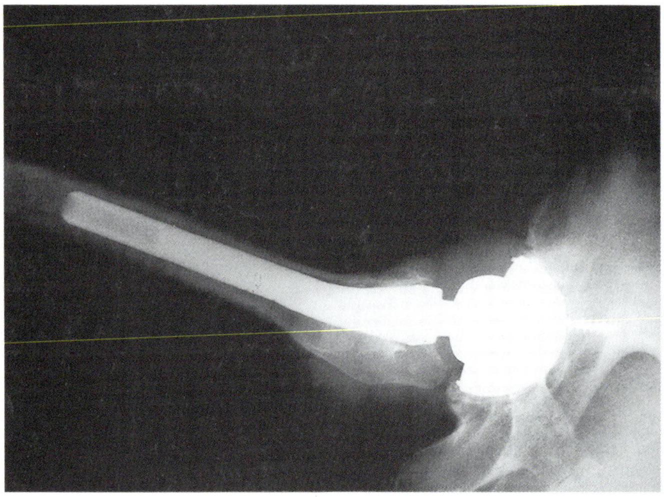

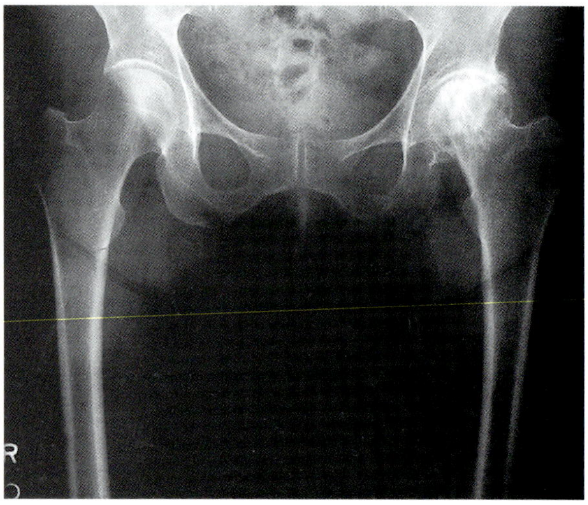

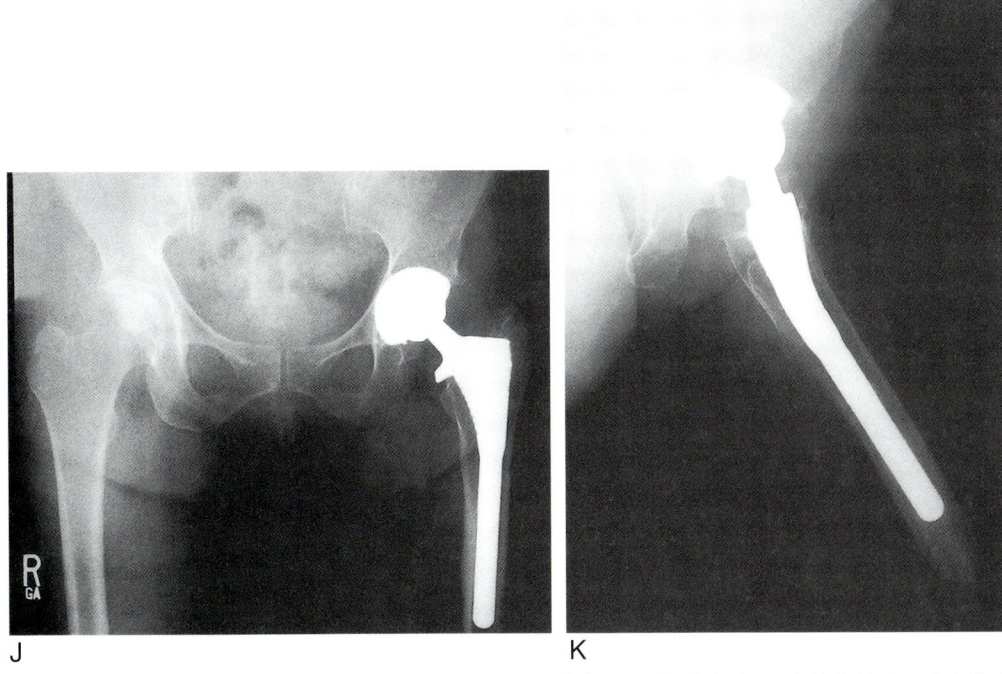

图2-10 J.此患者术后1年的X线显示股骨柄和髋臼杯固定得非常好,无射线穿透,髋关节获得很好的生物力学重建。股骨近端骨量减少,远端和内侧骨皮质明显增厚,这说明在这一位置有固定和重量负荷向骨转移。骨的增厚会导致患者大腿疼痛,且疼痛持续存在,直至18个月后重塑完成才消失。K.侧位X线片再次表明邻近部位骨量明显减少,这常常发生在一些非水泥固定股骨柄的C型骨中。远侧,在股骨柄的尖端周围有骨皮质增厚,在柄部的尖端4区可见透光区。在侧位X线片上,股骨柄有移动的空间,也出现过移动。然而,骨内膜骨质与磨砂层的金属股骨柄相愈合。用髋臼扩张器填充的松质骨片可以促进骨内膜骨质的愈合。

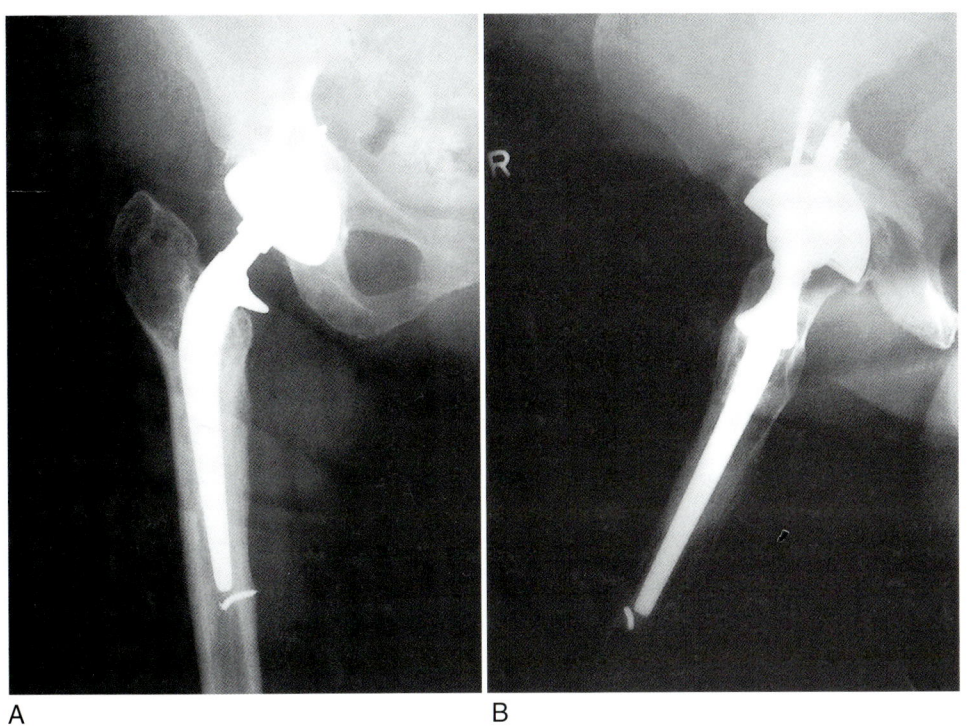

图2-11 A.患者,21岁,无水泥髋关节置换术前后位X线片。在股骨组件周围有骨重塑,愈合的骨内膜骨质迅速紧贴股骨柄。在髋臼杯周围无射线穿透,也没有明显的骨质溶解,但仍有一些大片磨损。B.同一髋关节置换患者的侧位X线片。很明显,3区和5区的骨内膜骨质迅速紧贴股骨柄,骨质紧贴股骨柄近段的多孔涂层。除了髋臼上方和下方的外缘,髋臼中没有明显的透光和骨质溶解。

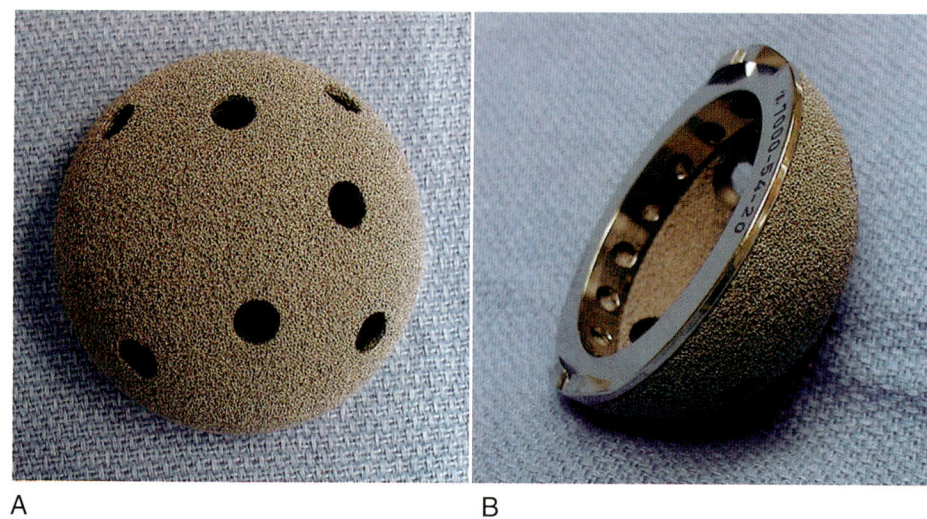

图2-12　A. 小梁型金属髋臼杯。清晰地显示了其模仿松质骨的多孔表面，具有较好的柔韧性，因此这个髋臼杯的硬度与松质骨的硬度很接近，是极好的替代物。B. 小梁型金属髋臼的表面。因其柔韧的外层，故厚壁是无害的。

髋臼杯固定

从1990年起，髋臼组件的无水泥固定已得到广泛应用。最好的无水泥外壳具有很好的柔韧性。最初，Harris-Galante Ⅰ (Zimmer) 的薄钛外壳和APR (Zimmer) 髋臼组件联合应用取得良好的效果。髋臼杯周围骨质溶解的最少，由于材料很薄，几乎没有机械性松动。松动常常与较厚的髋臼壳相关，因为当金属的厚度增加，髋臼骨很可能发生应力防护。发生应力防护的髋臼骨变得薄而脆，这将加速髋臼组件的移位。无论是否使用螺钉加强最初的固定，使用薄钛外壳的固定效果相当。作者在初次髋关节置换中移植髋臼杯时多不用螺钉加强。然而，如果手术中遇到任何压配质量问题时，也会毫不犹豫地使用螺钉。

在21世纪的第一个10年中，一种称为小梁型金属的新型固定表面材料开始用于临床。它的表面模仿松质骨外观，在动物实验和移植物修补中显示出极好的固定效果（图2-12）。小梁型金属表面应用广泛，特别适用于修补手术。可以在其表面钻孔来固定螺钉，也可以在其表面粘贴内衬，故可用作模型表面。它也可作为单块髋臼杯。纽约市骨科专科医院的Thomas Sculco和明尼苏达州罗切斯特Mayo门诊部的Arlen Hanssen已经试验性地使用过这种髋臼杯并取得良好的效果（个人交流，2005年）。这种髋臼杯的使用技术在第10章的修补手术详述。

●关节面

目前使用的3种关节面，其预期使用年限为30年。其中的2种是硬对硬的关节，由金属对金属和陶瓷对陶瓷构成。第3种是硬对软的关节，由金属与交联聚乙烯化物构成。作者在Metasul (Zimmer) 金属对金属关节中有很多经验（图2-13），还用过Durasul (Zimmer) 的交联聚乙烯化物。作者没有使用过陶瓷对陶瓷关节，但也有外科医生使用这种关节获得了很好的效果，如James D'Antonio、William Capello和Benjamin Bierbaum (个人交流，2005年) 等。

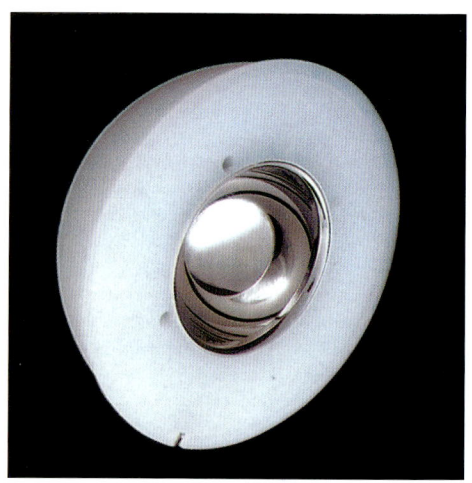

图2-13　Metasul植入聚集型髋臼杯中。这是一个28 mm的关节面，可见表面高度抛光。

Metasul 关节

使用 Metasul 关节进行全髋关节置换是非常成功的。在作者的 127 例髋关节手术原始资料中,有 4 例进行了修补(3.2%),其中的 1 例为髋臼杯松动、3 例为脱位。确定所有组件固定良好非常重要。有关股骨柄或髋臼杯的固定在许多报道中都有详尽描述,但是缺乏两者整体固定的情况,由于其他组件原因导致手术失败和再手术的发生率为 13%~56%。与 20 世纪 90 年代常用的无水泥全髋置换相比,Metasul 关节髋臼杯修补得更少。

新的关节连接体如 Metasul 关节是针对骨质溶解而设计的。在接受 Metasul 关节的患者中,X 线影像中骨质溶解已消失。在 96 例患者中有 6 例出现了轻微的股骨距重吸收,局灶的射线穿透区就在假体领的下方。一些外科医生不把股骨距重吸收涵盖在骨质溶解的定义中,因为很难判断股骨距重吸收是由于应力防护还是溶解。我们还是认为这种现象是由于溶解所致,这方面都有完整的文献报道。

影像检查中股骨前后位、侧位和骨盆斜位 X 线上显示溶骨性损害,而在其他平片无法看到。Claus 等报道,前后位片有 47% 诊断敏感(即检出损伤的概率为 47%),髂骨斜位片仅增加 16% 诊断敏感[5]。4 个方位(前后位、侧位、髂骨位、闭孔斜位)的 X 线诊断敏感性达到 73%。因此,很可能存在临床上未被发现的溶骨现象。

未来 5 年中,对关节面研究的关注将有助于明确澄清 20 世纪 90 年代的聚乙烯制品是否需要改变,例如增加交联,在惰性气体中灭菌,为增加合适度而改变设计等,目前已经减少了硬对硬关节的需求。

Durasul 关节

在植入期(即穿入的最初 3 个月)和流入期(滞缓或可塑变形期,即聚乙烯化物植入的前 2 年) Durasul 与聚乙烯化物具有相同的耐磨性。使用 Durasul 关节 2 年后基本可达到稳定状态。作者的数据[6]显示,术后第 1 年穿入 0.074mm、第 2 年穿入 0.082 mm,在第 3 年突然下降到 0.01mm,在第 4 年及第 5 年穿入分别达到 0.02mm 和 0.01mm 的稳定状态。5 年平均磨损了 0.03 mm。直径为 28、32 或 38 mm 的股骨头平均磨损程度没有差别。

术后 2 年,Durasul 关节的磨损量化模式与传统的聚乙烯化物关节不同,前者在空气中经过 γ 射线照射并封闭在无氧环境中。1 年后,我们发现传统聚乙烯化物关节整体磨损 0.15 mm,而 Durasul 关节整体磨损 0.074mm。2 年后,传统内衬每年穿入 0.09 mm,而 Durasul 关节穿入 0.08mm。Durasul 关节 5 年内衬平均磨损 0.03mm,而传统聚乙烯化物关节为 0.065mm。Durasul 关节的磨损率是普通聚乙烯化物的 45%。Sychterz 等[7]将 Durasul 关节和普通聚乙烯化物关节的磨损情况进行了比较,前者是 0.03 mm/年,后者是 0.17 mm/年(Dowd 等[8]的数据后者是 0.18 mm/年,Pederson 等[9]的数据后者是 0.14 mm/年),可见,Durasul 关节的内衬磨损减少了 80%。

Durasul 关节的数据都是早期的结果。我们需要一段时间观察稳定状态的磨损是否能够持久,以及手术过的髋关节的骨质溶解的极限是否低于限定的 0.1 mm。

参 考 文 献

[1] Maruyama M, Feinberg JR, Capello WN, et al. Morphologic features of the acetabulum and femur: Anteversion angle and implant positioning. Clin Orthop, 2001, 393: 52-65

[2] Kang JS, Dorr LD, Wan Z. The effect of diaphyseal biologic fixation on clinical results and fixation of the APR-II stem. J Arthroplasty, 2000, 15: 730-735

[3] Hofmann AA, Feign ME, Klauser W, et al. Cementless primary total hip arthroplasty with a tapered, proximally porous coated titanium prosthesis. J Arthroplasty, 2000, 15: 833-839

[4] Garcia-Cimbrelo E, Cruz-Pardos A, Madero R, et al. Total hip arthroplasty with use of the cementless Zweymüller Alloclassic system. J Bone Joint Surg, 2003, 85A: 296-303

[5] Claus AM, Engh CA Jr, Sychterz CJ, et al. Radiographic definition of pelvis osteolysis following total hip arthroplasty. J Bone Joint Surg, 2003, 85A: 1519-1526

[6] Dorr LD, Wan Z, Shahrdar C, et al. Five year clinical performance and wear of a highly crossed-linked polyethylene acetabular liner. J Bone Joint Surg Am, 2005, 87: 1816-1821

[7] Sychterz CJ, Engh CA Jr, Shah N, et al. Radiographic evaluation of penetration by the femoral head into the polyethylene liner over time. J Bone Joint Surg, 1997,

79A: 1040 – 1046

[8] Dowd JE, Sychterz CJ, Young AM, et al. Characterization of long-term femoral-head penetration rates. Association with and prediction of osteolytes. J Bone Joint Surg, 2000, 82A: 1102 – 1107

[9] Pederson DR, Callaghan JJ, Johnston TL, et al. Comparison of femoral head penetration rates between cementless acetabular components with 22-mm and 28-mm heads. J Arthroplasty, 2001, 16S(1): 111 – 115

(张勇 廖博译 范清宇校)

Chapter 3

全髋关节置换的标准后侧暴露

Standard Posterior Exposure for Total Hip Replacement

●髋关节的暴露

正确的髋关节暴露是成功进行全髋关节置换的关键。一个完美的髋关节置换应该控制软组织的损伤,通过坚固的初步固定髋臼和股骨组件而能立即承重,并且要保持髋臼和股骨组件的匹配,大范围的运动也不会出现植入物或骨的撞击。为了达到这些目标,就要求外科医生通过良好的暴露准确地植入组件,同时不能有明显的软组织损伤。

大多数外科医生会通过训练期间掌握的髋关节暴露方法进行手术。手术时,术者的紧张度与对暴露的熟悉程度密切相关。学习一个新的暴露过程会使术者紧张度和手术失误的风险增高。因此,外科医生在应用新的外科手术暴露前,应该尽量在训练中达到熟练化。

外科医生学习一个新的显露,第一步是要有一个清晰的手术思路,其次是通过反复的练习达到技术的成熟。大部分外科医生在职业生涯里都要不断地学习新的技术操作,这就需要寻找自己操作中的不足,观察学习其他资深医师的技术,并融合到自己的操作中来。

本章中,作者讲解了全髋关节置换的标准后侧暴露,希望读者借此形成自己的操作思路。反复观看附带的录像——"后路全髋关节置换传统切口"——强化了多种技术步骤,对熟练完成手术非常有帮助。

●全髋关节置换的标准后侧暴露

髋关节的标准后侧暴露要求患者在手术台上为侧卧位,并应牢固固定以使术中体位不会改变。这样做还可以确保在不改变体位的情况下,将手术台向前或向后倾斜以增加髋臼或股骨暴露的视野。通过使用由 4 个独立的支架组成的支架系统 (SunMedica; Redding, Calif.),固定于骨盆和胸部达到牢固固定(图 3-1)。骨盆托要固定于髂骨上,以减少组织损伤。后侧的支架固定于骨盆的髂后上

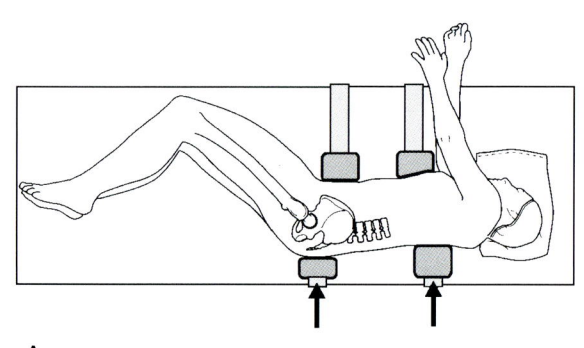

A

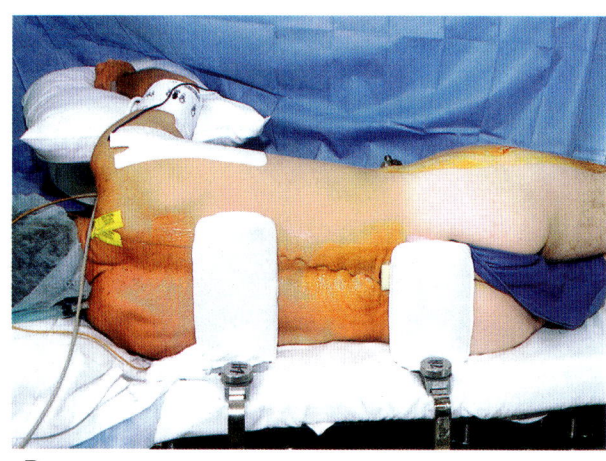

B

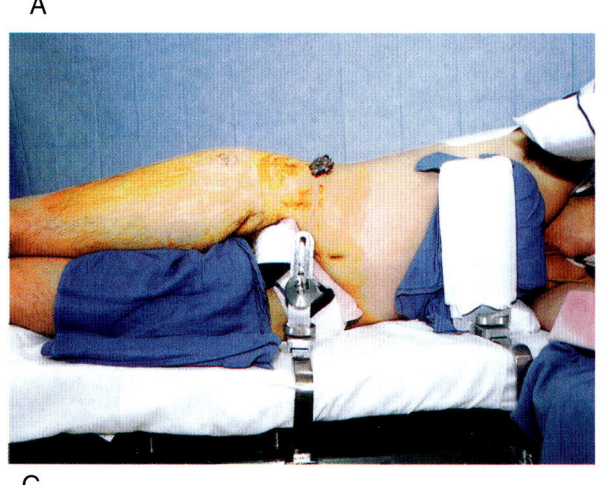

C

图 3-1 A. 通过 2 个胸托和 2 个骨盆托将患者固定于侧卧位,这 4 个支架保持了患者稳定的体位,稳定骨盆可以保证髋臼的位置,同时可使手术床转向或在远离术者时稳定骨盆的矢状轴。B. 后侧支架的手术室显示。后侧骨盆托固定于髂后下棘上,后侧胸托则固定于肩胛骨基部。对于肥胖或肌肉发达的患者,后侧骨盆托可以向上固定于后骨盆上,这样可以阻止臀上部在支架上转动。C. 前侧支架的手术室显示。前侧骨盆托固定于髂前上棘下缘和耻骨上,前侧胸托则固定于乳房下方。在支架间加垫,骨盆托处保护皮肤和外生殖器,胸托处保护乳房。

棘，并且在皮肤和支架间加垫。前侧的骨盆托则固定于髂前上棘下缘和耻骨上。一些患者由于前支架的影响会出现术后的外生殖器水肿，尤其在手术超过2h的情况下。不过，水肿一般会在2周内消退，并且不会有疼痛感。

胸托的固定要求背部平齐肩胛下角，前面恰好在乳房下与胸骨的剑突正对，同样使用软垫保护好皮肤。胸托要固定紧，但不能影响到术中通气时胸腔的扩张。通过这个支架系统使患者定位于手术台上，保证了通过胸部和骨盆的矢状轴是条直线。这就意味着肩峰、髂骨最高点和大转子在一条直线上（图3-2）。髋关节和膝关节应该屈曲大约30°，同时沿着小腿放上软垫保护腓总神经，因为它跨过腓骨（图3-3）。保证患者在这个体位的稳定，术者就可以集中精力在置换手术上，而不用担心骨盆的位置。

皮肤切口中心定位于大转子后1/3，分别向大转子尖上和股肌结节下延伸4指宽（图3-4）。切口的长度根据术者的经验可在6~15 in（in＝英寸，1in＝2.54cm）之间。按此曲线切口路径，切开皮肤和皮下组织。皮下组织中只有明显的出血血管需要电凝止血，大部分的出血血管会自行凝结。皮下组织切口也可以应用Bovie电刀止血。

臀大肌筋膜和阔筋膜张肌也经此路径切开。筋膜切开后，臀大肌按"人"字形模式切开（作者使用Bovie电刀进行此操作，如果接近臀大肌的神经时，臀大肌会剧烈收缩，这样可以避免切断肌肉之间的神经）；也可以用手指轻柔地将其分离开，以保护神经。一旦筋膜和臀大肌肌纤维被切开后，放置一个自动牵开器来牵引筋膜的边缘，肌肉分开后就可以进行髋部深层结构的暴露（图3-5）。

髋部深层结构可见：大转子、臀中肌头端、股骨上的股外侧肌筋膜。外旋肌群上的脂肪位于转子的

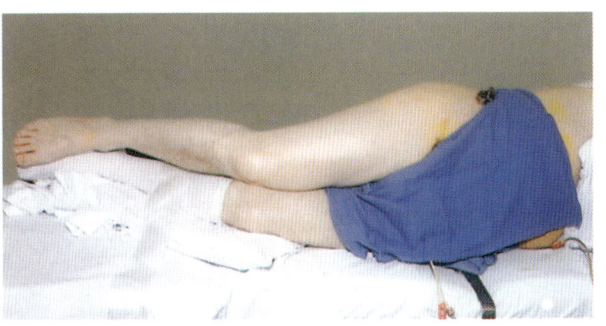

图3-3　患者的髋关节和膝关节均应弯曲大约30°。在小腿下从膝关节到踝关节放置软垫以保护腓总神经。作者通常在腿之间只放一条手术毛巾，用绷带缠绕小腿，这样就能感觉到髌骨和足底的相对位置并以此来判断腿的长度。通过在腿之间置一枕或软垫来改变这些解剖结构的相对位置。

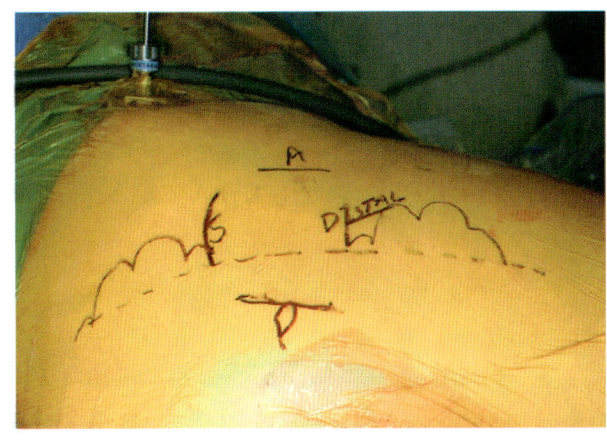

图3-4　长的皮肤切口应该是在大转子尖上4指、股肌结节下4指。

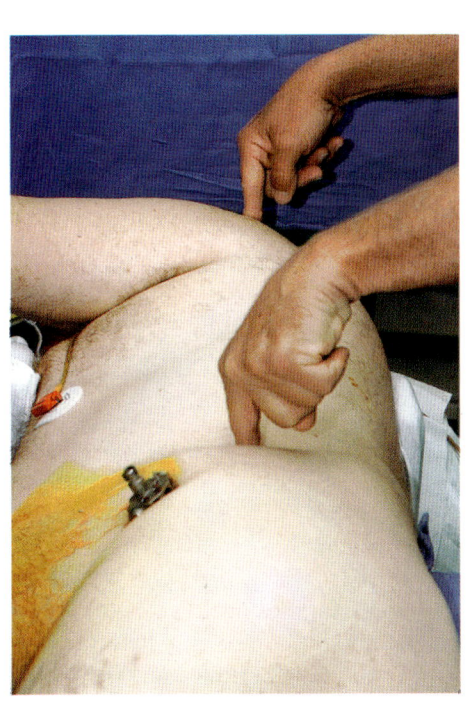

图3-2　患者的身体基本成直线，如果用一指按于肩峰，一指按于髂嵴的最高点，两点做直线通过髋部的最高点就是大转子。计算机装置的基垫贴附于骨盆。当患者在这种情况下成直线状态，身体的矢状轴就依照图3-1中所示进行固定。

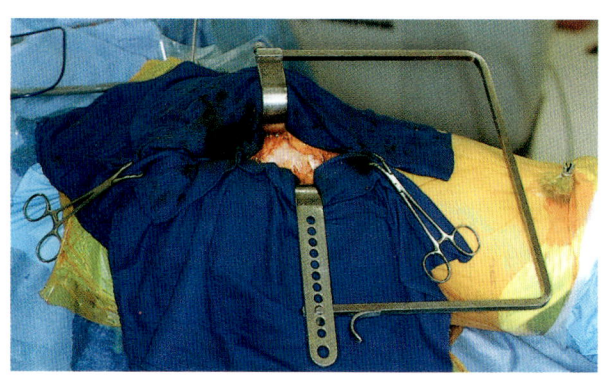
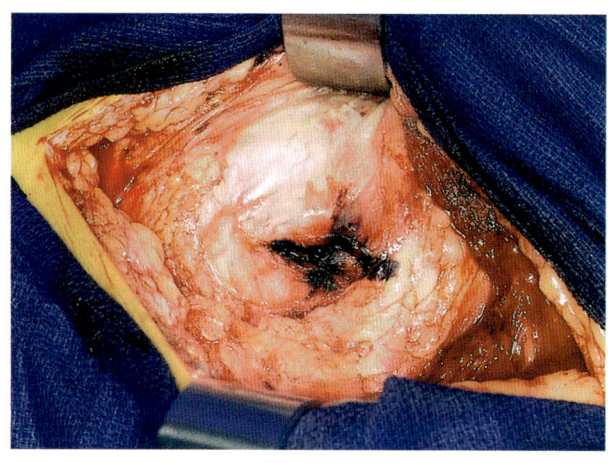

图3-5　A. 用Charnley自动牵开器撑开长切口的前后瓣，暴露大转子和髋关节的后部结构。B. 用Charnley牵开器暴露髋关节显示大转子，用亚甲蓝做一个"X"标记，同时显露髋关节后部肌组织上覆盖的脂肪。

后侧。将髋关节内旋，使转子的后边缘转到前面，以便更容易看到外旋肌群和后关节囊，同时也分离开位于坐骨上的坐骨神经和大转子的后部（图3-6）。利用Bovie电刀切除大转子后部的脂肪来暴露外旋肌群和臀大肌肌腱。在臀中肌肌腱下面和梨状肌肌腱的上面，并且要越过梨状肌肌腱放置一个弯的Homans牵开器来保护臀中肌。这种牵开方法可以在转子后面的上边缘暴露梨状肌和臀小肌（图3-7）。

来自转子间嵴（包括股方肌）和关节囊的外旋肌群在股骨颈外和髋臼的上缘处切断，并且需要切入臀小肌内大约3cm。这样就形成了一个外旋肌群和关节囊的活瓣，在手术中可以牵开，手术后可以将其修补（图3-8）。将臀大肌从其股骨的附着处切断（图3-9）。这样就比较容易将股骨牵拉至髋臼前

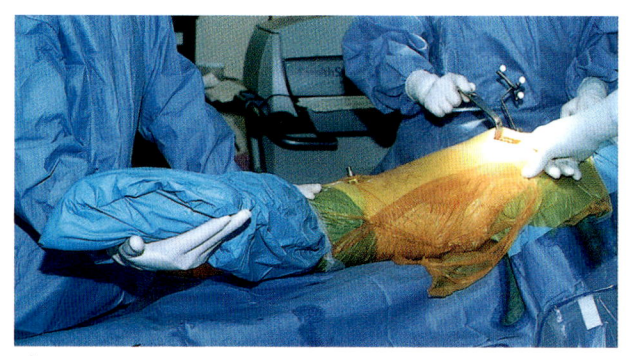

图3-6　A. 通过按住膝关节抬高小腿、旋转大转子及附着的肌肉（远离坐骨神经）使腿内旋。这样就可以在后部结构切一个较安全的切口。B. 外旋体位的转子显示很接近覆盖于坐骨神经、大转子（GT）及神经（N）上的脂肪。C. 当腿内旋时，大转子（GT）远离包裹坐骨神经（N）的脂肪。QF=股方肌。

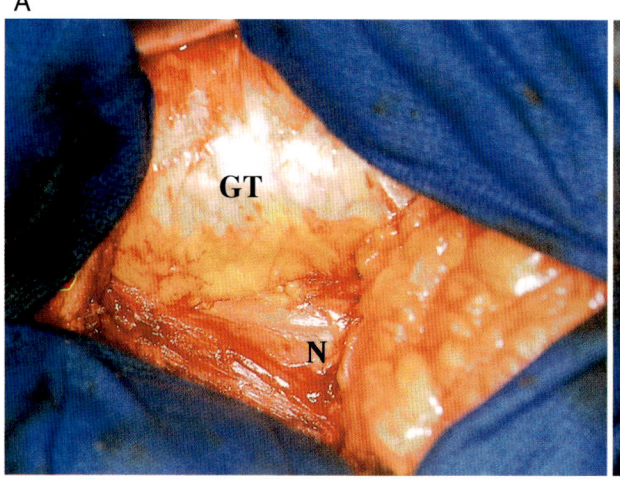
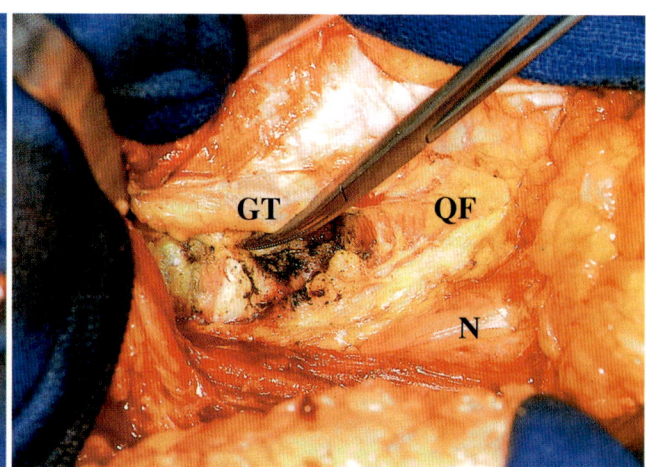

第 3 章 全髋关节置换的标准后侧暴露

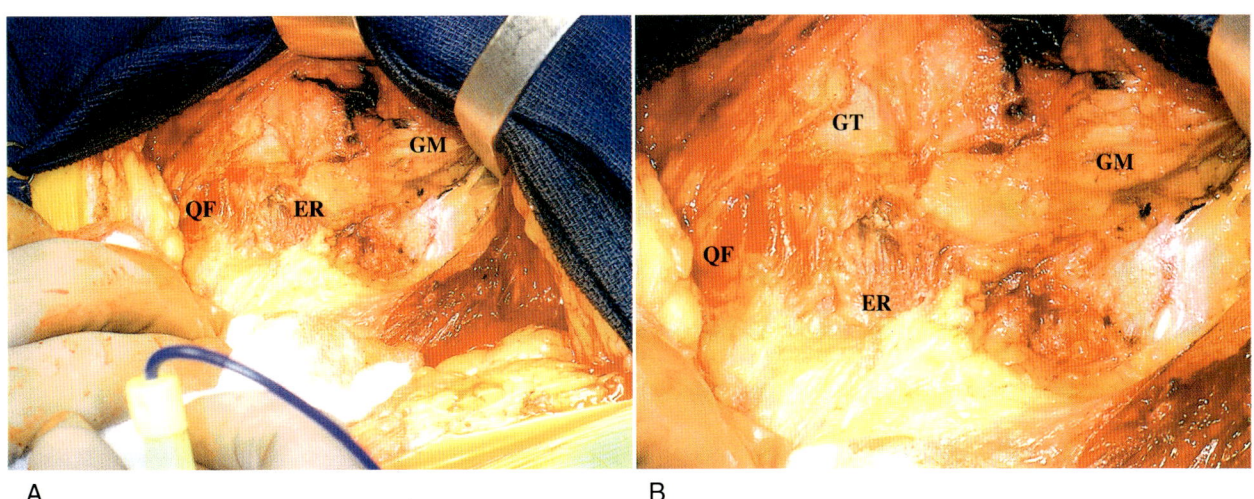

图3-7　A. 长切口的深部结构。右上方的金属牵开器是2号牵开器,它牵引臀中肌(GM)肌腱。臀中肌肌肉远离牵开器附着于大转子上。在臀中肌肌肉下方可见臀小肌肌肉,其远侧的是外旋肌群(ER),最后是股方肌(QF)。B. 臀中肌肌腱(右上部显示不太清楚)下放置牵开器显示的左髋关节后部结构的近距离观。臀小肌位于臀中肌深面,在大转子下可见外旋肌群,股方肌则位于最远侧。

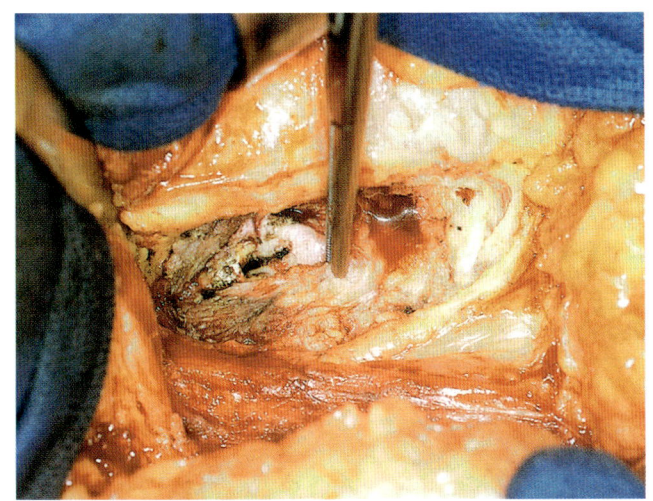

图3-8　外旋肌群和右髋关节囊的离断暴露了股骨头和股骨颈。在股骨头的上缘可见这些离断结构的前缘,其后缘用一个Kocher钳牵引。在结构重建时将这些断缘缝合修补。

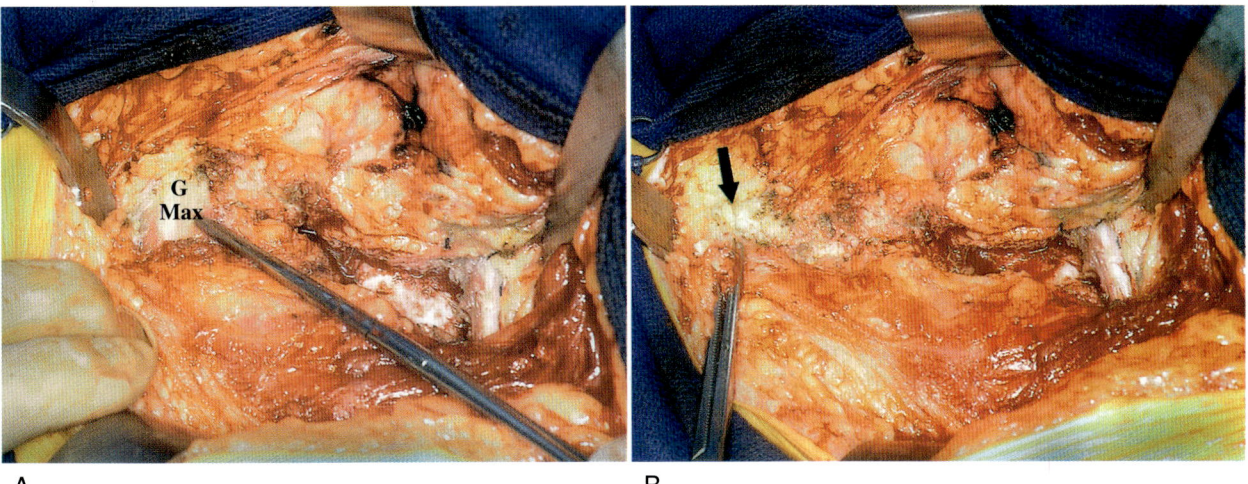

图3-9　A. 在左髋关节,臀大肌肌腱(GMax)附着于股骨,股方肌远侧。B. 将臀大肌肌腱从其股骨附着点处完全或部分切断(箭头处),这样就较容易牵拉股骨至髋臼前方,同时可以在牵拉股骨时减小坐骨神经的张力。坐骨神经在臀大肌肌腱深面的脂肪内走行。

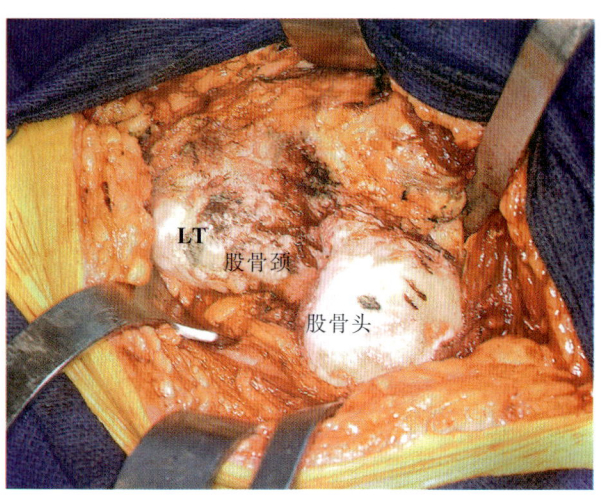

图3-10 股骨头从髋臼中脱位,整个髋关节都已可见,包括:股骨头、股骨颈、小转子(LT)、终止于小转子的髂腰肌肌腱止点。

方,同时防止对坐骨神经的压迫,因为在股骨前移位的情况下,坐骨神经走行于臀大肌肌腱下。在闭合过程中对肌腱进行修补。

脱位髋关节,暴露出整个股骨头和股骨颈,包括小转子和髂腰肌肌腱的止点嵌入部分(图3-10)。去除掉髂腰肌肌腱的1/3部分,这一段肌腱包绕着小转子的上面。这样就可以松解肌腱,同时减少了由于肌腱和任何金属器械外缘摩擦引起的腹股沟痛的风险。肌腱的松解也暴露了小转子,它可以作为一处定位点。

用尺子测量小转子和估计的股骨头中心之间的距离(图3-11)。对所得数据和术前模版上距离进行对比,以确定X线放大的倍数和骨的实际长度是接近的。股骨颈上要截断的位置用Bovie电刀标记,这个位置是由基于髋部的长度和偏心距的重建的模版所确定的。要从后至前倾斜地切断,因为在股骨的准备中,在前面保留稍长一点的股骨颈使在前面的股骨颈下放置牵开器更容易些。在股骨颈的切口表面放置骨蜡,防止在髋臼的准备过程中血液滴入髋臼(图3-12)。

髋臼的准备

在关节囊和髋臼唇之间的髋臼后上角处放置一个弯曲的Homans牵开器(或者是"后路微小切口"器械中的牵开器)(图3-13)。它通常是被钉到指定的位置,无须助手来牵引。在股骨颈的切口水平和髋臼上部之间,切开关节囊的前上角(图3-

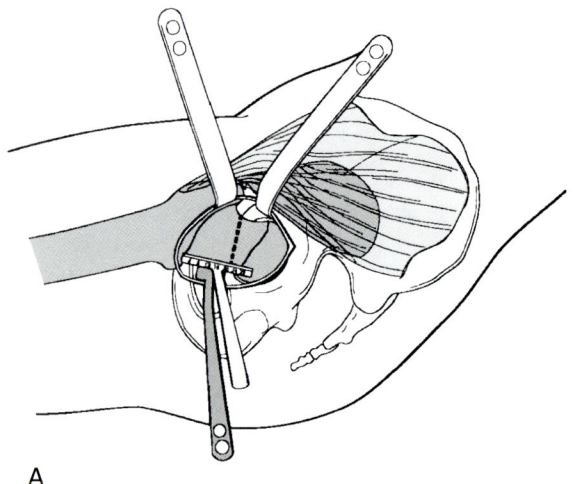

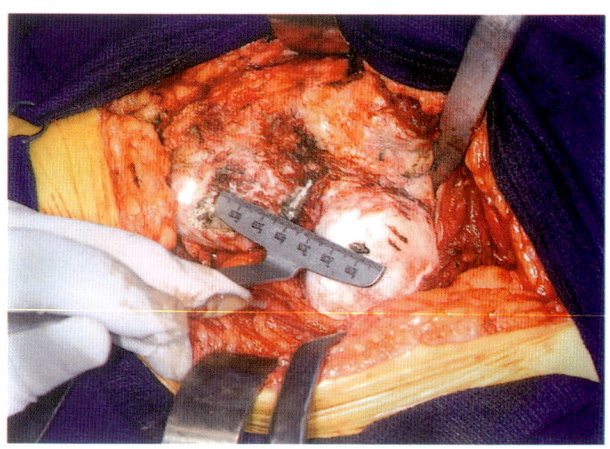

图3-11 A.用尺子测量从小转子到股骨头中心的长度。股骨颈上要切断的位置用Bovie电刀标记。股骨颈切口由术前模版所确定,并由髋长度测量来证实。B.术中测量髋部从小转子到股骨头中心的长度。将上1/3髂腰肌肌腱附着从小转子上去除,用Bovie电刀标记股骨头的中心。在股骨颈上用Bovie电刀标记所需切断的位置。

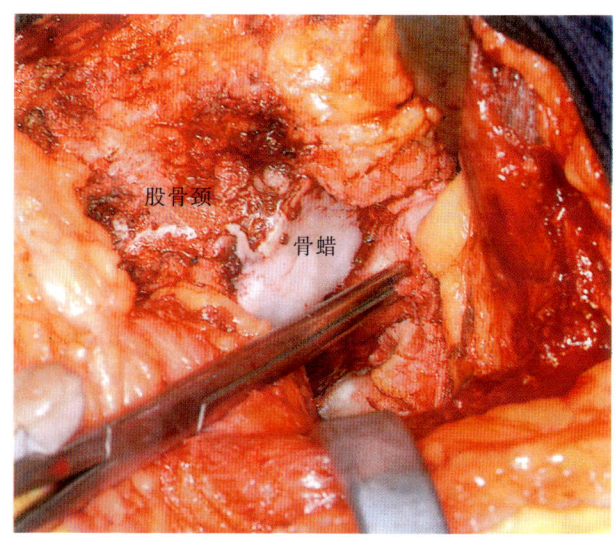

图3-12 股骨颈切口的表面用骨蜡覆盖并标记。

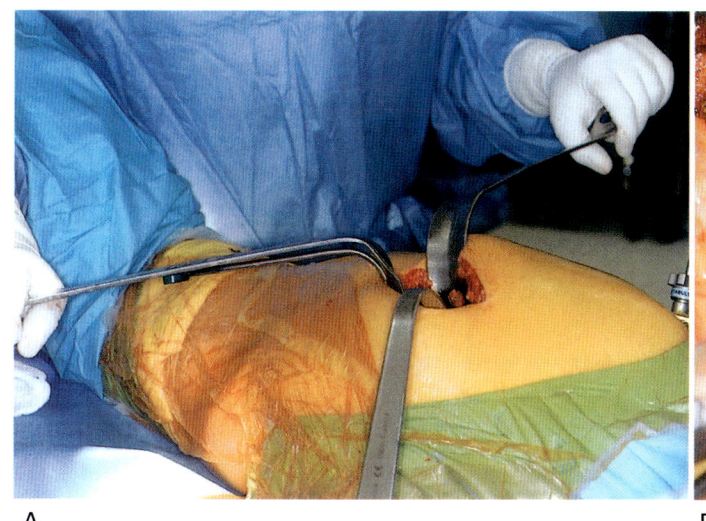
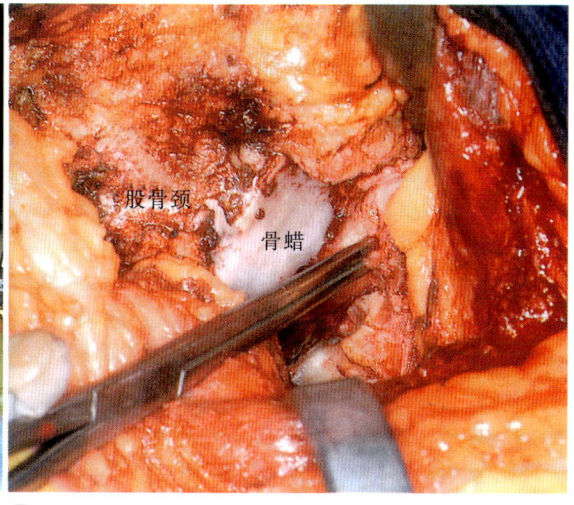

图 3-13　A. 小切口的手术显示。4号牵开器在髋臼后上角的位置。助手用右臂托起患者大腿，右手持7号牵开器。左手持5b号前牵开器置于切口上缘。4号牵开器置于切口后上角，其尖部应该钉入到骨中，这样无须牵拉就可以保持位置。B. 特别为此所设计的器械来暴露髋臼。4号牵开器放置于关节囊后瓣（金属牵开器位于切口下中心）和唇之间的髋臼后上角，这就保护了后上方的关节囊，并且可以开始暴露髋臼。用Kocher钳夹住前上方关节囊并切除。

13B）。利用一个长柄刀从髋臼缘上切除髋臼唇（图3-15B）。在大转子尖下和髂骨上放置"蛇形"牵开器，牵开器的尖要钉到骨中（图3-14）。牵开器有很好的"杠杆力"来牵引髋臼前的股骨，同时以转子作为支点，这样可以避免损伤臀中肌（图3-15）。"蛇形"牵开器不能放置在髋臼的前壁，因为它可能折断前壁，同时也有可能引起股神经的牵拉伤。作者依此法在髂骨上放置"蛇形"牵开器，从未造成过患者的股神经麻痹。如果转子需要牵引得更向前，可以切除直肌的反折头，保留前关节囊。

切开髋关节的后内侧囊，从髋臼后部到股骨，贯穿髋臼的内侧面（当患者处于侧卧位时看起来像髋臼的下面）。这部分关节囊还覆盖髋臼横韧带（图3-15），所以切到髋臼横韧带的水平，同时切断髋臼横韧带。这部分关节囊的切开是牵引股骨向前的最后步骤，同时它也可以避免关节炎性挛缩，有利于术后髋关节的屈曲和旋转（图3-16）。

用一个Cobra牵开器（或是"后路微小切口"器械中的7号牵开器）的尖钉入髋臼切迹的皮质骨处，暴露髋臼的内侧面（图3-17）。如果使用Cobra牵开器，沿着髋臼后部放置一个牵开器，尖部钉入坐骨中，柄架在坐骨上牵引后囊并保护坐骨神经（图3-18）。下肢在手术台上保持髋关节和膝关节的屈曲，使保留的股骨颈旋转脱离髋臼的前壁。有时最佳体位是将下肢平放于手术台上，有时将足置

于Mayo架，腿略微内旋（图3-19）。如果臀中肌和髋臼上部重叠过多而阻挡视野，或是容易造成钻孔器的损伤，应该用一个Charnley钉钉入髋臼上缘的髂骨向头侧牵引。

准备打磨髋臼。切开髋臼切迹显露臼底皮质骨，这是非常必要的，因为它是打磨的内侧终点（图3-20）。第一个磨钻大小要求选择仅触及髋臼的前后壁，方向是髋臼的前倾位，但要保持一个垂直角度（几乎横向）以保证可以切除髋臼边缘（图3-21）。磨钻要钻到髋臼切迹的皮质骨层。下一个磨钻要刚刚达到髋臼的前后壁，以便使骨和臼杯表面接触好，但不能减弱前后壁。这个磨钻的方向向上，使髋臼上表面形成半球体。第三个磨钻通常需要接触整个髋臼表面，方向同样是向上并前倾以保证可以形成半球体。骨性髋臼大小也是由这个磨钻确定的（图3-22）。磨钻钻到松质骨的出血床为止（图3-23）。在一些病例，髋臼切迹处是皮质骨，髋臼的大部分上表面也是出血的皮质骨。去除所有的软骨，骨赘也要去除，但这些都是在试验性臼杯放置以后再操作，因为这样需要去除的部分就一目了然了。

接下来，在准备好的骨床里放置试验性臼杯。试验性臼杯上有孔，以便可以通过孔观察骨和金属的接触程度（图3-24）。试验性臼杯应该非常完好地匹配骨床，保证它可以经过敲击到达指定的位置。如果太容易敲进，说明髋臼被扩空得太大，就需

髋关节成形术——微创技术与计算机导航

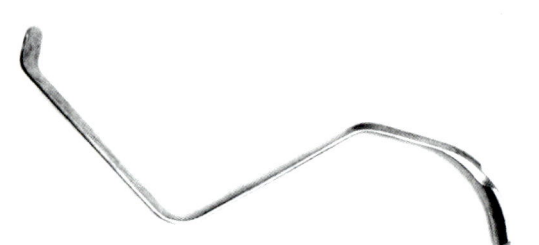

图3-14 将前上的5号牵开器("蛇形"牵开器)尖部钉到髂骨中,用它将大转子向前推向髋臼。在股骨颈的切口水平和髋臼上部之间切除关节囊的前上角,这样就可以放置此牵开器。关节囊的切除术也帮助清除了髋关节的屈曲挛缩。

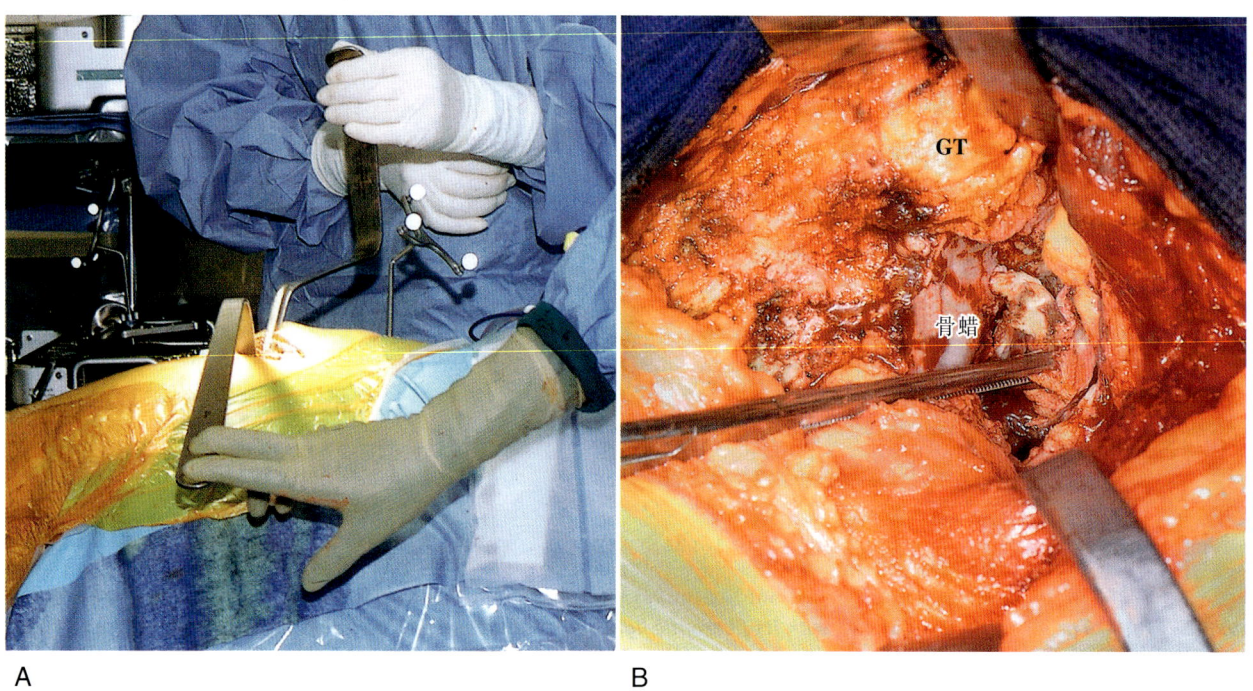

图3-15 A. 切口上缘5号牵开器的远观图。4号牵开器位于切口下缘。B. 向前的5号牵开器和向后的4号牵开器使髋臼上部有较好的暴露。切除髋臼唇(L)暴露髋臼的骨缘。GT = 大转子。

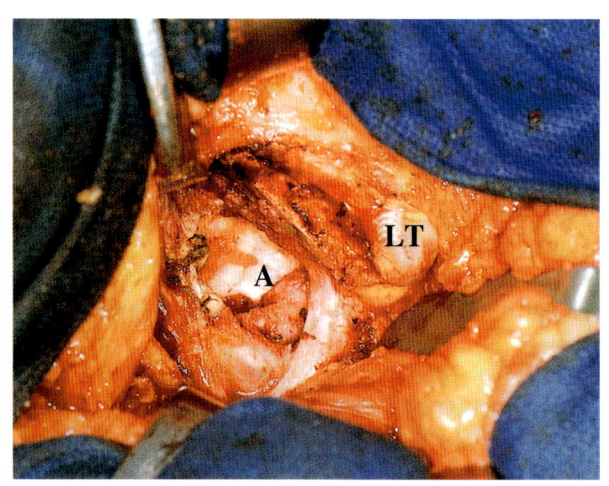

图3-16 6号牵开器置于内下方关节囊[完好地通过髋臼(A)右侧]和外斜肌之间,尖部处在髋臼横韧带水平。这个牵开器可以保护垂直通过髋臼横韧带的旋股内侧动静脉在内下囊(包括坐股韧带)切除时不被切断。LT = 小转子。

第 3 章 全髋关节置换的标准后侧暴露

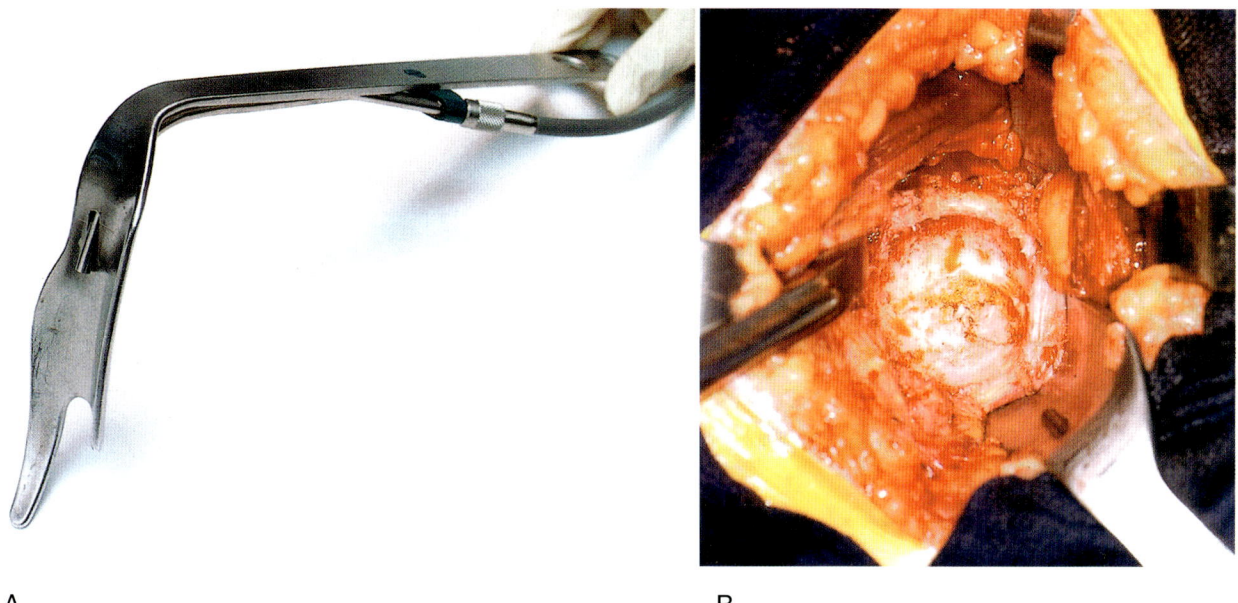

图 3-17　A. 7 号牵开器携带有光纤光源。牵开器的尖端钉入髋臼切迹部分的皮质骨，桨状末端置于坐骨上。光源在准备过程中帮助照亮髋臼。B. 附带的光纤光源照亮髋臼。"蛇形"牵开器置于髋臼的前上角，其尖部钉入到髂骨中。右下方可见 4 号牵开器。在此可见髋臼的全面观。

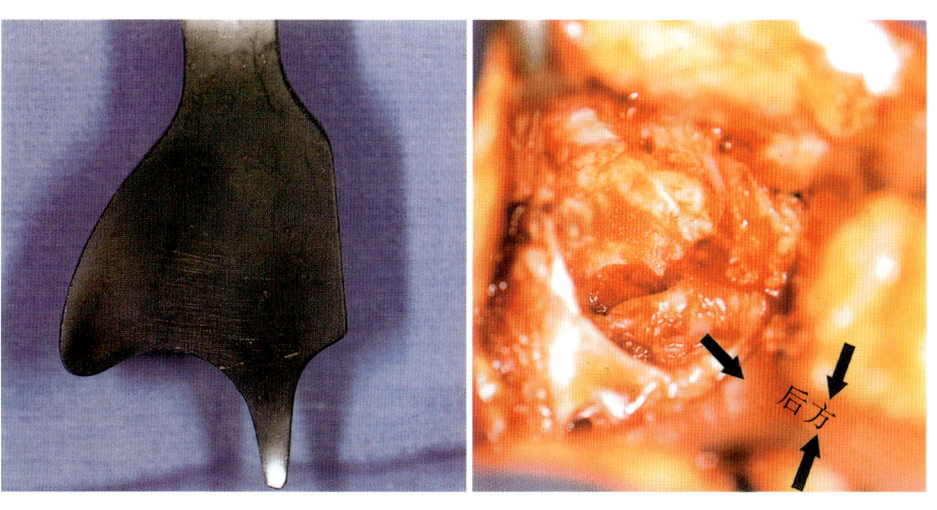

图 3-18　A. 在长切口上使用的前牵开器的尖部置于坐骨的上侧，其桨状末端置于坐骨上。当 Cobra 牵开器置于髋臼切迹的边缘时，此牵开器可以用来牵拉后关节囊和保护坐骨神经。B. 后牵开器的放置位置。此视图中牵开器有些模糊（箭头所示），但在牵拉后关节囊并保护坐骨神经时，其位置可以很好显现。

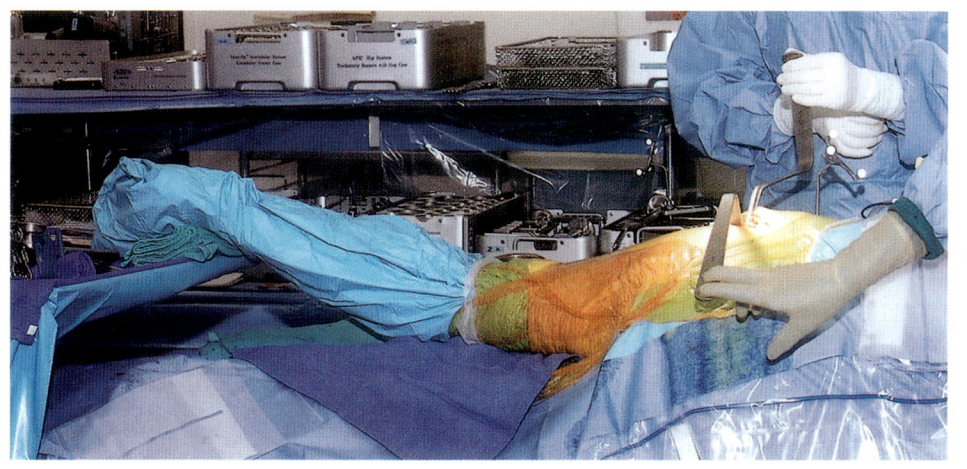

图 3-19　在手术台上，足置于 Mayo 架上，腿略微内旋。这一体位有助于看清髋臼前缘的股骨颈，但有时腿放平可使股骨颈显露得更加清楚。4、5 号牵开器在髋臼内。

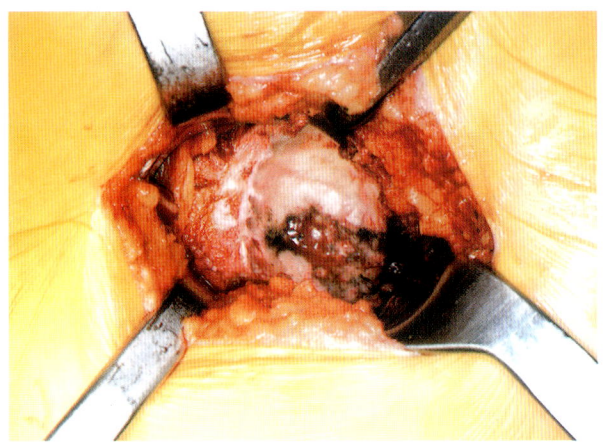

图3-20 去除骨赘后暴露髋臼切迹部分的皮质骨，用Bovie电刀切除枕部。在皮质骨上出现一薄层血迹。7号牵开器在髋臼切迹基板的右下方，4号在左下方，5号在右上方。在髋臼的上部再使用一个牵开器来扩大暴露视野。

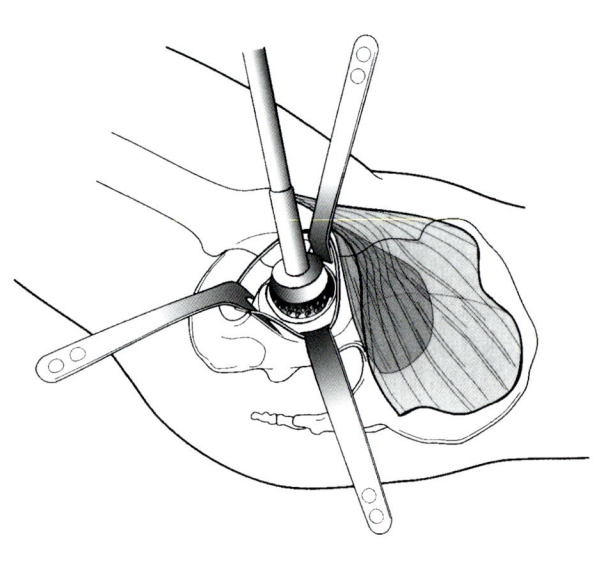

A

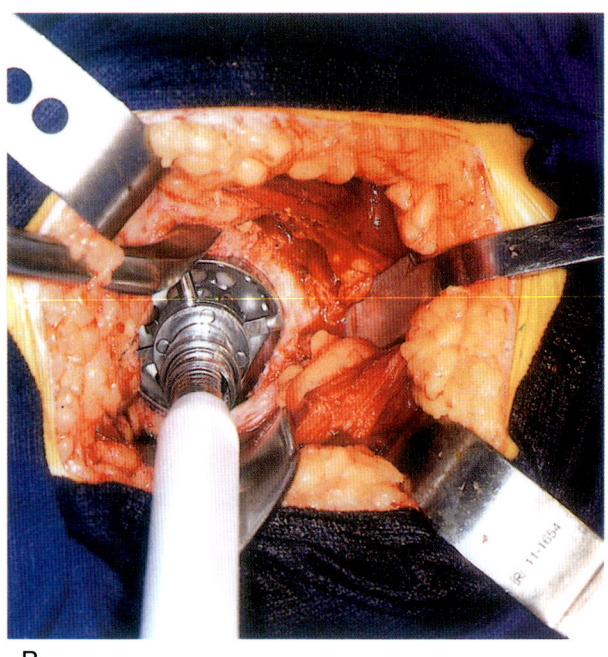

B

图3-21 A．用磨钻在髋臼内横向移动去除髋臼缘，钻到髋臼切迹部分的皮质骨水平。B．术中图示：用磨钻在髋臼内直接去除髋臼缘。这是一个半磨头，所以在磨钻过程中可以更清楚地看到髋臼壁。

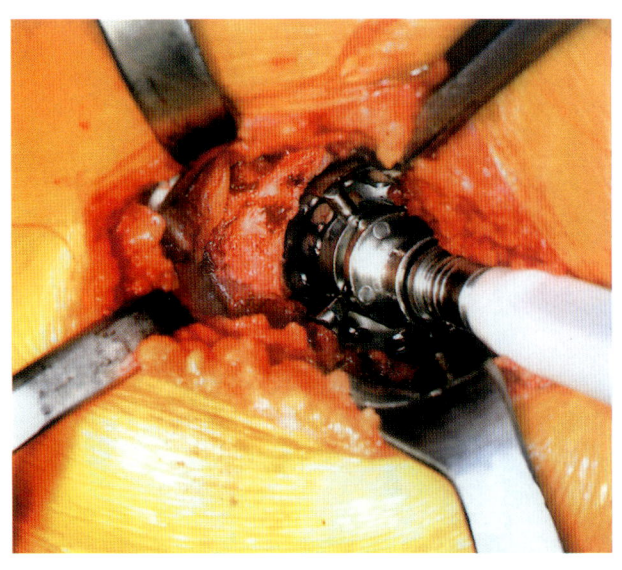

图3-22 用最后一个磨钻在髋臼内沿其轴线直接形成半球体来放置臼杯。这个磨钻要接触到髋臼的整个表面。在切口远端通过手柄控制磨钻的方向，使其直接钻入髋臼中。

第 3 章 全髋关节置换的标准后侧暴露

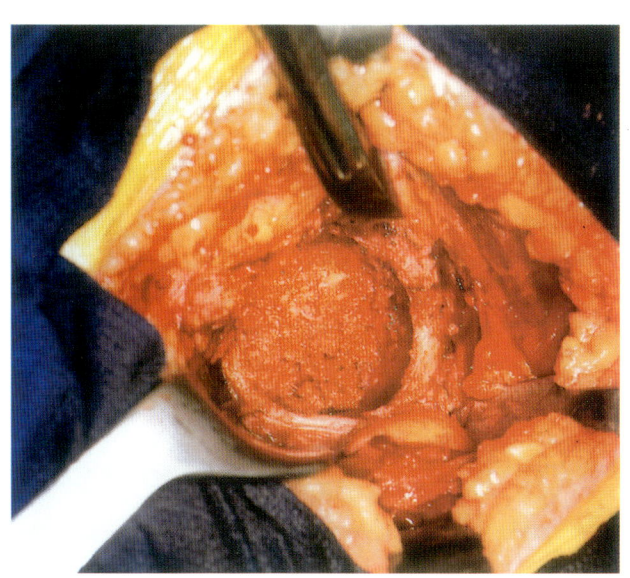

图 3-23 髋臼上出血的松质骨为有多孔外层的臼杯的固定提供了一个很好的骨床。

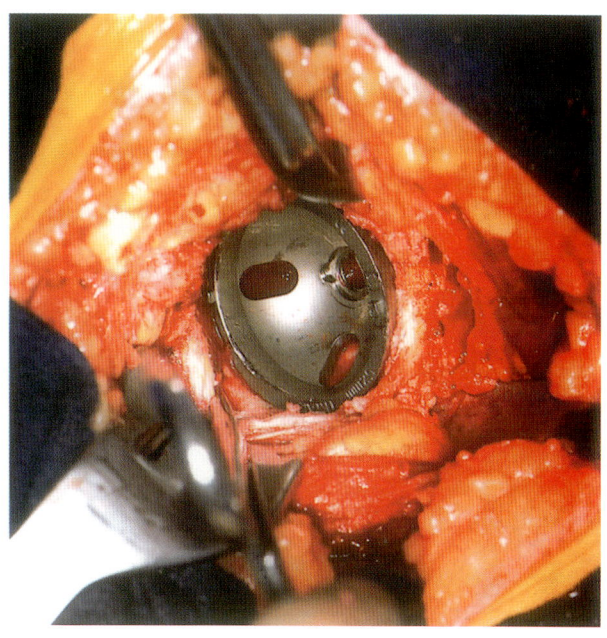

图 3-24 试验性臼杯放置到髋臼中。通过其上的孔观察骨和金属壳的接触。金属壳的表面要和整个髋臼的表面直接接触。

要一个大点的臼杯。如果试验性臼杯敲不进指定位置，髋臼就需要重新扩空来达到完全的吻合。当试验性臼杯完全放置到骨内，要确定髋臼的位置。一般前上壁和前壁的骨赘需要去除，使在屈曲时不引起碰撞（图 3-25）。如果后上壁和后壁有骨赘同样也需要去除，以免在伸展时引起碰撞（图 3-26）。

至此就可以确定臼杯的位置。臼杯的内缘不能超过髋臼切迹（"泪滴"）皮质骨缘 5mm 以上，可将示指或扁桃体钳置于骨上，或通过感知横韧带和切迹皮质骨来确定位置（图 3-27）。臼杯的前缘要低于耻骨结节 5mm（图 3-28）。这样就可以基本上维持正确的髋臼前倾位，通常臼杯要前倾约 20°。前壁不能作为臼杯的校正标准，因为其几何位置有潜在变化的可能[1]。臼杯的前上金属缘应该低于骨缘（图 3-29）。如果臼杯的前上金属缘突出，金属颈在屈曲尤其在合并内旋时会与其碰撞。臼杯的后上金属缘应该恰恰高于髋臼骨（图 3-30）。如果它埋在骨下面，臼杯的倾斜就过大（大于 40°~45°）。臼杯的后下金属缘永远不能高于坐骨，否则，臼杯就会过于前倾或偏外。图 3-31 标示了可见又可触及的解剖标记，指示了臼杯的位置。

最后，以手或锤敲击试验性臼杯的边缘，以此来检查其稳定性，如果它很容易就倾斜了，则说明固定得不够牢固，就需要使用螺丝钉（图 3-32）。有时试验性臼杯有轻微松动，但只要保证真正植入的臼杯比试验性臼杯大上 1mm，永久性臼杯就不会出现这样的问题。同时，永久性臼杯由于其多孔的外表层可以增加摩擦力吻合。第二种检查臼杯稳定性的方法是拉动植入到试验性臼杯上的手柄，如果试验性臼杯未从骨中被撬出，证明压配度是合适的（图 3-33）。用锤子或其他工具用力击打试验性臼杯的边缘，使其松动倾斜，再用一个 Kocher 钳紧紧夹住臼杯上的某个孔，将其从骨中旋转脱离出来（图 3-34）。

实际的髋臼组件放到试验性髋臼确定的位置并将其锤入（见"后路全髋关节置换传统切口"）。

如果试验性臼杯无须锤击就很容易能放置到髋臼中或很容易地移动，那说明臼杯太小，需换用稍大型号的臼杯（见"后路全髋关节置换传统切口"）。

用螺钉固定一个比较松动的臼杯无法令人满意，因为在拧螺钉的过程中，保持臼杯正确的外倾和前倾角度很困难，同时臼杯的固定于骨也很薄弱。

当臼杯恰当地压入骨性髋臼时，应该像对试验性臼杯一样检测其标志，确定位置。如果臼杯要用 1~2 个螺钉固定，臼杯应该以比实际预想位置稍前

· 39 ·

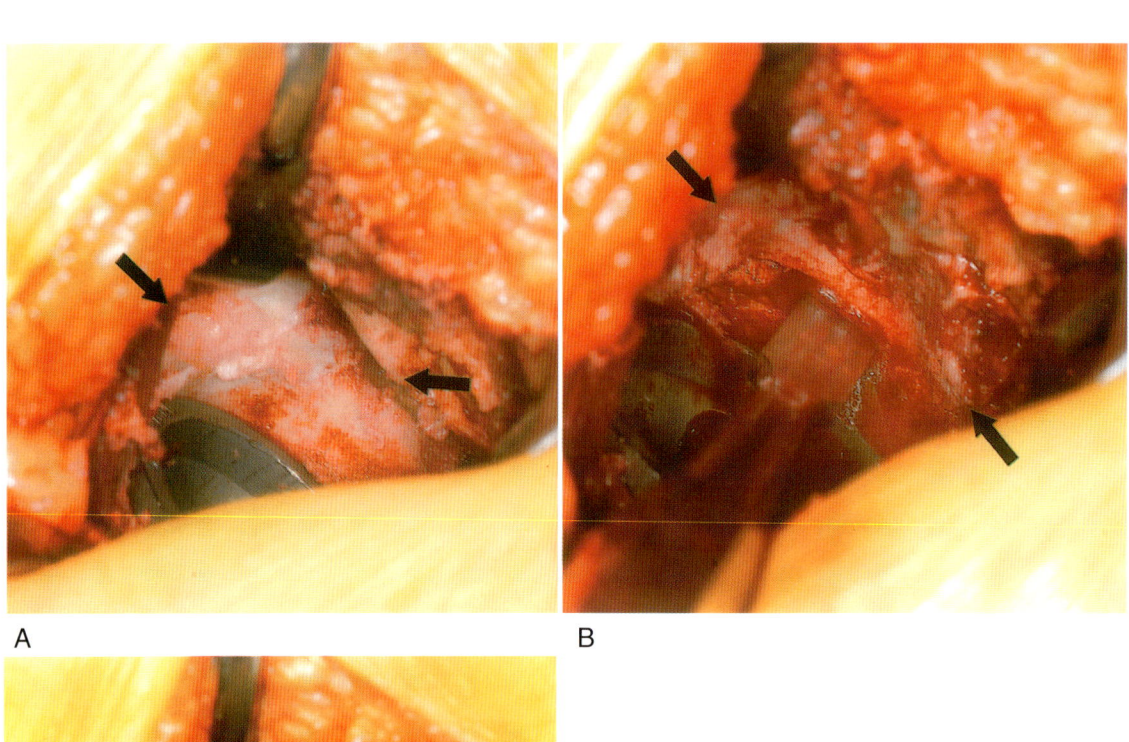

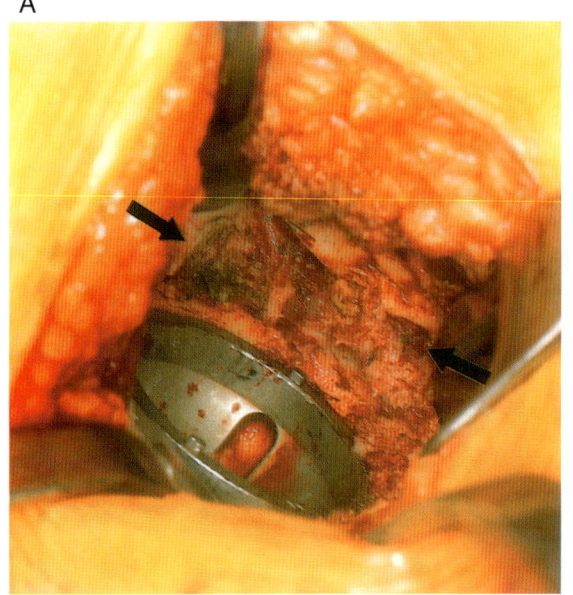

图 3-25　A. 位置放正确后，在金属壳的前缘会突出一个大的骨赘。B. 在金属壳前缘下方用骨凿去除该骨赘（箭头）。C. 用这种方法去除骨赘（箭头），可以保证前关节囊的位置不变。

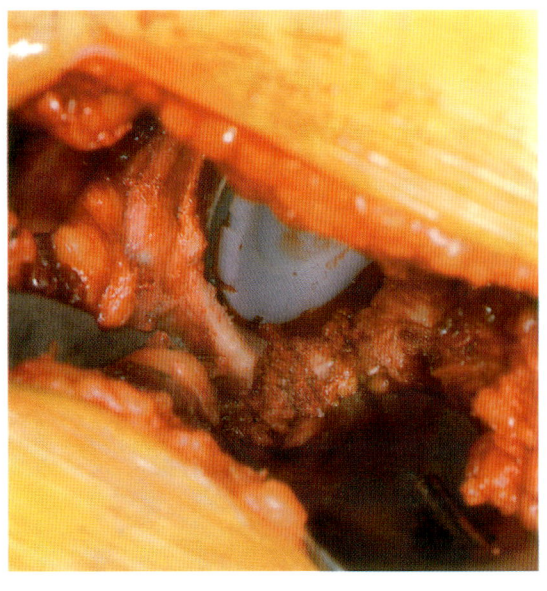

图 3-26　在臼杯金属后缘上从后上角突出一个后骨赘，远端连于坐骨尖。将骨赘在它跨过髋臼横韧带处切除。底部可见 7 号牵开器。

第 3 章 全髋关节置换的标准后侧暴露

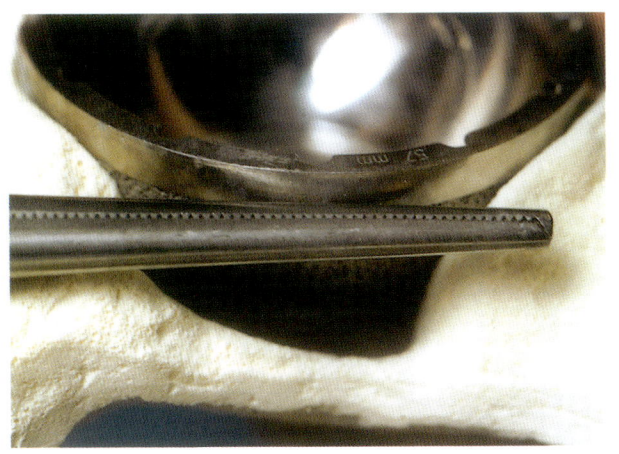

图 3-27 用 Kocher 钳模拟髋臼横韧带的位置。可见壳的金属缘相对于耻骨、坐骨和髋臼横韧带位于其正确的位置。

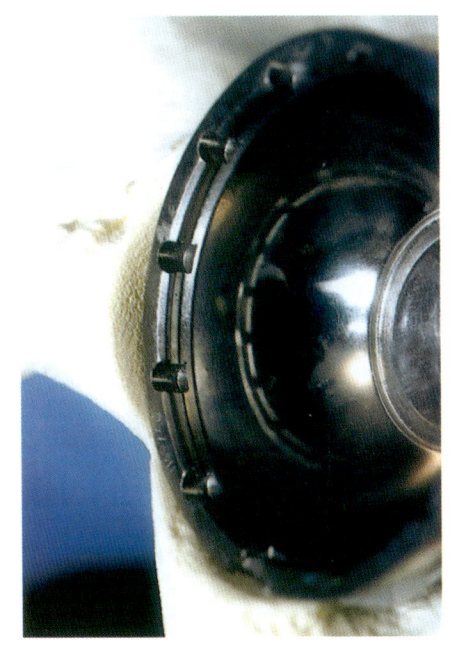

图 3-28 臼杯的前下缘要低于耻骨结节 5mm。

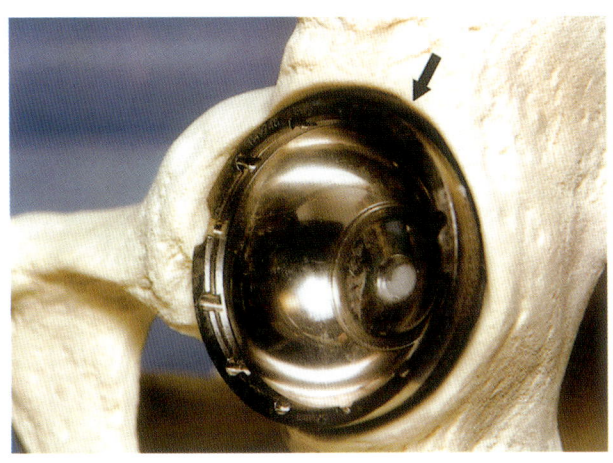

图 3-29 臼杯的前上缘要在骨前上缘的下方(箭头),这样就可以防止在屈曲和内旋时骨与金属颈的碰撞。

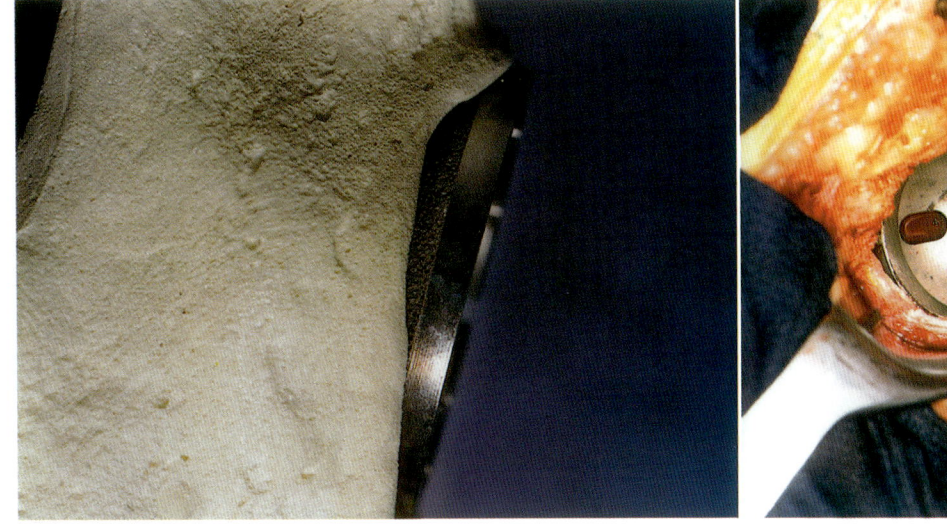

A

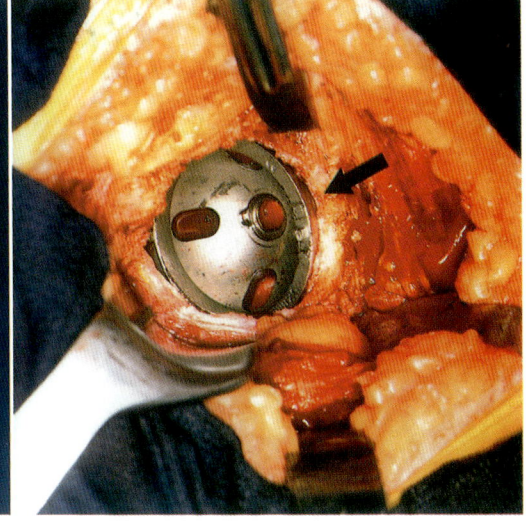

B

图 3-30 A. 金属壳的后上缘位于骨的突出部。这一情况经常出现,因为骨性髋臼有一个平均 55°~60°的倾斜度。所以,如果将金属壳的后上角埋到骨下,臼杯就会过于垂直。B. 术中图:金属壳的后上缘位于骨的突出部(箭头)。

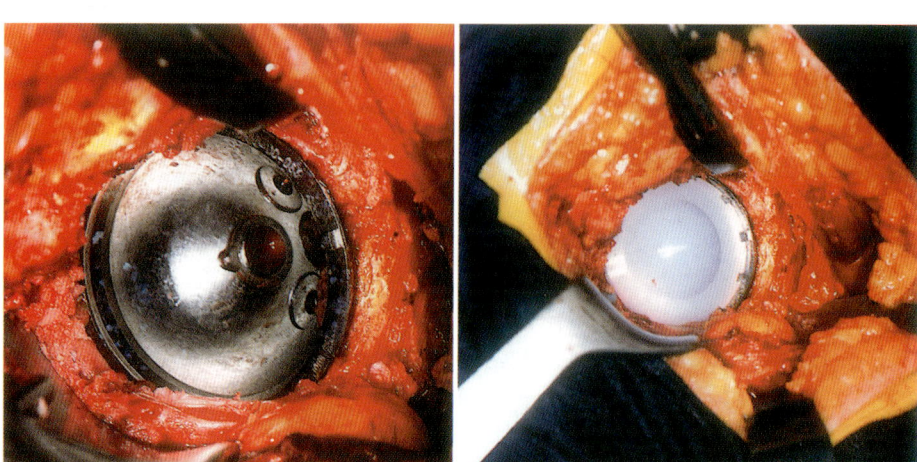

A   B

图3-31　A. 金属壳正确地放置到骨性髋臼中。螺钉应置于后上方，因为这是上螺钉最安全的位置。金属杯的后上缘位于后上方骨的上侧，前上方骨位于臼杯前上缘的下侧。臼杯的前下缘位于耻骨结节下，后下缘要低于坐骨。臼杯的内下缘和髋臼切迹的皮质骨缘齐平。B. 同一臼杯植入后的情况。植入的深度要求不能影响到臼杯置换原则。由于臼杯的边缘无软组织，塑料衬垫容易植入。

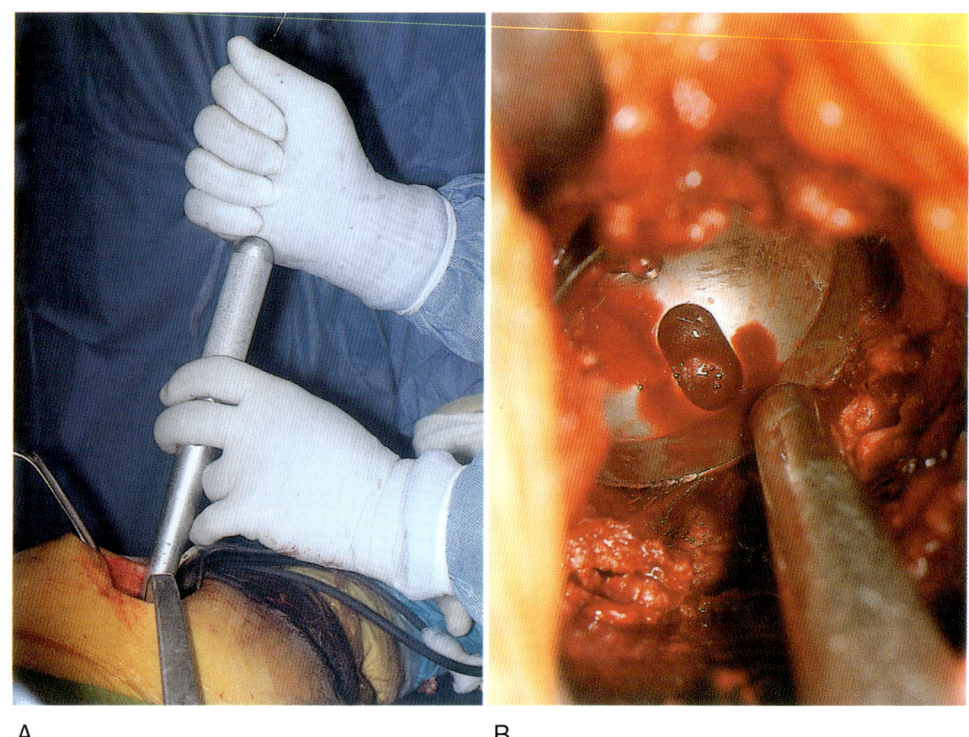

A   B

图3-32　A. 将一个长的骨夯置于臼杯的边缘，通过用手击打来检查臼杯的移动情况。B. 骨夯置于试验性臼杯的边缘。

第 3 章 全髋关节置换的标准后侧暴露

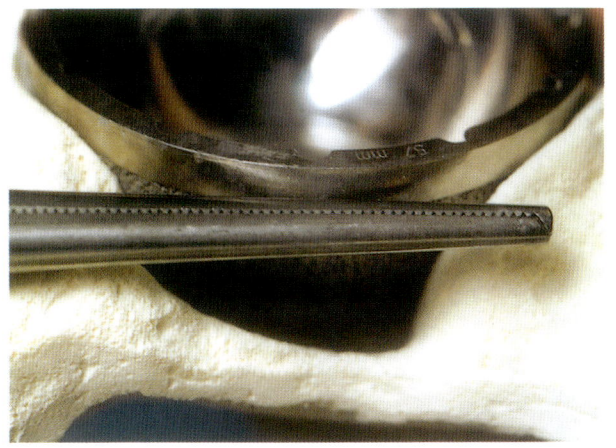

图 3-27　用 Kocher 钳模拟髋臼横韧带的位置。可见壳的金属缘相对于耻骨、坐骨和髋臼横韧带位于其正确的位置。

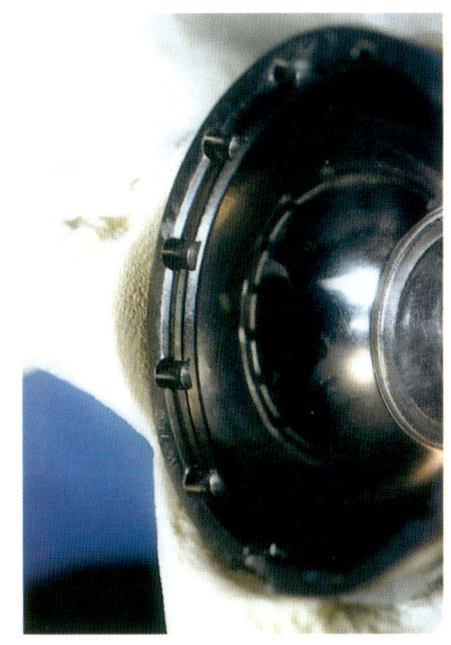

图 3-28　白杯的前下缘要低于耻骨结节 5mm。

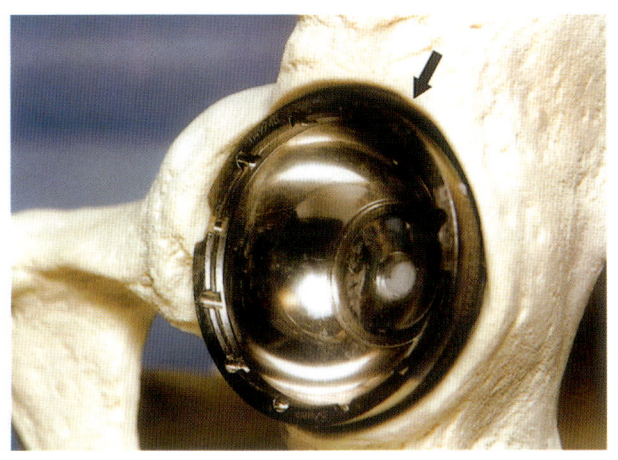

图 3-29　白杯的前上缘要在骨前上缘的下方(箭头),这样就可以防止在屈曲和内旋时骨与金属颈的碰撞。

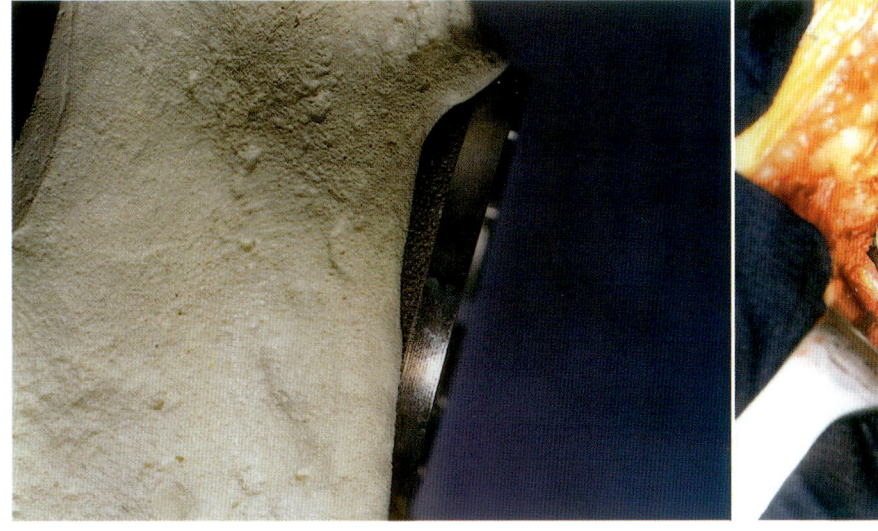
A

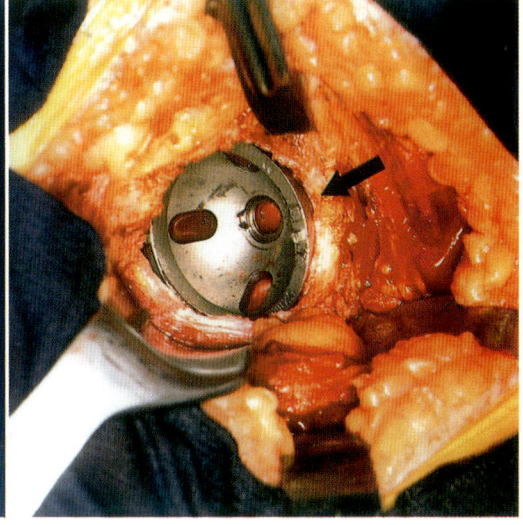
B

图 3-30　A. 金属壳的后上缘位于骨的突出部。这一情况经常出现,因为骨性髋臼有一个平均 55°~60°的倾斜度。所以,如果将金属壳的后上角埋到骨下,白杯就会过于垂直。B. 术中图:金属壳的后上缘位于骨的突出部(箭头)。

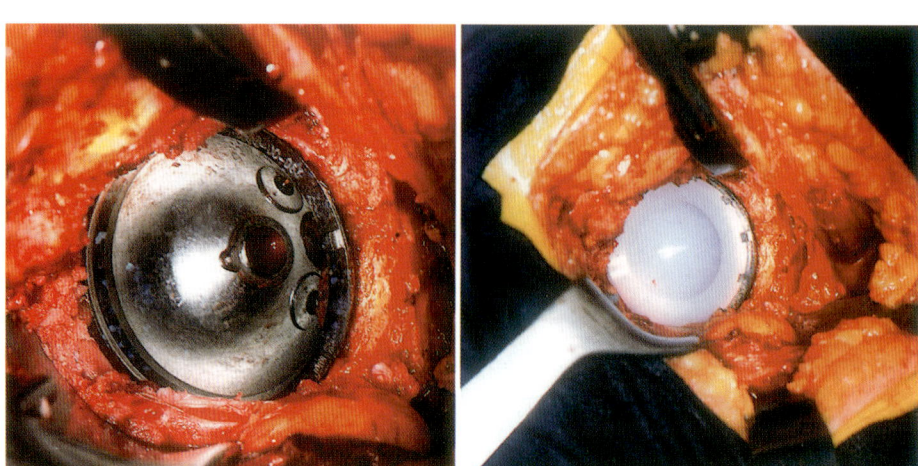

图 3-31　A. 金属壳正确地放置到骨性髋臼中。螺钉应置于后上方，因为这是上螺钉最安全的位置。金属杯的后上缘位于后上方骨的上侧，前上方骨位于臼杯前上缘的下侧。臼杯的前下缘位于耻骨结节下，后下缘要低于坐骨。臼杯的内下缘和髋臼切迹的皮质骨缘齐平。B. 同一臼杯植入后的情况。植入的深度要求不能影响到臼杯置换原则。由于臼杯的边缘无软组织，塑料衬垫容易植入。

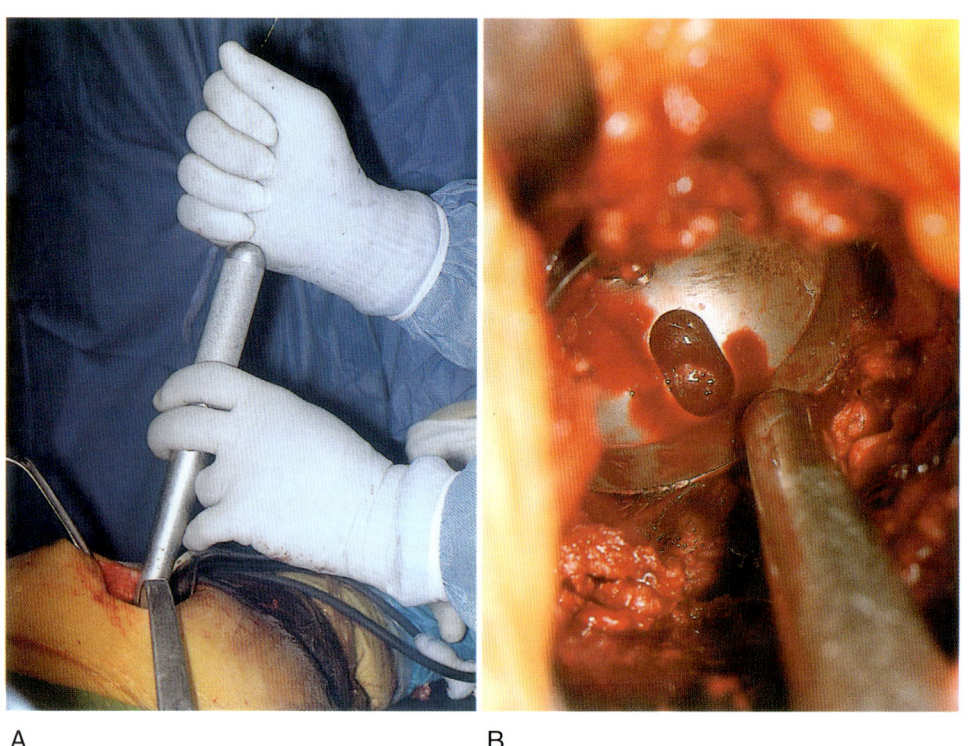

图 3-32　A. 将一个长的骨夯置于臼杯的边缘，通过用手击打来检查臼杯的移动情况。B. 骨夯置于试验性臼杯的边缘。

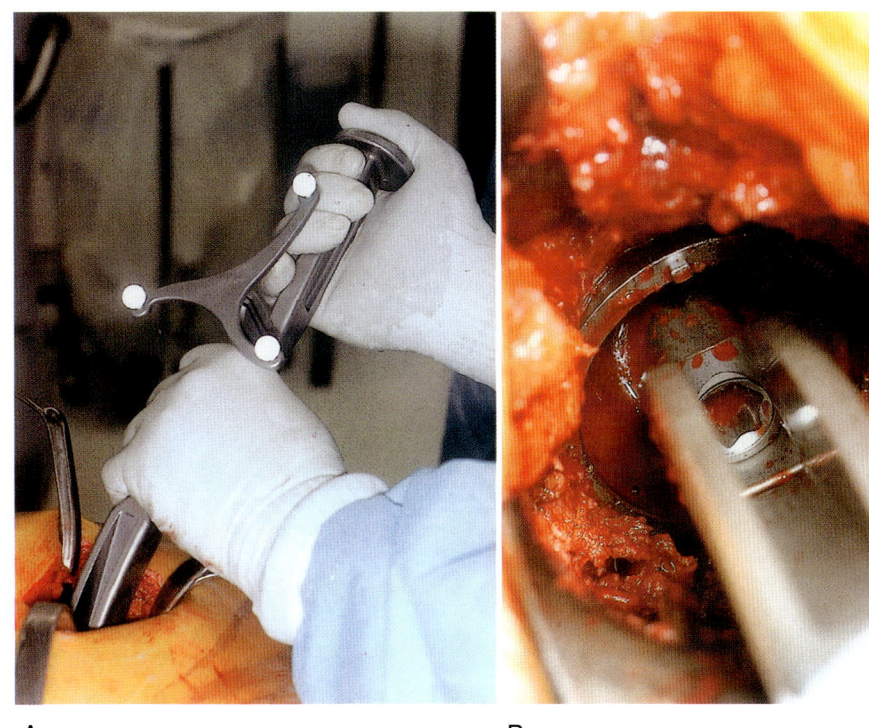

图3-33 A. 双手拉动臼杯支架(手柄)。如果臼杯比较松动,则用足够的力量就可以较容易地将其拉出。这种臼杯支架有3个供计算机记录的发光二极管。B. 拉动臼杯支架,但试验性臼杯仍固定于髋臼中。如果试验性臼杯非常牢固,则说明这种粗糙表面的臼杯不需要用螺钉就有非常安全的压配度。

的放置方式就不必要了。一旦臼杯被植入,医生可以通过将其拉出髋臼的办法来检查臼杯的稳定性(图3-33)。当取出臼杯植入器受柄且认为臼杯的位置满意后,医生还要用拳头、手或是其他工具轻轻敲击臼杯的边缘来确认臼杯的放置没有倾斜(图3-32)。

如需应用螺钉,应使用4.5~5.5mm的钻头进行钻孔,并使得螺钉进入到内板中,以保证其能安全承重。钻孔必须缓慢小心,以免将钻头钻入骨盆内。运用测量引导装置或是钻头上的血迹可以判断螺钉的长度。钻孔的大小应能植入6.5mm的钛钉,然后将钉植入臼杯中并拧紧(图3-35)。如果拧紧螺钉引起臼杯过度移位,在拧紧过程中需用工具固定臼杯的边缘以防止其移动(图3-36)。只有当植入一颗螺钉后臼杯仍然发生移位时才需第二颗螺钉。

此时,将试验性内衬置入臼杯中,如果医生对臼杯的位置和稳定性都感到满意,则放入真正的内衬(图3-37)。然后将其牢牢地锁进固定的臼杯中。

是否应用臼帽也是需要慎重考虑的问题。依作

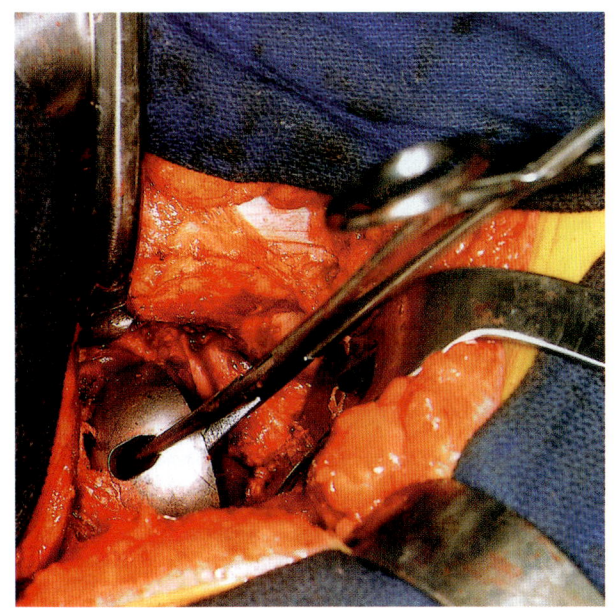

图3-34 Kocher钳转动试验性臼杯并将其从髋臼中取出。

倾和稍平(较小外倾)的方式放置,因为在植入及拧紧螺钉的过程中,臼杯会有5°~10°的移位。但是当压入吻合较牢固,螺钉只是用于额外固定时,上述

髋关节成形术——微创技术与计算机导航

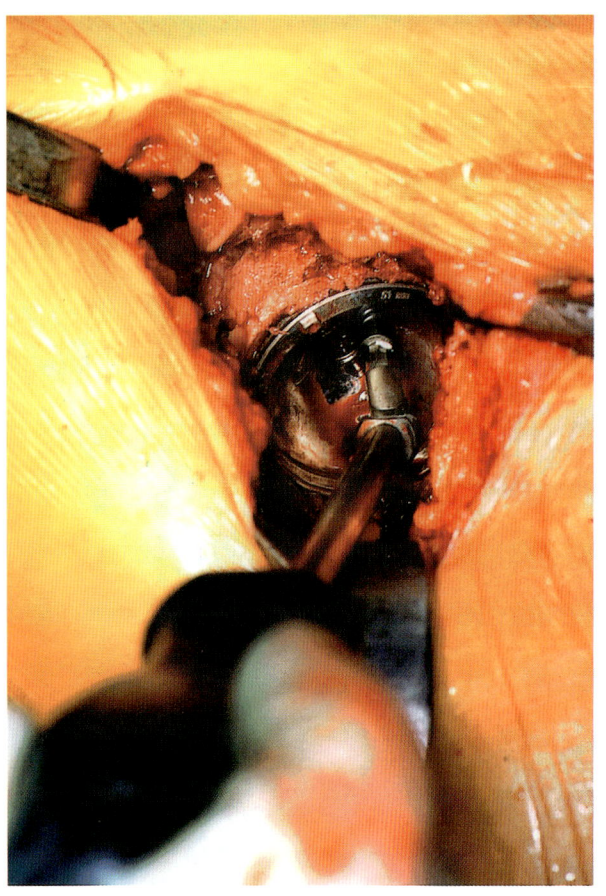

图 3-35 应用可弯曲的螺丝刀将一颗 6.5mm 的螺钉置入髋臼中来保证移植物插入的正确角度。

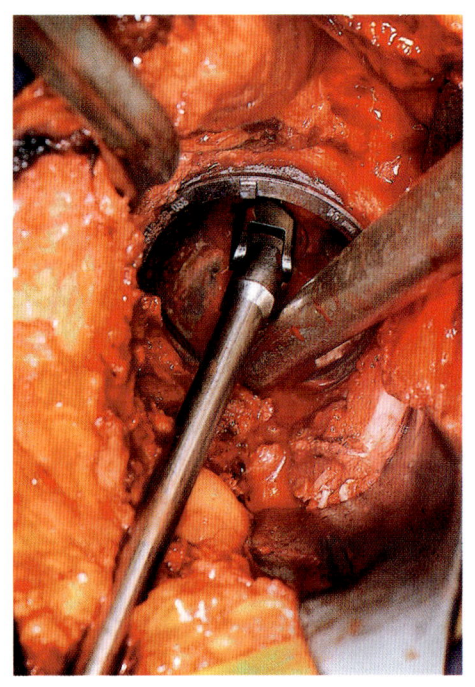

图 3-36 如果拧紧螺钉导致白杯转动到一个不合适的位置，可以用一种长的工具顶住臼杯的边缘以阻止这种转动。

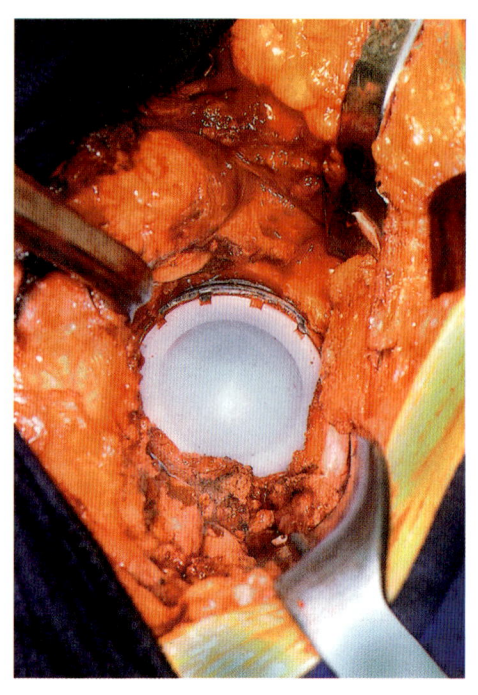

图 3-37 固定好金属外壳后，植入塑料内衬。由于作者很少使用螺钉，就有更大余地通过在边缘轻敲臼杯来变换其位置，甚至如果需要，可以在保证塑料移植物位置的情况下改变臼杯的前倾角度。如用螺钉，应用试验性植入物比用最终植入物更安全。

者个人的经验，计算机模型模拟显示当臼杯的前倾角度在 25°以上时不能应用臼帽，因为这可能造成伸展时的碰撞。如果臼杯的前倾角度估计在 20°左右或者更小，可以在屈曲内旋时应用臼帽对臼杯顶端的覆盖给予机械性的辅助支持。由于臼帽在屈曲内旋中主要起到机械性保护作用，它应与螺钉一起置于左髋 4 点位置以及右髋 8 点位置（图 3-38）。这些位置可以在关节处于最易引起后脱位时使顶端得到最大限度的覆盖。一旦移植物植入体内，手术的髋臼部分就完成了。当移植物放置完毕后，应在移植物内放置纱网进行保护以免在准备股骨手术时划伤（图 3-39）。

● **股骨的准备**

为了股骨侧的准备，应将所有的髋臼牵开器撤除以免造成组织损伤，然后将大腿置于屈曲内旋位，胫骨与股骨成 90°角（图 3-40）。这样的体位使创面中股骨侧的切缘也得以暴露。应在股骨颈前面

第 3 章 全髋关节置换的标准后侧暴露

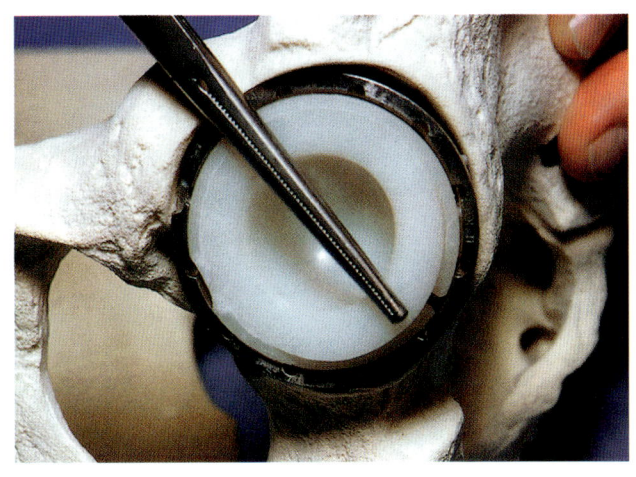

图 3-38　模型骨中放置的这个臼杯是在左髋。Kocher 钳指向塑料帽的顶端，在 4 点方向。塑料帽的这种位置可以减少碰撞的危险，尤其是在最为平常的髋关节屈曲外旋位时。

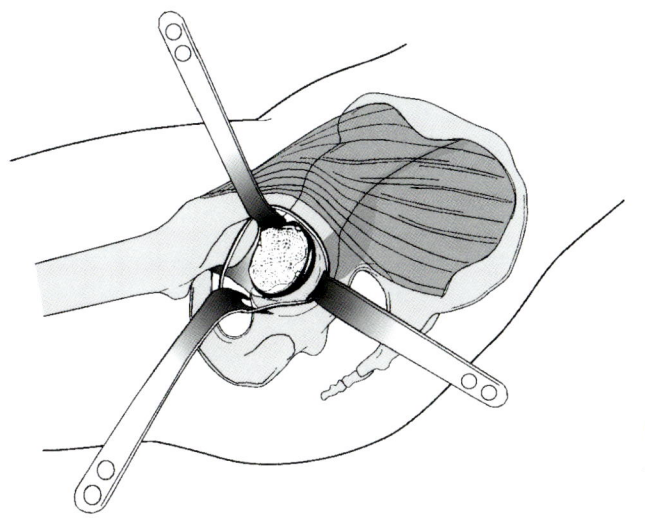

图 3-39　纱布放置入髋臼中。如果真正的髋臼内衬被放入金属外壳中，在股骨准备过程中保护内衬就显得尤为重要。

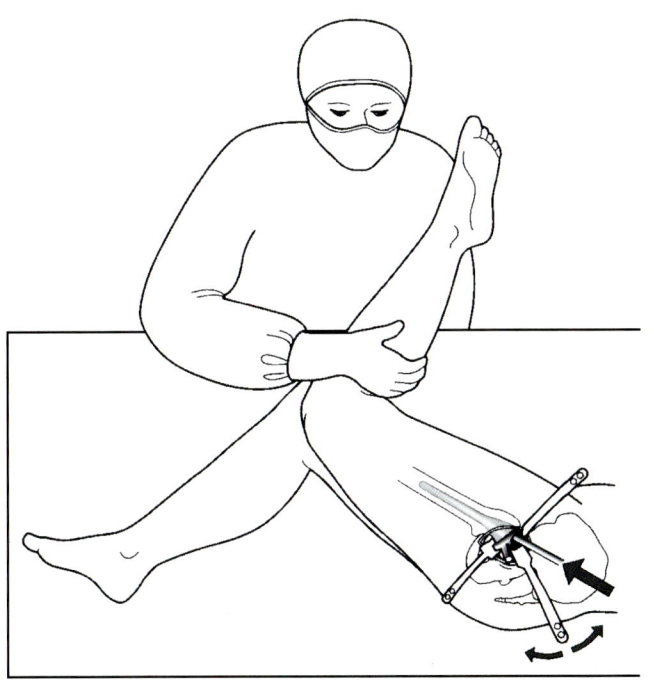

图 3-40　术侧小腿应屈曲并内旋约 60°。在患肢移至手术台边缘调整至 90°内旋之前，这是放置牵开器的最佳位置。

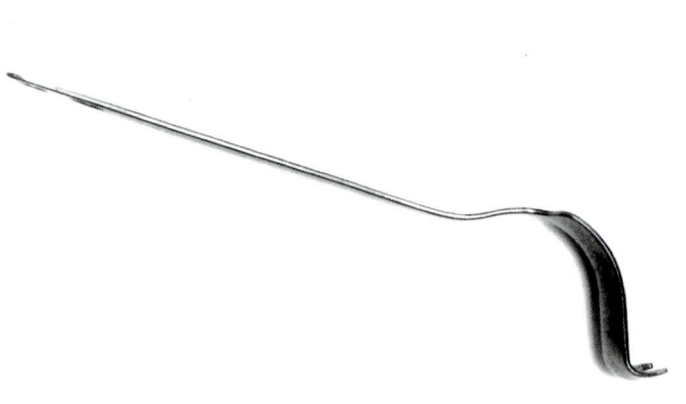

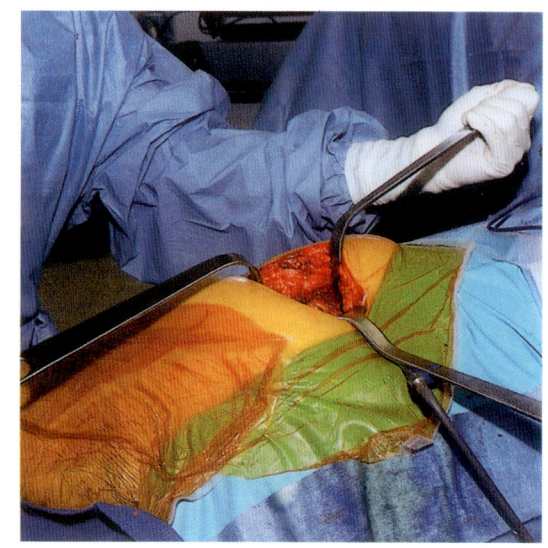

图3-41 A.8号牵开器有一弯曲的弧度使得牵拉切口后部皮瓣不会对皮肤和软组织造成过大的张力。B.右下部可见一带有光纤光源的8号牵开器,压迫切口后缘以暴露股骨颈的切开缘。助手左手握9号牵开器,4号牵开器包绕股骨颈中部,位于切口左下方。C.9号牵开器位于切口右侧,保护臀中肌肌腱。3号牵开器在左侧,正对小转子,保护后部组织和坐骨神经。

放置一个"颌形"牵开器(8号牵开器,图3-41A)以帮助股骨更容易地进入视野(图3-41)。还可以用曲形牵开器来保护臀中肌在扩孔和截骨中不被损伤(图3-41)。在股骨准备中还要在小转子水平上放置牵开器(微小切口器械中的3号牵开器)来保护创面后缘及组织不受损伤(图3-42)。覆盖在残留外侧颈上的软组织都应被切除。残留的外侧颈可用矩形凿去除,这样可以从转子基部到股骨颈中段很好地显露整个外科颈。剩余股骨颈的长度应用尺测量以确保与术前的模板相匹配(图3-43)。

为了放置扩孔器和髓腔锉,可以用开口器打开股骨通道(图3-44)。一旦股骨通道建立起来,顺序应用扩孔器向髓腔内扩开大约5cm,这个距离可以确保假体柄的良好配合(图3-45)。转子基部也要进行扩孔以保证移植物放置在侧面的最佳位置。当用扩孔器建立了股骨通道后,就可以用合适的髓腔锉来扩髓以进行柄的植入。

对于应用不同类型柄的髓腔锉的叙述请参考第6章的股骨准备部分。若不考虑髓腔锉的类型,在髓腔锉的外侧低于大转子尖平面时,外科医生应确保无内翻,即"抗内翻征"(图3-46)。如果髓腔锉的中部与股骨颈的中部相对,那么髓腔锉仍可在骨髓腔内发生内翻(图3-47)。只有在髓腔锉近端的外侧面尽可能地向外,且向大转子下面的转子基部楔入时,髓腔锉的柄段才不至内翻。若不考虑应用的柄,髓腔锉和柄将与股骨颈的后方皮质相连,柄可前倾,股骨可承受而不发生折裂(图3-48)。髓腔锉进入股骨近端的情况决定了所应选择的假体柄。

在放置好髓腔锉的同时,试验性的股骨颈和股

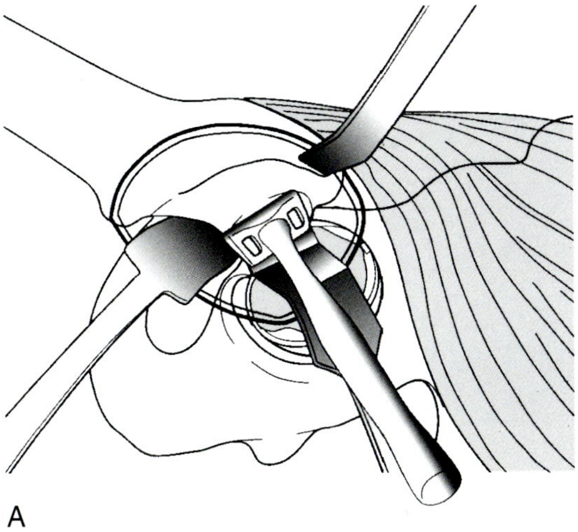

第 3 章 全髋关节置换的标准后侧暴露

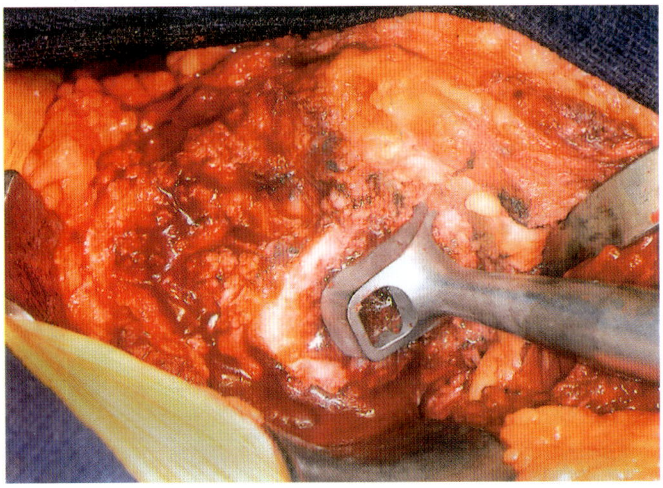

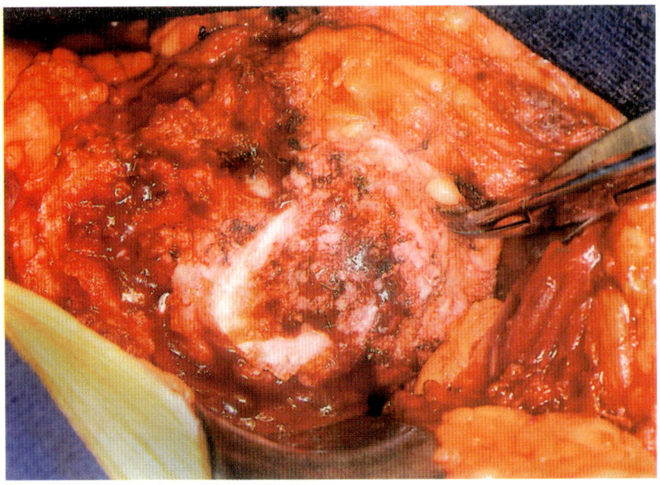

图 3-42 A. 矩形凿顶住股骨颈的外侧。B. 股骨颈切口的闭合前显示。扁桃体钳指向保留的股骨颈外侧皮质骨。在视野的中下边缘可见到 8 号牵开器的桨部。C. 外侧股骨皮质骨被矩形凿切除。

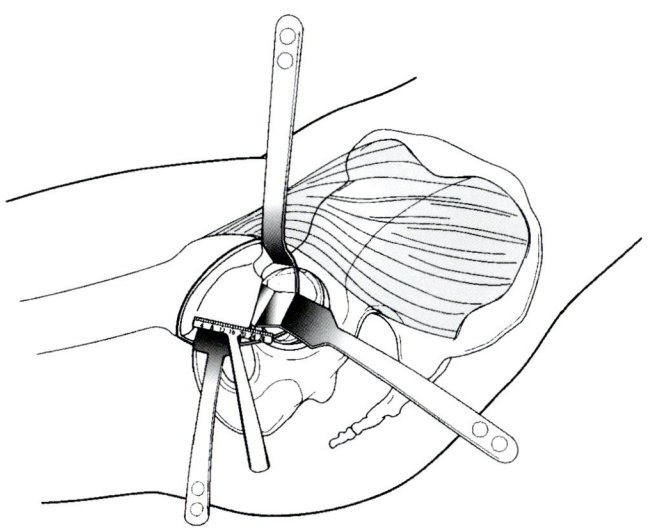

图 3-43 用尺子以确定股骨颈截骨水平。使用术前模板,正确确定截骨水平以恢复髋的长度和假体偏心距。

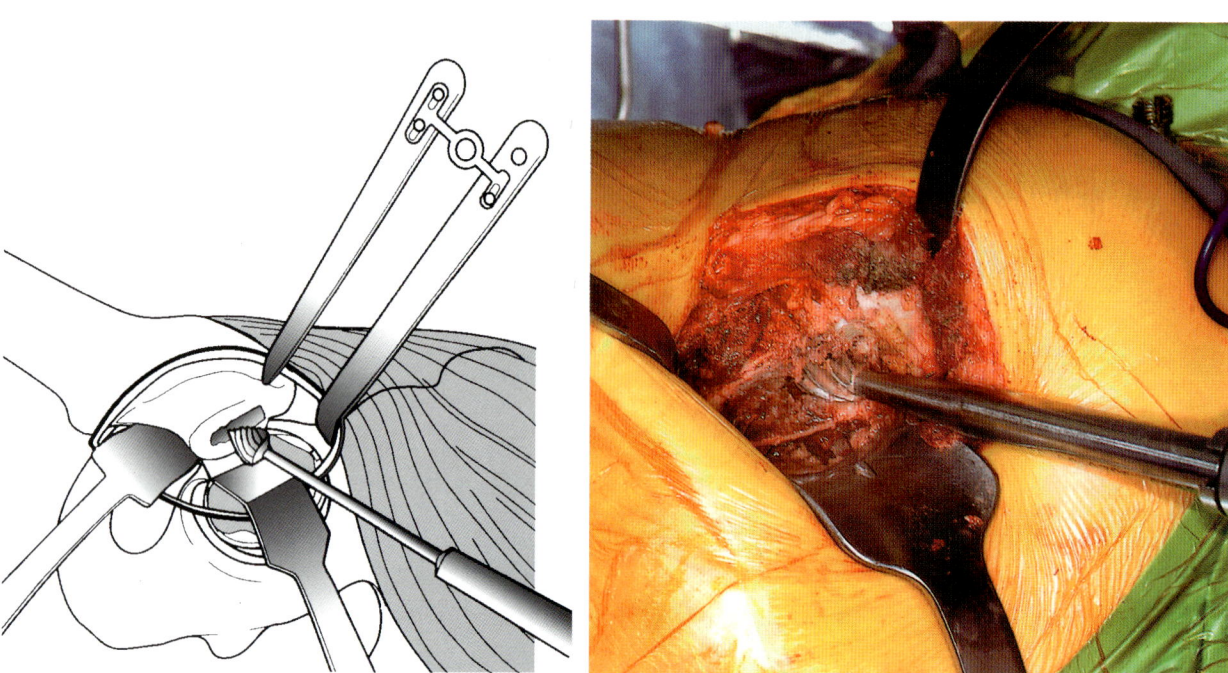

图 3-44　A. 用钻孔器打开股管为磨钻或髓腔锉的进入做好准备。B. 开放髓腔时钻孔器的正确放置方法。

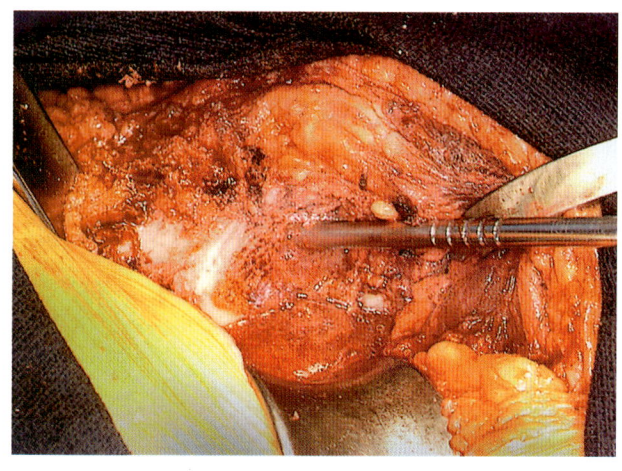

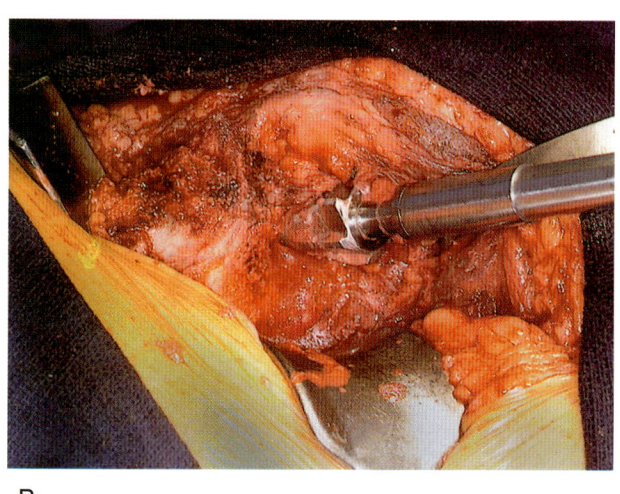

图 3-45　A. 磨钻通过钻孔器打开的股管孔的放置。此孔应该开放在股骨颈的外后方，从内侧插入点试图开放股管是不正确的。B. 应用转子磨钻打磨转子基部，为进一步在股骨内插入髓腔锉做准备。

第 3 章 全髋关节置换的标准后侧暴露

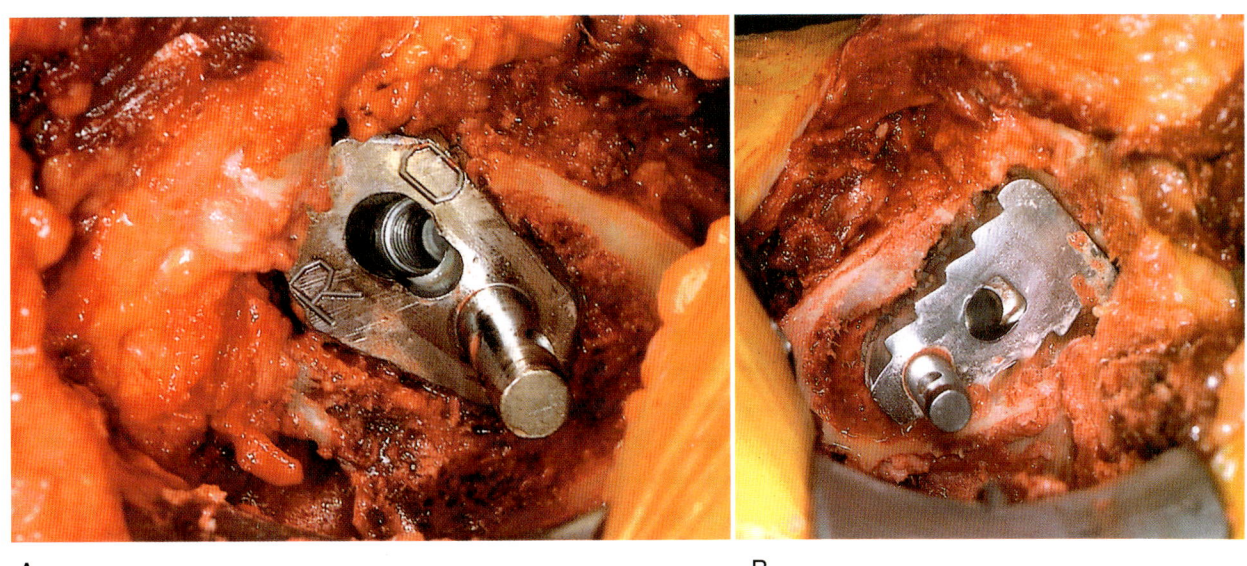

图 3-46　A. 大转子顶端覆盖住髓腔锉外侧缘(常规髋部髓腔锉)。B. 这一 APR 髓腔锉的外侧缘位于大转子基部,髓腔锉的内侧不触及内侧骨皮质。髓腔锉偏外放置称为"抗内翻征"。

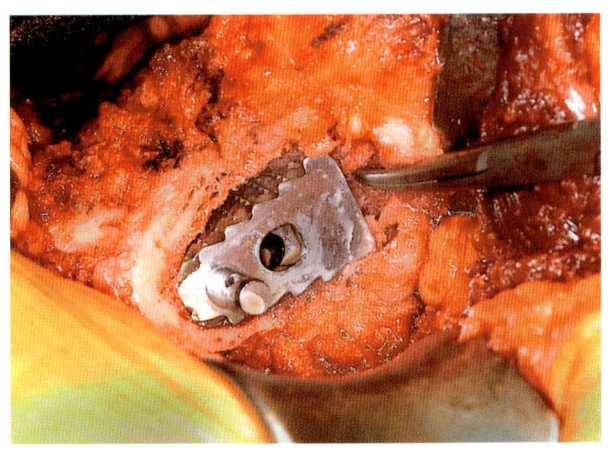

图 3-47　髓腔锉的内侧面接触内皮质骨,但外侧面却没有进入到转子的松质骨的基部,并且位置不低于大转子的尖端,仅仅是在扁桃体钳之上。此髓腔锉的位置说明柄是内翻的,其骨干部分相对太小。

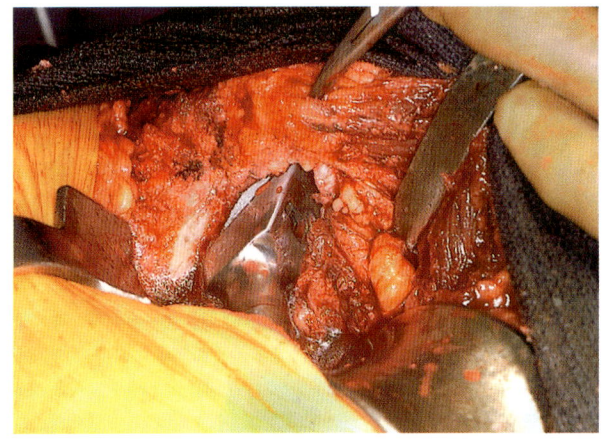

图 3-48　金属柄的后面与股骨颈后皮质部保持平行。股骨内柄的这种位置特别能够保证股骨在柄前倾超过股骨前倾的情况下免于骨折。

骨头也同样被放置好,髋关节复位做全方位的被动运动。假体长度和偏心距要平衡(见下一节)。长度可以通过比较小转子和坐骨的高低水平来衡量(图3-49),如果从伸直、外旋到屈曲、内旋,转子在骨盆上的偏心距是 1 指宽,则令人满意(图 3-50)。应触摸金属颈以保证它不会和臼杯的金属缘发生摩擦(图 3-51)。

当假体长度和偏心距之间得到正确平衡时,髓腔锉就可以撤除。然后将柄插入到与髓腔锉同样水平的位置,柄单纯锤入这一做好的股骨"封套"内(图 3-52)。此后,试验性的股骨头放置在假体柄上,复位及活动关节。在一切均满意后,植入永久性的股骨头,然后缝合髋部。术中应用的股骨头要尽量大,以减少缝合后的死腔,这样可加速关节囊愈合并能提供更好的稳定性和舒适感。

用 3 根缝线闭合关节囊和外旋肌,即将后方组织瓣重新缝合于关节囊和臀小肌的切缘(图 3-53)。缝合应在大腿内旋位下完成并且将足置于 Mayo 架上(图 3-54)。当 3 根缝线都缝合后,将大腿平置于手术台上有效地外旋并结扎缝线。这样可

· 49 ·

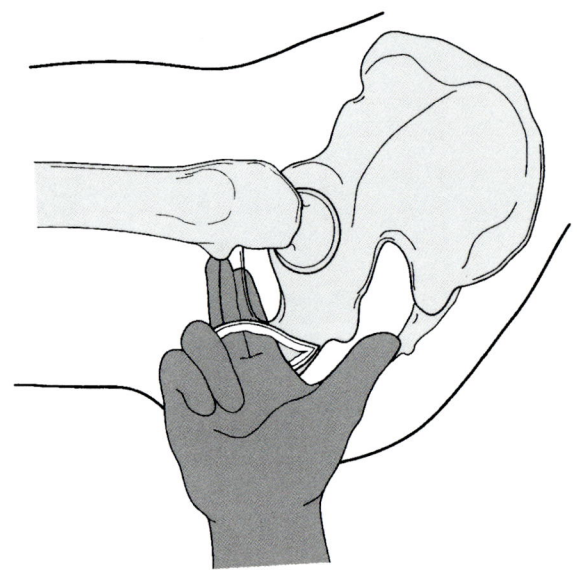

图3-49 医生用手指依次触摸小转子的尖端和坐骨的尖端,明确二者之间的关系。

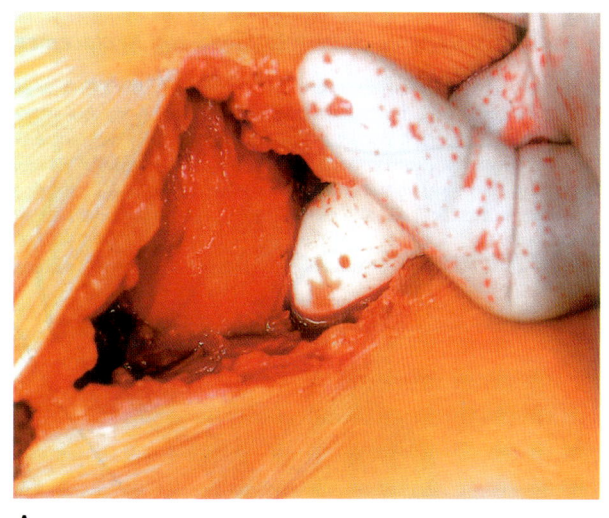
A

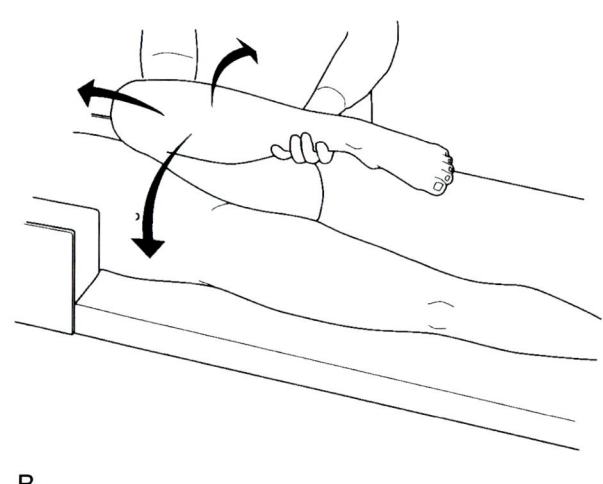
B

图3-50 A.医生的手指伸入到大转子和骨盆之间确保在髋关节活动范围内这些结构之间没有接触。B.医生用左手活动髋关节,同时右手手指触摸大转子与骨盆及金属股骨颈与臼杯边缘之间的关系。这一试验用来检查骨或金属股骨颈有无撞击。

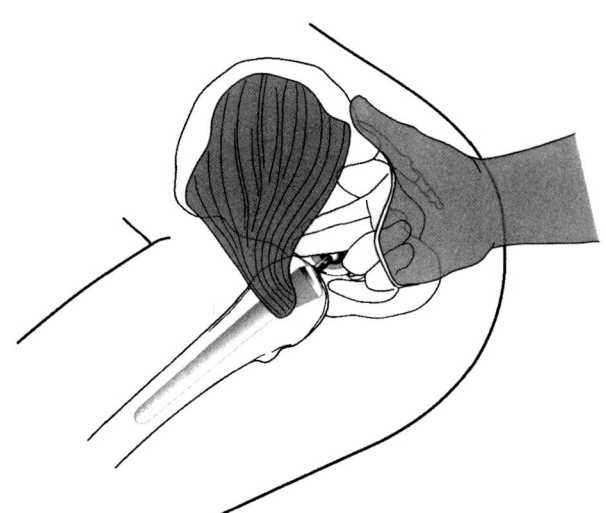

图3-51 对可能存在的颈与杯或转子与骨盆碰撞的髋内触诊法。

第 3 章 全髋关节置换的标准后侧暴露

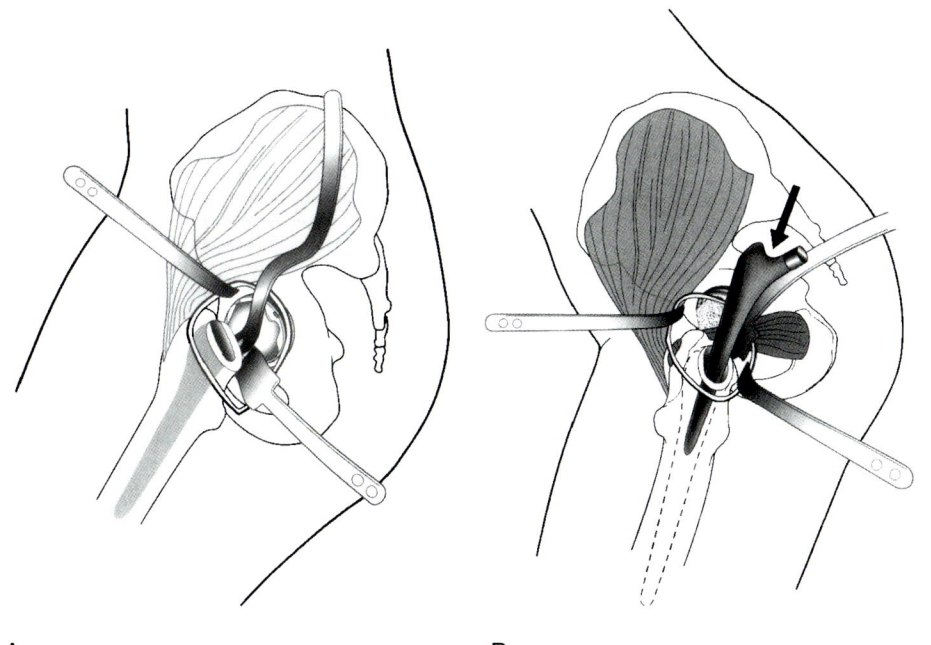

图 3-52　A. 用于插柄的磨钻形成的股骨"封套"。B. 插柄进入"封套"的方法。柄插入"封套"主要是预防可能发生的股骨颈骨折。

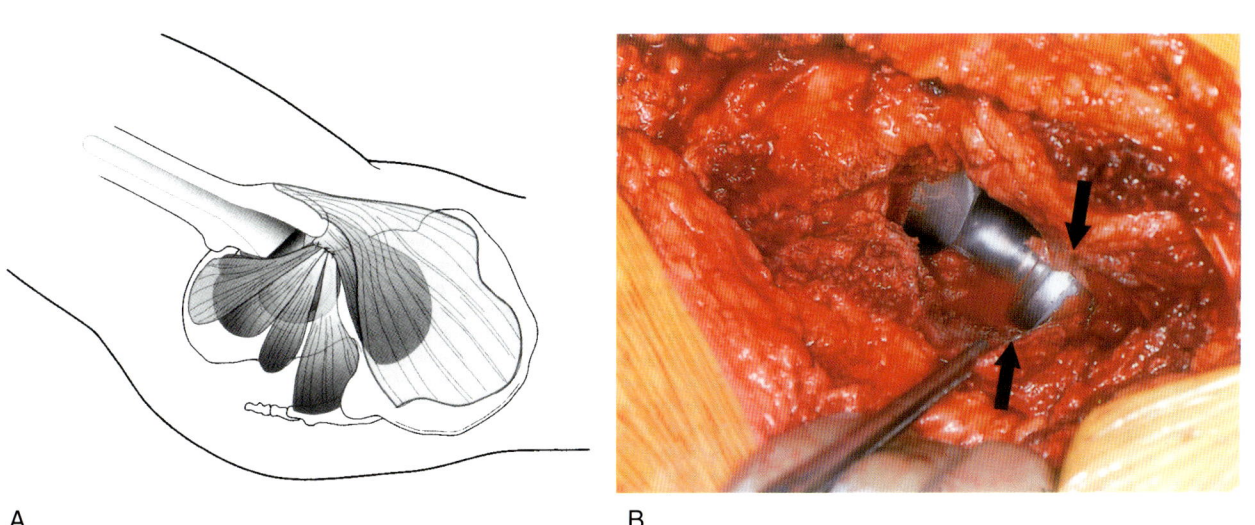

图 3-53　A. 后皮瓣与前皮瓣相吻合（见图 3-8）。闭合皮瓣可以减少关节后方死腔的形成。B. 皮瓣的两个边缘均可见（箭头），同时，重置的金属股骨颈和股骨头复位入髋臼中。Kocher 钳夹起后皮瓣与前皮瓣对合准备缝合。

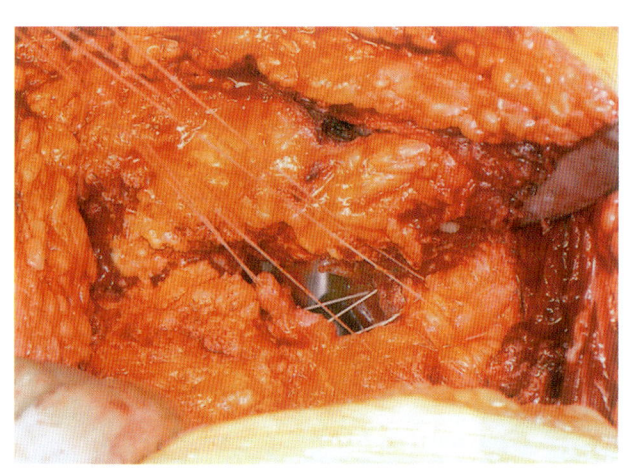

图 3-54　在髋内旋位缝合前后皮瓣。足部通常放在 Mayo 架上。图中右侧可见 2 号牵开器牵拉臀中肌。缝合完成后，患腿将被置于手术台上以限制内旋，撤去 2 号牵开器以减少吻合口边缘张力，拉紧缝线修复后关节囊/外旋瓣。

· 51 ·

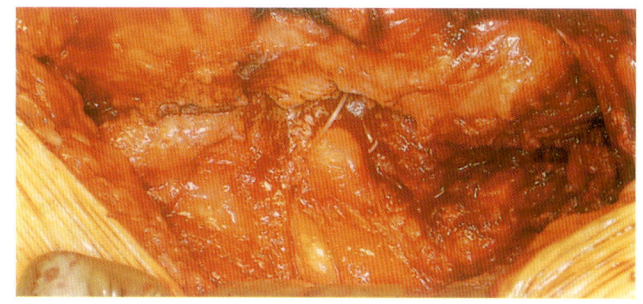

图3-55 再次将髋关节内旋以暴露缝合口。整个后髋部解剖闭合后也就自动闭合了任何后皮瓣的死腔。图中臀小肌位于右侧,在切口的中上部,亚甲蓝标记的大转子显示了大转子与缝合口之间的相对位置。

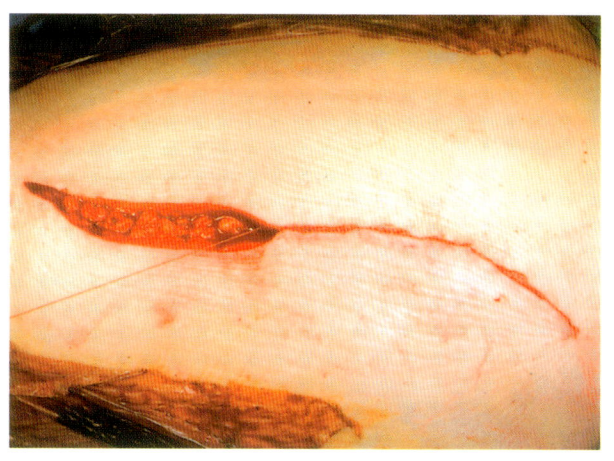

图3-56 应用皮下缝合技术缝合表皮。

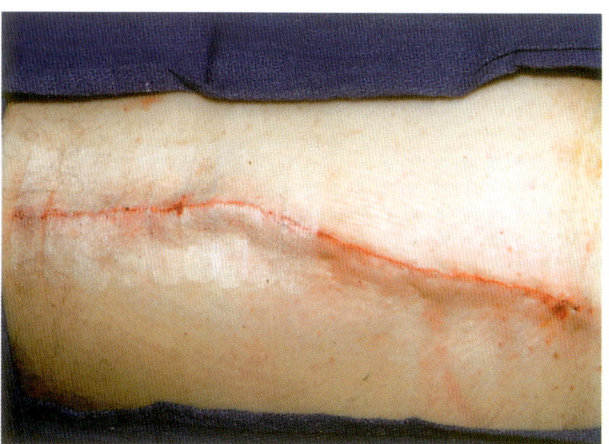

图3-57 切口应用皮下缝合,且在缝合口上应用了Steri-Strip带。

以完全覆盖金属股骨颈和股骨头并减少股骨头和关节囊之间的死腔,因为关节囊和外旋肌与金属股骨颈、股骨头可以紧邻并对臀小肌起保护作用(图3-55)。此外,它还可以使臀小肌产生张力,对抗股骨头收缩以助其维持位置。由于这些原因,作者更倾向于这种转子内的钻孔闭合技术。

随后按顺序依次完成缝合,筋膜采用1.0可吸收缝线缝线间断缝合,皮下组织应用2.0可吸收缝线缝合,皮肤则采用皮下缝合(图3-56)。作者建议用皮下缝合(图3-57)代替皮肤钉,因为这样患者就不需要在伤口愈合后返回医院拆除皮钉。并且皮下缝合产生的瘢痕也是患者更能接受的。

参 考 文 献

[1] Maruyama M, Feinberg JR, Capello WN, et al. Morphologic features of the acetabulum and femur: Anteversion angle and implant positioning. Clin Orthop, 2001, 393: 52-65

(高 杰 杨彤涛 译 马保安 校)

Chapter 4

后路微小切口：暴露

Posterior Mini-incision: Exposure *

* 参见 DVD 中"全髋关节置换的后路微创手术（MIS）"

● 原 理

后路微小切口与标准后路切口的主要区别是皮肤和肌肉切开长度不同。前者肌肉切口明显缩短,这可以改善术后功能。其次,微小切口只需两个关节囊切口,且不需切除关节囊,这提高了人工关节的稳定性,特别是由于后上关节囊切口的修复。不切除关节囊,也会使患者术后更舒适。再者,微小切口无髂胫束的切口。最后,微小切口无须切开臀大肌肌腱,不用分离臀大肌的上部和下部(分离可能干扰肌肉的相位型放电)。

上述改变消除了关闭关节囊后髋关节的死腔,这可以促使关节囊愈合更迅速、提高关节稳定性及减轻疼痛。减少组织损伤可以减轻肿胀,肿胀是术后疼痛的主要原因。如作者的步态研究所述[1],减少肌肉损伤可使肌肉强度及姿势在术后尽早改善。此外,微小切口改善了伤口外观,在对患者的满意度问卷中,所有参与者均认为该因素很重要(见表4-1、表4-2)。结合第1章所述的全髋置换的新方法,后路微小切口可缩短住院时间,有助于早期康复及重返工作岗位。

后路微小切口的主要缺点是解剖视野减小,伴随的是手术医生压力增大及增加出错机会。器械使用得当是扩大解剖视野、方便医生手术的关键因素。术中加入计算机辅助导航(参见第7章)可完全克服微小切口的这一缺点。恰当的器械使用及影像向导可以消除臼杯错位及股骨骨折的危险。

患者的需要或许是微小切口手术流行的重要原因。调查问卷清晰地表明,绝大部分患者希望髋

表4-1 患者满意度问卷:采用微小切口的全髋关节成形术患者

问题:您认为采用髋部小切口 [2~4in (in=英寸,1in=2.54cm)] 的患者与采用传统切口(10~12in)的患者更可能有以下哪些优势?	术前(%)			术后(%)		
	是	无区别	否	是	无区别	否
手术时间缩短	82.5	7.2	1.3	91.0	8.0	1.0
住院天数减少	83.5	8.2	8.2	64.0	28.0	8.0
术中肌肉组织切割较少	87.6	12.4	0	100	0	0
术后前几天疼痛较轻	88.7	11.3	0	87.0	4.0	9.0
术后伤口愈合更快	87.6	12.4	0	100	0	0
术后可以很快无痛行走	91.8	8.2	0	94.0	6.0	0
手术瘢痕更加美观	100	0	0	100	0	0
感觉身体遭受侵害较少	92.8	7.2	0	99.0	1.0	0
较早可以日常活动自理	97.9	2.1	0	93.0	7.0	0
恢复期间患腿跛行较少	94.8	5.2	0	91.0	9.0	0
对手术成功更有信心	80.4	19.6	0	94.0	6.0	0
更加积极面对手术	90.7	9.3	0	99.0	1.0	0
对手术结果的整体满意度更好	87.6	12.4	0	96.0	4.0	0
对手术恢复结果的整体满意度更好	86.6	13.4	0	95.0	5.0	0

数据来自100例微小切口全髋关节成形术患者,调查在术前和术后6周展开

表4-2 患者满意度问卷：进行全髋关节成形术的所有患者

	术前(%)			术后(%)		
	是	无区别	否	是	无区别	否
问题：您认为采用髋部小切口[2～4in(in＝英寸，1in＝2.54cm)]的患者与采用传统切口(10～12in)的患者更可能有以下哪些优势？						
手术时间缩短	86.1	5.7	8.2	92	6.3	0.8
住院天数减少	86.9	6.6	6.6	71.4	22.2	6.3
术中肌肉组织切割较少	90.2	9.8	0	100	0	0
术后前几天疼痛较轻	86.9	13.1	0	89.7	3.2	7.1
术后伤口愈合更快	86.1	13.9	0	100	0	0
术后可以很快无痛行走	93.4	6.6	0	95.2	4.8	0
手术瘢痕更加美观	100	0	0	100	0	0
感觉身体遭受侵害较少	94.3	5.7	0	99.2	0.8	0
较早可以日常活动自理	98.4	1.6	0	94.4	5.6	0
恢复期间患腿跛行减少	95.9	4.1	0	92.9	7.1	0
对手术成功更有信心	84.4	15.6	0	95.2	4.8	0
更加积极面对手术	92.6	7.4	0	99.2	0.8	0
对手术结果的整体满意度更好	90.2	9.8	0	96.8	3.2	0
对手术恢复结果的整体满意度更好	89.3	10.7	0	96.0	4.0	0

数据来自125例全髋关节成形术患者(微小切口和传统切口)，调查在术前和术后6周展开

部手术采用此切口。表4-1是来自100位使用小切口手术患者的答卷，表4-2是来自上述患者再加上25位使用长切口患者的答卷。患者在术前及术后6周完成问卷调查。当99%～100%的患者赞同一个问题时，可认为是一致同意。在表4-1的术后问卷中，关于对后路微小切口可以减少肌肉损伤(100%)、迅速愈合(100%)、美容效果较好(100%)、身体损害小(99%)以及更加积极面对手术(99%)方面患者一致同意。对于表4-2的相同问题，术后回答显示接受长切口手术的25位患者实际上更喜欢微小切口。

这些反馈明显表明采用后路微小切口手术可使患者更加积极面对手术，还可以促进恢复。医学心理学也是一门医学学科，同生理学一样重要。能胜任这类后路微小切口手术的外科医生，要做好此方面工作。

令人感兴趣的是，对于采用微小切口的患者，术后赞同微小切口的却减少，原因在于术后的身体反应。几乎没有患者认为微小切口可以使术后住院时间缩短(术前87%、术后71%，表4-2)；选择采用微小切口术后可减轻最初几天疼痛的人数几乎没有增加(术前87%、术后90%)；选择采用微小切口可更快日常生活自理的患者也减少(术前98%、术后94%)；选择微小切口可减少恢复期跛行的患者也在下降(术前96%、术后93%)。而外科医生常常更注重对其手术的身体反应，以及对危害的反应。一些研究表明，对患者并不重要的因素却对手术效果分级产生影响。对于患者而言，若微小切口手术是安全的，则绝对会积极选择。

外科医生应当通过逐渐减小切口尺寸来掌握

后路微小切口手术,同时也要熟悉使用新的器械来改善逐步减小的手术视野。到手术可以采用8~10cm的切口时,医生应该会适应减小的视野,并熟悉了相关器械。推荐进行操作训练和(或)观看技术录像。本书及附带的DVD可供医生重复学习,并建立对逐步开展工作、手术技术方式及术前准备必要性的认识。最后,对于正在学习阶段的医生来说,初次手术时能有经验丰富医生的帮助,可减少手术操作时的紧张感。

● 器 械

后路微小切口手术需要使用特殊器械,包括牵开器、扩空磨钻以及植入支架,这是为了防止软组织的过度牵张。特别是牵开器有长的手柄可以在牵引时最大限度地减少软组织张力,以使助手的手和身体不妨碍手术视野和手术医生,还可允许一位助手操作多个牵开器,这样可以减少助手人数。

如图4-1所示,股骨颈截骨术中,牵开器用来暴露髋后部和股骨头,尺子用来测量股骨颈部切口。图4-2所示的是髋臼牵开器,它们的编号与其在手术中的使用次序有关。最重要的是用于后方关节囊的特定牵开器(7号牵开器),它有一个长的尖端用来顶住髋臼切迹部分的皮质骨(就在髋臼横韧带下方),还有一个桨状末端置于坐骨上以在牵引

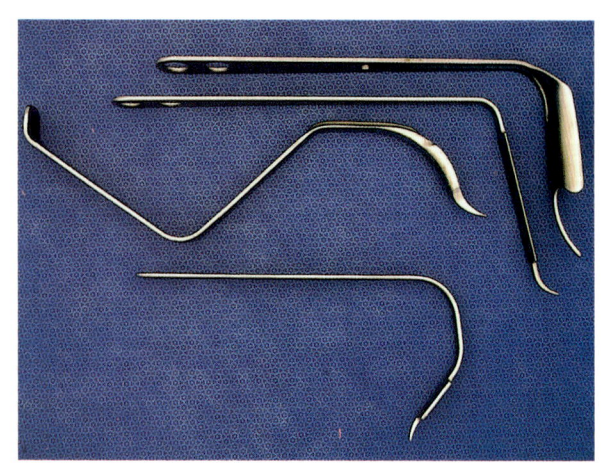

图4-2 从下而上依次展示髋臼牵开器。4号牵开器通过尖端插入骨来牵拉后上方的关节囊。5号也是通过将尖端插入骨牵拉大转子以暴露髋臼前缘。6号牵开器置于内侧关节囊和外斜肌之间,在切开内侧关节囊至髋臼横韧带时保护旋股内侧动、静脉。7号牵开器是后内侧牵开器,尖端拉钩在髋臼切迹的皮质骨上,桨状末端置于坐骨上,桨叶牵拉后面和内侧关节囊并保护坐骨神经。有左右2种7号牵开器。

后面关节囊时保护坐骨神经(图4-3)。此牵开器附带一个光纤光源可以照亮髋臼。Chit Ranawat医生(Lennox-Hill Hospital, New York, N.Y.;图4-4)设计的所谓"蛇形"牵开器(5号牵开器)是用来把股骨移到髋臼前方。此牵开器的头部作用于髂骨前部——髂前下棘外侧,作用是获得牢固固定。它还有一个曲率半径可以在前部牵引股骨时造成很大的扭转

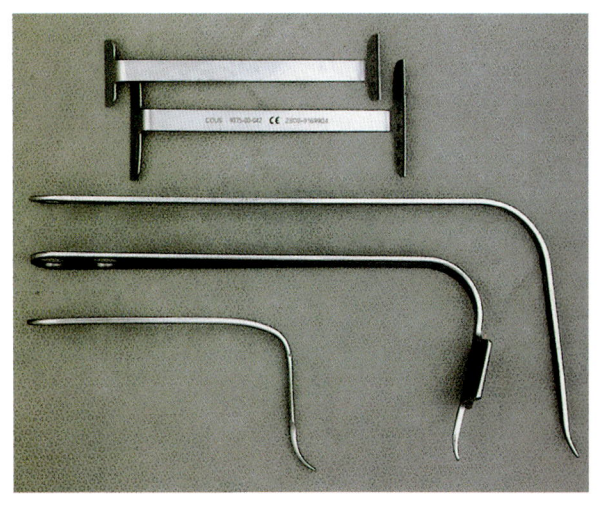

图4-1 上方的尺子长40mm和70mm。尺子下方从上而下依次为牵拉臀中肌肌腱使之远离梨状肌、臀小肌的2号牵开器,股骨颈截骨术中牵拉股方肌并保护坐骨神经的3号牵开器,以及1号牵开器。

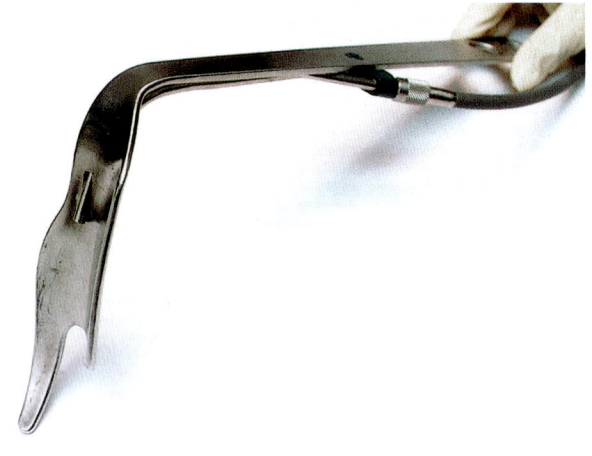

图4-3 7号牵开器有一个可以钩住髋臼切迹边缘的钩子,其桨状末端置于坐骨上,桨叶牵拉后内侧关节囊并保护坐骨神经。在髋臼准备时牵开器上还有光源来改善术野。

第 4 章 后路微小切口：暴露

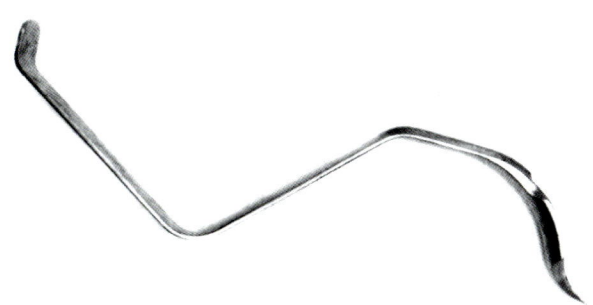

图 4-4　5a 牵开器俗称为"蛇形"牵开器。尖端插入到髋臼正前上缘的髂骨，在髋臼前牵拉大转子时产生良好的杠杆作用。拉力与大转子对抗保护前面皮肤。

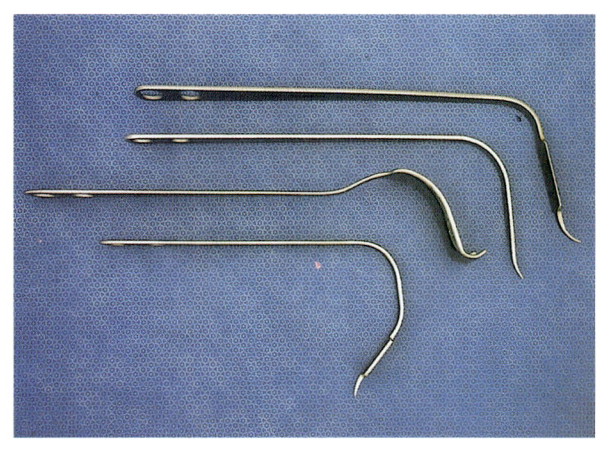

图 4-5　从下到上为 4、8、9 和 10 号牵开器。4 号牵开器从股骨颈内侧骨切面牵开股方肌。8 号牵开器从股骨颈切面牵开后方皮瓣及臀大肌。9 号牵开器对于大部分患者用于牵拉臀中肌及前面的皮肤和脂肪，对于某些患者，9 号牵开器牵拉大转子前面的皮肤和脂肪。10 号牵开器用于牵拉臀中肌肌腱和肌肉。

力矩而不损伤骨。牵引股骨前方的第二个选择是使用弯曲的、有两个尖齿的牵开器(5b 牵开器)。它还是可以置于髋臼前壁，尽管在髋臼前壁不放置牵开器可以防止壁的断裂并可以保护股神经不受牵拉(图 4-2)。选用何种牵开器很大程度上还是要看医生的喜好。对于某些患者，有的牵开器比其他类型的效果更好。后上方的牵开器(4 号牵开器)在牵引后上方关节囊及小的外旋肌时可以穿入骨并固定。

此外，还设计出了一些无须用过大牵引力即可最大限度暴露股骨颈切面的牵开器(图 4-5)。"颌形"牵开器的曲率半径和长臂(8 号牵开器)的设计是通过牵拉后上方的皮瓣在切口内提高股骨颈的切割面。此种牵开器也附有光源，能照亮股骨切口远端。一些医生喜欢用较薄的 8 号牵开器，可以牵拉后面的皮瓣(图 4-6)。同样用于牵拉髋臼后上方的 4 号牵开器，置于股方肌下方的内侧股骨颈处，以保护此肌肉并暴露股骨颈内侧皮质(图 4-6B 和 C)。还可使用另一转子牵开器，牵拉突出于大转子前侧的皮肤和臀肌(9 号和 10 号牵开器)，牵开器可用连杆结合。9 号用于臀大肌及皮肤，而 10 号用于臀中肌(图 4-6)。两种牵开器选用哪一种或是两者都用，取决于皮肤和脂肪的厚度以及臀中肌和臀大肌的位置。

● 技　术

患者体位

如标准切口所述(第 3 章)，患者采用侧卧位，骨盆和胸部都有支撑(图 4-7)。切口从大转子尖端上方 2cm 处到接近股外侧肌股骨起点(图 4-8)。切口从大转子尖近端到股肌结节时，可以扩大传统的全髋置换术的视野，这是由于切口远端表面容易接近。接近大转子尖端的切口更适合表面置换，因为这样可以较好地显露股骨头。在转子后 1/3 的切口使髋部的两侧骨视野更加清楚。大转子上方的肌肉越大或脂肪越厚，切口越应该接近大转子后缘。在体重较大的患者，切口应直对大转子的后缘(图 4-8)。

切　口

皮肤切口平均长度为 8~10cm，这为术者及助手提供良好的视野。切口长度应因患者身高而有所变化，高个子患者的大转子较长，就需要较长的皮肤切口。因为肌肉切口只有 6cm，皮肤切口应该短至 5~6cm，但这使助手视野变小，增加了牵拉时的皮肤紧张度。切口缩短 2cm 或 3cm 对患者也不利，可能会对下层组织造成损伤。患者所关心的是不想见到 10~15in(in = 英寸，1in = 2.54cm)的切口。

整个过程包括对髋部肌肉和关节囊的 3 个切口。

第一切口

第一个切口切在臀大肌上，其上的筋膜随皮肤切开 8cm。实际切口通过臀大肌在大转子后部的长

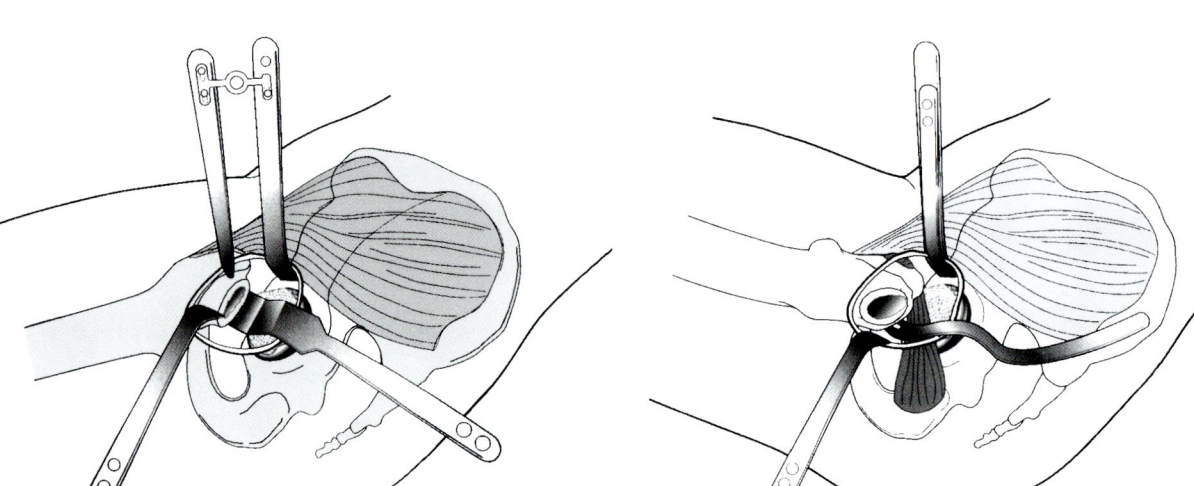

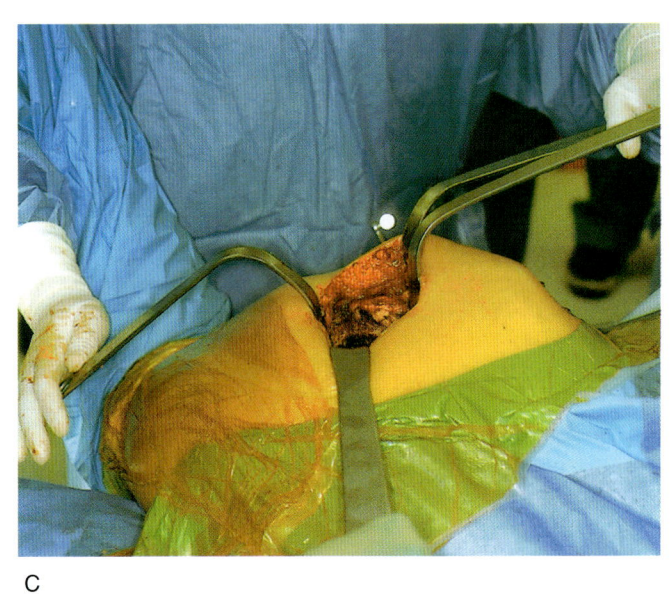

图4-6　A.8号牵开器有一个曲率半径和一个长柄,使得在软组织上施以最小的力就可以牵开皮肤、脂肪及臀大肌后瓣。也可以将切断的股骨颈提升至切口内为股骨的处理做准备。这种牵开器叫做"颌形"牵开器,9号和10号牵开器可以连接到一起。B.8号和第二代8号牵开器,以及放在大腿内侧的4号和牵开臀中肌的9号牵开器。较薄的8b号用在体瘦的患者身上,而且为股骨准备和股骨柄插入所用的器械也可以更轻易地取出。C.股骨牵开器的术中观。下方的中央可见薄的8b号牵开器;在左侧,4号牵开器绕在股骨颈内侧,牵开股方肌;9号和10号牵开器置于右侧。

度为6cm(图4-9)。某些外科医生喜欢分离肌肉纤维,但作者更倾向于切断,因为作者不认为电切造成的损伤会比牵开器牵引的损伤更大,而且,作者的步态研究显示,这种小切口对臀大肌的功能影响很小,术后6周即恢复至术前水平。

切开肌肉后立即放置1号牵开器。这是一个小而弯的Homas牵开器,它牵开臀大肌暴露大转子后方(图4-10)。内旋大腿,保持其在手术台中央,并处在另一条腿的上方(图4-11)。注意:膝部千万不能掉在手术台边上,因为这会造成髋关节后部很大的软组织张力。为防止出血,用电刀切除外旋肌外部的脂肪和臀中肌肌腱。这会暴露外旋肌和臀中肌肌腱(图4-12)。术者用示指插入梨状肌肌腱顶部,前后移动以分离臀中肌和臀小肌之间的薄筋膜(图

第 4 章 后路微小切口：暴露

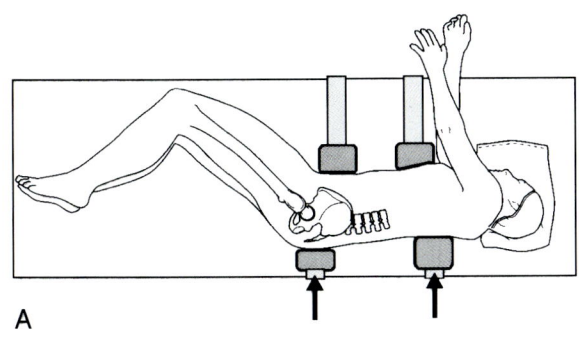
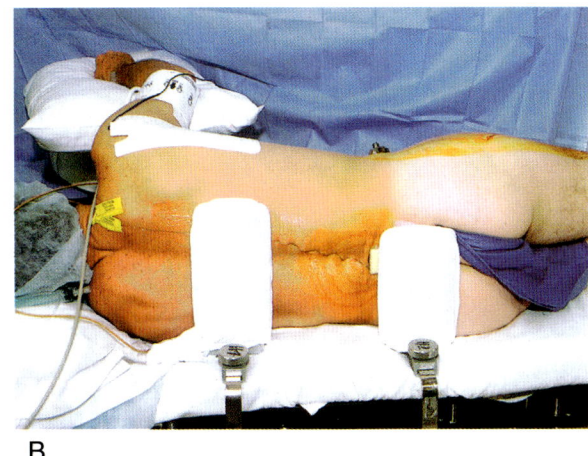
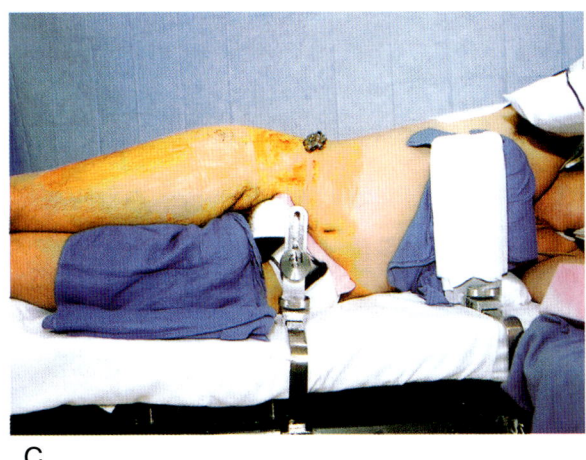

图 4-7 A. 患者处于侧卧位，用 2 个胸托和 2 个骨盆托支撑。后部骨盆托放于髂后上棘，前面正对髂前上棘下缘和耻骨上。后部胸托放在肩胛骨基底部，前面置于剑突处。B. 后面的支架放置在骨盆后棘和肩胛骨的远端。C. 前面的支架放置在胸部、髂前上棘下缘和耻骨上。

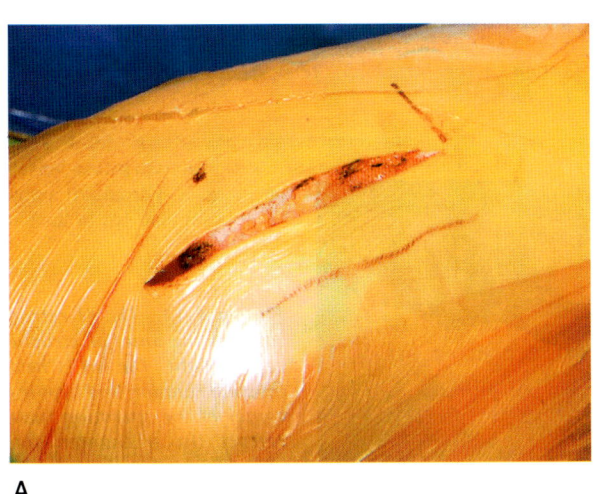
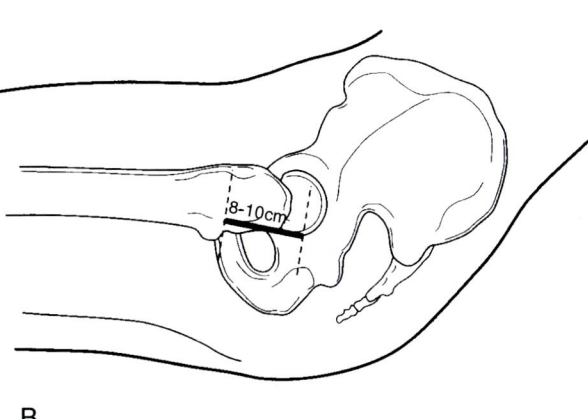

图 4-8 A. 切口位于大转子后缘前部。虚线代表大转子的顶端，横线代表股肌结节。B. 体胖的患者由于脂肪或肌肉较厚，切口就要做在大转子后缘。

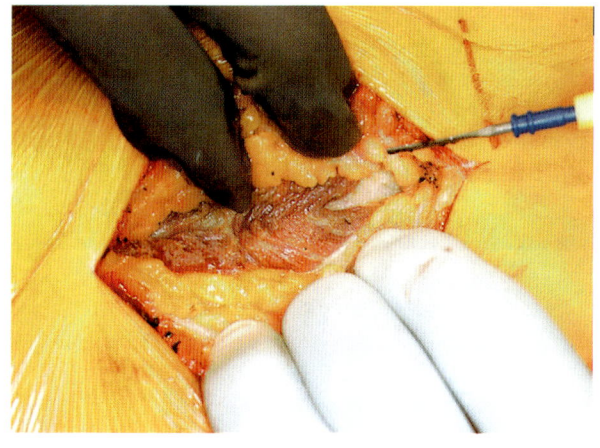

图4-9　沿大转子后缘经臀大肌做切口,长度6~7cm,较皮肤切口稍短。

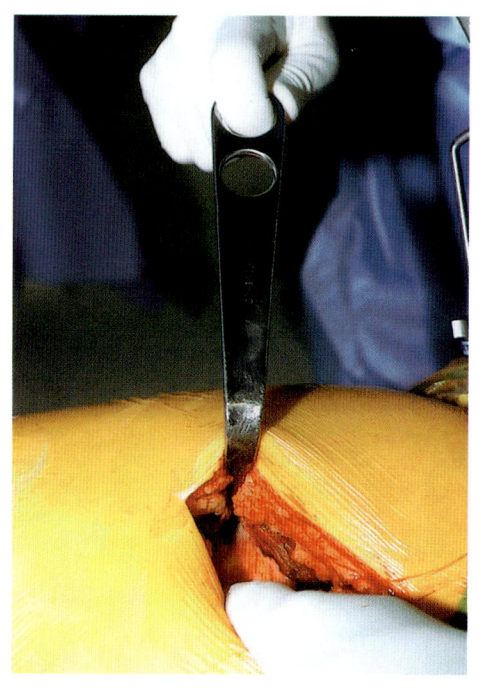

图4-10　1号牵开器通过大转子前方,从大转子上牵开臀大肌前面的皮肤和脂肪,可很好地暴露大转子后缘的脂肪。

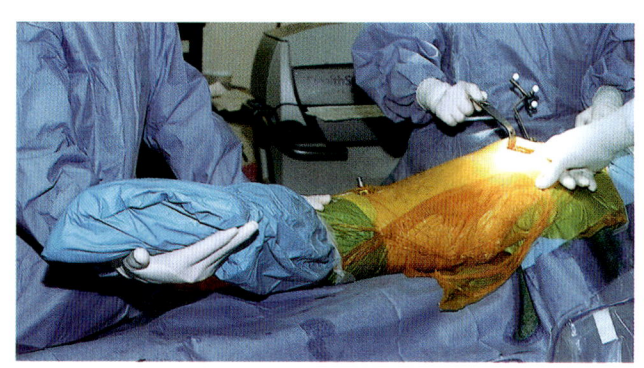

图4-11　1号牵开器牵开右侧前方的结构,使大腿内旋,保持在手术台中央并向前方牵开大转子,这样可很好地暴露髋关节的后部结构,并将坐骨神经从转子后缘移开。

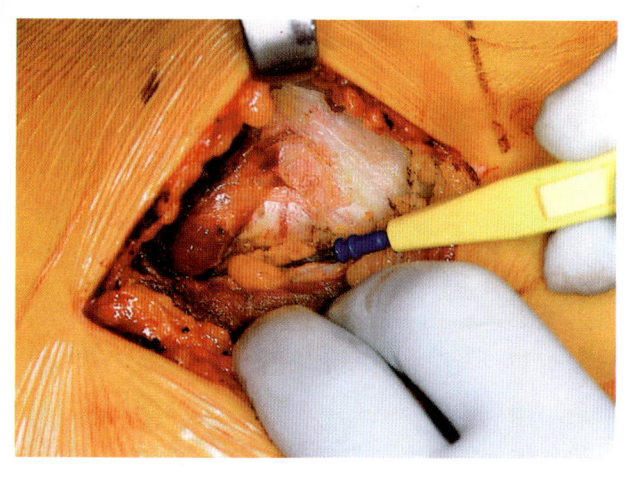

图4-12　在切口的右上方可见大转子。1号牵开器置于大转子上方,臀大肌的下部即位于术者手指下方。臀中肌止于大转子,梨状肌肌腱见于臀中肌下方,一条小血管绕行于其上,且恰位于Bovie电刀尖上。电刀要切掉这些结构上的脂肪。

4-13),用2号牵开器从臀小肌上牵开臀中肌肌腱。

第二切口

髋部组织上的第二切口使小外旋肌和后关节囊从大转子处分离。在这些组织被切除前,注射第1章所述的"鸡尾酒"麻醉剂(图4-14)。注射时在组织面对机械损伤前给这些伤害性感受器脱敏。而且,注射应在无伤及坐骨神经的危险时进行。

第二个切口使得囊后瓣和小外旋肌能够被拉开(图4-15)。牵引这个瓣暴露股骨颈和股骨头到股方肌水平。在股方肌下方轻轻沿股骨颈向上动一下电刀尖就可以切开关节囊。同时切断圆韧带,有时可闻及折断声。圆韧带在股骨头下方1cm处环绕股骨颈。

使髋关节脱位相当简单,使腿屈曲向内侧旋转,轻摇股骨头即可。作者曾同时原位切断股骨颈

第 4 章 后路微小切口：暴露

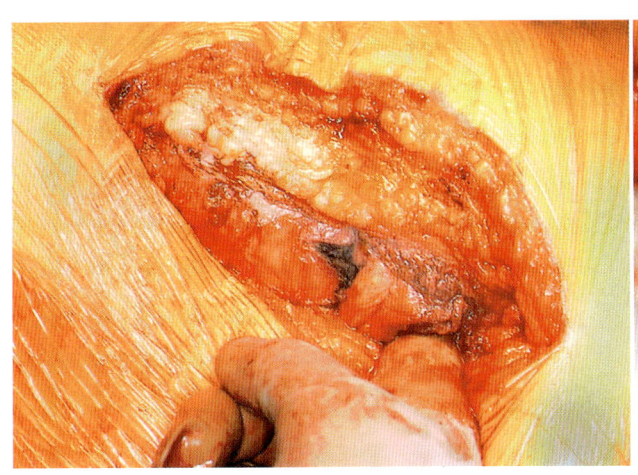

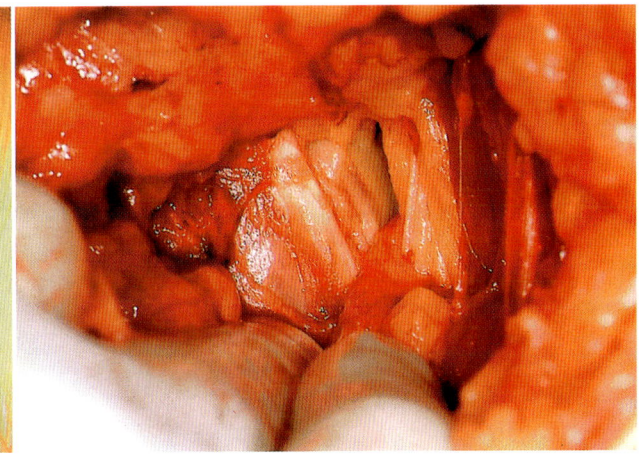

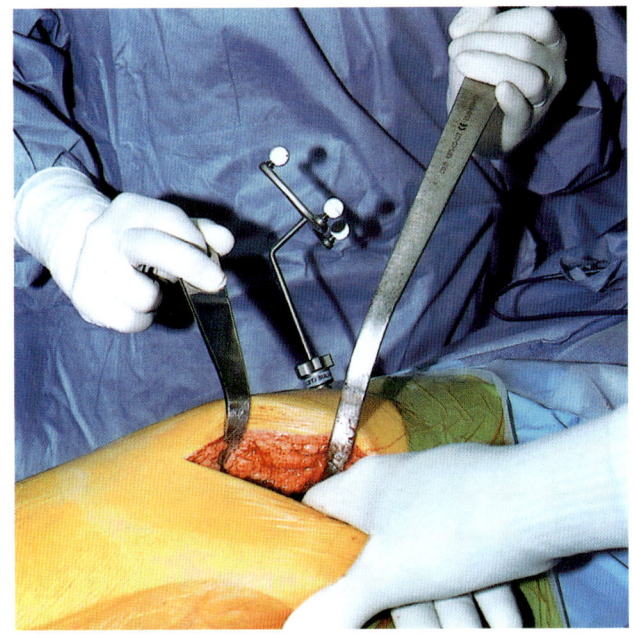

图 4-13　A. 术者用手指拨开位于臀小肌和臀中肌之间的部分，触及梨状肌肌腱，并在其上和臀中肌肌腱下用手指滑动分离梨状肌肌腱。B. 2 号牵开器置于臀小肌和臀中肌之间，使其尖端位于臀小肌和梨状肌相邻的部分，牵引臀中肌肌腱，暴露梨状肌肌腱和臀小肌，并保护臀小肌肌腱。C. 短柄的 1 号牵开器和长柄的 2 号牵开器由助手操作。

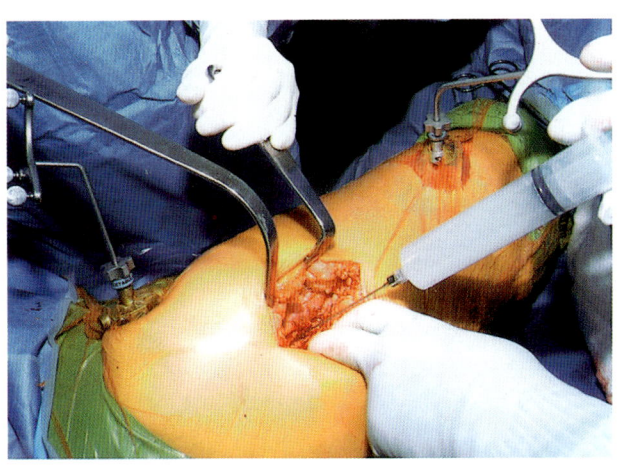

图 4-14　做切口前将复合麻醉剂（"鸡尾酒"）注入髋后部结构中，左侧可见计算机导航系统的跟踪器和骨盆基板。2 号牵开器位于术区左上方，1 号牵开器在右侧中央，计算机导航系统的股骨基板和跟踪器位于右侧（见第 7 章）。

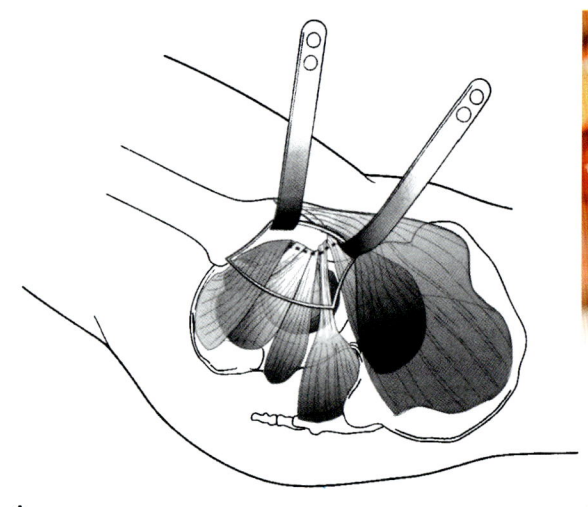

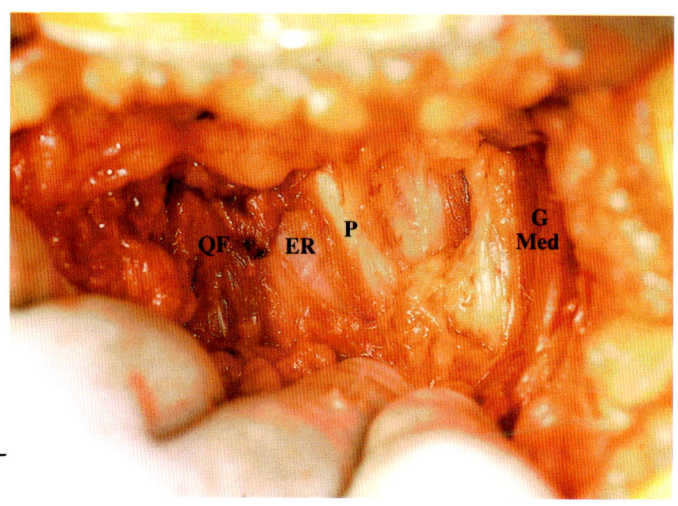

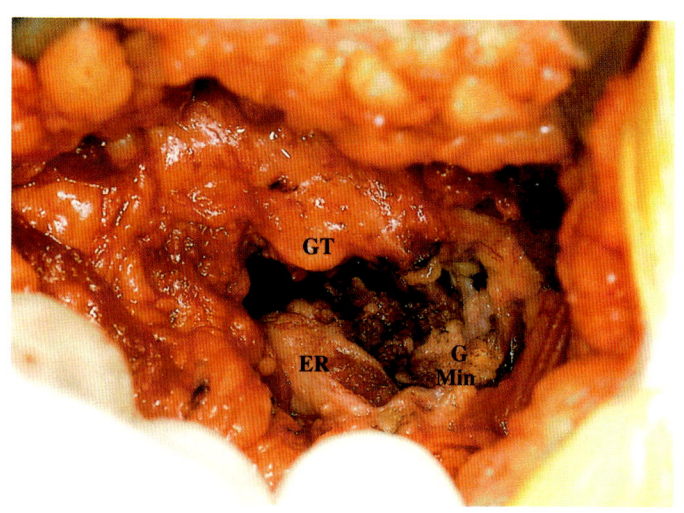

图 4-15 A. 1 号牵开器位于大转子处，2 号牵开器牵拉臀中肌腱。后部结构的切口线如画线所示，经梨状肌正上方的臀小肌向远侧延伸，穿过闭孔内外肌、上下孖肌一直到股方肌的边缘。B. 已切开的后部结构的缝合。脂肪已从髋后肌群切除，图片最右侧靠近手指边缘的脂肪附近，2 号牵开器牵拉着臀中肌（GMed），它旁边依次是臀小肌、梨状肌（P）、外旋肌和股方肌（QF）。C. 显示的是切开关节囊和小外旋肌后形成的后部组织瓣。关节囊位于肌肉下，不可见。GT = 大转子，G Min = 臀小肌，ER = 外旋肌。

并使髋关节脱位，并未观察到在术后疼痛或患者反应上有何区别。但髋关节脱位后再进行手术相对比较简单。

髋关节脱位后，用 3 号牵开器绕股骨颈牵拉，使其边缘插入股方肌下方，进而从股骨颈牵开肌肉（图 4-16）。有时，肌肉很紧或小的髋关节阻挡了 3 号牵开器的翼插入股方肌和股骨颈中部之间，这时可用 4 号牵开器。要切除股方肌和股骨颈之间的脂肪，以利于切断股骨颈，切除的长度从股骨头下缘算起约 15~20mm（图 4-17），截骨水平要依据术前 X 线片估算，即再造髋关节长度和偏心距。计算机导航会使颈部截点更为准确，见第 7 章。

在标准的髋关节后侧切口下，小转子被用来确定股骨颈的截骨部位。但由于股方肌的固位，这变得不可能；作者用从股骨头远端测量的方法替代。当股骨头切除时，颈部侧方有时仍连于关节囊。如

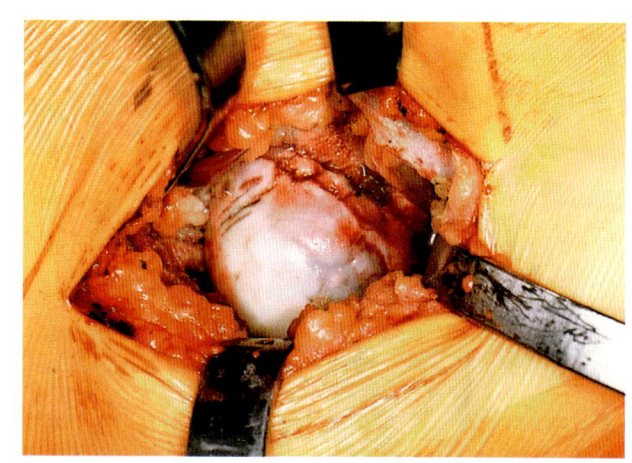

图 4-16 在股骨颈手术中，4 号牵开器放置于股骨颈中部以保护坐骨神经并在股骨颈截骨时牵拉股方肌，1、2 号牵开器位于上部，为暴露股骨头可加一辅助拉钩，但不常用。

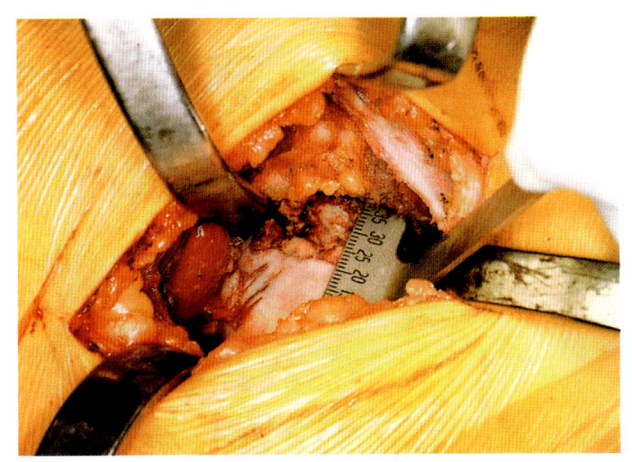

图4-17 用一把40mm的尺子测量从股骨头下缘到股骨颈的距离,以标示股骨颈切口的水平。这个切口将在20mm和25mm标度之间切开,长15~20mm。尺子的远端是4号牵开器(切口右侧)保护的股方肌边界。臀中肌由切口左上方的2号牵开器保护。1号牵开器穿过转子位于切口最上方,3号牵开器位于左下方股骨头附近,不常用,但有利于术野的暴露。

图4-18所示,将股骨头旋转出切口区,侧关节囊需要用手术刀从颈部切断。取出股骨头后,准备髋臼时用骨蜡填充股骨颈的创面以止血(图4-19)。

取出股骨头后可见髋臼,4号牵开器置于其后上方,可从骨与后上关节囊和外旋肌瓣之间放入。同时,还沿髋臼的后上平面暴露唇板(图4-20)。5号("蛇形")牵开器插入髂骨的前方从前面牵开股骨。前关节囊比较致密,在一些患者中如不提起牵开器前方关节囊的折合部再插入牵开器将很困难,而这样会更加不易扩孔。如果是这样,要在与髋臼骨的某连接处将关节囊切掉,牵开器的前端穿过切口向前牵开关节囊连同骨(图4-21)。4号和5号牵开器就位后,能够看到髋臼盂缘,并且要从髋骨边缘切除之,这样能更好地暴露髋臼外周骨的解剖结构。

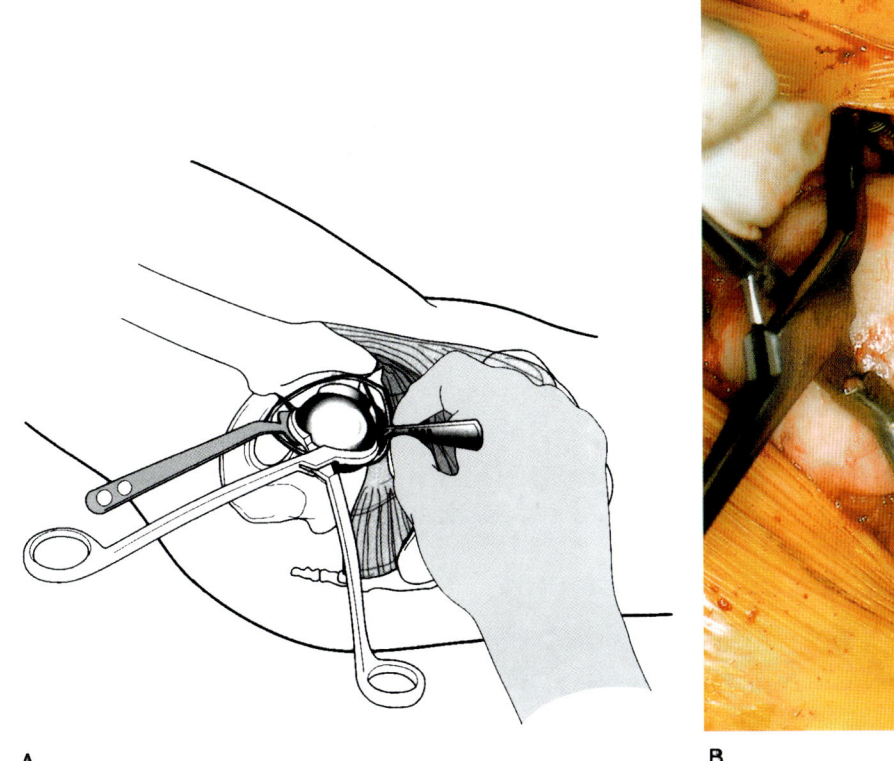

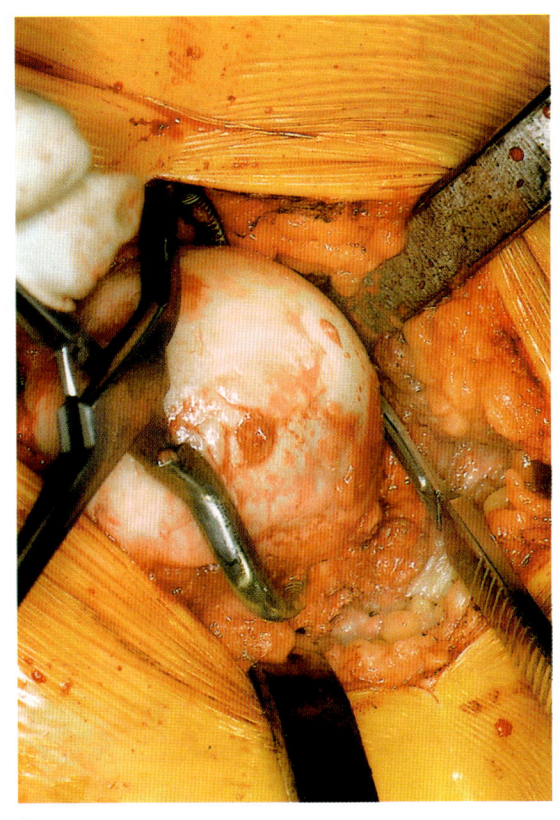

A B

图4-18 A. 在移除股骨头做侧关节囊切口时需要固定股骨头和股骨颈,股骨头由Lewin钳固定,3号牵开器保护坐骨神经。B. 在切口内侧,3号牵开器保护坐骨神经并在Lewin钳抓紧股骨头旋出切口时提供术野暴露。2号牵开器位于右上方保护臀中肌。手术刀切开关节囊时,仍应贴住股骨颈。

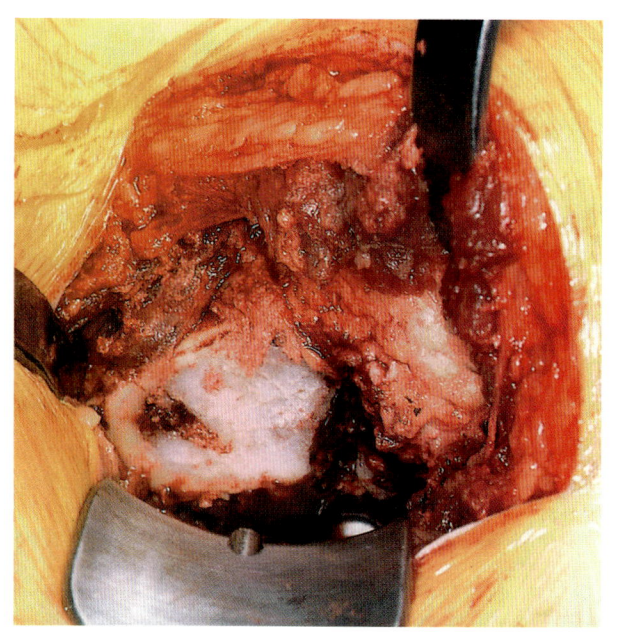

图 4-19 在髋臼准备中,切开的股骨颈表面应用骨蜡止血。

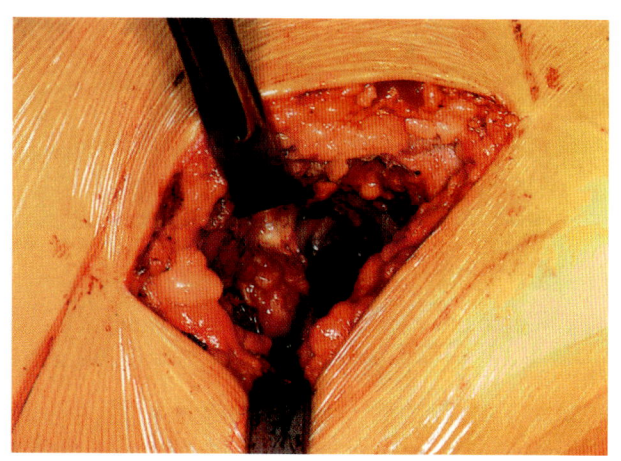

图 4-20 髋臼唇悬于切口中心的髋臼上方,5 号("蛇形")牵开器位于切口上方,4 号牵开器在底部牵拉后下关节囊。

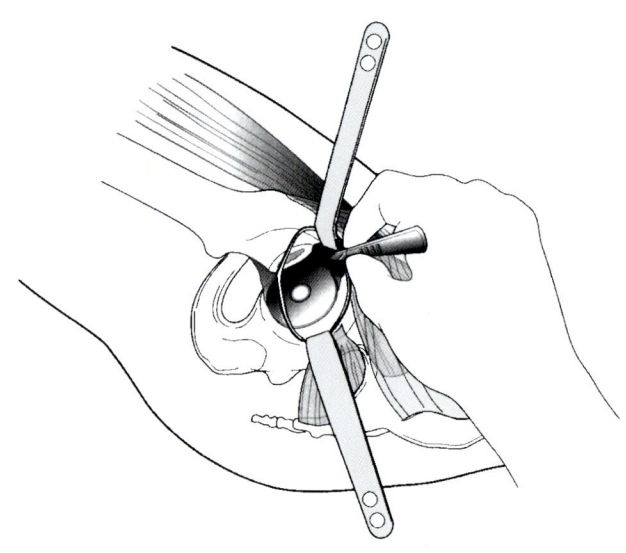

图 4-21 在靠近髋臼前缘的地方,5 号("蛇形")牵开器牵拉大转子,随即切开前方关节囊。这对防止过紧的关节囊影响股骨被向前充分牵拉是必要的。有时,5 号牵开器前方另有关节囊也须切开,防止关节囊盖住髋臼。

在关节囊上做一个松弛切口很有必要,这样就可以在前壁放置牵开器,牵引效果最佳(图 4-22)。使用这个牵开器时,手术台上腿的位置应该和使用"蛇形"牵开器时的位置一致。这个牵开器的曲率半径适合转子部,所以相当于为股骨的前移提供了一个易于操作的杠杆。

第三切口

髋部组织的第三切口穿过关节囊中部,包括横跨髋臼后部到股骨的坐股韧带。暴露这些组织需在关节囊(韧带组织)和外斜肌之间放置 6 号牵开器(图 4-23),这一牵开器还能保护与外斜肌伴行的旋股内侧动、静脉在分离关节囊时不至于切断。分离关节囊,完全暴露髋臼切迹的皮质骨,髋臼横韧

第 4 章 后路微小切口：暴露

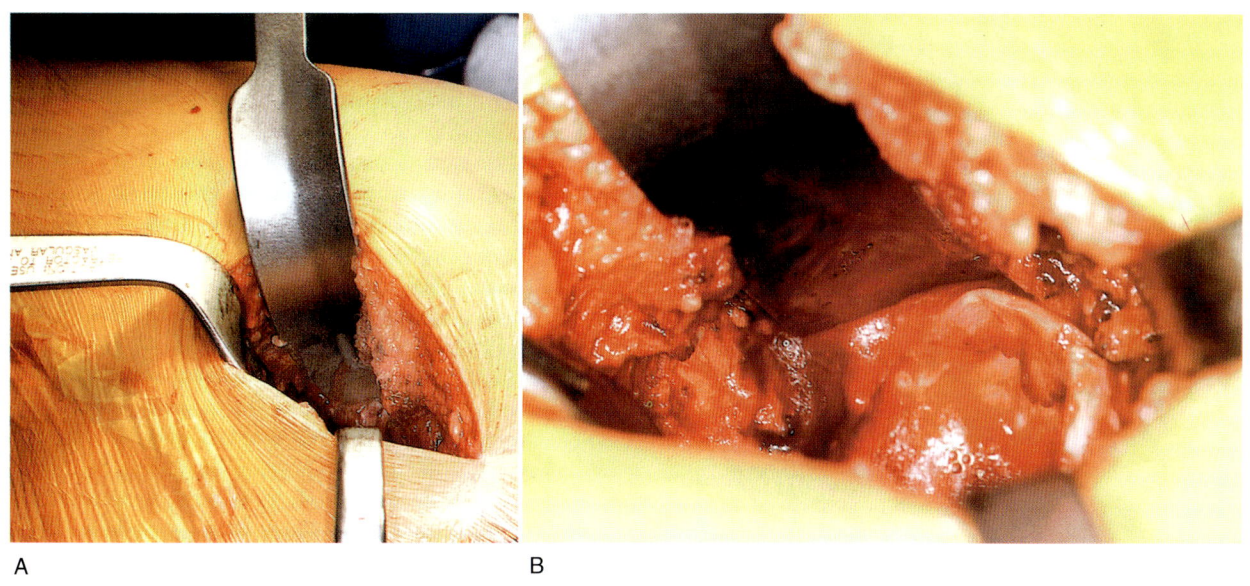

图 4-22 A. 牵拉股骨的另一个方法是用弯曲的前牵开器顶住髋臼前壁，钩住大转子，向前牵拉。B. 左上方宽的弯曲前方拉钩拉住大转子左上部并紧贴髋臼前壁，髋臼唇在髋臼上壁。

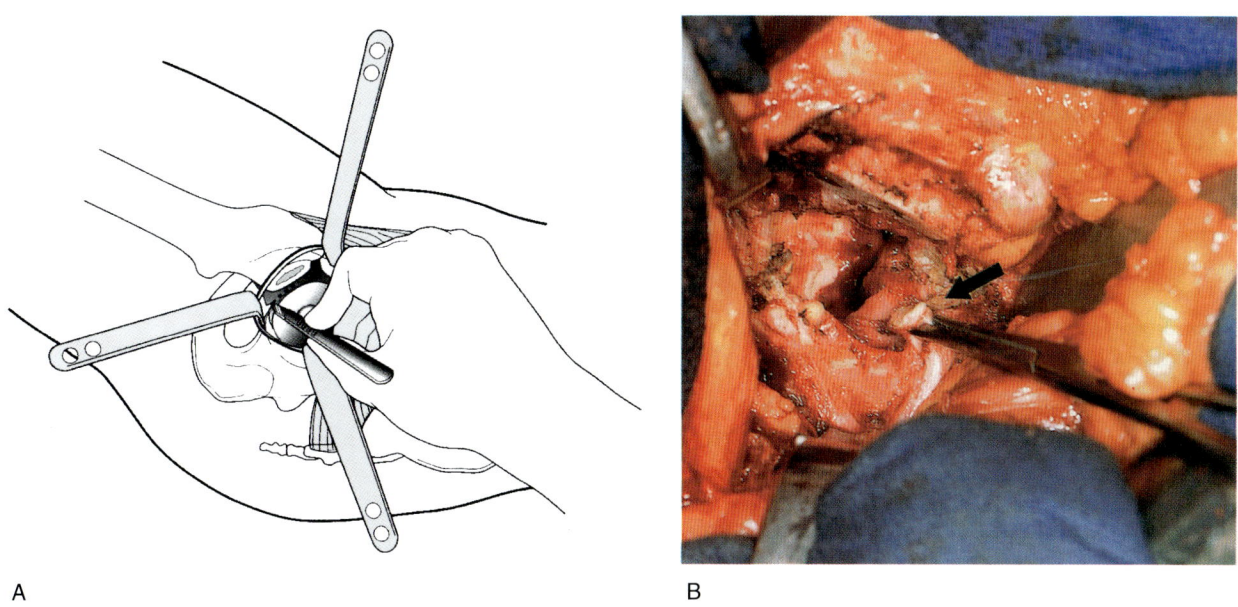

图 4-23 A. 第三髋部切口。5号牵开器位于上方；4号牵开器位于髋臼后上角，图中拇指下；6号牵开器从坐骨到股骨前，置于关节囊后部，将关节囊与外旋肌分开来。切口由关节囊切至髋臼切迹。B. 关节囊中部切开的术中图。切口（箭头所示）由股骨颈前经过髋臼横韧带。Kocher 钳夹住关节囊切口的边缘。

带也被切开（图 4-24）。一旦切开立即沿切口边缘注入"鸡尾酒"麻醉剂，使其流入关节囊前部，防止疼痛反射。这一关节囊切口也有助于松解挛缩的组织，让股骨更易于向前（这将保护坐骨神经），易于股骨内旋和屈曲；此外，还有助于在髋臼切迹皮质骨处放置 7 号牵开器，为扩孔钻的放置和操作提供更大的空间。

最后的关节囊切口完成后，撤除 6 号牵开器，将腿平放于手术台上，足部可置于 Mayo 支架上并轻度内旋。使下肢放松，改善血流，防止静脉血栓形成（图 4-25）。7号牵开器带有一个小灯，准备髋臼时，可显著改善术野（图 4-26）。将其尖端置于髋臼切迹的皮质骨，桨状部分置于坐骨以牵拉后下方的关节囊并保护坐骨神经。通过 4、5、7 号牵开器使得

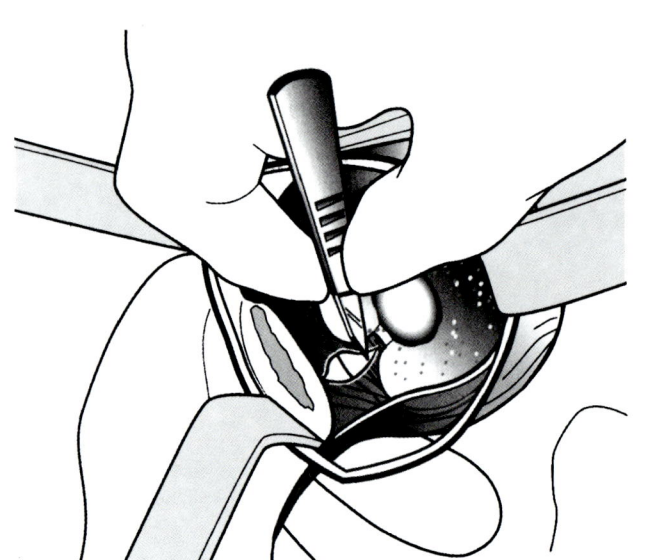

图4-24 切口由关节囊中部至髋臼基部。6号牵开器置于股骨颈切口附近。

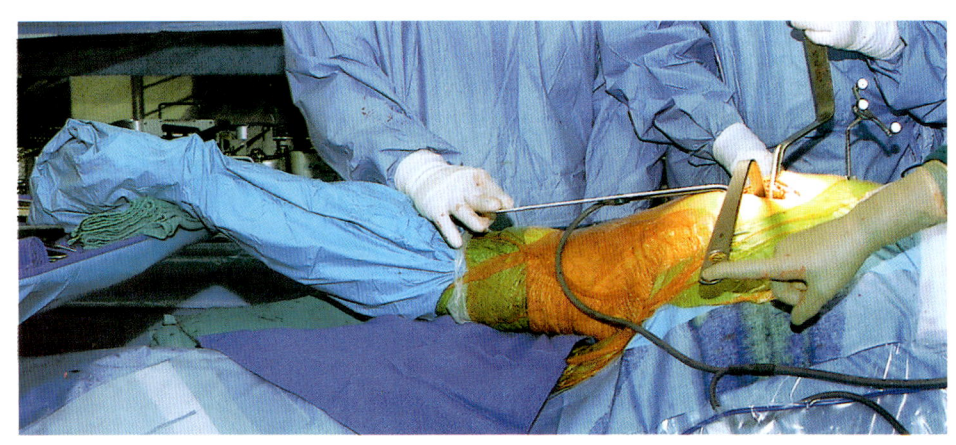

图4-25 在髋臼准备时,患肢位于手术台中央,置于另一腿上方。将足部置于Mayo支架的边缘时,股骨常牵拉于髋臼前部。共有3个牵开器,5号("蛇形")牵开器置于计算机导航系统的发光二极管旁边。在后部,4号牵开器固定于关节囊后上部,7号牵开器的长手柄在大腿后部,牵拉关节囊内后份,并保护坐骨神经。

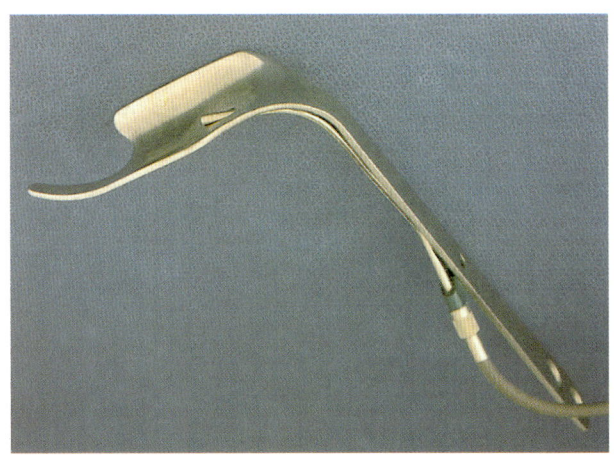

图4-26 7号牵开器带有光纤光源,光源从拉钩前部发出,可增强髋臼的可视度。

髋臼的暴露更加完全(图4-27)。髋臼的准备和假体植入见第5章。

●股骨显露

完成臼杯植入后,开始暴露股骨,首先从髋臼周围取出7号和4号牵开器,大腿置于轻度屈曲、内旋位。在取出5号髋臼牵开器("蛇形"牵开器)前,8号牵开器("颌形"牵开器应放在股骨颈前下方,图4-28)。大腿完全屈曲并内旋90°使胫骨处于垂直位。如果内旋90°困难,可以切开股骨颈前方的关节囊。必要时可提起股骨颈,解除关节囊对股骨的限制。骨刀是提高股骨最有效的工具(图4-29)。使用

第 4 章　后路微小切口：暴露

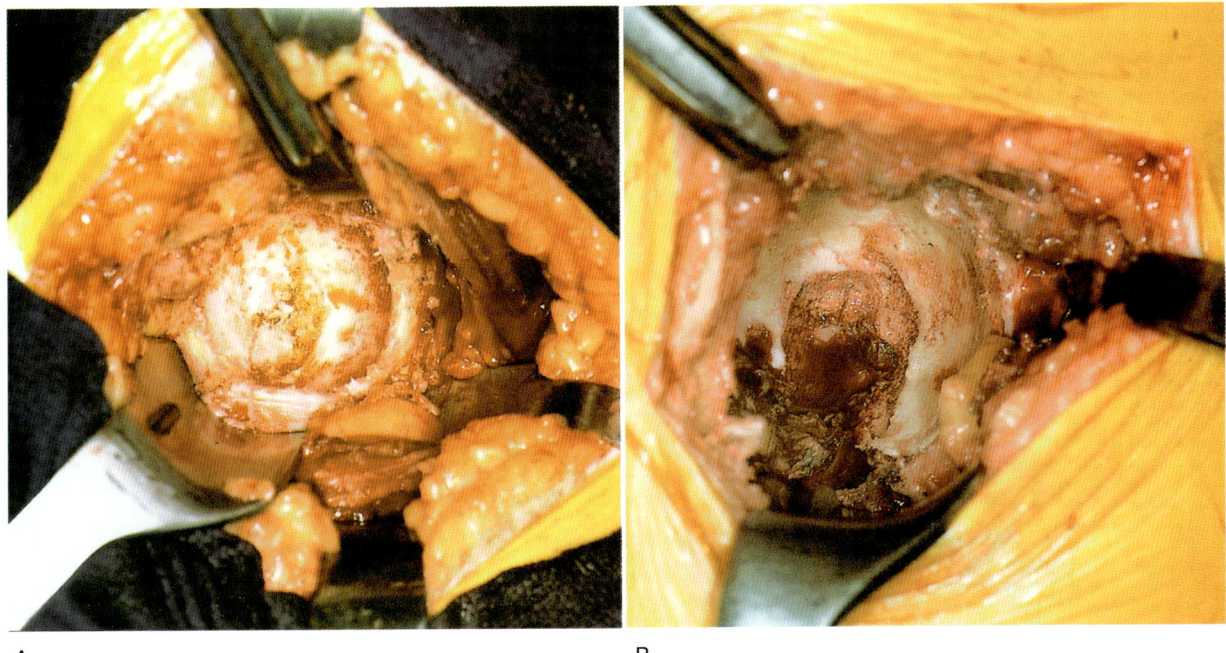

图 4-27　A. 可见髋臼全貌，5 号牵开器位于切口中上部，4 号牵开器位于右下部。左下部的 7 号牵开器的作用显而易见，其末端抵住髋臼切迹的皮质骨，正好在覆盖髋臼横韧带的骨赘后部，牵开器的桨叶支撑在坐骨上，可牵拉关节囊后份，并保护坐骨神经。B. 在图示的髋臼微小切口暴露中，5 号牵开器在左上部，4 号牵开器在右上部，7 号牵开器位于底部。髋臼清晰可见，髋臼底部的骨赘已被高速磨钻从髋臼切迹处移除。

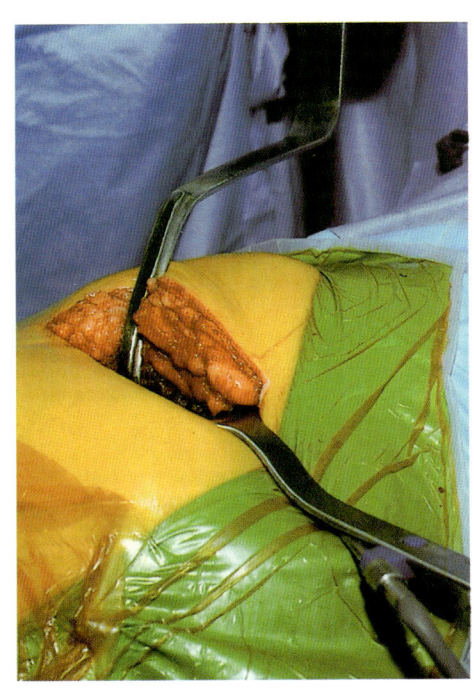

图 4-28　带有光纤光源的 8 号牵开器置于股骨颈中间切缘下方，5 号（"蛇形"）牵开器保持原位置不变。在"蛇形"牵开器的帮助下，可以触摸和看到股骨颈，便于 8 号牵开器的放置。

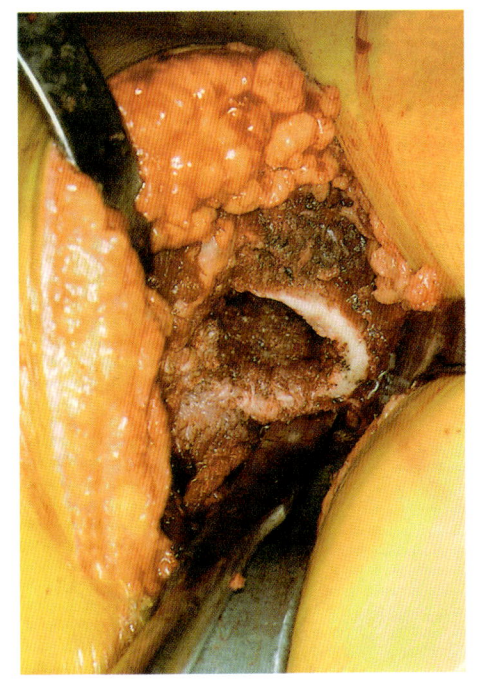

图 4-29　手术野中间是股骨颈切口。在股骨颈前正中的 4 号牵开器牵引股方肌。位于左上的 9 号牵开器从前方的大转子牵拉脂肪和臀大肌。用骨刀沿着股骨颈前方打开股骨颈前方拉紧的关节囊，使关节颈能被抬高。也可用骨刀去除股骨颈前方的骨赘。

8号牵开器从股骨颈前方的下部以一定的角度移开切口的后瓣,暴露股骨颈切口(图4-30)。把4号牵开器(常用来暴露后上方的髋臼)放在股骨颈中部与股方肌之间并移开股骨颈中部的股方肌(图4-30)。最后用一牵引器把臀中肌、所有突起的臀部肌肉、皮下组织和皮肤牵开(图4-31)。如果患者皮肤、皮下组织厚,臀大肌发达,应联合使用9号和10号牵开器,牵开臀中肌及覆盖的臀大肌、皮下组织和皮肤(图4-32)。一旦这些股骨牵开器放置到位后,股骨侧假体植入的准备和过程见第6章。

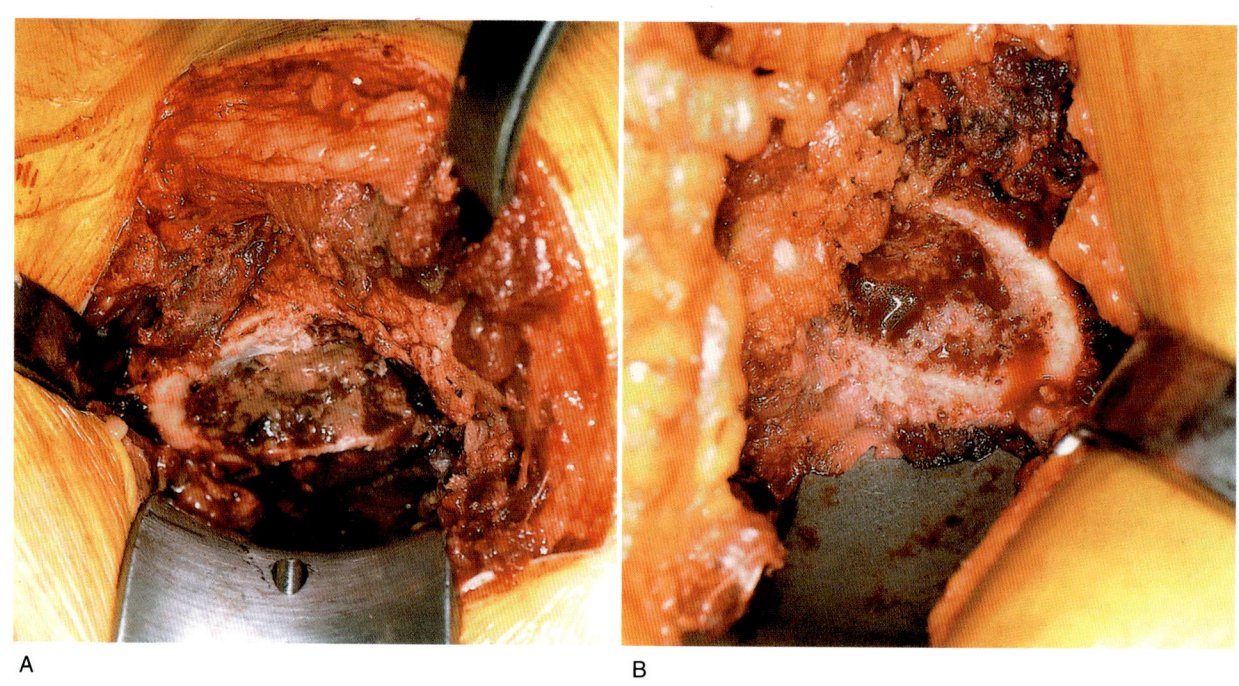

图4-30 A. 8a号牵开器位于股骨颈切口前表面的下方,牵拉后部皮肤、脂肪及臀大肌。此牵开器带有杠杆,可将股骨提起,便于股骨的准备。4号牵开器正对股骨颈中部,牵开覆盖股骨颈的股方肌。右边的9号牵开器牵开大转子顶部的臀大肌及前部皮肤、脂肪。B. 8b号牵开器比较薄,带有两个尖头能抬升股骨颈,也位于股骨颈切口前表面的下方(图4-6B和C)。这种牵开器为体瘦患者设计,此狭窄的牵开器在手术操作中能来回移动,充分暴露手术工具和股骨干。

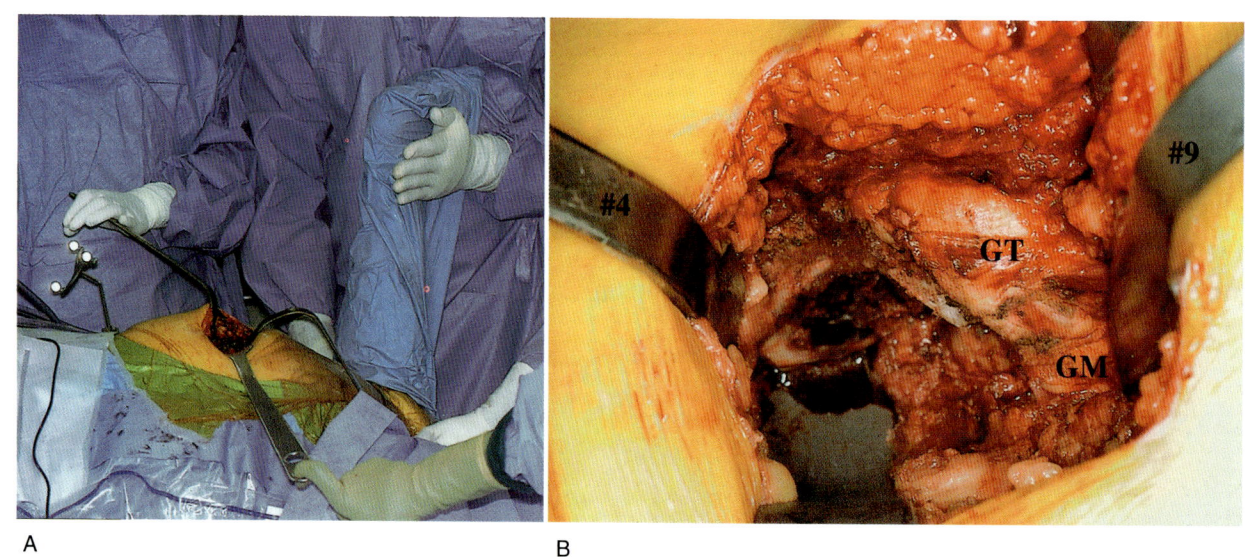

图4-31 A. 放置3个牵开器,暴露股骨。8a号牵开器位于下方中央。右边4号牵开器从股骨颈中部牵开股方肌,左边的9号牵开器牵拉臀大肌、前方的脂肪和皮肤。B手术野中上述牵开器的近观。9号和4号牵开器被标记,较薄的后位牵开器(8b)位于股骨颈前下方。GT=大转子,GM=臀中肌。

第 4 章 后路微小切口：暴露

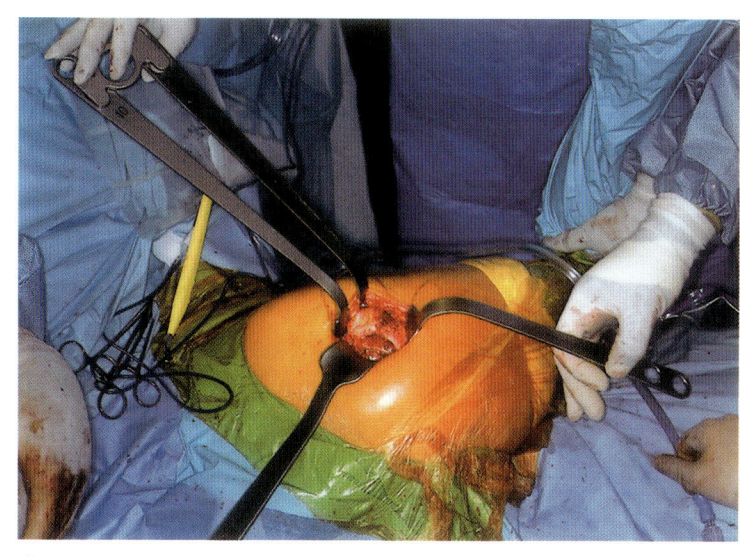
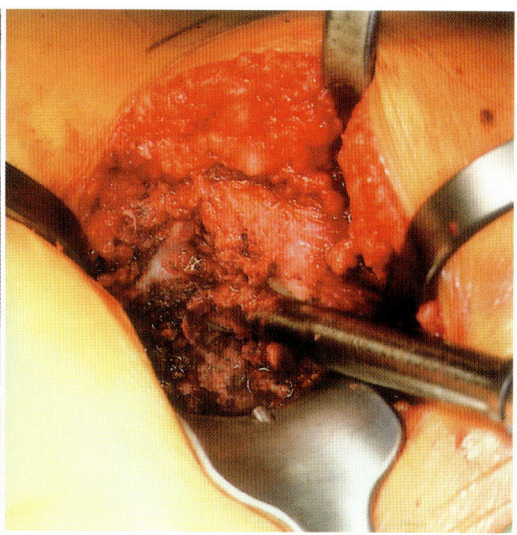
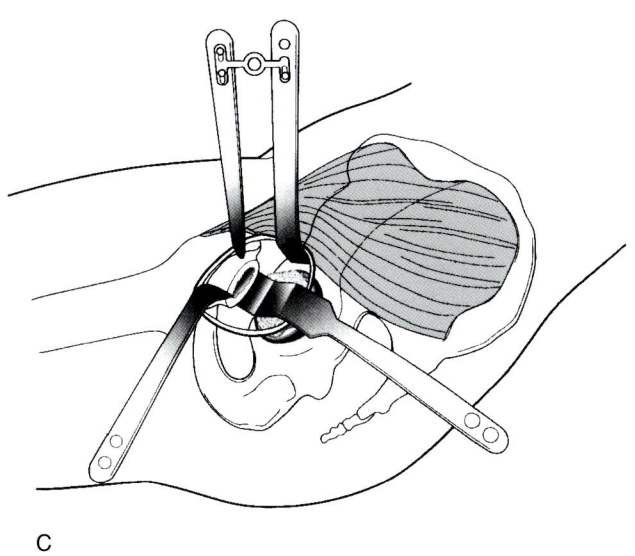

图 4-32　A. 与图 4-31 同样的牵开器，此时，9 号牵开器置于大转子上，牵开皮肤脂肪，10 号牵开器牵开臀中肌和脂肪，它们两个在末端相连成一体，这样助手就可以轻松地用两个手指拉住末端的环。B. 近观：9 号牵开器置于大转子的左侧，10 号牵开器置于大转子的上方，牵开臀中肌肌腱。股骨管腔处有一个钻孔器。C. 9 号牵开器置于大转子上，10 号牵开器置于臀中肌上，两者连在一起，8 号牵开器置于股骨颈前下方，4 号牵开器牵开股方肌。

臼杯和股骨假体植入完成，股骨长度确定，对合关节并活动关节。在各种运动中，大转子应距骨盆 1 指宽（图 4-33）。通过术前 X 线片判断小转子与坐骨的关系（图 4-34），小转子不能位于坐骨顶端水平以下。确定大腿长度的方法见第 6 章。

● 闭　合

以标准切口的相似方式闭合。用 1.0 的可吸收缝线缝合两三针，将关节囊后瓣（小外旋肌群）缝合于关节囊和臀小肌（图 4-35）。肌筋膜用 1.0 的可吸收缝线间断缝合。皮下组织用 2.0 的可吸收缝线间断缝合。皮肤用 3.0 的可吸收缝线皮下缝合，用 Steri-Strip 带覆盖切口（图 4-36）。纱布垫覆盖伤口，髋巾环绕以固定敷料，避免使用胶带贴于皮肤（图 4-37）。

髋关节成形术——微创技术与计算机导航

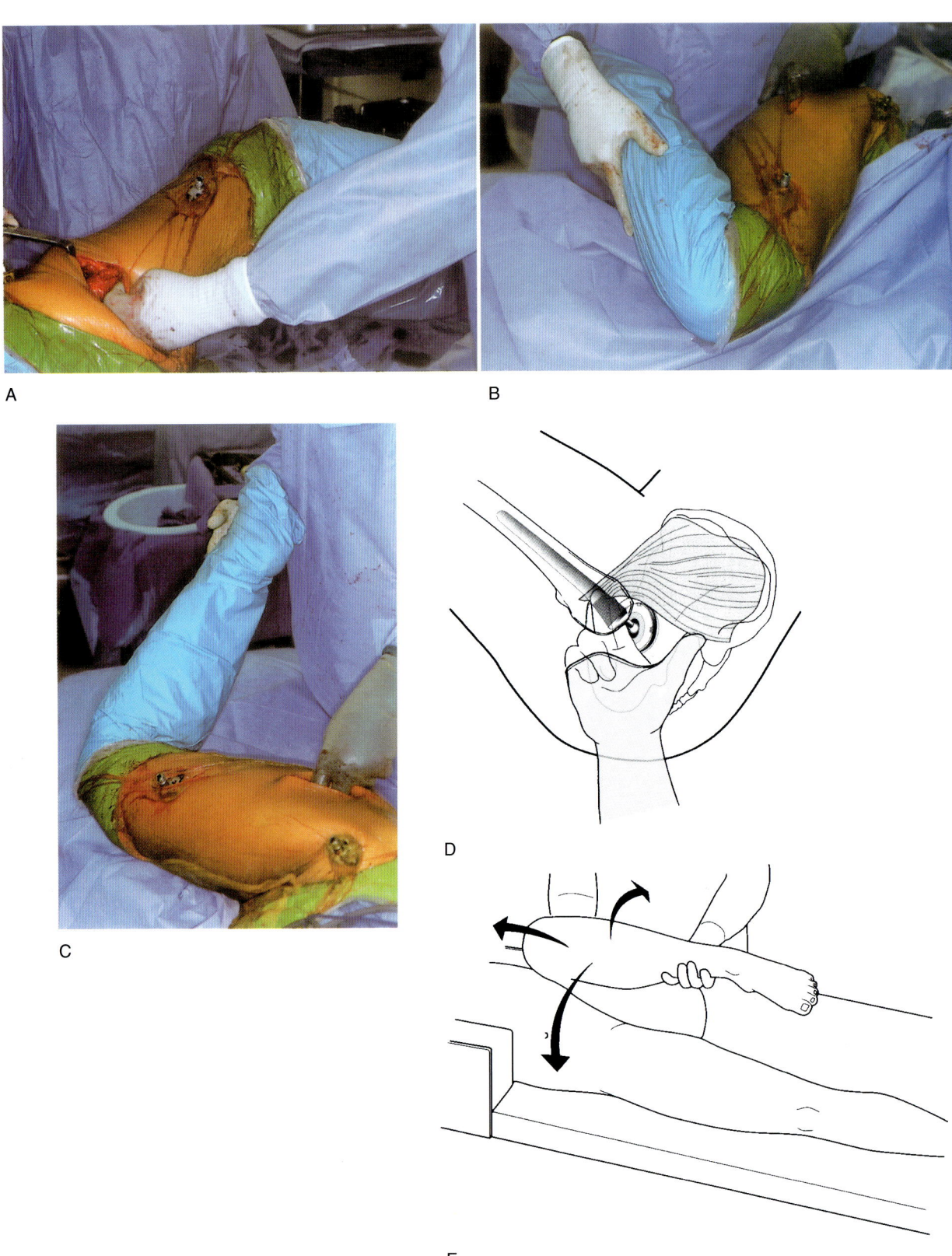

图4-33　A. 术者示指触及骨盆和大转子内侧间隙,此时大腿被动外展外旋,计算机导航系统的股骨基板连到股骨上。B. 大腿内收、内旋位时触及大转子,以保证它碰不到骨盆。C. 内旋大腿引出Ranawat标志,直到股骨头对称地进入到髋臼杯中。内旋的角度表示了臼杯和股骨柄的复合前倾。在计算机导航系统上可见骨盆和股骨基板。D. 在髋关节的活动范围内,用示指在骨盆上触摸转子间隙,在臼杯中触摸金属的股骨颈。E. 通过髋关节的运动,从完全的伸展和外旋到完全的屈曲和内旋,来检验稳定性和是否有撞击。

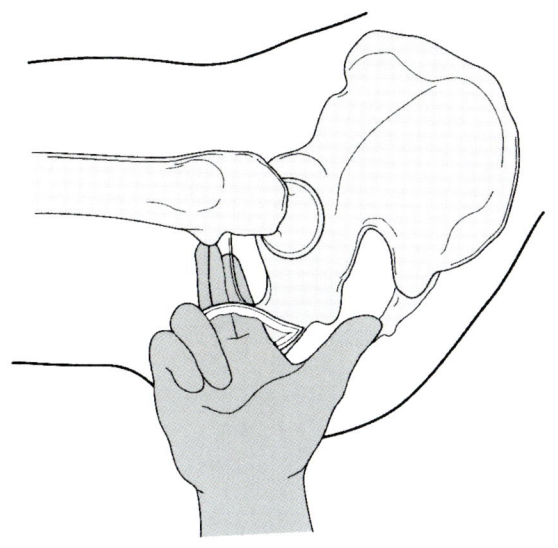

图4-34 A. 术者用手指触摸小转子和坐骨的关系，正确的关系如术前X线片所见。髋关节重建时，如果该关节正常，小转子应位于X线片所见对侧的同一位置。小转子尖端不能低于坐骨尖端，否则该侧腿会变长。B. 一位股骨颈较短的患者，小转子高于坐骨尖端，当髋关节置换完后，触诊时重建端的小转子也应该稍高于坐骨。C. 一位股骨颈较长的患者，小转子位于坐骨尖端水平，术中触诊确实如此。髋关节重建后小转子应与坐骨保持齐平但不能低于它。D. 术后X线片显示髋关节变长，因为小转子离正常髋关节较远，正如坐骨结节连线所示。在手术室中拍X线片，如任何髋关节图像中出现变长或不对称的偏心距，要马上重新打开切口，做到两腿的长度一致。E. 与图D为同一患者，再次手术后放置一个较短的股骨头，使髋关节的长度和偏心距相等。

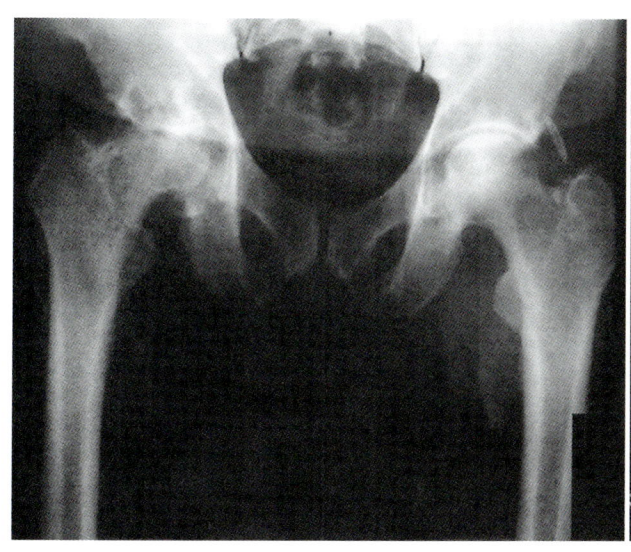

B

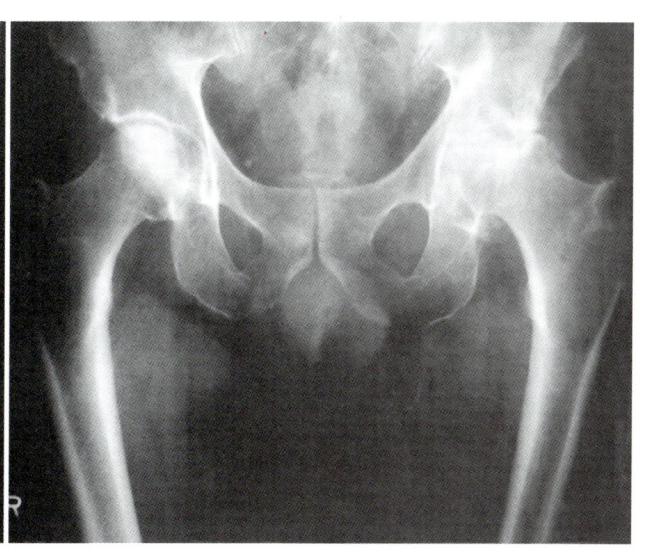

C

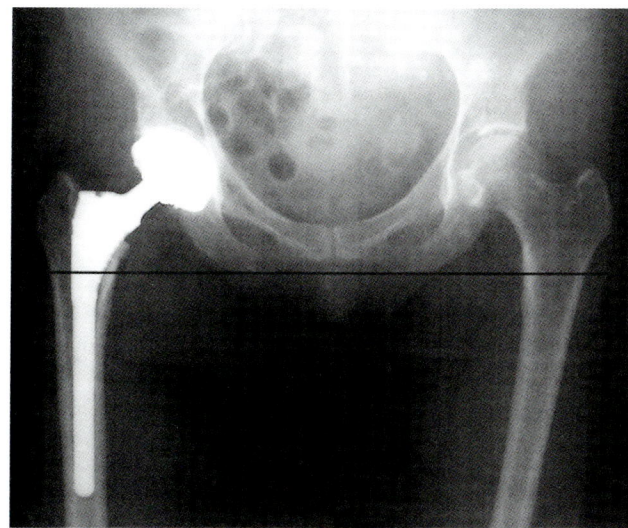

D

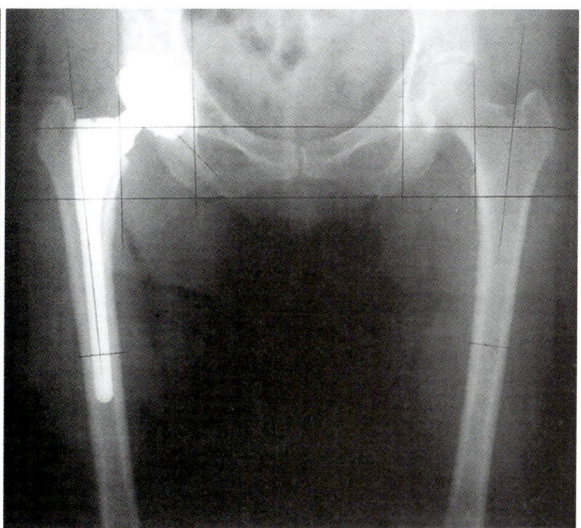

E

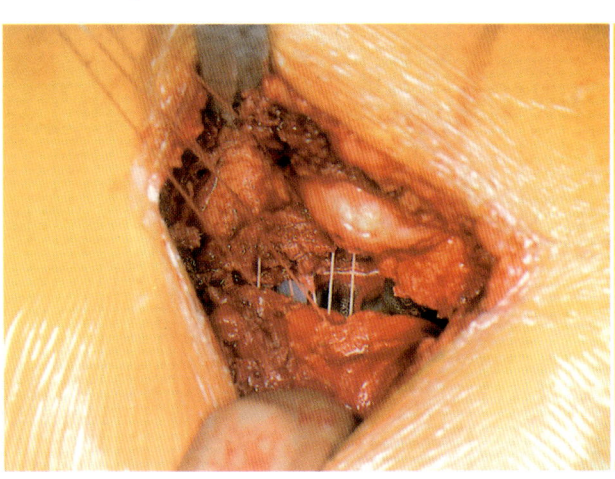
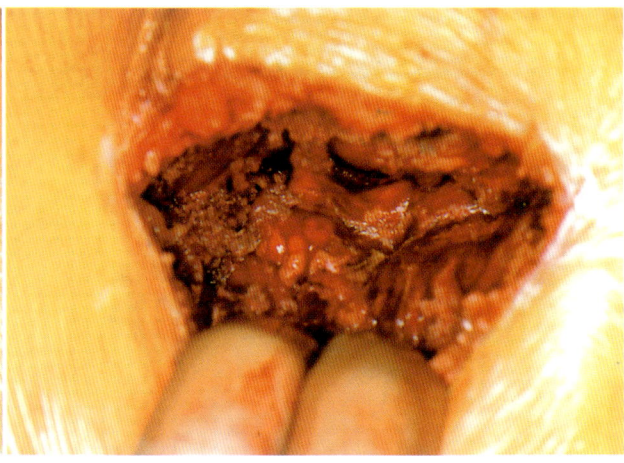
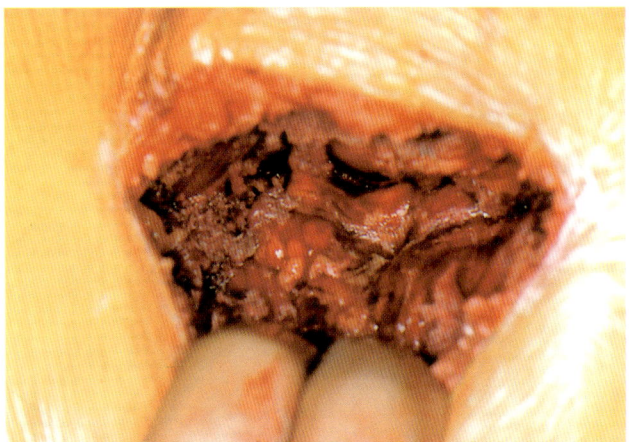

图4-35　A. 在金属头上面可见臀小肌的断缘和前关节囊，缝合线维持在位是为后关节囊的缝合做准备。B. 在关节囊修补中要避免股骨头和股骨颈周围出现死腔，所以要完全严密地缝合。C. 皮瓣闭合后，髋关节即可关闭。

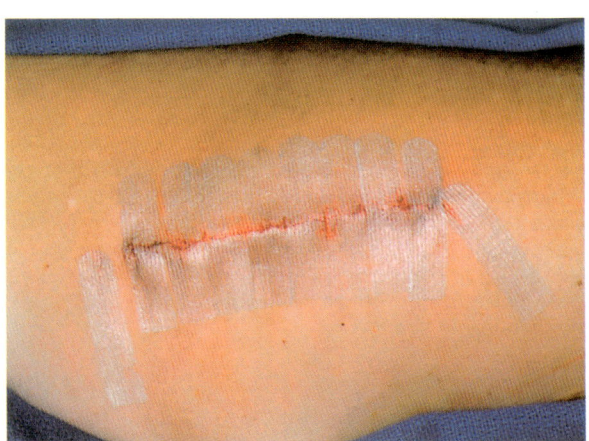
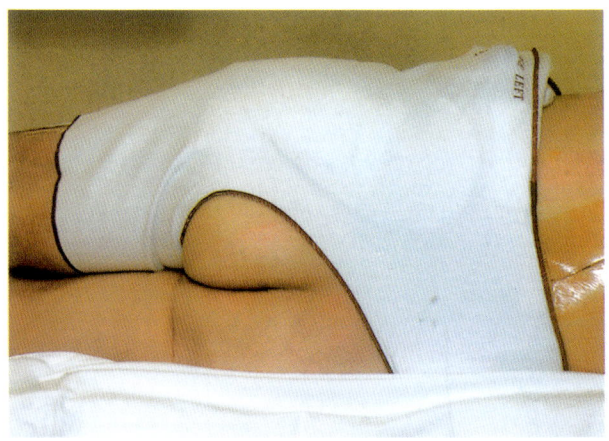

图4-36　皮下缝合关闭伤口。Steri-Strips带覆盖在已缝合的伤口上，从上到下保护皮下缝合。

图4-37　用髋巾保护伤口36h，不必使用胶带贴于皮肤。

参考文献

[1] Berry DJ, Berger RA, Callaghan JJ, et al. Symposium: Minimally invasive total hip arthroplasty. Development, early results, and a critical analysis. J Bone Joint Surg, 2003, 85A: 2235-2246

（高杰　彤涛译　马保安校）

Chapter 5

后路微小切口：髋臼准备与假体植入

Posterior Mini-incision: Acetabular Preparation and Implantation *

---

* 参见 DVD 中"全髋关节置换的后路微创手术（MIS）"

本章将讨论半球杯植入的髋臼准备。依靠现有病变髋臼的解剖进行髋臼假体植入很困难。首先，骨性关节炎的髋臼几何学变异较大。作者的数据显示，髋臼的外倾范围为30°～70°（平均55°）。前倾范围从15°后倾（平均10°）到30°前倾（平均12°）。其次，髋臼前壁有4种不同的解剖构型[1]。计算机辅助导航技术可以解决上述困难（见第7章）。但如果仅手工操作准备髋臼并植入假体，则本章内容将会有所帮助。

● 暴　露

应用后路微小切口时，需通过髋部3个不同的切口来暴露髋臼。

第一切口

第一切口长约6cm，沿大转子后缘切开臀大肌纤维（图5-1）。一个小而弯曲的Homans牵开器置于大转子上，拉开臀大肌前方的纤维。术者的手拉开后方的纤维进而暴露髋后部结构（图5-2）。

切开臀中肌与臀小肌之间的薄筋膜，暴露髋外旋肌群，跨过梨状肌放置长柄2号牵开器于臀中肌深面，牵拉臀中肌向前，显露臀小肌的大转子止点和其顶点的梨状肌肌腱（图5-3）。术者可以观察上自臀小肌和梨状肌下至股方肌之间的髋后部结构（图5-4）。

第二切口

在做第二切口之前，将在第1章内提到的"鸡尾酒"麻醉剂注射到组织内，同时避免注射到坐骨神经上。此切口自股方肌上缘至梨状肌肌腱近端，这样关节囊、小外旋肌群（含梨状肌）共同形成一个组织瓣（图5-5），并从其大转子附丽点切断。这可使后方瓣达到最大，利于髋关节重建后的后部缝合。创建这个皮瓣，还同时切开了髋关节环状韧带，此韧带跨过股骨颈，在股骨头下缘的远端。操作时，可以用Bovie电刀尖在股方肌深面，贴着股骨颈的骨面切开。通常，切环状韧带时会听到弹响声。一旦这些组织切开后，髋关节就很容易脱位了。

髋关节脱位后，2号牵开器保留在切口上方，部分暴露股骨颈。4号牵开器从股骨颈下方绕过，其远端牵开股方肌，保护其免受摆锯损伤。股骨颈得以

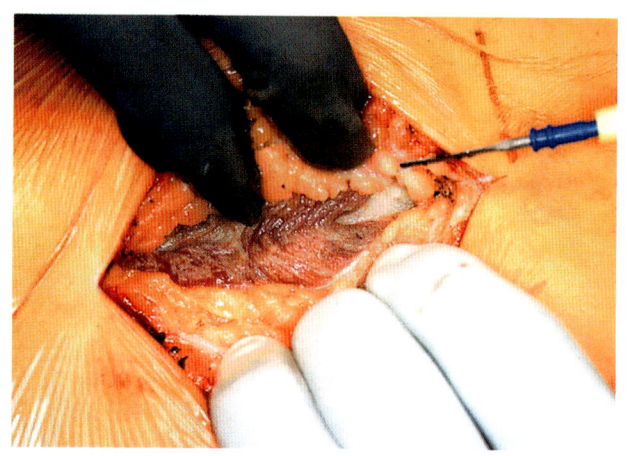

图5-1　后路微小切口入路有3个髋部组织切口，其中第一个是沿大转子后缘切开臀大肌纤维。

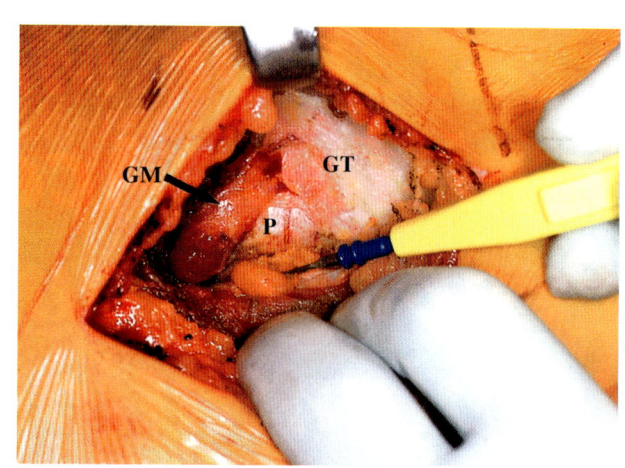

图5-2　术者的手指拉开切口后方的臀大肌切缘，手指上方的1号牵开器牵开切口前缘，牵开器放置在大转子（GT）顶端。臀中肌（GM）抵止于大转子，梨状肌（P）肌腱位于臀中肌深面。

充分暴露至股骨头下缘，这样可以在所需要的平面截骨，以重建正常患肢的长度与偏心距（图5-6）。截骨平面应在术前确定（见第2章）。3号牵开器如截骨时需要，可以用来保护皮肤边缘不被锯伤。摆锯切割的方向应该倾向头侧并由后向前，这样一个倾斜的角度能保留股骨颈的足够长度，以便以后8号（"颌形"）牵开器放于其下做股骨侧的准备。截骨后的股骨头，可用Lewin钳咬紧取出（图5-7），或用取头器旋出。通常头上会连带有部分外侧关节囊，取出前要用刀切断（图5-8）。取出股骨头后，在髋臼后上缘髋臼唇和关节囊之间放置4号牵开器，从髋臼后方骨壁上牵拉后方关节囊，以去除髋臼唇。

5号（"蛇形"）牵开器放置在髂骨前上方，从髋

第 5 章 后路微小切口：髋臼准备与假体植入

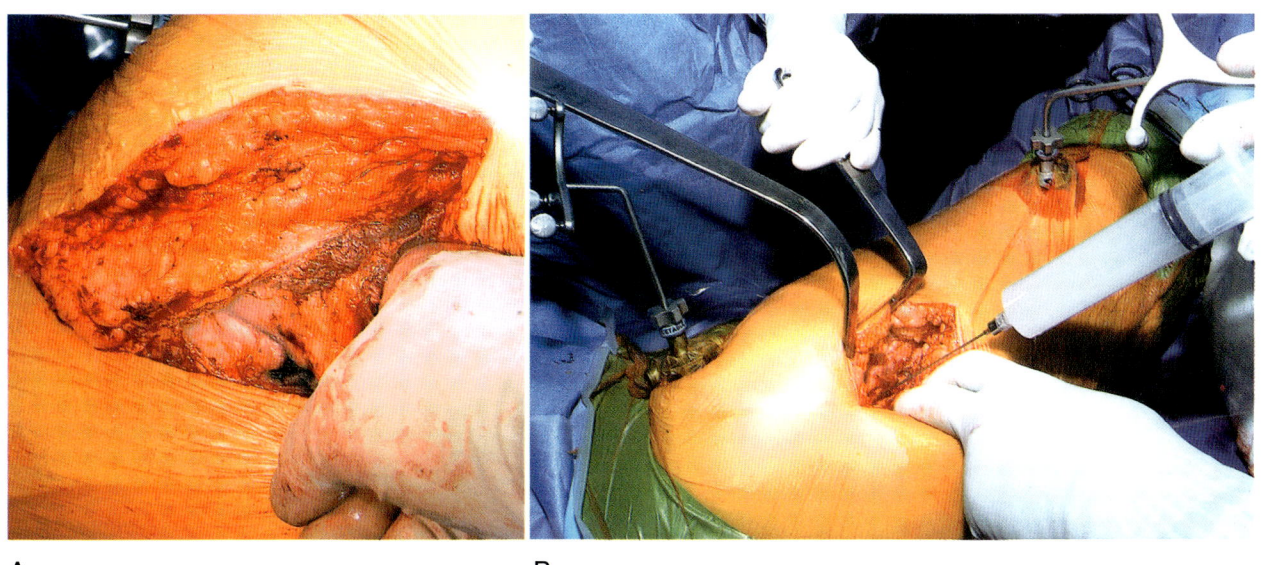

A   B

图 5-3　A. 术者手指在梨状肌、臀中肌之间分离，以放置 2 号牵开器，牵开臀中肌肌腱显露臀小肌和梨状肌。小外旋肌邻近术者手指下方，臀大肌的切缘位于手指上方。此图拍自长切口，借以显示这一操作。B. 2 号牵开器为长柄，位于切口左缘，邻近计算机天线。1 号牵开器跨过大转子尖。麻醉剂注入后方组织中，用这两个牵开器即便是小切口也可以将髋关节后方结构显示清楚。

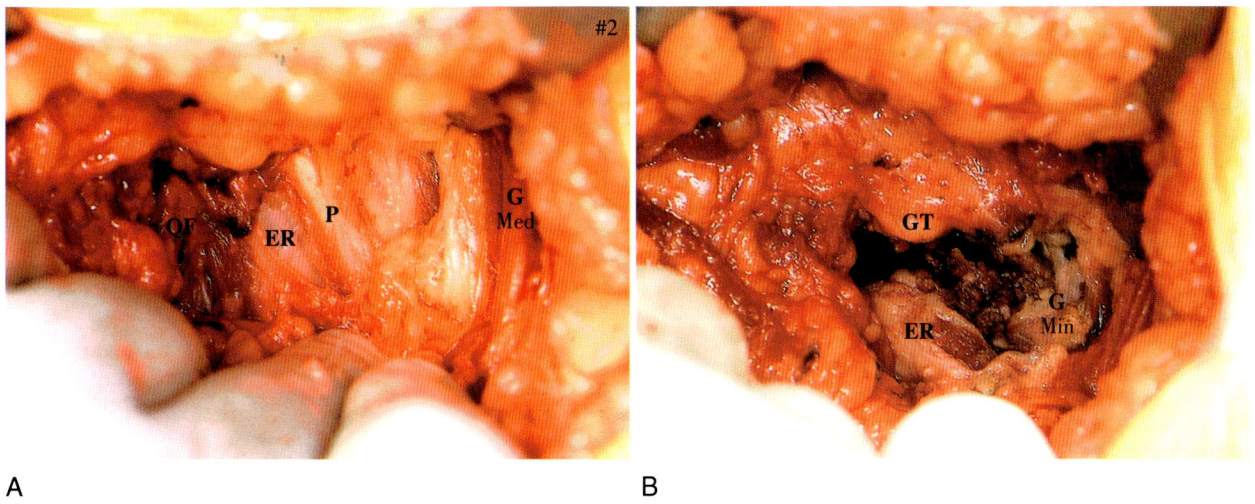

A   B

图 5-4　A. 通过微小切口对髋部后方组织进行近距离观察。右上方 2 号牵开器牵开臀中肌（GMed）。臀中肌、梨状肌（P）之间是臀小肌。ER = 外旋肌，QF = 股方肌。B. 同图 A，臀小肌（GMin）、外旋肌已切开，切开的肌肉下方的关节囊不能显示。右角 2 号牵开器牵开臀中肌。GT = 大转子。

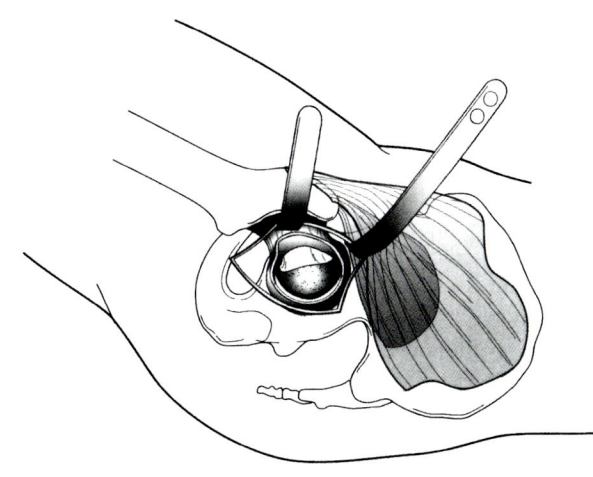

图 5-5　显示关节囊切口，但未将关节囊切除。形成前后瓣。放置 1、2 号牵开器显示关节囊切口。

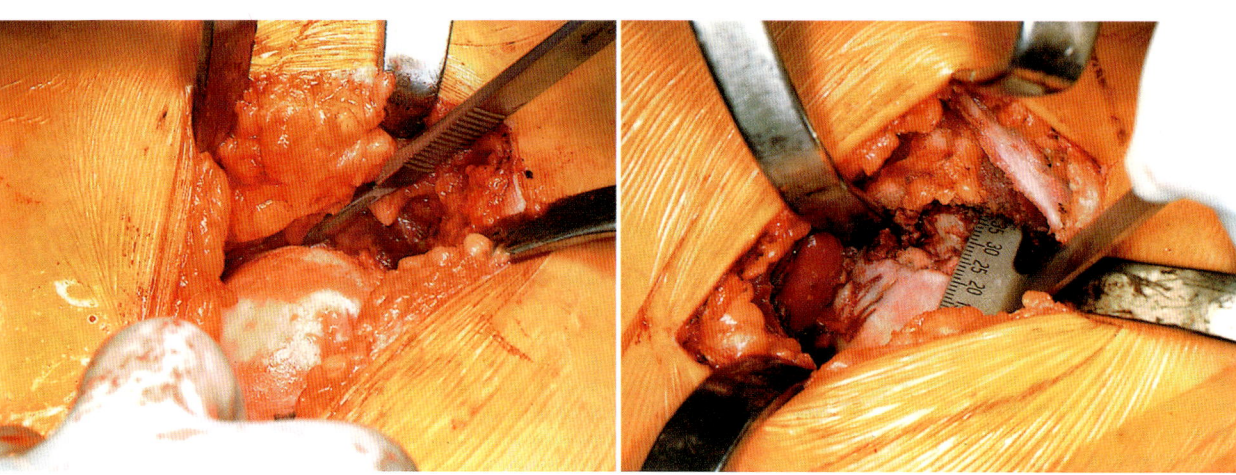

图5-6　A. 在颈部切开关节囊纤维,暴露股骨颈。手术刀远端可见股方肌。4号牵开器围绕股骨颈。手术刀上方的1号牵开器在大转子上方,左内侧2号牵开器牵开臀中肌肌腱。B. 用尺子测量股骨头下股骨颈截骨平面。尺子远端对准股方肌,4号牵开器位于股骨颈内侧,2号牵开器在股骨颈的上方,左下方牵开器只是为了增加暴露之用。

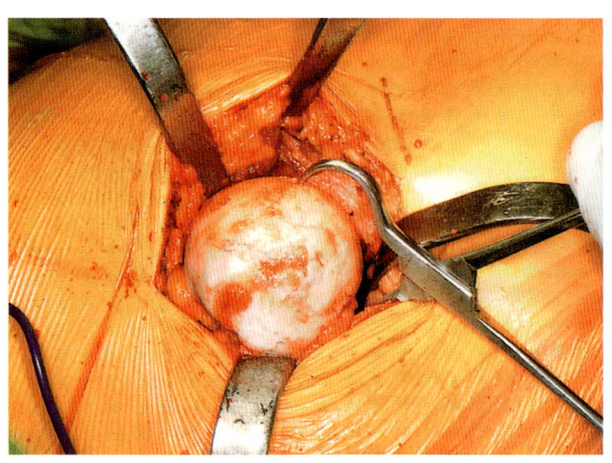

图5-7　Lewin钳夹住股骨头并旋出切口。

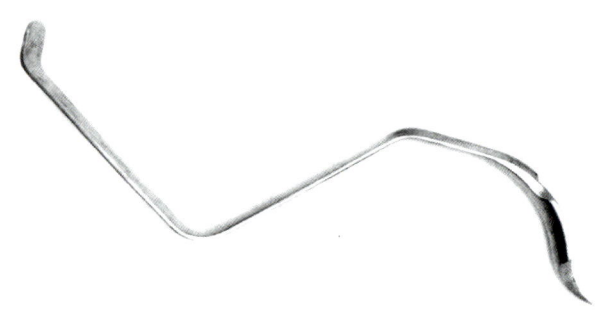

图5-9　5号("蛇形")牵开器,其特殊的形状用以从髋臼前方拉开大转子,牵开器尖端插入坐骨。

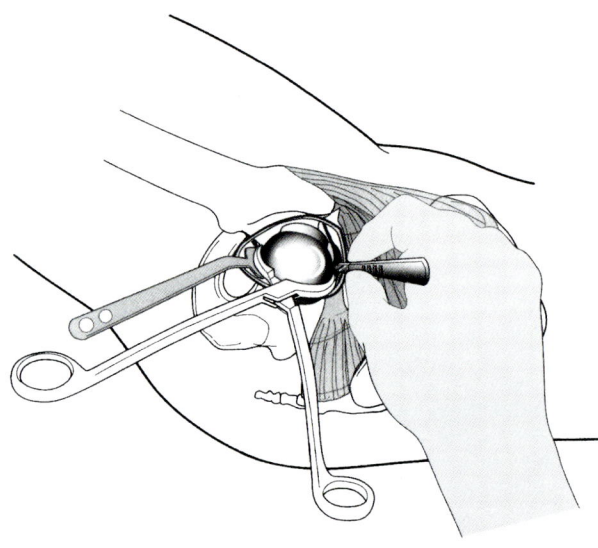

图5-8　Lewin钳夹住股骨头,手术刀切断股骨颈后方的关节囊,使得股骨头得以取出。

臼将股骨向前牵开(5a牵开器,图5-9)。从前方关节囊插入牵开器,正好位于髂前下棘外侧(前方)。由于关节炎病变,前关节囊有时会增厚,插入时在5号牵开器与髋臼壁之间形成一个关节囊的皱褶(图5-10)。这样会影响打磨髋臼的操作,所以要沿髋臼骨缘切开前关节囊的附着,从切口处再次放置牵开器,全部前上关节囊连同股骨一起拉开,充分暴露髋臼的前上部骨壁(图5-11)。通过后方4号、前方5号牵开器的牵拉,股骨被拉到髋臼前方,髋臼将一览无余。当然,顶住髋臼前壁(相对于髂骨侧5a牵开器),股骨也能用5b牵开器牵开(图5-12)。5b牵开器有一定的曲率半径,利于向前牵拉股骨。使用5a或5b取决于术者的喜好。

第 5 章 后路微小切口：髋臼准备与假体植入

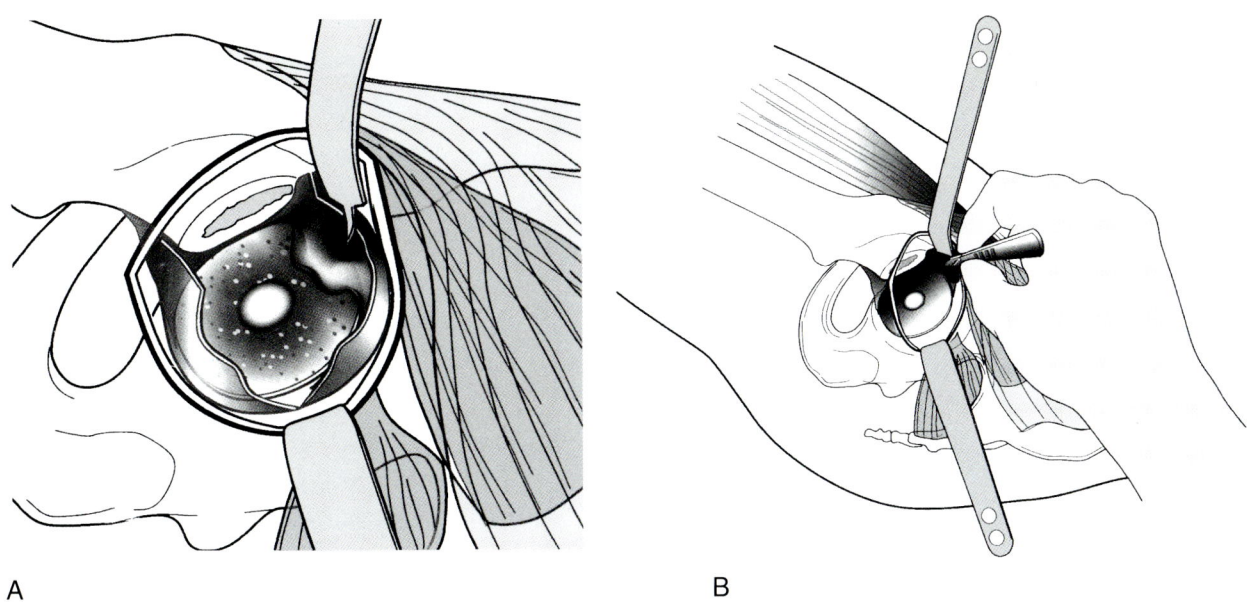

A   B

图 5-10　A."蛇形"牵开器尖插入坐骨，关节囊瓣盖住髋臼前上方妨碍了整个髋臼的暴露。B. 切开这部分悬于其上的关节囊，使"蛇形"牵开器能放入，从髋臼拉开关节囊。

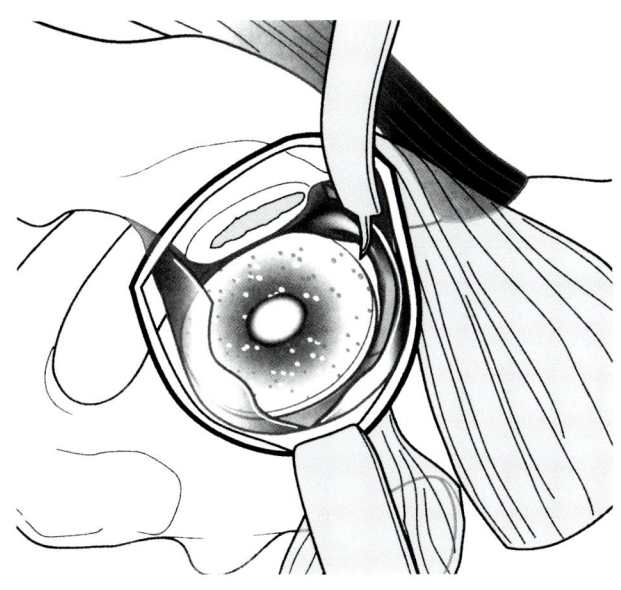

图 5-11　4号牵开器拉开后上方关节囊，5号拉开前上方关节囊，暴露髋臼上方，5号牵开器顶住大转子，将股骨拉到髋臼前方。

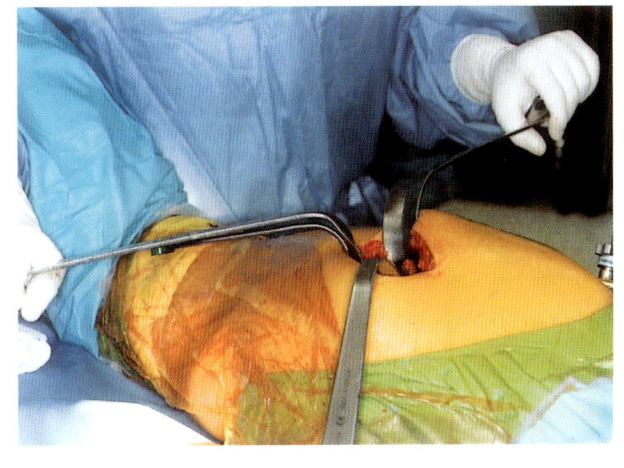

图 5-12　还可选用弯曲的5b牵开器，向前牵开股骨并同时拉开前关节囊。5b牵开器位于伤口前方，4号位于后方(底部)，7号在切口远端。5b牵开器可放在髂骨上或顶在髋臼前壁上。将股骨和关节囊牵向前方。放置牵开器顶住髋臼前壁有造成髋臼前壁骨折的危险。其尖端可以刺穿髋臼前壁，妨碍打磨髋臼，还可能损伤股神经。

第三切口

髋部组织的第三切口通过关节囊的内侧（侧卧位时指的是下方关节囊）。通过在关节囊和外斜肌之间放置6号牵开器暴露关节囊，并保护旋股内侧动、静脉（图5-13）。关节囊切口起自髋臼横韧带至髋臼切迹缘的皮质骨（前后位X线片上的"泪滴"点）。一旦切口完成，分别在内侧切缘、前方关节囊、臀小肌上方注射第1章所述的混合麻醉剂（"鸡尾酒"），切开前，在向后关节囊注射时应注意不要刺入或靠近坐骨神经。皮下及臀大肌切缘也要注药。

取出6号牵开器，患肢从内旋屈曲位改为平放于手术床上或轻度内旋置足于Mayo架（图5-14）。切记是取出牵开器后再改变体位，以免活动肢体时将坐骨神经夹伤。7号牵开器的尖端顶到髋臼切迹的皮质骨上，桨部放在坐骨，牵开后关节囊，保护坐骨神经（图5-15）。这一牵开器带有光纤光源，

· 77 ·

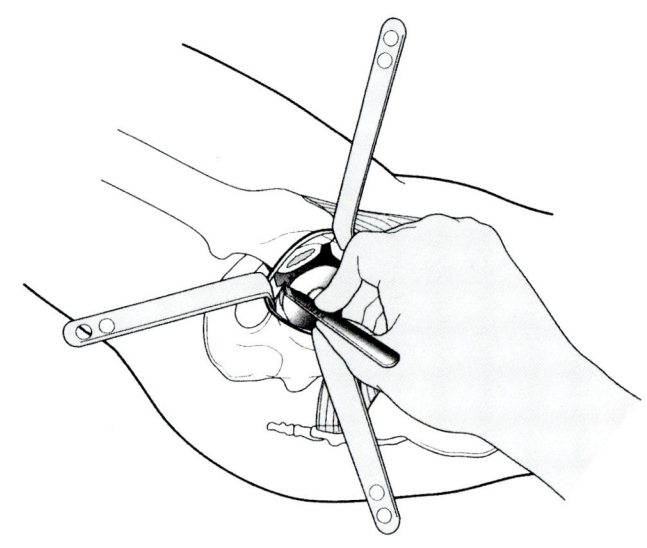

图5-13 内侧的关节囊已切开，6号牵开器在其后方，牵开外斜肌(旋股内侧动、静脉走行于此)。如此切开关节囊易于将股骨牵向髋臼前方而不会增加后方结构包括坐骨神经的张力。5号牵开器见于术者手的上方，4号位于术者拇指下。

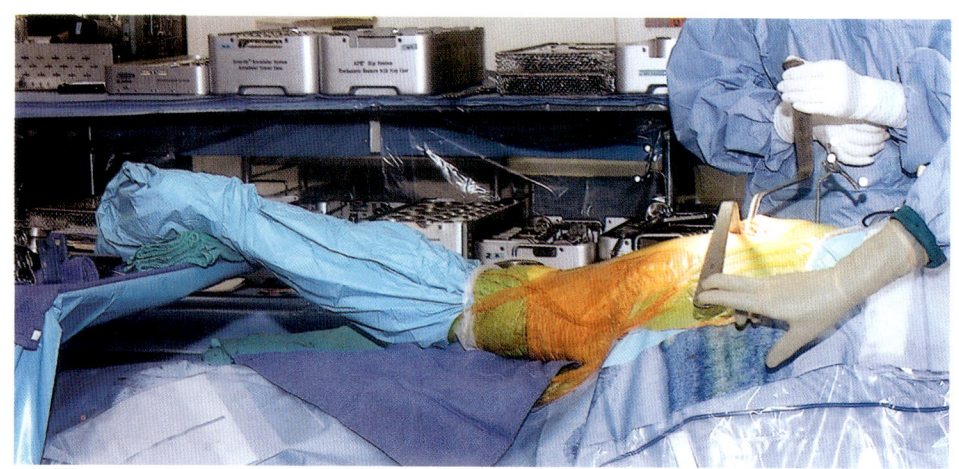

图5-14 患肢伸直，足放在Mayo架上置于另一侧肢体的上面。这一体位利于将股骨牵开到髋臼前方。图示的4、5号牵开器用来暴露髋臼。

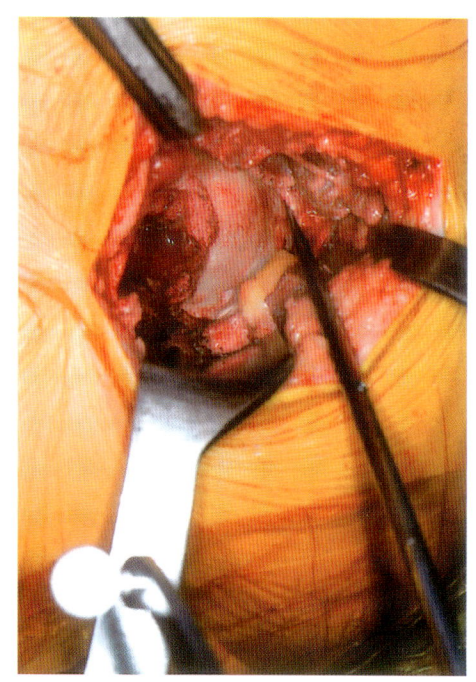

图5-15 7号牵开器(位于切口下方)良好暴露了髋臼。尖部顶到髋臼切迹的皮质骨。基部位于坐骨，关节囊和坐骨神经位于其后面。4号牵开器在切口的右上方。5号牵开器位于左上方。计算机导航系统的金属探头触及髋臼。

牵开完全时能提高髋臼的可视度（4号牵开器在后上，5号在前上，7号在内后方）。切除其枕状部分以显露髋臼切迹的皮质骨。除非髋臼先天性发育不良，否则，不进行此操作将影响打磨髋臼（图5-16）暴露髋臼内壁皮质骨也有利于将骨壁在计算机上标识，这样术者就能够利用相关信息在打磨时确定何时到达髋臼内壁（见第7章）。

● 骨性髋关节炎的髋臼准备与假体植入

打 磨

应用模板法在术前确定髋臼大小（见第2章），打磨时就更加快捷有效。尽管髋臼尺寸在X线片上测量只是一个估计，有时与实际大小有误差，但通常只有2mm的差异。器械准备技师常根据上述测量的大小准备扩孔钻。常用3种磨头：第一是小于臼杯直径3mm的；第二是小于2mm的；第三是小于1mm的。应用这3种磨头可以帮助确保髋臼磨成半球形而不是偏心的。

第一个磨头横向插入，打磨髋臼边缘。它的尺寸刚好不触及前后壁，可以在两壁之间的空间里向中心打磨，而不磨损侧壁（图5-17）。

第二个磨头用来完善内壁磨削、打磨前后壁，并使臼的上方形成半球形（图5-18）。如果使用计算机导航，引导器应与磨头相连，以便术者了解何时磨到髋臼内壁，并保证形成半球形，而不发生偏心的情况。如徒手操作，无计算机辅助，使用"半磨头"能更好地观察术野内的磨头和髋臼情况（图5-19）。微小切口技术中使用全磨头限制了对骨性髋臼内磨头的观察，更容易发生磨头偏前或偏后造成的偏心现象（图5-20）。当做标准切口时，就不会发生磨头阻碍视野的情况。

第三个磨头可完全打磨出半球形骨性髋臼。经微小切口时，此磨头必须成角，而传统的切口则可采用直的磨头（图5-21）。直磨头紧靠微小切口远侧缘，常顶在髋臼上壁，可磨去骨性髋臼的上缘（图

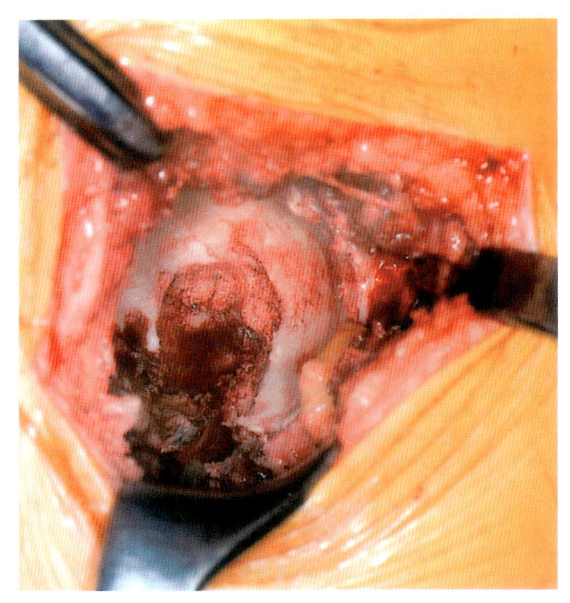

图5-16 沿髋臼切迹皮质骨旁去除突起的骨赘。4、5、7号牵开器放置于位，暴露整个髋臼。

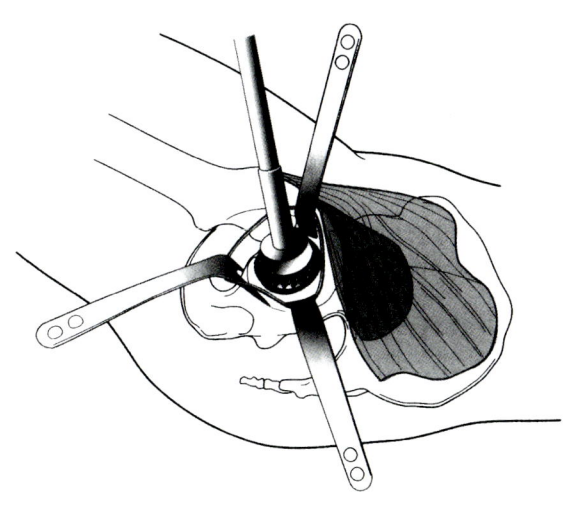

A

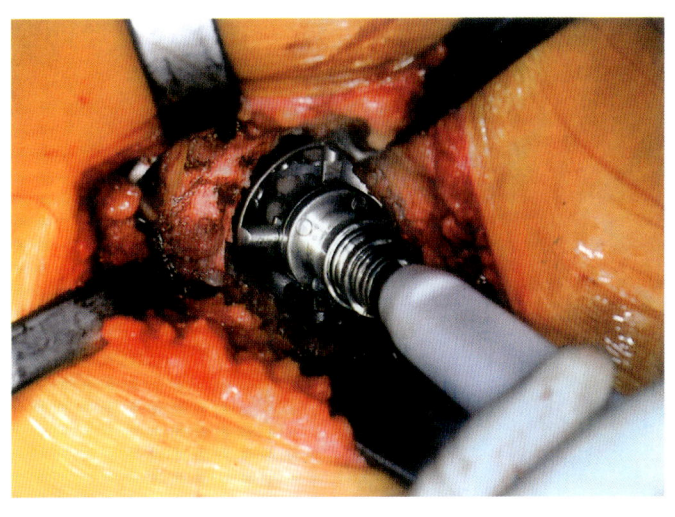

B

图5-17 A. 横向直接进入髋臼开始打磨。B. 髋臼锉横向进入髋臼打磨髋臼边缘，直到髋臼切迹的骨皮质。其直径比预计使用的试验性髋臼杯小2号。

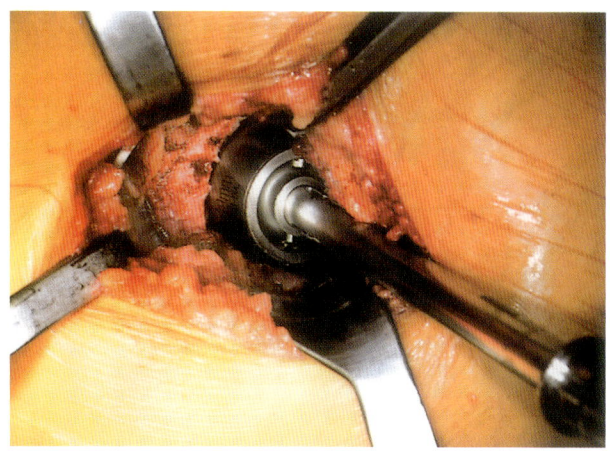

图5-18 第2个髋臼锉斜着进入髋臼,避免其手柄对伤口远端造成额外的压力。如髋臼锉直向放置,伤口远端的张力传递到锉的上缘,使得髋臼上壁过多磨损。髋臼锉接触髋臼的环形周边,开始形成臼杯所需的半球形。

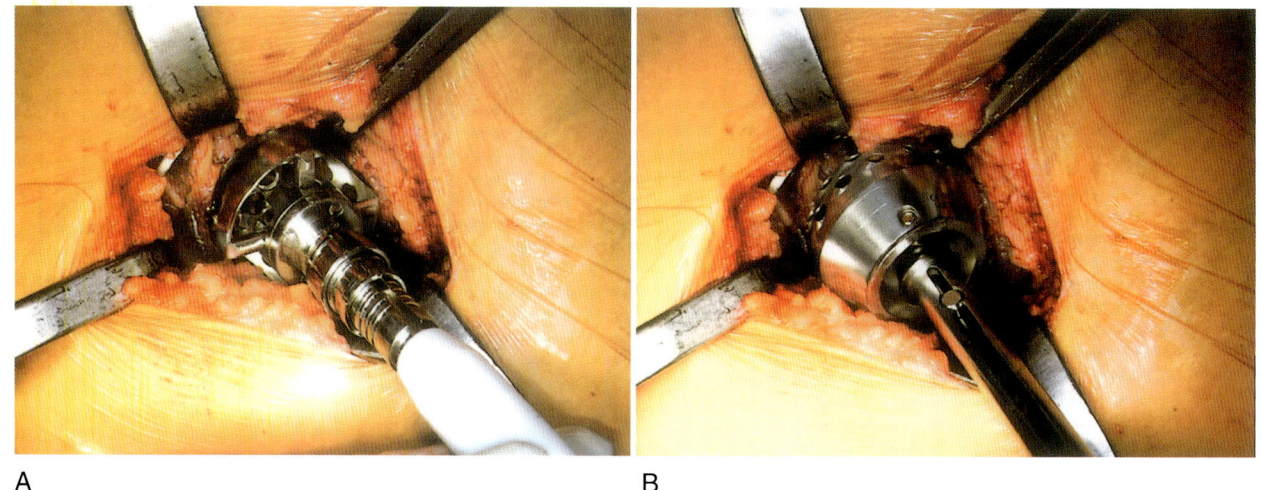

A   B

图5-19 A. 小号的半髋臼锉较好,因为其易于插入伤口同时仍能观察伤口内情况。B. 如果插入全髋臼锉就比较困难。

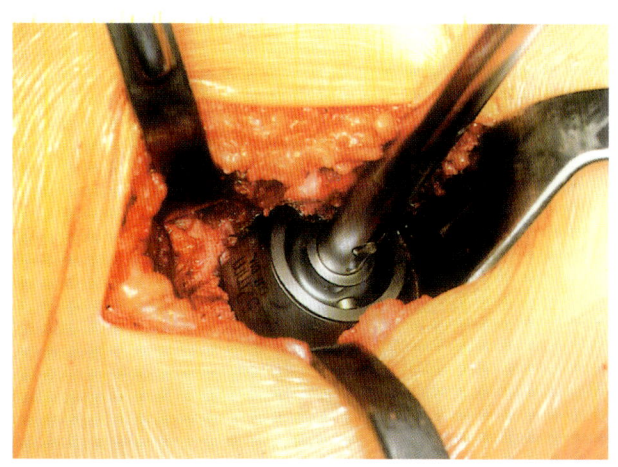

图5-20 全髋臼锉阻断部分髋臼前壁及下壁的视野,不如半髋臼锉那样容易控制打磨方向。

牵开完全时能提高髋臼的可视度（4号牵开器在后上，5号在前上，7号在内后方）。切除其枕状部分以显露髋臼切迹的皮质骨。除非髋臼先天性发育不良，否则，不进行此操作将影响打磨髋臼（图5-16）暴露髋臼内壁皮质骨也有利于将骨壁在计算机上标识，这样术者就能够利用相关信息在打磨时确定何时到达髋臼内壁（见第7章）。

●骨性髋关节炎的髋臼准备与假体植入

打 磨

应用模板法在术前确定髋臼大小（见第2章），打磨时就更加快捷有效。尽管髋臼尺寸在X线片上测量只是一个估计，有时与实际大小有误差，但通常只有2mm的差异。器械准备技师常根据上述测量的大小准备扩孔钻。常用3种磨头：第一是小于臼杯直径3mm的；第二是小于2mm的；第三是小于1mm的。应用这3种磨头可以帮助确保髋臼磨成半球形而不是偏心的。

第一个磨头横向插入，打磨髋臼边缘。它的尺寸刚好不触及前后壁，可以在两壁之间的空间里向中心打磨，而不磨损侧壁（图5-17）。

第二个磨头用来完善内壁磨削、打磨前后壁，并使臼的上方形成半球形（图5-18）。如果使用计算机导航，引导器应与磨头相连，以便术者了解何时磨到髋臼内壁，并保证形成半球形，而不发生偏心的情况。如徒手操作，无计算机辅助，使用"半磨头"能更好地观察术野内的磨头和髋臼情况（图5-19）。微小切口技术中使用全磨头限制了对骨性髋臼内磨头的观察，更容易发生磨头偏前或偏后造成的偏心现象（图5-20）。当做标准切口时，就不会发生磨头阻碍视野的情况。

第三个磨头可完全打磨出半球形骨性髋臼。经微小切口时，此磨头必须成角，而传统的切口则可采用直的磨头（图5-21）。直磨头紧靠微小切口远侧缘，常顶在髋臼上壁，可磨去骨性髋臼的上缘（图

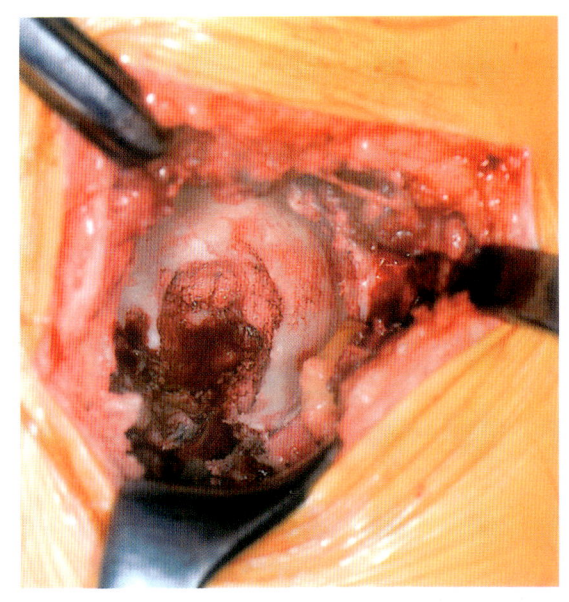

图5-16 沿髋臼切迹皮质骨旁去除突起的骨赘。4、5、7号牵开器放置于位，暴露整个髋臼。

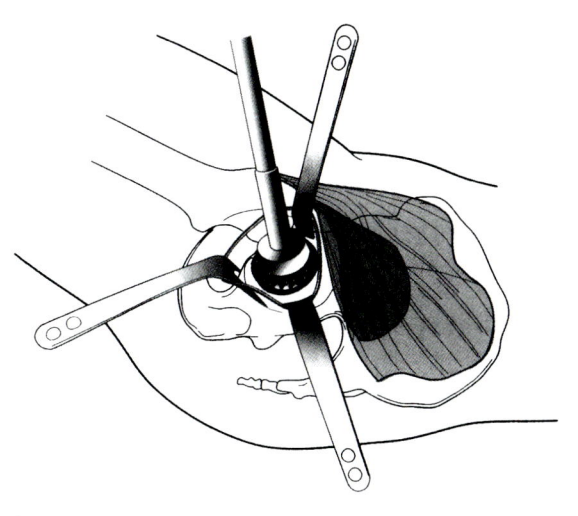
A

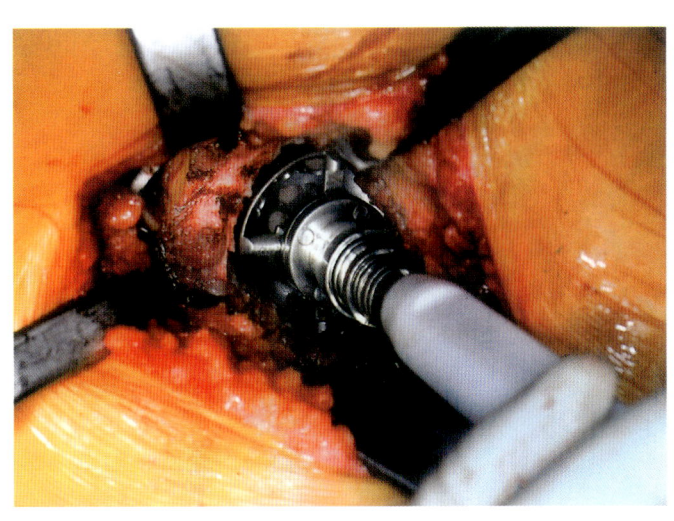
B

图5-17 A.横向直接进入髋臼开始打磨。B.髋臼锉横向进入髋臼打磨髋臼边缘，直到髋臼切迹的骨皮质。其直径比预计使用的试验性髋臼杯小2号。

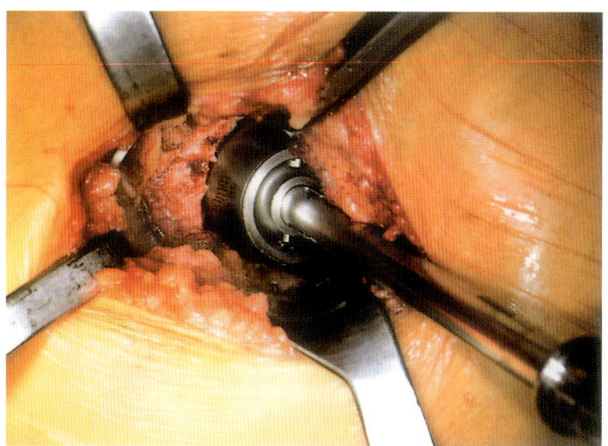

图5-18 第2个髋臼锉斜着进入髋臼,避免其手柄对伤口远端造成额外的压力。如髋臼锉直向放置,伤口远端的张力传递到锉的上缘,使得髋臼上壁过多磨损。髋臼锉接触髋臼的环形周边,开始形成臼杯所需的半球形。

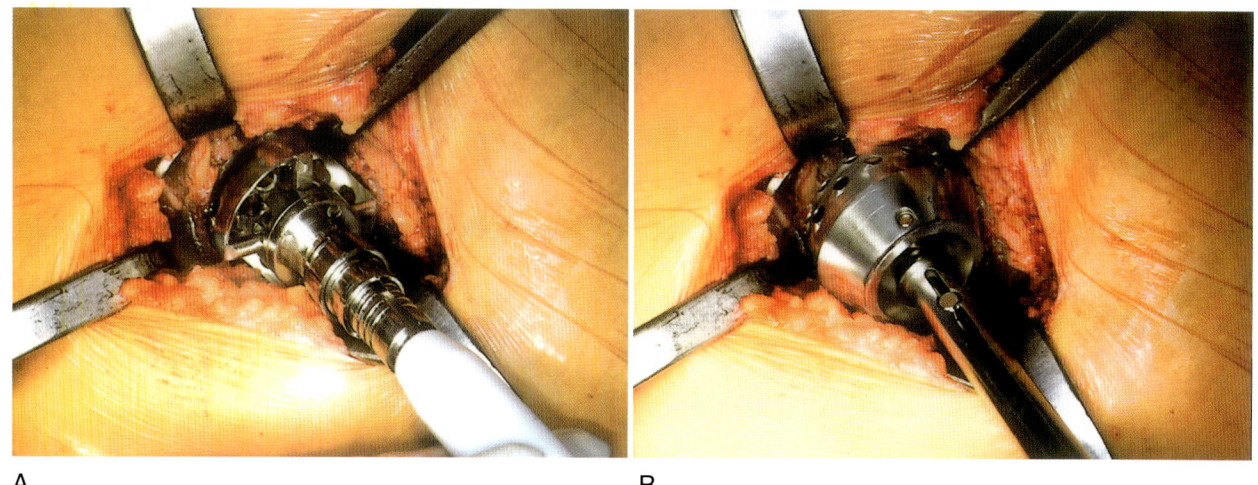

A   B

图5-19 A. 小号的半髋臼锉较好,因为其易于插入伤口同时仍能观察伤口内情况。B. 如果插入全髋臼锉就比较困难。

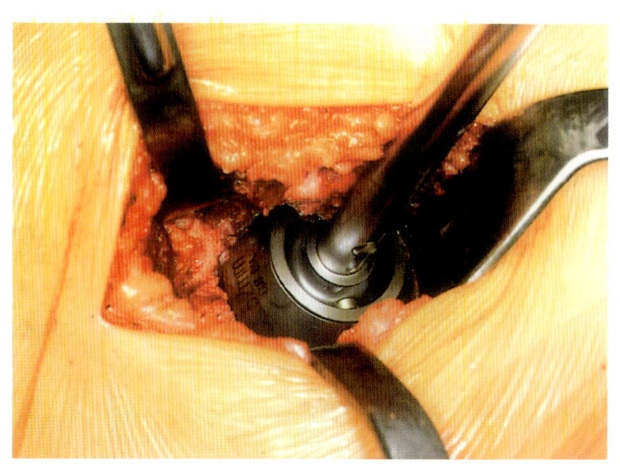

图5-20 全髋臼锉阻断部分髋臼前壁及下壁的视野,不如半髋臼锉那样容易控制打磨方向。

第 5 章 后路微小切口：髋臼准备与假体植入

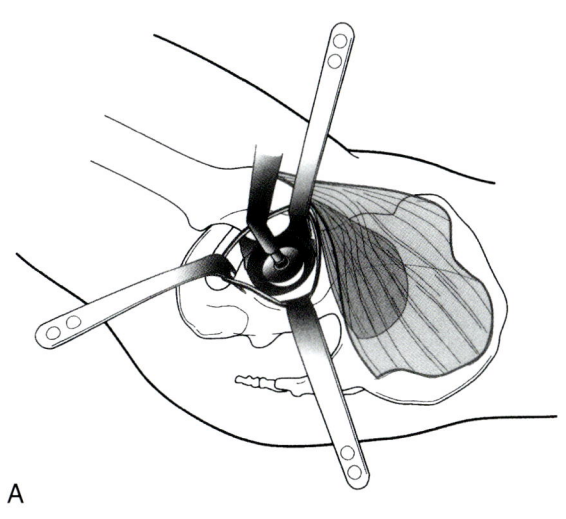
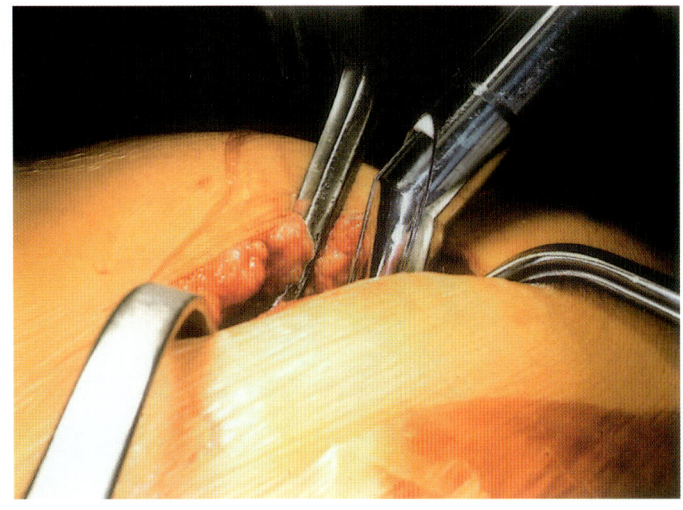
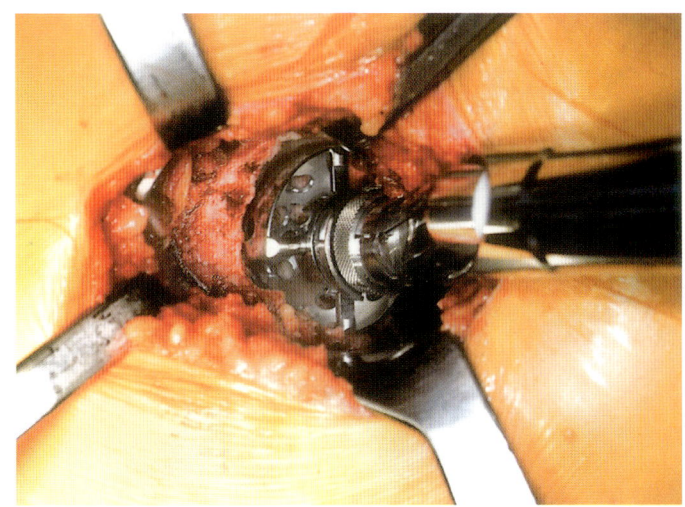

图 5-21 A. 弯曲的髋臼锉有不会在小切口的边缘造成摩擦的优点。B. 其进入角度不会使其与皮肤接触，打磨时不造成皮肤上的撞击。C. 成角的髋臼锉可以在直接插入髋臼的同时保持整个髋臼壁的视野，提高打磨的准确性，保证形成半球形骨床。

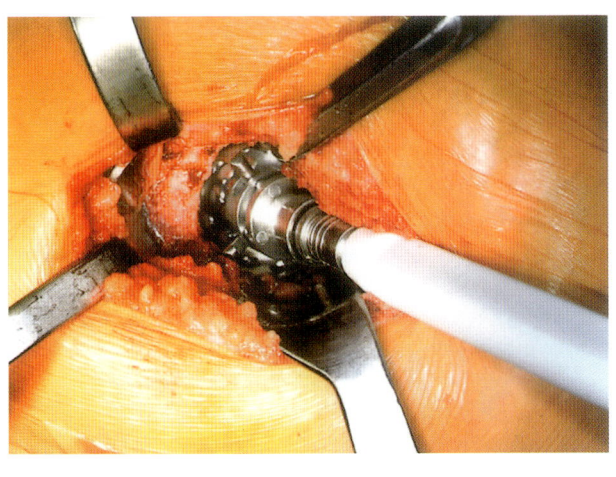

图 5-22 用直柄髋臼锉完成半球形髋臼的打磨，其柄必须顶住伤口远端，如果手柄按图示向下推顶皮肤，就有将髋臼上壁磨掉的危险。部分上壁磨去处可见到锉的上缘。不要使用这一技术。

5-22）。再者，由于手柄引起的组织压力，不可能维持直磨头始终指向中心并在正确的前倾位。

置入试验性臼杯

作者推荐使用试验性臼杯，有些外科医生喜欢打磨髋臼后直接植入非水泥臼杯。但从作者的经验来看，这样存在使用错误型号假体的危险，如假体植入过松或型号过大而发生侧移（图 5-23）。考虑到使植入假体具有良好的适应性对舒适度和耐久性均很重要，使用试验性臼杯所花的时间也就微不

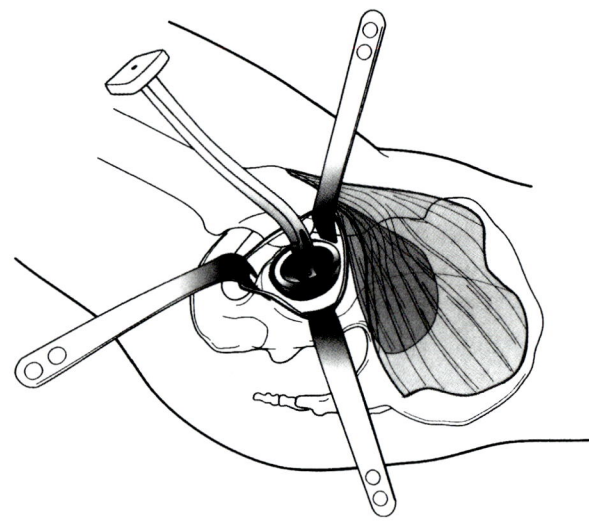

图 5-23 髋臼杯与髋臼不够匹配。髋臼过度打磨造成前壁磨失。为了获得白杯的稳定性,可选择较大的白杯。过大的白杯外移,可导致肢体过长、偏心距增加,以及撞击引起的疼痛。

足道了。在良好匹配的情况下,试验性白杯的顶应顶在髋臼内壁,前方边缘则刚好低于骨缘。通过白杯上的孔可以看到白杯位于骨的内侧及边缘。如果可能,白杯前缘最好低于骨壁前缘,以免术后因其刺激髂腰肌肌腱引起腹股沟痛。

应用计算机导航技术,在打磨髋臼前就应明确髋臼的尺寸,这样就可以选择恰当尺寸的髋臼锉。如果不用该技术,髋臼尺寸可以通过髋臼锉切削的骨量及试验性白杯的型号来确定。如果试验性白杯过松而且插入时易于转动,应使用大一号的白杯。相反,如果太紧,髋臼锉应大一号,以达到完好的匹配(图 5-24)。当需要继续用大一号髋臼锉打磨时,术者应格外小心,确定髋臼骨床为半球形、同心圆,前后骨壁没有磨穿。最常见的错误是前壁磨得太多,这样试验性白杯不能达到紧密压配。此时,术者要考虑是用此型号的白杯加用螺钉还是再磨大一号使之达到良好的压配。如果前壁磨穿最好是用前一种方法。

白杯后上缘通常可以高出骨缘 2～4mm。这样白杯就不会太垂直(图 5-25、5-26)。作者的研究表明骨性髋臼平均外倾为 55°,D'Antonio 及其同事研究显示平均为 60°[1]。然而,白杯完全填充于上方骨壁内时,此角度常常超过 50°的倾斜。这不是减少磨损的最佳位置,且增加了假体脱位的危险。如果假体略高出后上方骨壁缘,其倾斜角为 40°～45°,则更为理想(图 5-27)。

白杯的前上缘应于骨缘齐平,或刚刚为其覆盖(图 5-28)。这样对于避免金属股骨颈在屈曲位尤其是大于 90°屈曲伴股骨内旋时与白杯边缘碰撞十分重要。

白杯后缘常低于坐骨,如果后缘与坐骨齐平,则说明髋臼旋转中心没有得到重建,或者白杯过度前倾(图 5-26)。

重建旋转中心与确定正确的前倾有一个好的

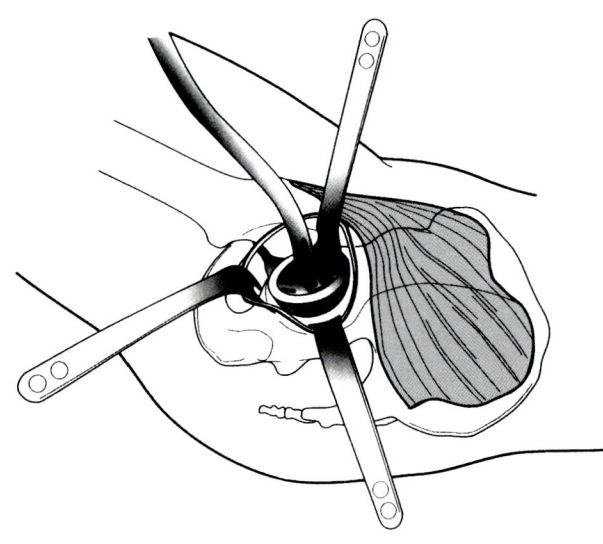

图 5-24 试验性白杯用以确定髋臼杯匹配的稳定性。插入弯曲的手柄可以避免伤口远端的边缘将白杯顶向垂直的位置。如试验杯不与髋臼匹配,则会在边缘有间隙或很易取出,说明白杯的大小不合适。

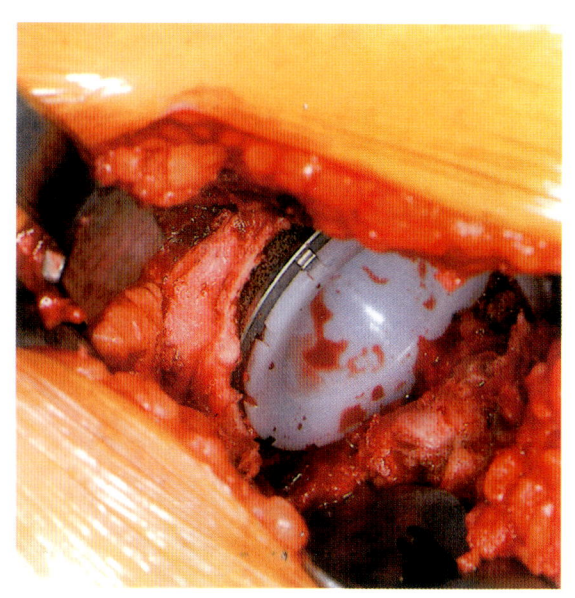

图 5-25 白杯后上缘有 2～4mm 可无骨覆盖,此确保白杯没有过度垂直放置。

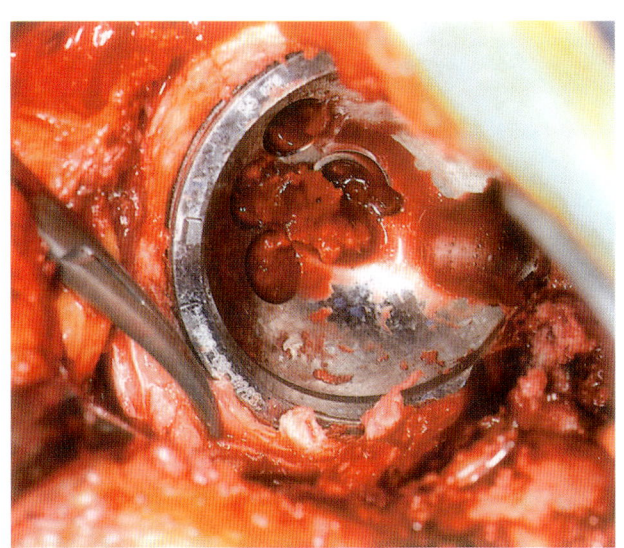

图5-26 放置髋臼杯,其后上缘突出骨外,后下缘低于坐骨尖(图中扁桃体钳所指)。这样白杯既没有过度向外也没有过度垂直。

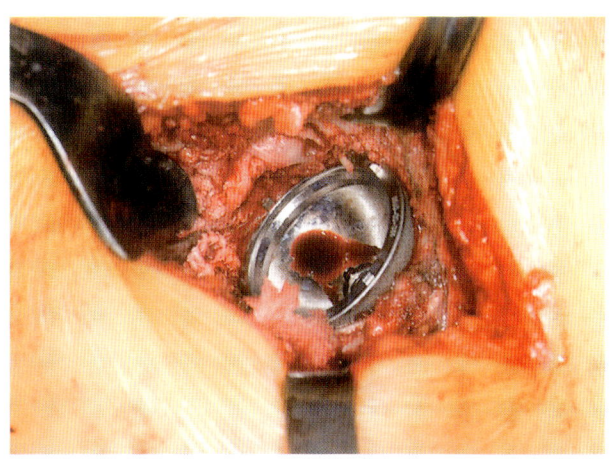

图5-27 通过暴露白杯后上缘确定这个白杯的外倾角为40°~45°,前上缘低于前骨缘。白杯内下缘在髋臼切迹皮质骨的水平。手术中观察到这些说明白杯没有过度垂直,前倾良好,并提供了接近正常的髋臼旋转中心。这一白杯的位置也为股骨头在髋臼内衬内提供了良好的接触区。

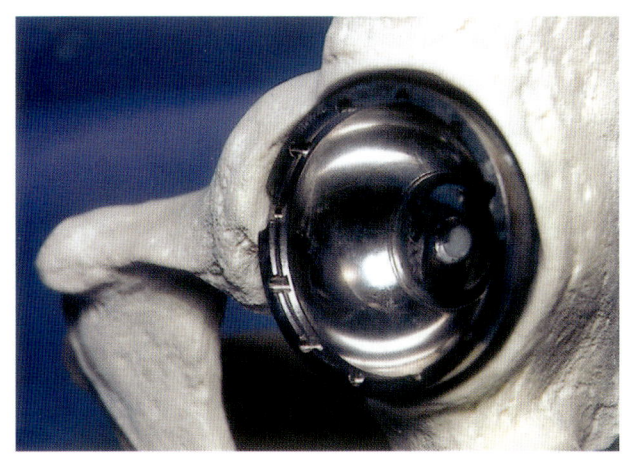

图5-28 模型骨上的髋臼杯显示其前上缘正低于前方骨缘,前内缘低于耻骨,通常白杯前缘整个都有骨的覆盖,这样髂腰肌肌腱就不会与之摩擦。

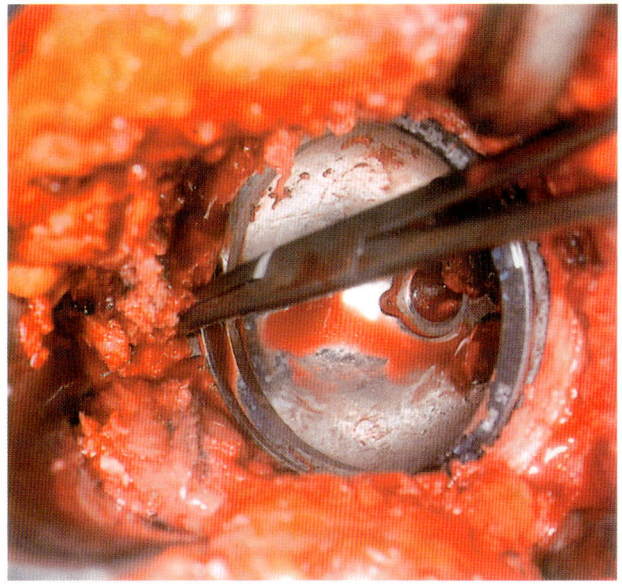

图5-29 术中显示图中扁桃体钳所指白杯前内缘低于耻骨。白杯边缘在耻骨结节边缘下5mm。

标志,即白杯的前内缘低于耻骨结节可扪及缘5mm(图5-29,见图5-28)。如果白杯的边缘不超过髋臼切迹皮质骨外2mm(图5-30),白杯的前内角低于耻骨结节3mm。前上缘与前上方骨缘持平或略低,后上缘高出骨缘不超过3mm,则表明白杯的位置正确且可获得满意保护。白杯前缘不要与髋臼前壁相连,但要与髋臼前上缘和耻骨结节前方相连续。

白杯在X线片上显示其内下缘位于坐骨与耻骨之间,无外移,根据髋臼解剖可能有内移(图5-31)。在X线片上,髋臼有3种三角形的解剖几何形态:①等腰三角形,无厚的内壁,常见于妇女,此型髋臼解剖,杯可内移或正在Köhler线外(图5-32)。②扩展的三角形,厚内壁(厚"泪滴"),杯内侧未达Köhler线(图5-33)。此型常见于男性。③直角三角

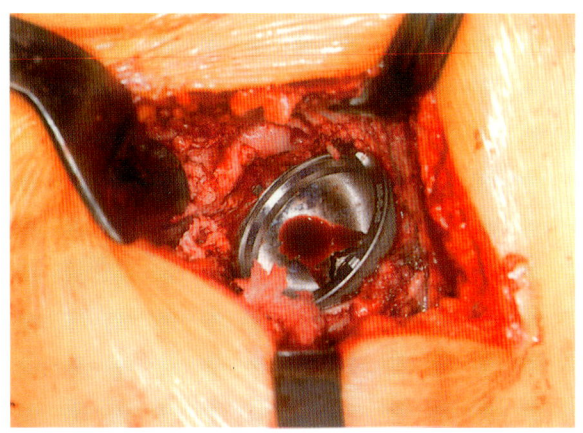

图 5-30　4号牵开器位于伤口下方，5号在右上方，7号在左侧，良好显示髋臼，臼杯位置满意。

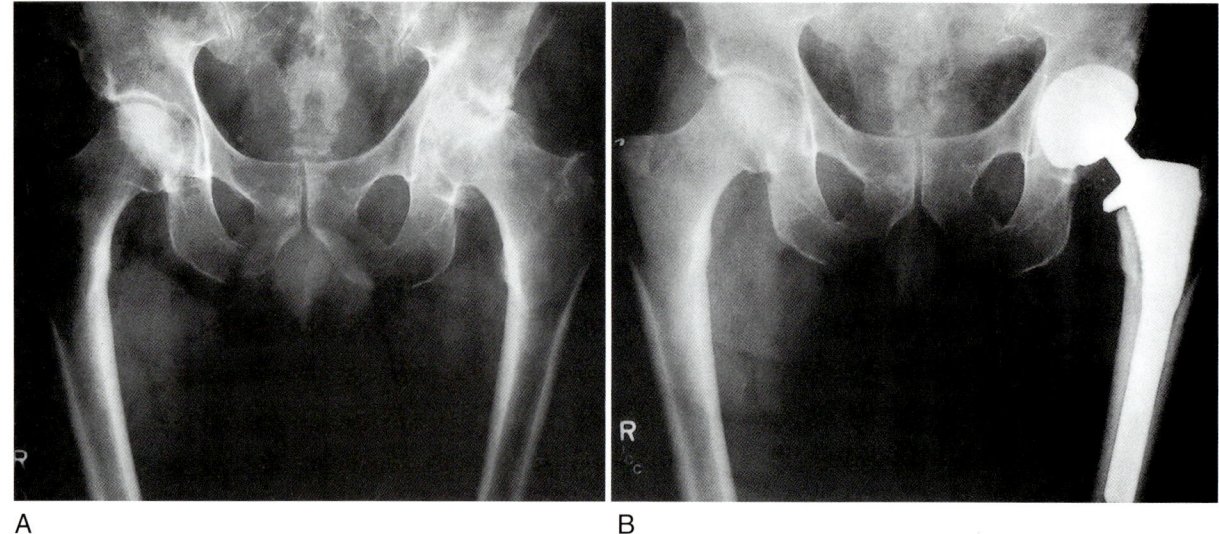

图 5-31　A. 术前X线片示左侧髋关节骨性关节炎以及在耻骨、坐骨之间的髋臼横韧带处的骨赘。B. 术后片，骨赘切除，髋臼杯位置良好，其内下缘位于耻骨、坐骨之间的髋臼切迹皮质骨线上。

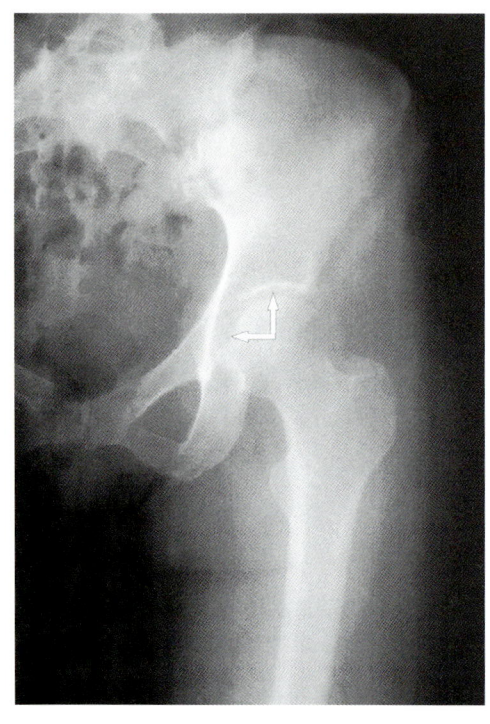

图 5-32　等腰三角形髋臼。其边壁基本等于 Köhler 线。在这些髋关节中臼杯内壁在 X 线片上将与 Köhler 线交叉，箭头指向股骨头上等腰三角形的透亮区和薄的内壁。等腰三角形髋臼最多见于妇女。

第 5 章 后路微小切口：髋臼准备与假体植入

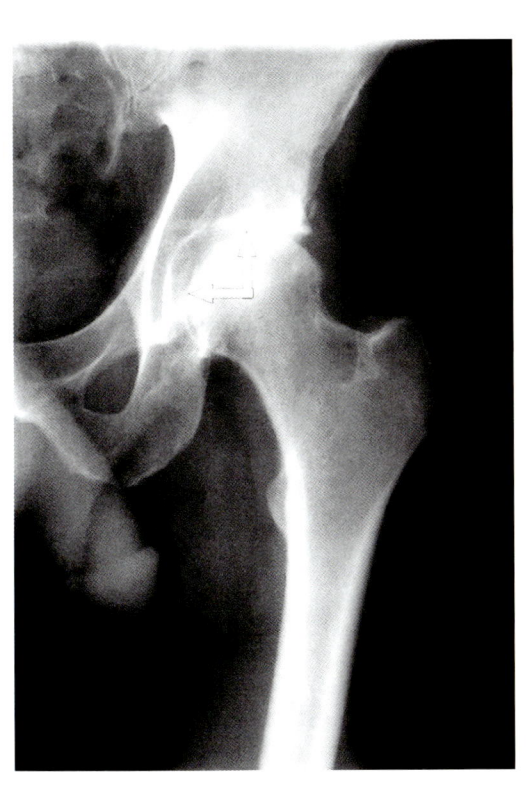

图5-33 扩展的三角形髋臼。臼杯内壁未达Köhler线，因此，在此型解剖中，具有更厚的内壁以支持臼杯。箭头所指的三角形延伸至内壁，形成一个厚的"泪滴"。扩展的三角形髋臼多见于男性。

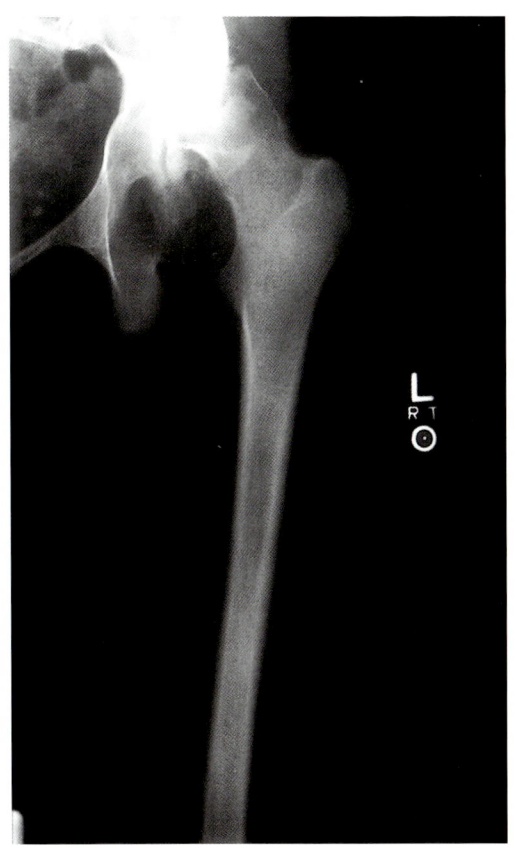

图5-34 直角三角形髋臼，仅见于髋关节发育不良，通常为Crowe Ⅲ或Ⅳ型，常表示有发育不良型几何形状。

形，常见于髋臼发育不良。

植入永久性臼杯

一旦确定好了试验性臼杯的正确位置，永久性臼杯的植入就很容易了。永久性臼杯依照试验性臼杯的位置及匹配方式放置即可。永久性臼杯的组件应在没有额外活动的情况下放置，这样避免了改变匹配性的潜在可能。当植入永久性臼杯时，可采用试验性臼杯时所描述的同一标志。如果打磨顺利，髋臼形成半球形，真正的聚集型臼杯组件（Zimmer, Warsaw, Ind.）将有紧密的压配，因为它比打磨出的腔隙（和臼杯）的直径大1mm。检查臼杯稳定性的最好方法是插入好臼杯后，强力拉动手柄，如果臼杯不移动，说明臼杯压配入骨性髋臼，足够坚实，无须螺钉固定。第二种检查稳定性的方法是用骨夯和骨锤敲击臼杯内缘（在髋臼横韧带平面），观察是否出现倾斜移动，如果有，臼杯还是要用螺钉加强固定（图5-35）。一些医生常规使用螺钉，但还是以形成紧的压配为好，因为旋紧

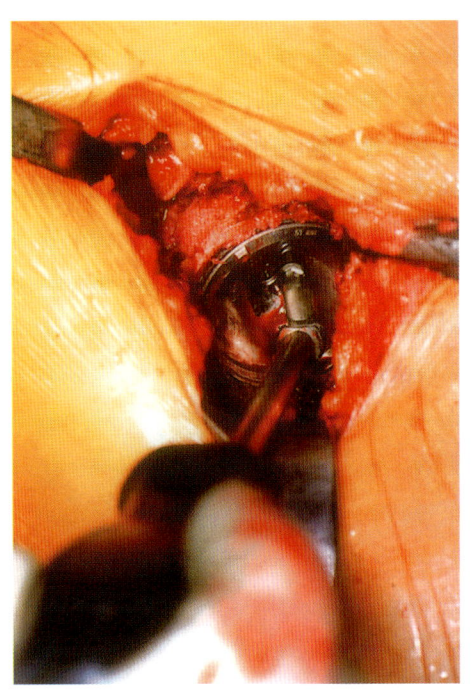

图5-35 一枚螺钉通过臼杯旋入髋臼骨质内固定臼杯。

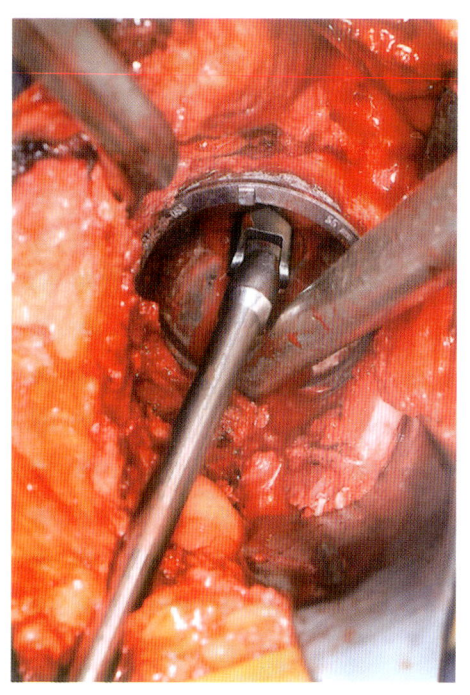

图5-36 在旋入螺钉时,用长的骨夯顶在臼杯边上固定臼杯以减少臼杯的移动。

螺钉可能会改变髋臼组件的位置。

如果上述两个试验均检查出臼杯有移动,则应立即使用螺钉固定臼杯。如果一枚螺钉拧入后臼杯仍不牢固,臼杯可适当调整得更垂直些同时减少前倾。在使用螺钉固定时,一般用器械压住臼杯下内缘,维持所需位置(图5-36)。长的骨夯是进行该操作的理想工具。然而,在旋紧螺钉时,臼杯位置可能会出现轻微改变,故建议将臼杯放得比理想的前倾稍大、外倾稍小(更水平),之后再拧紧,这样臼杯就可随之调整到合适位置。当臼杯卡得很紧时,拧紧螺钉不会造成位置改变,故此操作就不必要了。当然,在拧紧螺钉的过程中,臼杯移动,应当立即旋松螺钉,用器械压住臼杯内下缘,再重新固定。

植入髋臼杯内衬并检查

臼杯植入用(或不用)螺钉完成固定后,可以开始放置所选的臼杯内衬(图5-37)。这一操作要用力打入。打入过程中臼杯移动,说明臼杯固定不牢,必须拿出内衬,加用螺钉固定金属臼杯。在应用计算机辅助技术时,前倾角正确(约25°)就不需要在内衬上使用帽盖了。因为在大腿伸展时,金属股骨颈会与帽盖撞击。如确实要用,必须增加金属壳的前倾角,还要把帽盖放到后下方的位置,以免在外展外旋位时发生撞击(图5-38)。同时在屈曲和内旋时还能发挥保护作用。应用计算机可视与导航技术,平的内衬更加常用。

完成关节面内衬植入并最终检查髋臼组件后,在内衬的表面放置一块海绵作为保护(图5-39)。

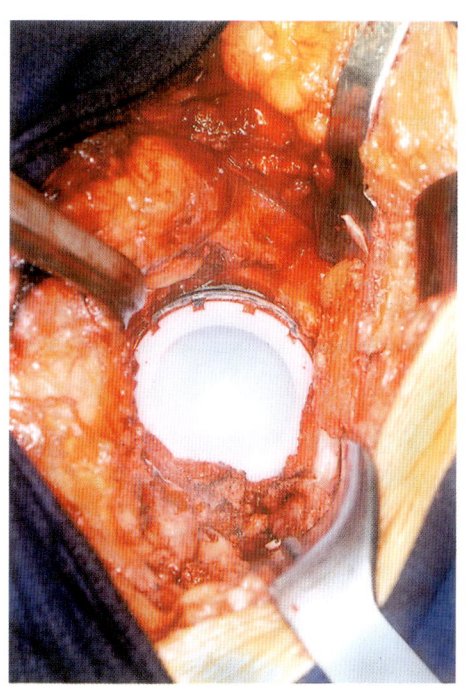

图5-37 植入髋臼杯塑料内衬。图中为38mm股骨头高交联Durasul内衬。

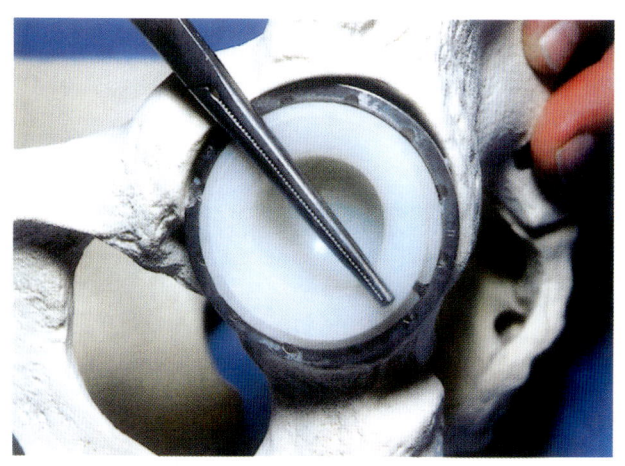

图5-38 模型骨的髋臼杯上突出内衬(帽盖)尖部的位置。如Kocher钳所指在左髋4点的位置。

第 5 章 后路微小切口：髋臼准备与假体植入

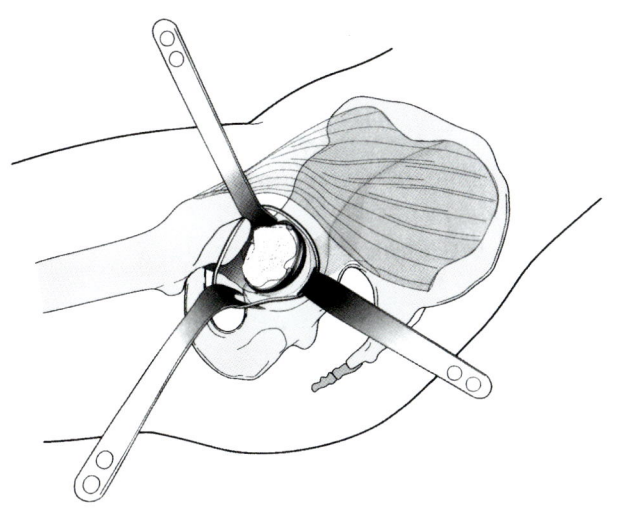

图 5-39　在臼杯表面放置一团海绵。

髋臼的准备与植入即完成。

●髋关节发育不良髋臼的准备

髋关节发育不良髋臼的重建是初次髋关节置换中最困难的一种。变形的髋臼后壁高而前壁缺失，髋臼的旋转似乎给人前倾过大的印象，但实际上确切的前倾角比 20°大不了多少。因为变形的髋臼上缘有一非常长的斜坡，术中半球形更加难以磨成（图 5-40）。更难获得髋臼组件的骨性覆盖。

作者通常使用 Crowe 髋臼发育不良分类法，共分为 4 型[2]，但 Hartofilakidis 及其同事使用 3 型分类法[3]。很明显 2 种分类法中最困难的 2 种类型都是股骨头半脱位到髋臼边缘或完全脱位。

骨水泥型固定　采用骨水泥固定时，可通过 3 种技术来覆盖髋臼杯。通常使用小的臼杯，因为这样不会使骨水泥固定时臼杯缘的无骨覆盖区超过 5mm[4]。第 2 种技术是用骨水泥填充骨缺损。Johnson 及其同事使用该技术，其假体 15 年翻修率仅为 7%[5]。第 3 种技术包括种植骨充填骨缺损。应用这一技术，在平均 12 年时，20%假体需要接受翻修手术，21%的假体出现松动[6]。

对于一些Ⅳ型真性骨髋臼非常小的病例，可使用改良的突入技术安装水泥型臼杯组件（图 5-41）。对于这些髋关节，用骨水泥固定一个小的全聚乙烯杯以确保臼杯足够的厚度。即便如此，如有必要，应打磨骨性髋臼内壁，以避免植骨。

非骨水泥型固定　对于发育不良髋臼，另外一种髋臼杯覆盖技术包括髋臼内壁修整，要么做 Dunn 和 Hess 推荐的截骨[7]，要么像 Hartofilakidis 等[3]那样用髋臼锉打磨。作者则选用髋臼内壁突入技术，在发育不良髋臼上安装多孔层半球形髋臼假体组件[8]，而不使用骨水泥。

对于发育不良髋，髋臼的非水泥型固定原则与水泥型固定不同，在一些 Crowe Ⅰ型髋发育不良中，髋臼为了达到臼杯良好的压配，必须重建成半球形，这样就应磨或磨透髋臼内壁（图 5-42），此时只能使用作者所说的内壁突入技术。虽然这一技术不一定适用于所有 Crowe Ⅰ型髋，但对于 Crowe Ⅱ型（图 5-43）、Ⅲ型（图 5-44）和Ⅳ型（图 5-45）的患

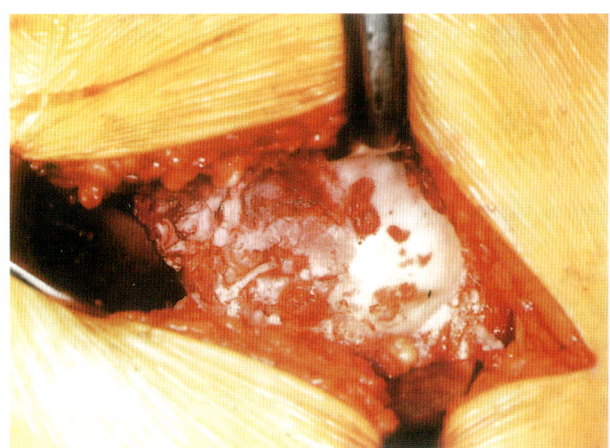

图 5-40　发育不良髋臼的股骨头与髋臼上缘互为关节，髋臼窝呈斜坡形（非半球形）。髋臼切迹不明显，4 号牵开器在图右下方，5 号在髋臼上缘，7 号在左侧。

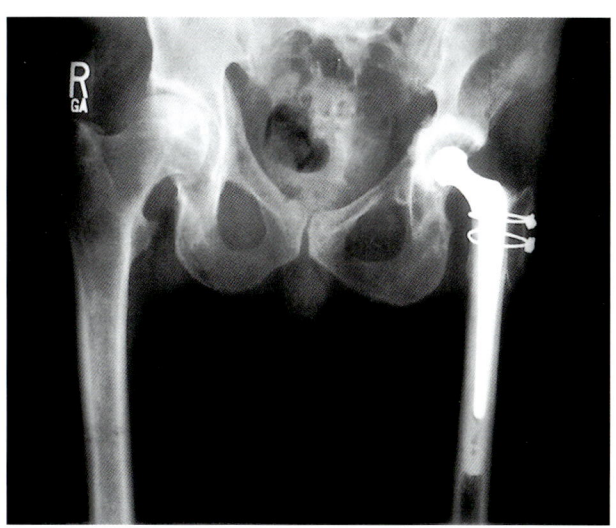

图 5-41　该例髋臼为水泥型 38mm Charnley 杯。因为有内移位，不需植骨。此 CroweⅣ型发育不良髋臼非常小，经仔细技术操作髋臼周围覆盖达 75%。

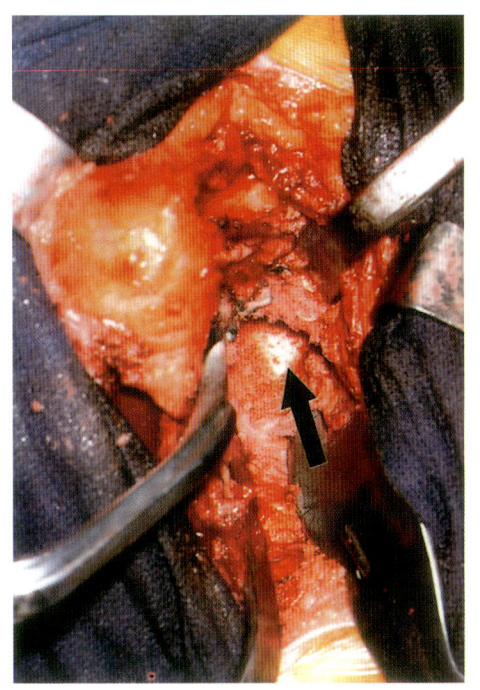

图 5-42 髋臼内壁打磨至显露底部的骨膜。这样使臼杯充分内移,而无须植骨。

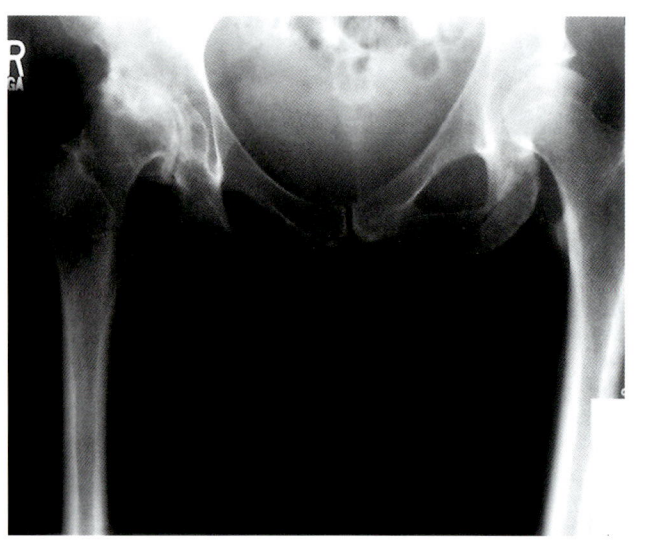

图 5-43 Crowe Ⅱ 型髋臼发育不良 X 线片。

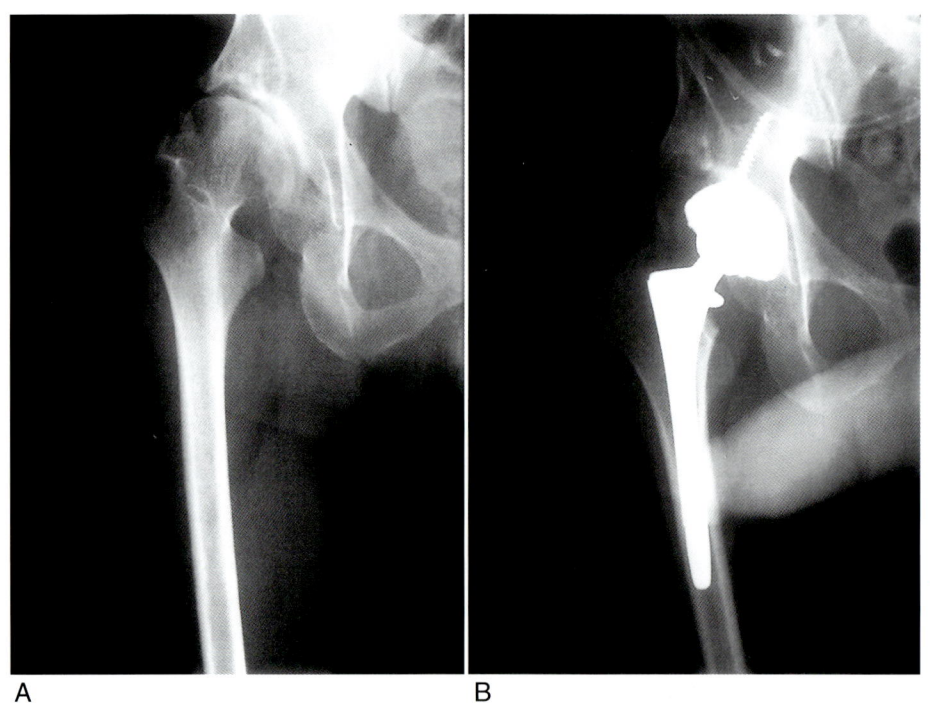

A B

图 5-44 A. Crowe Ⅲ 型发育不良髋臼,其旋转中心较正常提高 70%。B. 其原始髋臼用以植入髋臼杯,假臼的内下方骨赘可作左髋臼的上方支持。

第 5 章 后路微小切口：髋臼准备与假体植入

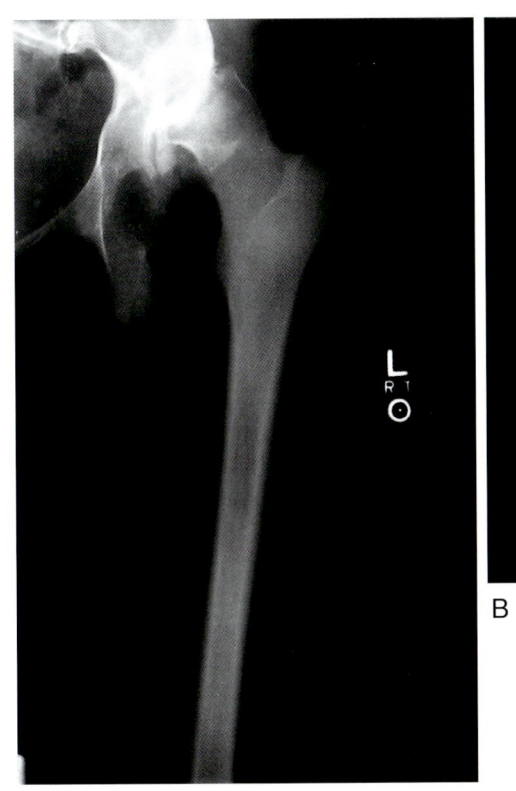
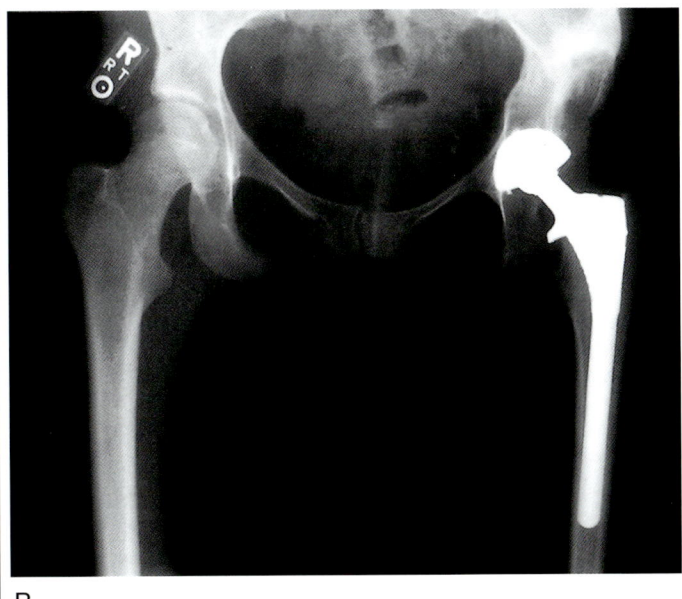

图 5-45 A. CroweⅣ 型发育不良髋臼，股骨头完全脱位（旋转中心高于正常100%或更多）。B. 在其重建后，髂骨上可见假臼，臼杯放置于原始髋臼内。其大小一般小于45mm，这意味着要采用22mm的股骨头。内移技术避免了植骨。这个臼杯压配良好，连一枚螺钉都无须加用。

者则是必需的[2]。约有 20%～30%的臼杯外上部分会没有骨性覆盖。作者的系列研究显示[8]，植骨治疗后，有 60%～84%患者的植骨（可平均覆盖臼杯外上部分的 22%）发生重吸收。显然，植骨是不必要的，这部分臼杯可以无骨覆盖。Gravin 及其同事[2]也建议臼杯外上部允许有 20%的面积无骨覆盖。

作者所做的病例中，严重的髋臼发育不良后股骨头中心点内移值有所增加，但各型病例臼杯表面内侧未能覆盖的比例仍为 40%。Crowe Ⅲ、Ⅳ型病例中，其股骨头中心内移的距离平均为 25mm。该距离与 McQueary、Johnston 及其同事[9-10]观察到的内移值相当，其在相应生物力学性能上优于股骨头上方错位的病例。

技　术

首先，医生必须识别发育不良髋臼的几何学。其股骨头通常向外、向上半脱位，半脱位越重，真性髋臼为纤维组织覆盖得越多。图 5-46 中显示了相应的操作程序，该病例为 CroweⅣ型脱位，先前曾行截骨术，并遗留有钢板，以此为例并描述重建原则。

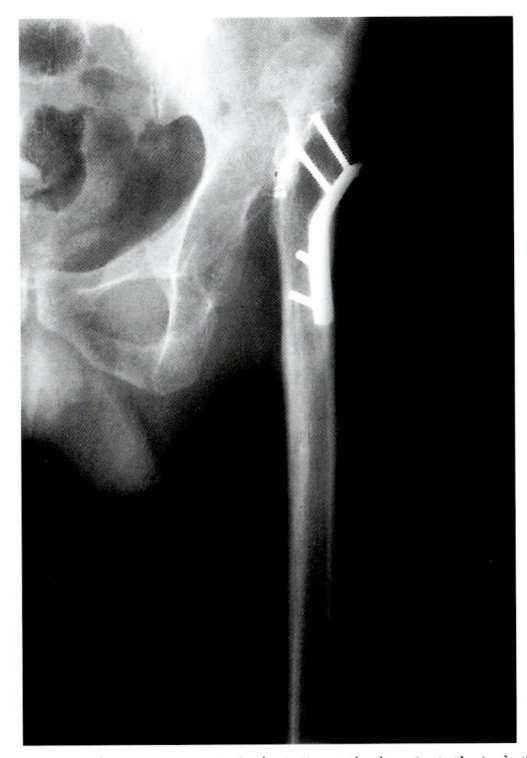

图 5-46 先天性髋脱位的前后位 X 线片，显示其儿童期所做的截骨术，股骨头位于髂骨上，真臼仍位于正常的解剖位置上，髋关节置换术时复位股骨头进入此类髋臼通常需要转子下截骨，以使股骨向远端移动足够的距离。

髋臼窝的准备 在 Crowe Ⅳ型髋臼中,真性髋臼能被一条薄的骨皮质壳覆盖(图 5-47)。髋臼的位置可通过触摸坐骨、耻骨和定位髋臼切迹的皮质边缘来确定。髋臼窝内任何骨与软组织均需去除直到暴露髋臼切迹。如果髋臼打开后的直径小于 40mm,则应用高速髋臼锉打磨骨性髋臼窝(图 5-48)。由于一般前壁发育差,必须在准备骨床时加以保护。髋臼窝打开后,从 38mm 髋臼锉开始,依骨性髋臼的大小逐渐加大磨锉型号(图 5-49),斜坡状的上壁必须用小号锉磨成半球形。打磨方向要与设定的髋臼前倾角一致。一定要用最小号的髋臼锉,因为磨成具有上缘的半球形时必须磨入髂骨(图 5-50)。初始就用大号锉会破坏髋臼上壁,必须植骨才能获得足够骨覆盖。

在如此准备后,如果骨性臼窝仍未达到稳定的压配固定髋臼杯,则需要采用突入技术加深髋臼,磨入或磨透全部骨性内壁,使金属杯壳稳定嵌合(图 5-51)。一般情况下,臼内壁内侧的骨膜要保持完整,但作者偶尔也将其磨穿,这时通过缺损基底部可见髂肌。如发生上述情况,X 线片上臼杯的穹顶内侧可见位于髂坐线和髂耻线之内(图 5-52)。作者打磨方形区(Köhler线之外),但不采用截骨造成人为的骨折。因为金属杯壳为非水泥固定,必须用髋臼锉准确打磨,形成半球形骨床。应用突入技术,髋臼前后壁的骨质不能磨得太薄,骨的缺损只能在内侧。同时髋臼缘不能磨得太薄,而且穿透区不能超过总面积的 25%。过大范围的穿孔会导致高达 45%的臼杯面积超出 Köhler 线。前后壁太薄或大

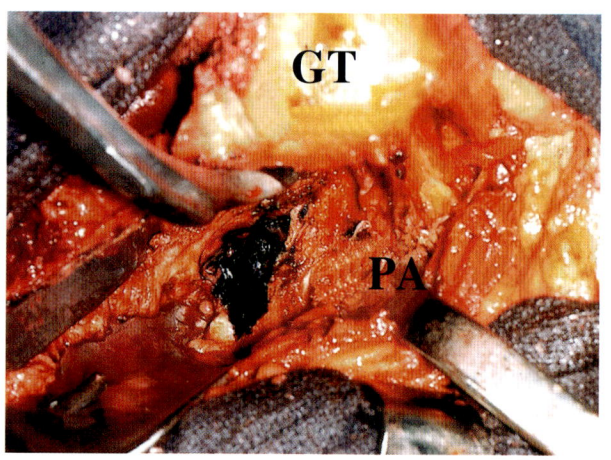

图 5-47 髋臼口用亚甲蓝标识,明确其几何形状及大小。同时显示其开口有薄层皮质骨覆盖。GT=大转子,PA=假臼。

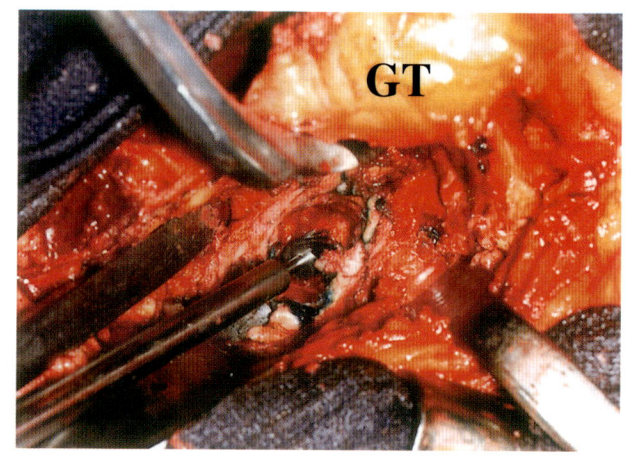

图 5-48 用高速磨头打开髋臼,其周围骨壁边缘即清晰可见,髋臼上壁为突出的髂骨形成,大转子(GT)下方可见假臼。

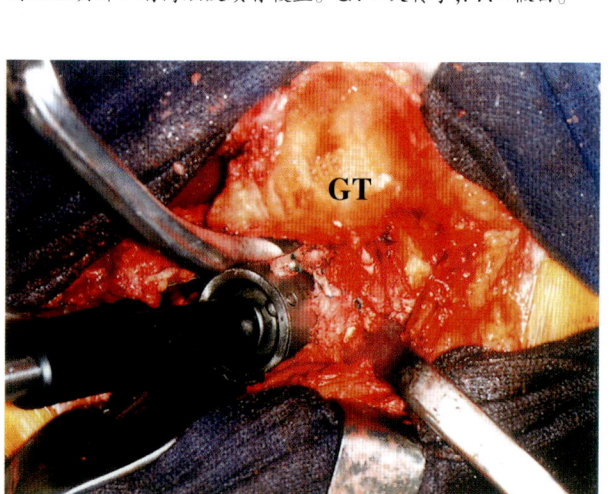

图 5-49 一旦高速磨头打开髋臼后,髋臼骨壁边缘清晰地暴露,就可以用髋臼锉打磨造成半球形。先用 38mm 的锉,逐渐加大型号,直至可以容许压配臼杯,不要过度磨薄前后壁。GT=大转子。

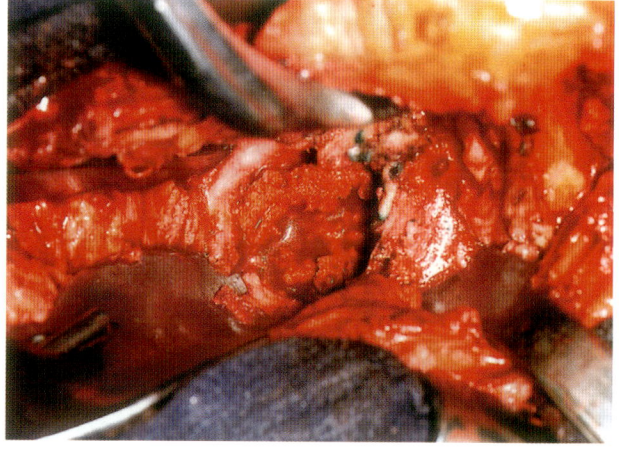

图 5-50 完成打磨后,可见髋臼周边坚硬的皮质骨及松质骨出血。图中亚甲蓝点标识的是髋臼上缘。

第 5 章 后路微小切口：髋臼准备与假体植入

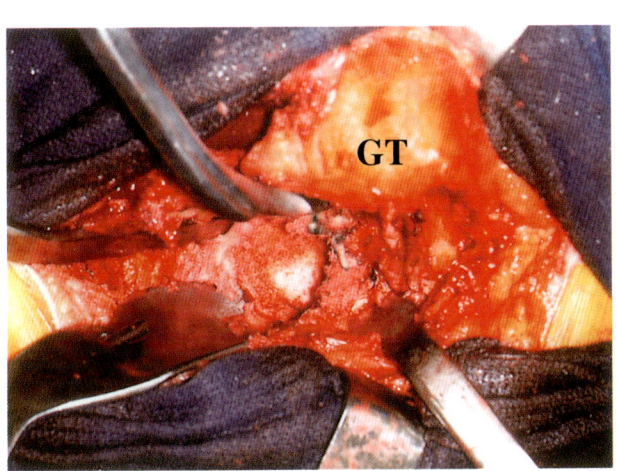

图 5-51 磨入髋臼内壁，使之可以容纳压配的髋臼杯而不植骨。在髋臼内面可见内壁的骨膜。内壁裸露的面积不要超过髋臼窝总面积的 25%。GT = 大转子。

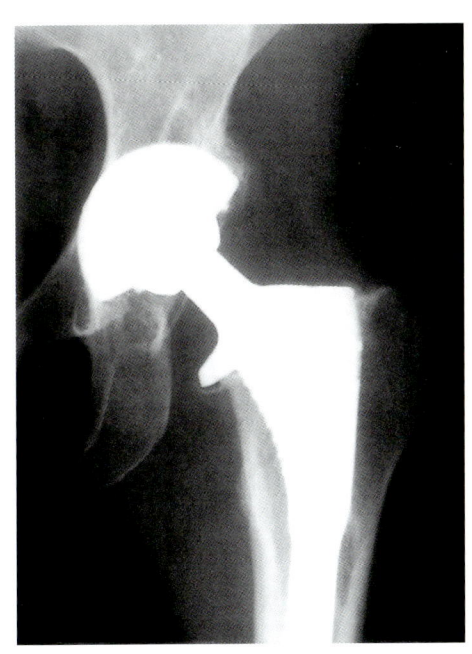

图 5-52 X线片显示装入臼窝的臼杯，其内侧磨锉超出髂坐线和髂耻线内。

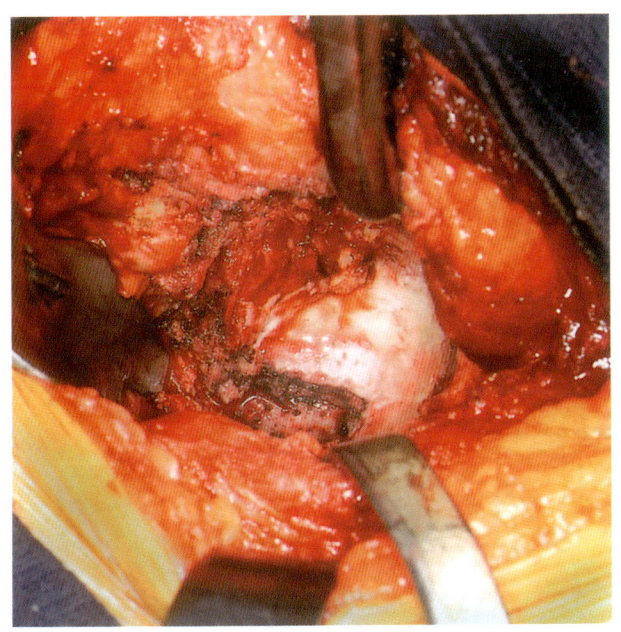

图 5-53 一个发育不良髋臼的病例，顶部牵开器为前"蛇形"（5号）牵开器，4号牵开器位于伤口底部，7号牵开器位于左侧。可见髋臼切迹在 7 号牵开器的基部。髋臼前壁发育差，在经髋臼准备之后前方的纤维组织仍然明显可见。

于 25% 的内壁面积缺失将减弱半球形骨性髋臼的强度，植入压配的金属臼杯有可能通过髋臼前后柱造成骨折，导致重建后的髋臼不稳。图 5-53 即显示了髋臼前壁磨薄的一个例子。

放置试验性臼杯和植入永久性臼杯

在用最后一个髋臼锉打磨后，置入试验性臼杯。其边缘需匹配固定，金属杯外上方无骨覆盖区不能超过 25%（图 5-54）。由于其髋臼前壁发育性差，所以臼杯前缘可能会超出骨缘。这样要松解髂腰肌肌腱，以防止髂腰肌肌腱和臼杯的前壁接触性磨损（引起慢性腹股沟痛）。用手旋转或倾斜试验性臼杯判断压配的稳定性。医生要明确试验性臼杯和真杯尺寸是否一致。Zimmer 公司聚集型杯的直径比试验杯的直径大 1mm，这样压配更紧。如果 2 种杯的直径一致，永久性臼杯微孔表面的粗糙程度将提供局部足够的压配。通常，在小髋臼（<50mm）使用 22mm 的股骨头，此时要放一个带帽盖的聚乙烯内衬覆盖突出的坐骨内面（左髋在 3 点位置，右髋在 9 点位置；图 5-55）。

收集头磨削后的碎骨粒，用一块海绵重叠挤压去除其中的脂肪（图 5-56）。在植入臼杯前，将其填充骨缺损（图 5-57）。

植入髋臼杯时（图 5-54），除非能形成完好的压配，作者建议用一枚螺钉加固（图 5-58，图 5-45B）。

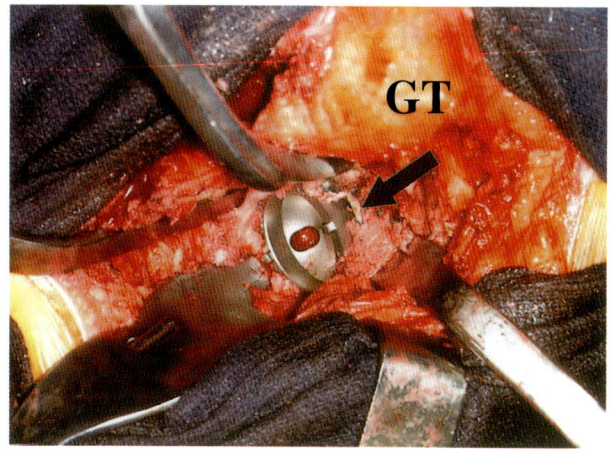

图 5-54 试验性臼杯放置在髋臼窝内，箭头所指为臼杯的外上缘，约有25%臼杯面露出外上方，但仍然足够稳定。通过试验性臼杯的孔可见臼杯顶到髋臼骨壁上。在这个病例中，髋臼准备提高了臼杯前方的骨性覆盖，并促成良好的压配稳定度。GT = 大转子。

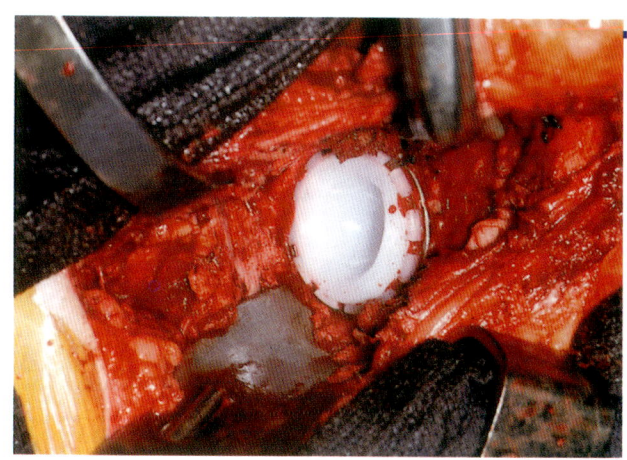

图 5-55 左髋插入髋臼内衬，其尖点在3点的位置。

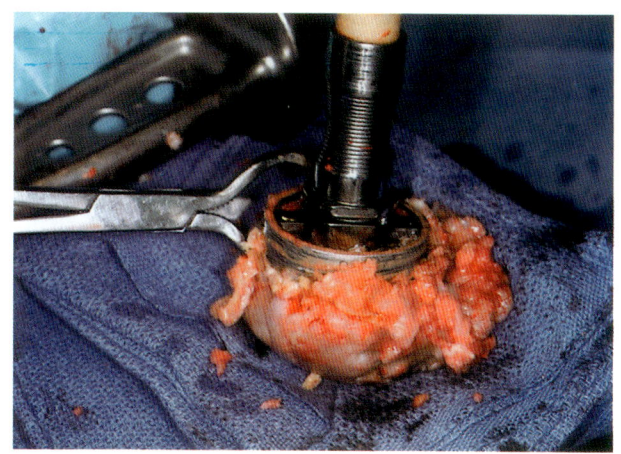

图 5-56 小的髋臼锉从股骨头上取松质骨做自体植骨。

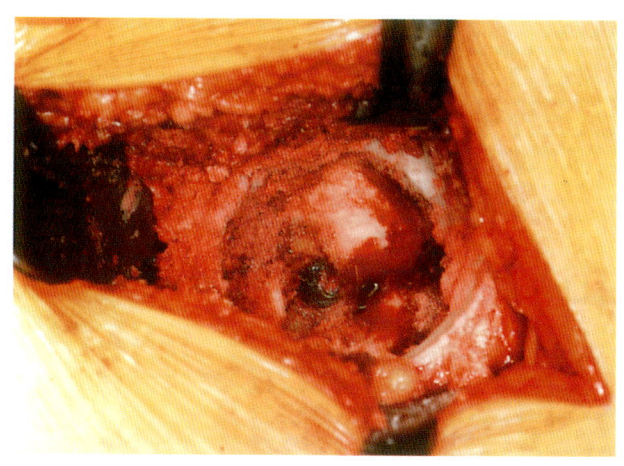

图 5-57 同图5-53的髋臼窝。打磨髋臼完成，从股骨头取出的松质骨植到前壁。由于已经用海绵去处松质骨的脂肪，所以其植骨密实。

●发育不良髋关节股骨侧的准备

截 骨

完全脱位的髋关节，由于常需将股骨头向前移动以与原始髋臼互为关节，其间的距离要靠股骨截骨来达到。这里讨论的一个髋关节，其股骨上钢板需取出（图5-46）。在儿童期截骨放置的钢板，新生的骨通常已经将钢板盖住，要去掉其表面的骨质才能显露钢板并取出。作者常用 Anspach 钢板动力磨钻（图5-59）。但有时会因此弄弯钢板螺钉表面的螺帽。如可能，则用螺丝刀取出螺钉。如不能，用硬质合金工具咬去螺钉帽，取出钢板，用铅笔尖样的磨头磨出螺杆，再用小尖钳夹住取出螺钉。这时会在骨头上留下一个洞。

脱位髋关节，截去股骨头，股骨截骨端开口，髓腔锉扩髓。用 Charnley 开口器开口，并为髓腔锉开槽，特别是取出钢板时留有骨洞的情况下更为关键（图5-59）。股骨扩髓后，用试验性假体柄判断正确的长度（图5-60）。之后，做转子下截骨。作者常沿小转子下斜行截骨（图5-61）。再在远端做另一个平行的斜行截骨，两个截骨面相对接触面积更大，

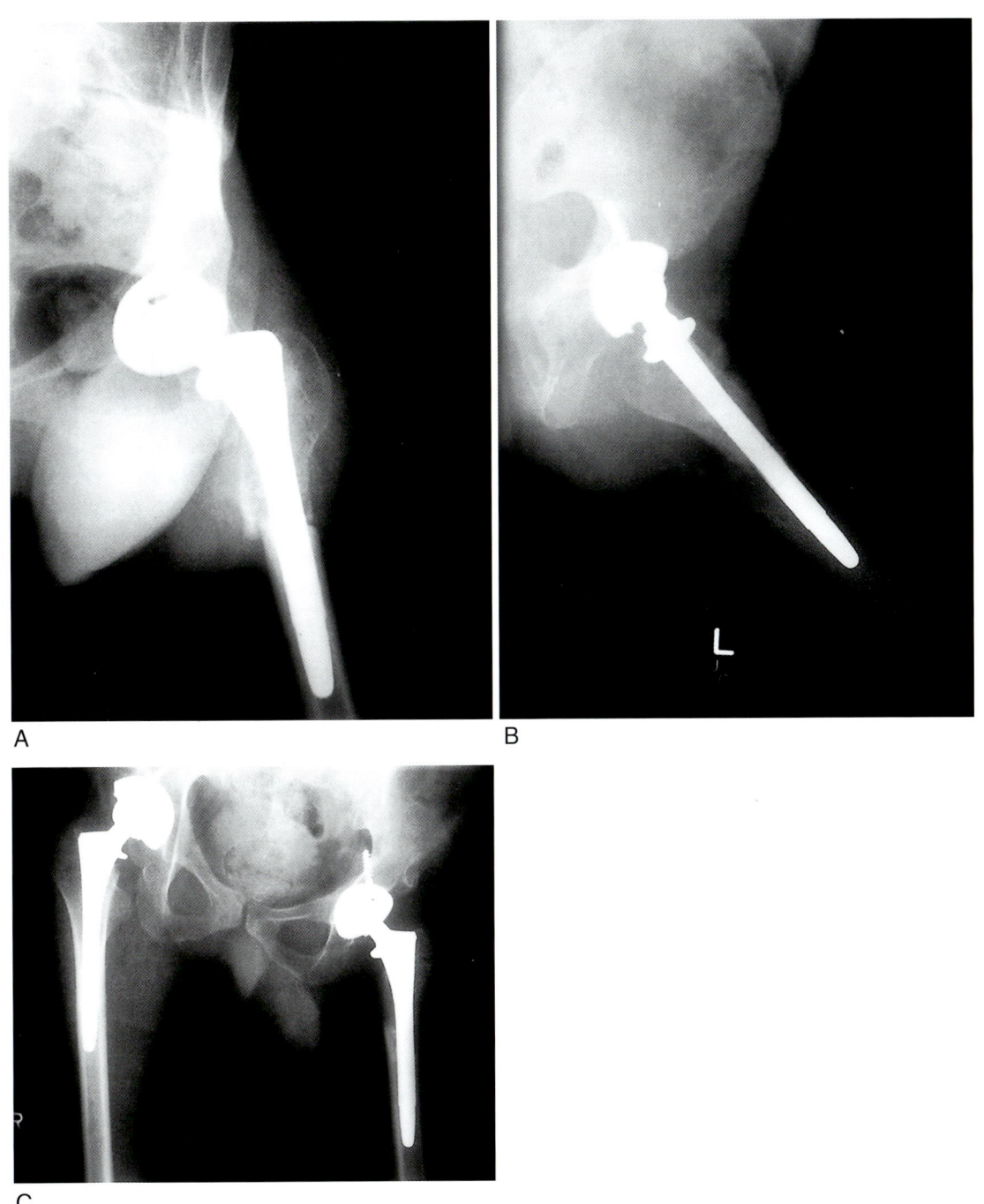

图 5-58　A. 先天性髋脱位的术后 X 线片，髋臼杯位于真臼内，股骨侧准备时满意的股骨截骨对位并植入股骨假体，一枚螺钉加强臼杯固定，可见其穿过臼杯。B. 侧位 X 线片显示股骨截骨的对位，股骨假体柄通过截骨线，作为髓内固定以提供截骨术的旋转稳定性。C. 术后 3 个月片示股骨截骨良好愈合，白杯位于髋臼窝内。此时，骨盆倾斜是由于内收挛缩引起的，需要 6~9 个月才能消退。

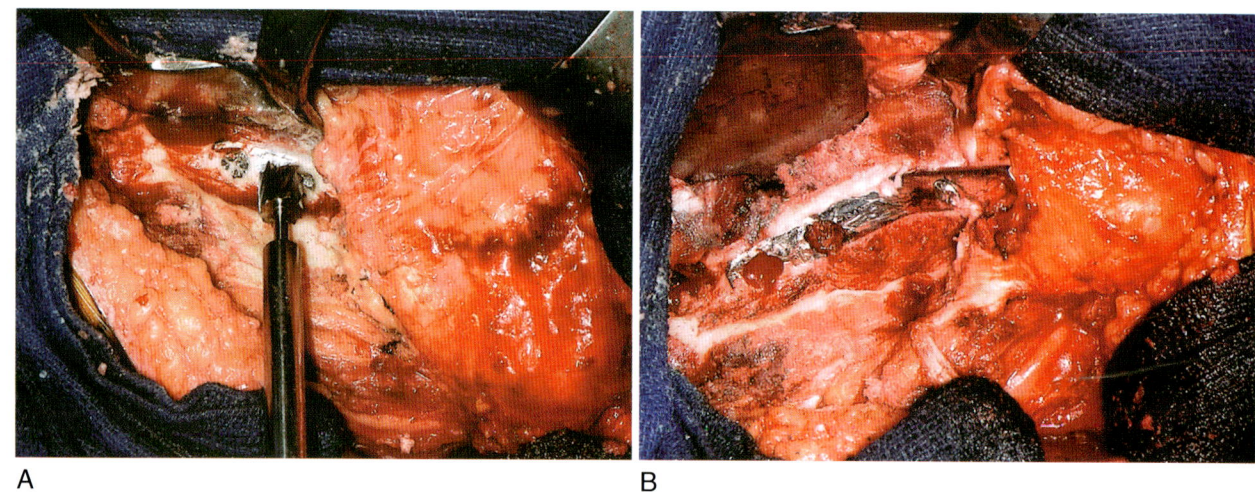

图 5-59　A. 高速磨头去除钢板表面过度生长的骨,暴露钢板,以便取出。有时会因此弄弯螺钉帽,需要用硬质合金钻头取出。B. 暴露出整个钢板,下方两个螺钉帽硬质合金钻头取出,余下螺钉用螺丝刀取出。

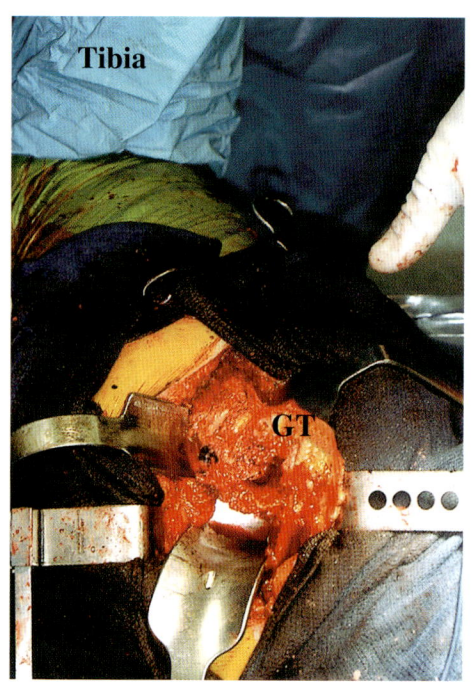

图 5-60　用 Charnley 钻打开股骨侧髓腔,之后扩髓。图中小转子用亚甲蓝标记。可识别大转子(GT)和骨干。

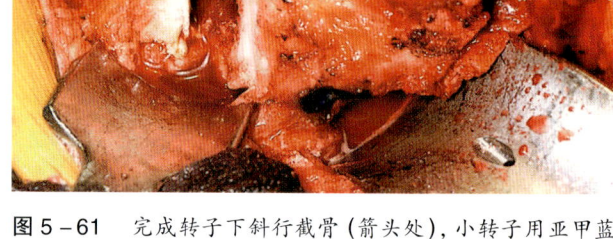

图 5-61　完成转子下斜行截骨(箭头处),小转子用亚甲蓝标记。GT=大转子。

利于愈合。此外斜行截骨与髓腔内正确插入的假体柄一起还一定程度上提供了旋转稳定性。

插入试验性假体柄

截骨完成,股骨近端从软组织附丽处游离。自由活动后,插入试验柄,装好试验头颈,复位入髋臼。利用股骨远端穿出的假体柄,手法推移近端骨片使之邻近远端骨片(图 5-62)。骨片覆盖后,近端斜截骨面近、远端在接触远端骨片处用亚甲蓝做好标记,然后取出试验柄,在远侧股骨做截骨,去除远侧骨片所需长度,使柄到位后复位近侧骨片。作者通常在美蓝标记线稍近端一点截骨,宁肯再截一次也不要出现一次截骨过多的情况。万一远端骨截多了,必须将截下的一部分骨块在近、远截骨线之间填充,确保股骨有足够的长度。截取的骨块一定要与截骨线平行,使截骨线近、远端骨有与切割相同的角度,并使其配合紧密接触(图 5-63)。试验柄再次通过近侧骨片,远端进入远端骨片以提供两端骨

第 5 章 后路微小切口：髋臼准备与假体植入

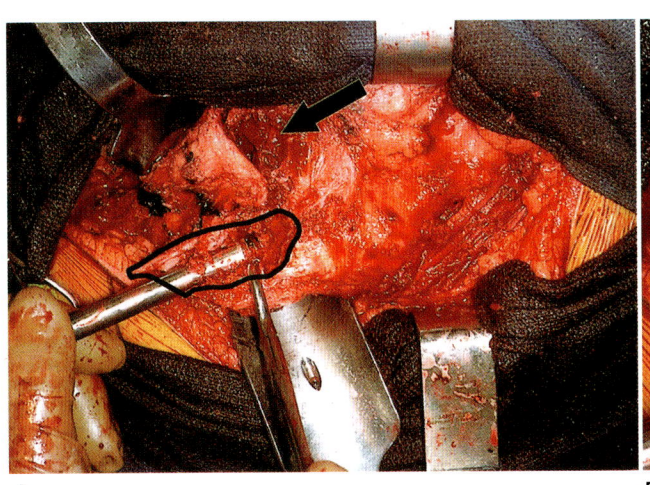 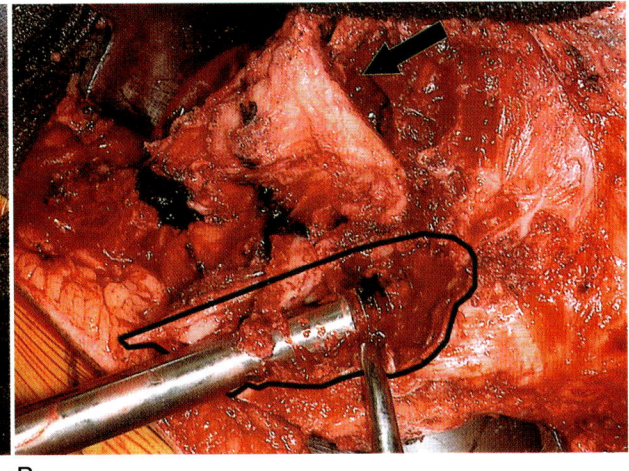

A   B

图 5-62 A. 试验性股骨头复位入髋臼，试验柄从截骨线近端穿出。近端截骨块斜度用黑线标示，箭头处为截骨后的股骨远端开口。两条亚甲蓝标记在截骨的远端部分，表明股骨远端截骨的近、远点平面。B. 近距离观察，显示截骨近端邻接远端，箭头所指为远端部分的开口，正对远端骨块亚甲蓝大致标记出近端部分截骨的近、远点平面。开始应在近端亚甲蓝标记平面从远端骨上切取斜形骨段。当斜行截骨段移除后，试验假体柄重新插入，两骨端复位，再复位髋关节。如果试行复位不能完成，说明股骨仍然太长，应从亚甲蓝标记的远端截骨点处再次截骨。

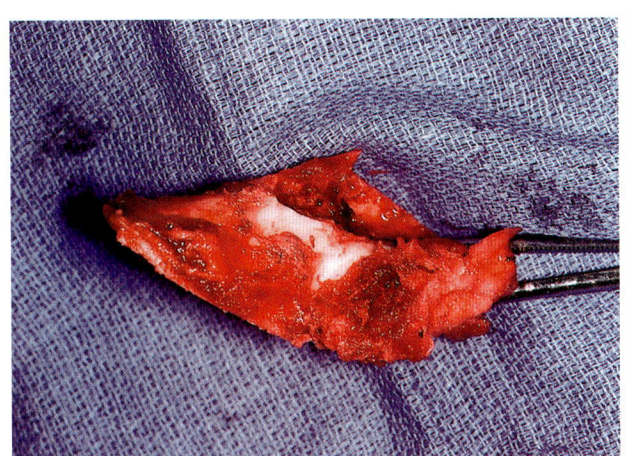 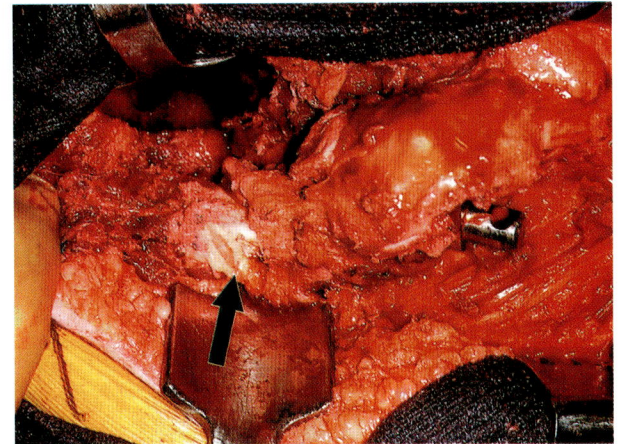

图 5-63 从股骨远端截下来的斜行骨段，可见两条截骨线平行，这样保留的股骨近、远端能够良好对位。

图 5-64 打入试验柄，截骨复位。其股骨后方接触紧密（箭头）。由于钢板造成的骨缺损使得股骨前方截骨线之间有间隙。

片的连接。由于试验柄光滑在位，有可能出现远近截骨端旋转不稳定。一手推膝关节，一手用近端股骨顶入远端股骨，观察截骨面的接触情况，以及截骨长度是否能保证髋关节的稳定（图 5-64）。截骨完成后，再用剥壳试验检查髋关节的稳定性。同时触摸坐骨神经，确保其可以移动而不过紧。

植入假体柄

如果判定复位满意，即可取出试验柄，打入永久性假体柄。放置试验柄将决定在完成初步股骨扩髓后远端髓腔还是否需再扩髓。有时斜段截骨块去除后，远端髓腔需要再次扩髓以达到合适的尺寸。在文中所述病例中，使用的是全微孔覆盖 AML bantam 柄（解剖型髓腔锁，Depuy，Warsaw，Ind.）。其粗糙的表面可以提高两骨段旋转稳定性。假体柄打入股骨截骨线远端的同时，截骨面自身压紧（图 5-65）。最大对合完成后，复位髋关节，旋转下肢，确定稳定与否。如果股骨和假体一起移动，说明无须额外的固定。否则，要加用一块 4 孔钢板，截骨线上下各 2 孔，以加强旋转稳定性。在所举病例中，复位髋关节，截骨端后方闭合，但通过钢板可见前方仍遗留骨缺损（图 5-60）。

髋关节成形术——微创技术与计算机导航

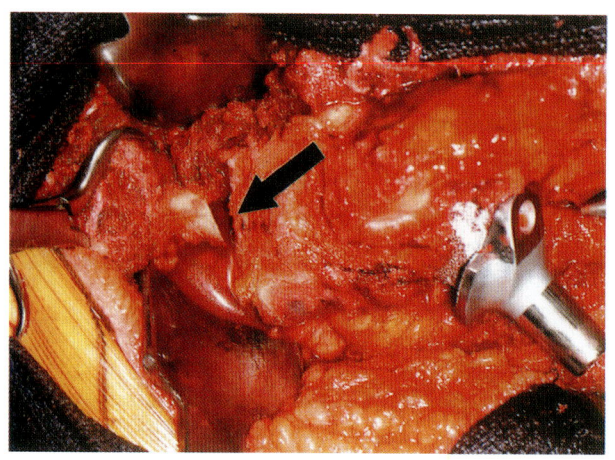

图5-65 微孔面真正假体柄的植入后，截骨线近、远端对合（箭头）。

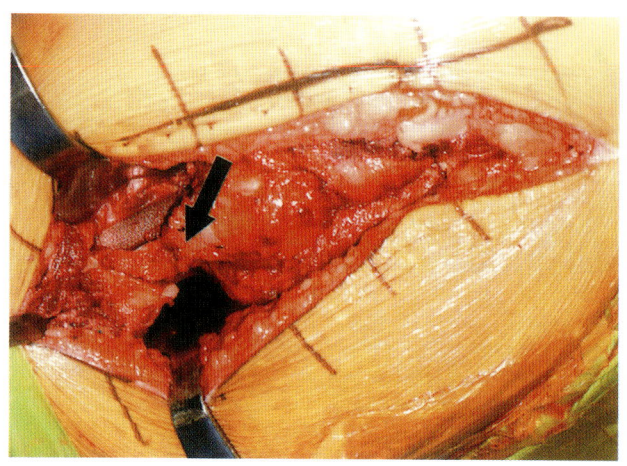

图5-66 箭头示截骨线后方完全对合。由于去除钢板，使前方遗留骨缺损，并可见假体柄。股骨头复位于髋臼，旋转下肢判断截骨的旋转稳定性。髋关节的稳定性还可以通过下肢运动来判断。

坐骨神经检查

发育不良髋臼髋关节置换和重建的一个重要目的（特别是完全脱位者），就是要避免坐骨神经的损伤。相对而言，肢体的最终长度并非那么重要。因此，每例髋关节复位都必须检查坐骨神经的松紧度，确保手术安全。髋关节复位后，屈膝90°后伸直，医生在此期间用手指触摸坐骨神经（图5-67）。膝关节从屈曲到完全伸直，坐骨神经都应始终松弛而不是紧张如弓弦。在活动范围内，如果髋关节始终稳定不松弛，神经可以移动，说明一个成功的股骨侧重建完成。在下肢内旋30°~40°时，股骨头与髋臼应完全对应（图5-68）。

术后护理

如果股骨侧旋转不稳定，术后护理注意患者只有在骨折愈合后才能下床扶拐活动和负重。在重建髋臼时，如关节囊完全切除，而髋关节不够稳定，患者需要支具或石膏固定6~8周，以便关节囊修复重建。如果肢体短缩，需使用鞋垫（鞋支撑垫），尽量保持正常的步态，使髋关节受力均衡，患者也感到舒适。需向患者强调鞋垫的重要性，不能过多考虑美观因素，而忽略了其实用价值。

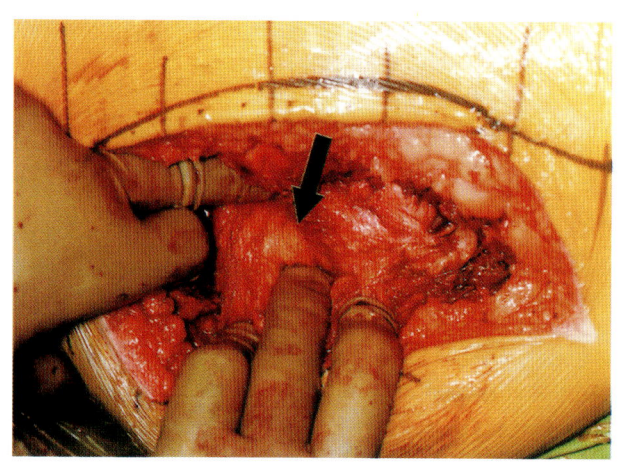

图5-67 屈伸膝关节在伤口内触摸坐骨神经（箭头），坐骨神经在伸膝过程中始终要保持柔软和伸展性，如紧若弓弦，说明大腿依然太长。

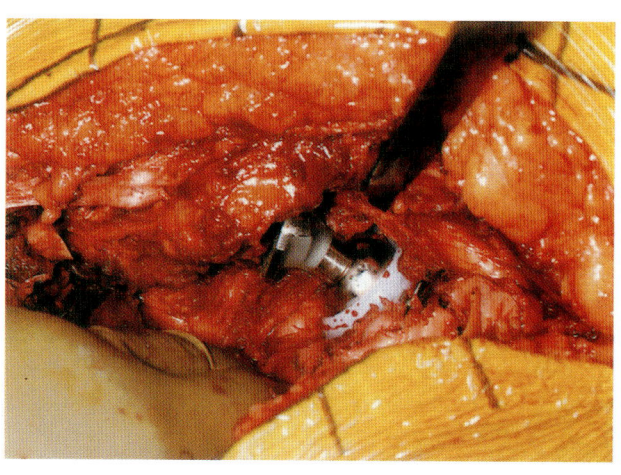

图5-68 髋关节复位，左侧可见截骨线，其对位良好。在腿内旋30°时股骨头的覆盖接近匀称。此图中，内旋的程度可以通过假体柄领部的方向来判断。

● 内陷型髋臼的准备

内陷型髋臼的独特几何形状需要恰当的髋臼准备。首先髋臼塌陷，臼内移且臼壁变薄，在类风湿性关节炎时尤其如此。其髋臼准备可能需要植骨，借以提供骨内侧的支撑（否则臼杯顶的后方会有间隙）。内陷型髋臼更适合使用非水泥型假体重建，因为用水泥型假体重建时没有松质骨与假体结合，作者不推荐使用内陷型髋臼水泥型重建。

技 术

内陷型髋臼置换的手术暴露与通常的假体植入与骨性关节炎中的暴露并无不同。通常，内陷型髋臼见于类风湿性关节炎患者，也可见于在部分骨性关节炎患者，尤其是臼内壁的骨性关节炎。内陷型髋臼的重建原则是无论臼杯是否完全位于内侧，与骨性髋臼压配、边缘压配很重要。由于突入深度的原因，内侧臼杯穹顶与骨壁不一定接触。

另外，打磨髋臼时与骨性关节炎的方法略有不同。内陷型髋臼不要先磨内侧，而是先确定臼窝的大小。髋臼锉必须接触髋臼边缘。内陷型臼由于边缘骨壁多无变形，常常保持为环形。一旦髋臼锉确定髋臼大小，髋臼内壁深度与髋臼锉内面间的距离就可确定。如大于 5mm，则必须植骨，如为 5mm 或更小，则可以用大一号的髋臼锉继续打磨直到基本完全适合臼杯。当完全匹配时，臼杯金属缘如低于骨性髋臼的骨缘，可以用内陷型髋臼的塑料内衬使塑料边缘与骨缘平齐，把旋转中心恢复到更正确的位置上。

如需植骨，其大小要使髋臼杯金属缘与髋臼骨缘位于正确的髋臼位置（25°前倾，40°~50°外倾）。植骨最好从截取的股骨头上截下一片骨质，可嵌入内壁，再用髋臼锉打磨，令其与圆顶臼杯匹配，再用至少一枚螺钉固定牢固。如臼杯金属缘与髋臼骨缘达到齐平，可以使用标准的塑料髋臼内衬。内衬带与不带帽盖取决于臼杯的前倾程度。臼杯的大小决定着股骨头的大小。用嵌打器击打臼杯边缘检查其组成的稳定性。适度而不剧烈的敲击其边缘应不会使之移动。敲击时发出"锵锵"的金属铃音，说明固定很牢固。

这类髋臼的股骨准备见第 6 章。

参 考 文 献

[1] Maruyama M, Feinberg JR, Capello WN, et al. Morphologic features of the acetabulum and femur: Anteversion angle and implant positioning. Clin Orthop, 2001, 393: 52–65

[2] Garvin KL, Bowen MK, Salvati EA, et al. Long-term results of total hip arthroplasty in congenital dislocation and dysplasia of the hip: A followup note. J Bone Joint Surg Am, 1991, 73: 1348–1354

[3] Hartofilakidis G, Stamos K, Karchalios T, et al. Congenital hip disease in adults: Classification of acetabular deficiencies and operative treatment with acetabuloplasty combined with total hip arthroplasty. J Bone Joint Surg Am, 1996, 78: 683–692

[4] Garcia-Cimbrelo E, Munuera L. Low friction arthroplasty in severe acetabular dysplasia. J Arthroplasty, 1993, 8: 459–469

[5] MacKenzie JR, Kelley SS, Johnston RC. Total hip replacement for Coxarthrosis secondary to congenital dysplasia and dislocation of the hip: Long term results. J Bone Joint Surg Am, 1996, 78: 55–61

[6] Jasty M, Anderson MJ, Harris WH. Total hip replacement for developmental dysplasia of a hip. Clin Orthop, 1995, 311: 40–45

[7] Dunn HK, Hess WE. Total hip reconstruction in chronically dislocated hips. J Bone Joint Surg Am, 1976, 58: 838–845

[8] Dorr LD, Tawakkol S, Moorthy M, et al. Medial protrusio technique for placement of a porous-coated, hemispherical acetabular component without cement in a total hip arthroplasty in patients who have acetabular dysplasia. J Bone Joint Surg Am, 1999, 81: 83–92

[9] McQueary FG, Johnston RC. Cox arthrosis after congenital dysplasia: Treatment by total hip arthroplasty without acetabular bone grafting. J Bone Joint Surg Am, 1988, 70: 1140–1144

[10] Johnston RC, Brand RA, Crowinshield RD. Reconstruction of the hip: A mathematical approach to determine optimum geometric relationships. J Bone Joint Surg Am, 1979, 61: 639–652

（杨彤涛 译　马保安 校）

Chapter 6

后路微小切口：股骨的准备

Posterior Mini-incision: Femoral Preparation *

* 参见 DVD 中"全髋关节置换的后路微创手术(MIS)"

大多数骨科医生发现股骨的准备及假体植入比髋臼操作容易。因为髋部骨折经常进行半髋关节成形术，因此股骨的准备程序更为常用。另外股骨假体柄植入的定位不像髋臼组件植入那么复杂。

● 暴　露

后侧入路时通过将下肢从手术台上抬高并屈曲内旋来暴露股骨。患肢不需要内旋到90°（图6-1）。内旋并屈曲60°时组织更为松弛，更易于放置第一个牵开器。"颌形"牵开器（微小切口器械中的8号牵开器，图6-2）置于截骨后的股骨颈前下方。最好在去除"蛇形"牵开器之前放置"颌形"牵开器（图6-3）。"蛇形"牵开器能够加强股骨颈的暴露，特别是在做微小切口时它还使8号牵开器放置于股骨颈的前下方更为容易。一旦放入"颌形"牵开器，就可以将"蛇形"牵开器取出并使"颌形"牵开器就位（图6-4）。8号牵开器很宽，它足以将切口后方组织瓣压住并使皮肤的张力变小。在微小切口时，4号牵开器安放在被保留的股方肌下部的内侧股骨颈上，以便暴露股骨颈内侧的截骨边缘（图6-5）。这时下肢可以完全内旋90°，而且通常可以无困难地屈曲70°。肌肉发达的男性及肥胖患者很难放置到位，因为将患肢向手术台侧下方放置时很困难，因而股骨在切口内的暴露就较为困难。这时牵开器的力量要大一些，有时需要延长切口，但仅仅涉及皮肤和皮下组织。切口延长后"颌形"牵开器能够更有效地将后方组织瓣压下去，因此可使截骨后的股骨颈更居中心的位置，操作更方便。

另一种8号牵开器较薄，且用于压迫切口组织瓣的弧度不同（图6-6），适用于体瘦患者。其宽度缩小了，这样可以减少对扩槽和放置假体柄的影响。

最后一个牵开器——微小切口器械中的9号牵开器，置于大转子尖的上方，将臀中肌及肌腱牵开以便在磨钻和扩髓时保护其不受伤（图6-7）。在肌肉发达或肥胖的患者，可能需要另一个牵开器放在大转子顶端将臀大肌及皮下组织牵开。如有必要，可将9号和10号牵开器连到一起以利于操作（图6-4）。这些牵开器就位后，截骨后的股骨颈中部就可暴露于切口内。

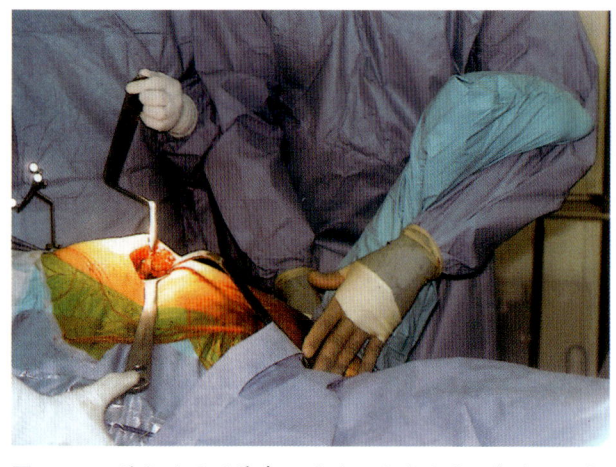

图6-1　最初放置股骨牵开器时下肢的位置。患肢处于大约内旋60°、屈曲60°位，并放在下方肢体上。

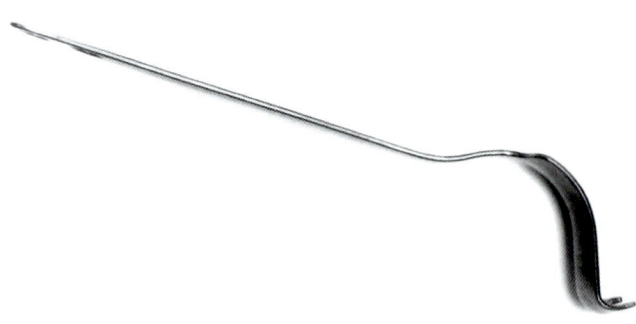

图6-2　8号（"颌形"）牵开器有一弧度能够有效地压迫后方皮瓣，以便暴露截骨部位的股骨颈。

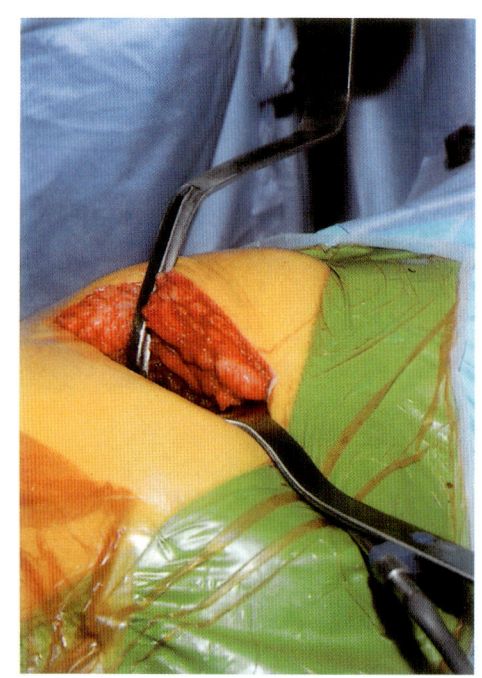

图6-3　"颌形"牵开器（右侧）置于股骨颈下方，同时5号（"蛇形"）牵开器仍保持原位，以便暴露髋关节深部。

第 6 章 后路微小切口：股骨的准备

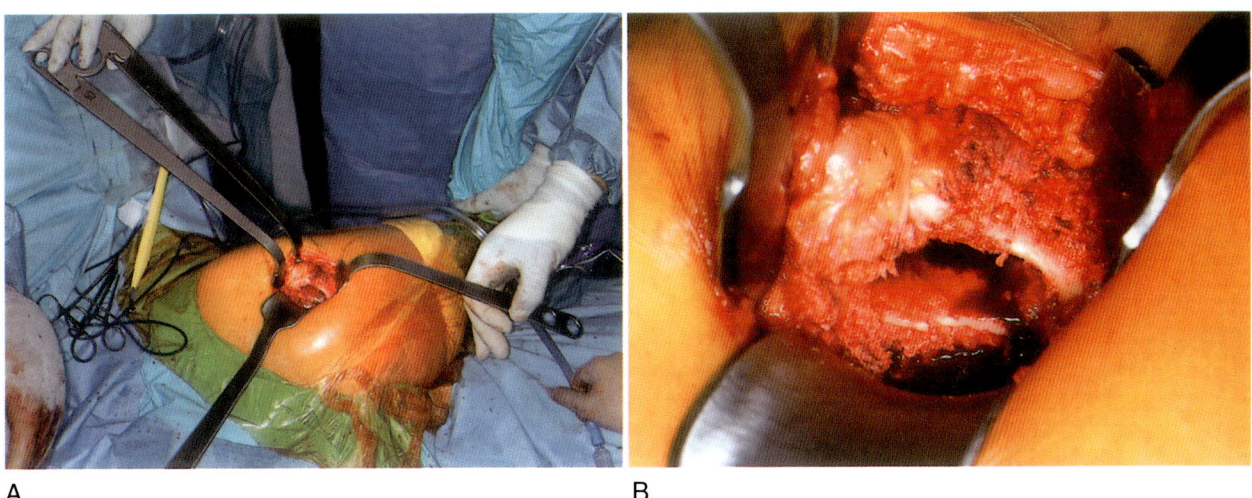

图 6-4　A. 领形牵开器（8 号）置于股骨颈下方（位于前方股骨颈上），牵开器的桨部压迫切口后方组织瓣显露截骨部位的股骨颈。8 号牵开器的长柄延伸到视野的底部。3 号（或 4 号）牵开器顶在内侧股骨颈上，牵拉股方肌。放置 9 号和 10 号牵开器，使 9 号牵开器处于大转子的顶部，而 10 号牵开器牵拉臀中肌。这些牵开器的尾部通过关节连接到一起，助手可以用一个手指把持。B. 髋关节近观。8 号牵开器将切口内截骨部位的股骨颈抬高。3 号牵开器位于右侧，9 号和 10 号牵开器位于左侧。

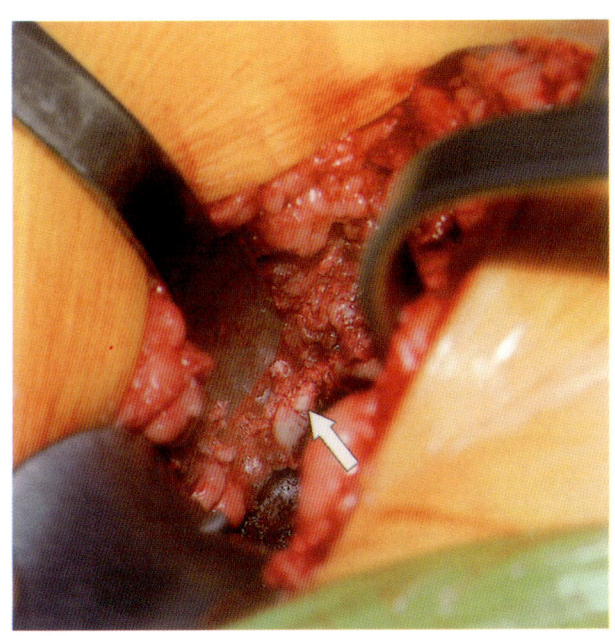

图 6-5　4 号牵开器将股方肌从内侧股骨颈截骨缘（箭头）牵开的近观。

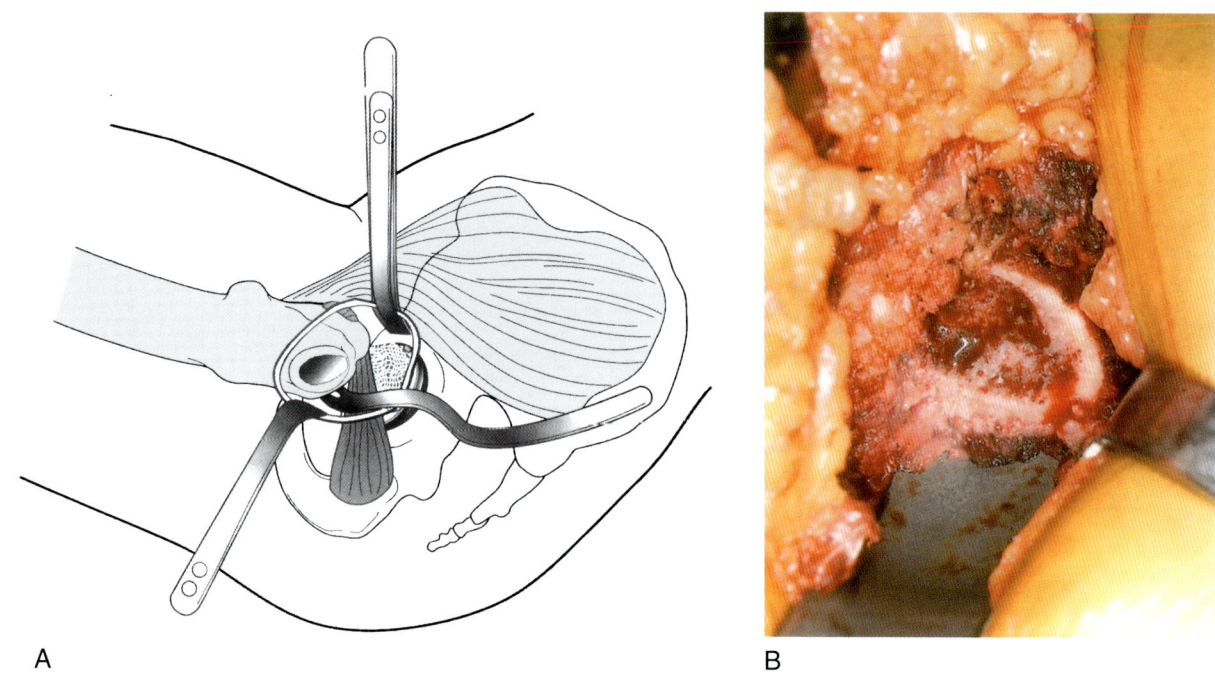

图6-6 A. 8b号牵开器也可以用来压迫后方皮瓣并将股骨颈截骨部位抬高。B. 髋关节近观。8b号牵开器位于前方股骨颈之下,并将股骨颈截骨部位抬高。

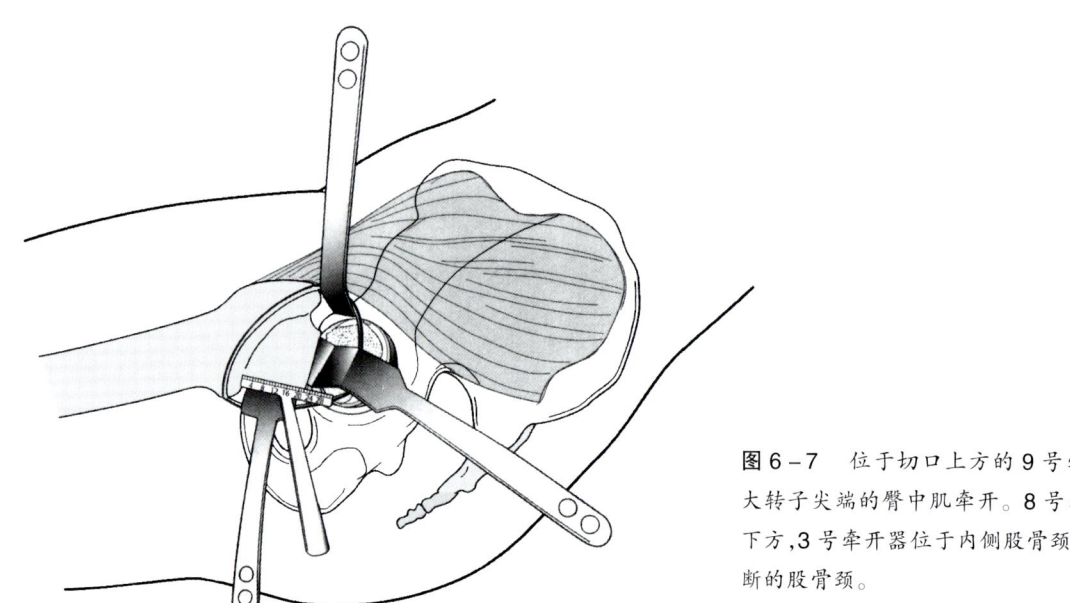

图6-7 位于切口上方的9号牵开器将恰好位于大转子尖端的臀中肌牵开。8号牵开器位于股骨颈下方,3号牵开器位于内侧股骨颈上。用尺子测量截断的股骨颈。

● 准备及植入:无水泥技术

股骨准备起始是用刮匙去除股骨颈截骨面的骨蜡。应当去除股骨颈外侧所有残留的软组织(图6-8),这样就可以暴露全部残留的股骨颈外侧皮质,然后就可以用箱式骨凿进行截骨并取出截掉的骨质(图6-9)。有时候骨质太坚硬不能用骨锥将其去除,所以要用箱式骨凿,而如果骨质残留就有可能导致假体内翻(图6-10)。去除残留的股骨颈外侧皮质后,股骨颈的椭圆形截骨面就可以完全暴露出来(图6-11)。采用后路微小切口时,股方肌挡住股骨颈残端及小转子,在有限暴露的状况下的股骨准备要求术者对手术器械非常熟悉。

术前通过模具测量决定股骨颈的截骨平面,以平衡髋关节的长度与偏心距并纠正下肢长度。在标

第 6 章 后路微小切口：股骨的准备

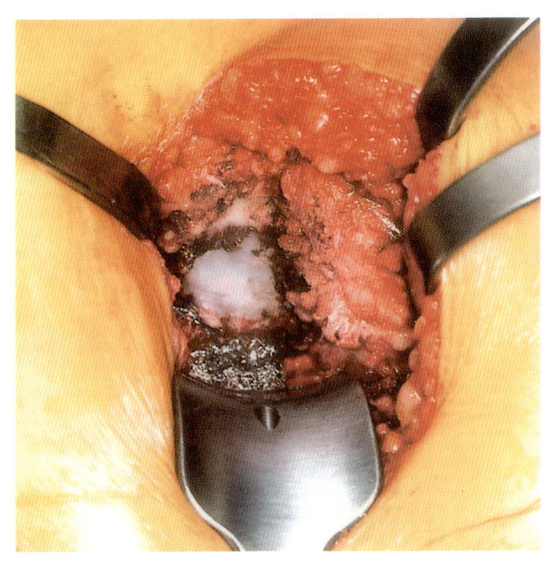

图 6-8 截骨后的股骨颈用骨蜡覆盖。组织覆盖了外侧股骨颈剩余的皮质骨。可以见到大转子尖端延伸到股骨颈上方，刚好位于 8 号牵开器的右侧。

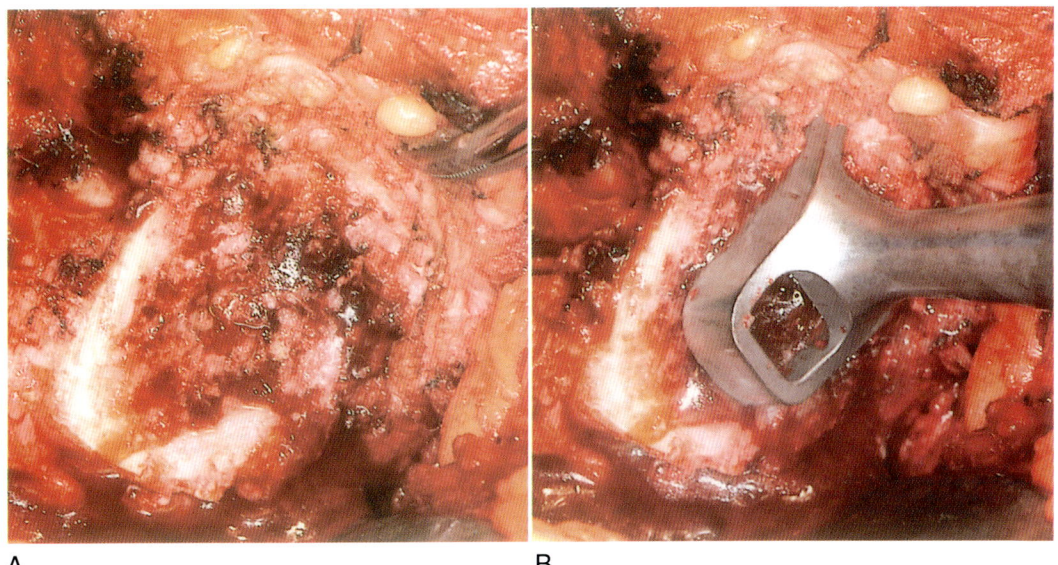

图 6-9 A. 组织被去除，残留的股骨颈外侧皮质骨暴露在扁桃体钳尖的下方。B. 箱式骨凿截断外侧皮质骨并将其去除。

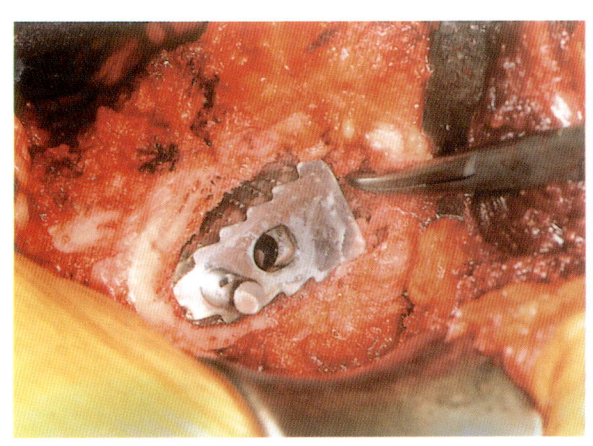

图 6-10 残留的外侧皮质骨可以将髋臼锉推到内翻位，有造成骨干外侧皮质骨折的潜在可能性。这些骨必须用骨锥和转子锉去除以保证其不会妨碍股骨髓腔准备的安全性。

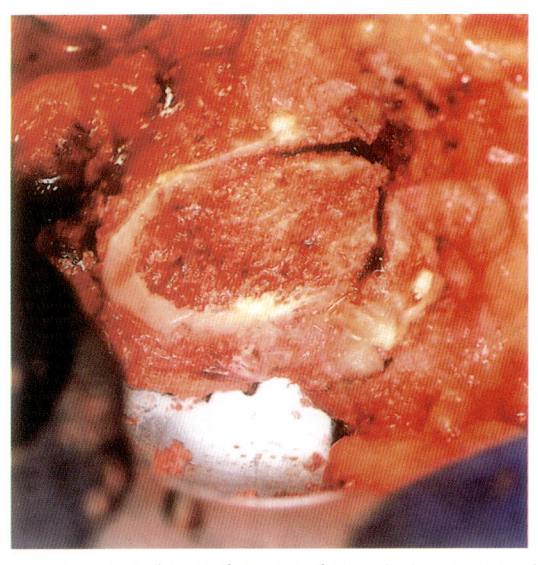

图 6-11 去除外侧股骨颈后股骨颈的整个椭圆形松质骨均可见。

准的后方入路且股方肌松弛的状况下，可以暴露大转子、整个股骨颈及小转子，术者能够清楚地看到股骨近端的每一个部位。在这种情况下，可以在小转子上方与股骨颈交界的部位放置一把尺子（图6-7），测量股骨颈的截骨长度并与术前模具测量的长度相比较。计算机导航能够确定股骨颈的截骨平面（见第7章）。如果股方肌紧张，小转子就无法暴露，这时必须从股骨头基底部截骨（图6-12）。只有当髓腔锉就位并安装上合适长度的股骨头试模使得髋关节的长度与偏心距平衡时，才能断定股骨颈的截骨平面是正确的。

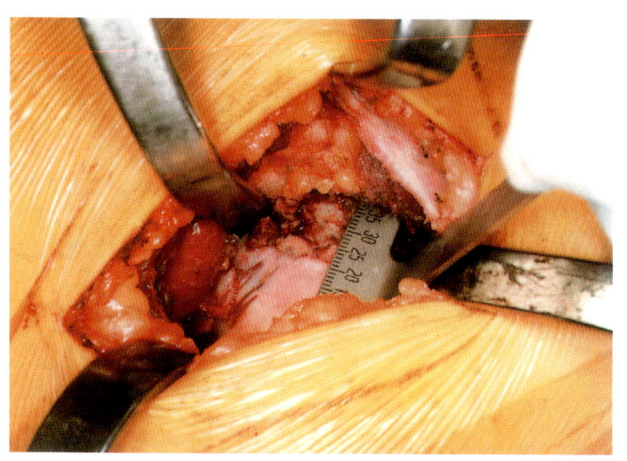

图6-12　尺子从股骨头基底部测量股骨颈的截骨水平。在尺子的远端，股方肌被4号牵开器牵开，4号牵开器位于尺子下方。2号牵开器位于上方股骨颈上，将臀中肌肌腱从股骨颈上牵开，这样用锯子截骨时不会损伤臀中肌。由于看不到小转子，所以从股骨头远端测量股骨颈的截骨平面。

楔形匹配的锥形柄

本节讨论只需要扩槽的假体柄——如Alloclassic/Zweymüller假体（Zimmer, Warsaw, Ind., 图6-13)——的股骨准备。这种假体柄固定良好并持久[1]。应当使用专用的箱式骨凿来设定前倾的角度并去除股骨颈的外侧骨质，以避免内翻并保证正确的前倾角（图6-14）。

首先使用至少比模具上测量的尺寸小3号的髓腔锉（没有必要从最小号的髓腔锉开始使用），依次更换大一号的髓腔锉直至最终型号。然而如果用比预期最终型号小3号的髓腔锉受阻力较大或者

需要用很大的力量才能就位，就使用再小一号的髓腔锉。髓腔锉应当安放到基线水平，即髓腔锉手柄连接部位的光滑平面。用髓腔锉来磨锉股骨髓腔内和转子床的骨质（图6-15）。通过逐步磨锉外侧皮质并增加髓腔锉的型号，就可以避免假体柄内翻。依次将每一个髓腔锉锤击到位。最后一个髓腔锉就位时会有"皮质"感和相应的声音。髓腔锉在轴向和

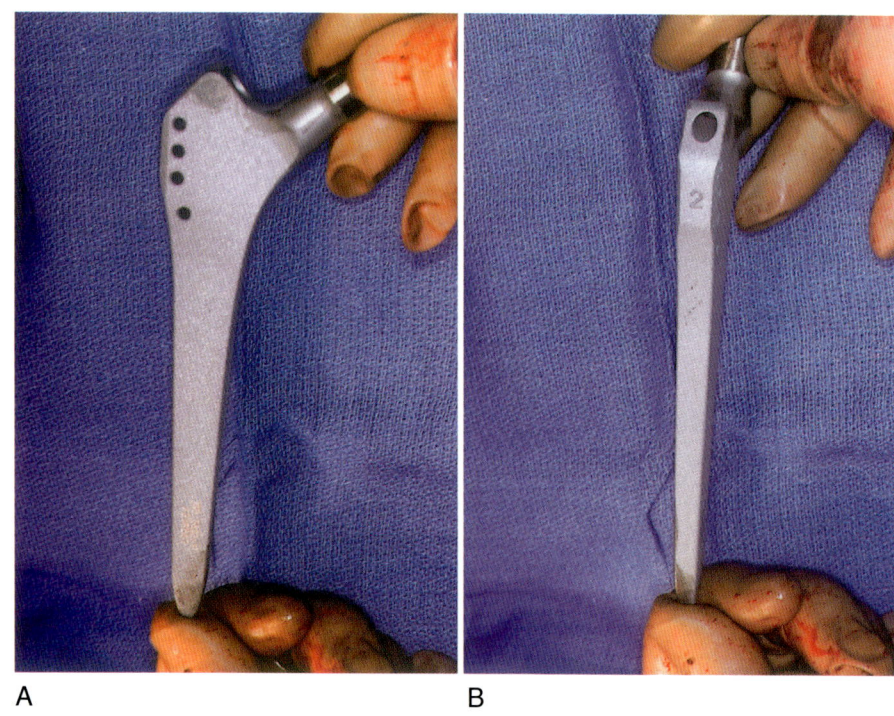

图6-13　A. Alloclassic（Zweymüller）柄的内外侧观。这种全部磨砂的柄允许全长的骨性固定。B. Alloclassic柄前后观。这份资料显示了柄的纤细、锥形外观。

第 6 章 后路微小切口：股骨的准备

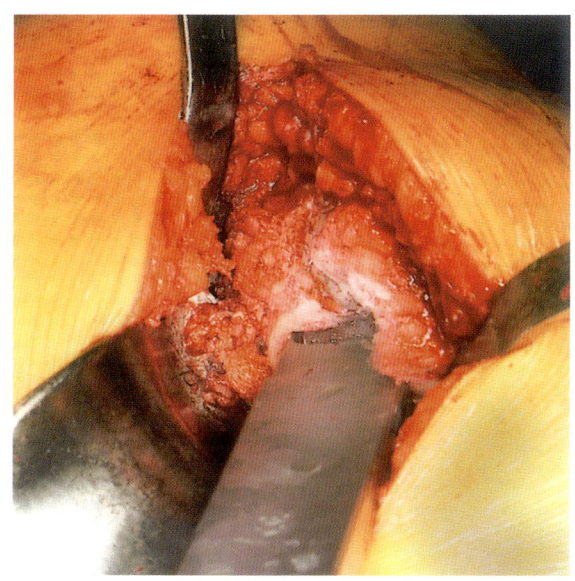

图6-14　对于Alloclassic(Zweymüller)柄，在用髓腔锉处理股骨近端之前先用箱式骨凿截骨。注意骨凿与股骨颈后侧皮质平行，以防止用髓腔锉时由于前倾不正确而导致骨折。

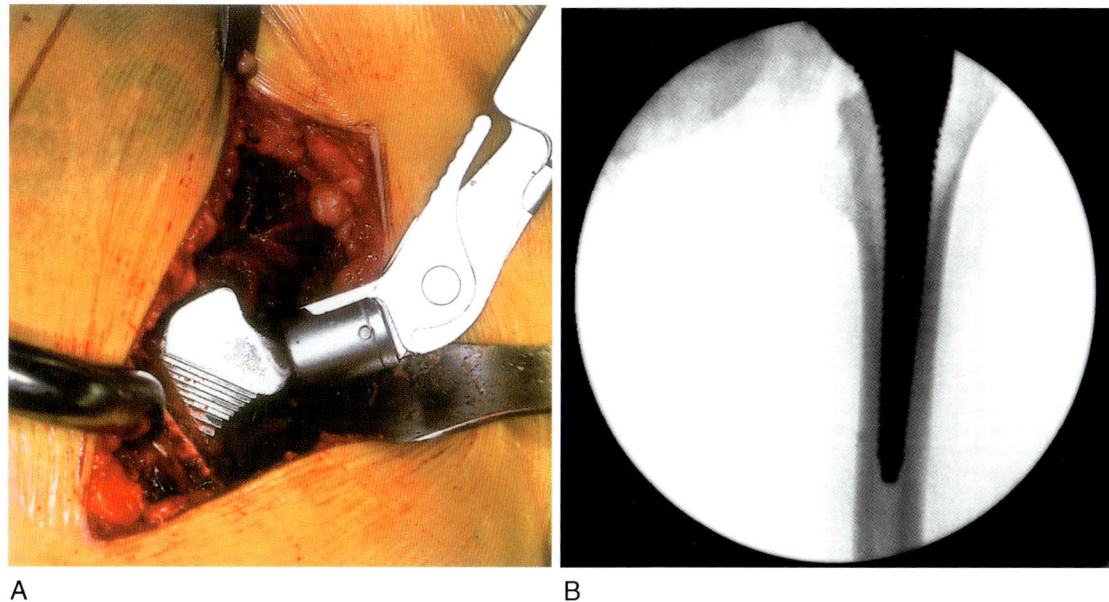

A　　　　　　　　　　　　　　　B

图6-15　A. Alloclassic髓腔锉依次插入股骨直至不超过基线水平，即髓腔锉手柄连接部位的光滑平面。髓腔锉也用来锉掉股骨外侧的骨质确保柄不会内翻。B. X线透视显示Alloclassic髓腔锉插入股骨，证实髓腔锉与皮质骨接触并且没有内翻。

旋转上都必须稳定。

去除髓腔锉，使用试验柄和头确定头的长度，以维持正确的下肢长度和偏心距。"抗内翻征"阳性时，试模的外侧缘应当低于大转子尖(图6-16)。如果必须以减小偏心距来平衡偏心距与髋关节长度，可以使用大一号的假体柄(图6-17)；相反，如果必须增加偏心距，可以使用小一号的假体柄。通过髓腔的匹配以及正确平衡偏心距与髋关节长度来决定最终的假体柄型号。

通过触摸小转子与坐骨的关系来决定髋关节的长度(图6-18)。下肢长度的测定方法取决于术者的偏好，这将在后面的章节中描述。如果在髋关节活动(包括外旋后伸和内旋屈曲)过程中股骨转子距骨盆一个手指宽度，偏心距就可以得到保证(图6-19)。触摸股骨颈的金属假体，证实它不会撞击髋臼杯的金属缘。最后，后伸和外旋时小转子应当距坐骨一个手指宽度。

取出试模并安装假体柄(图6-20)。用手将假体柄推到最后2cm并很容易将其锤击到旋转稳定的位置(图6-21)。当假体柄最后就位时，应当感觉到很稳定且可以听到顶到皮质骨的声音。假体柄就位后再次使用头试模并检查髋关节的活动度及下

髋关节成形术——微创技术与计算机导航

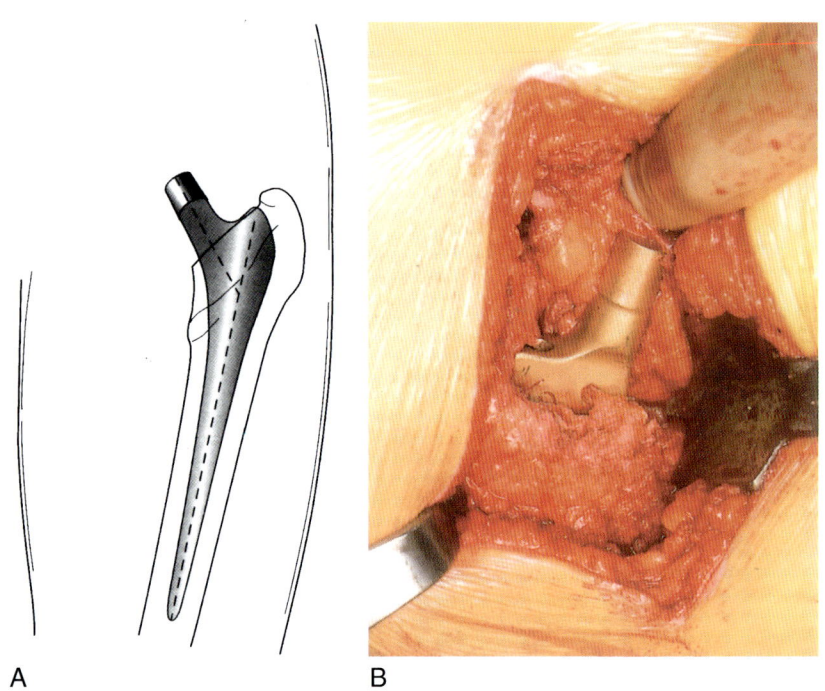

图6-16　A. 如髓腔锉轴线所示，髓腔锉的外侧对线正确并且低于大转子尖。B. 柄试模的术中观，显示试模外侧进入转子床且大转子尖高于试模外侧。

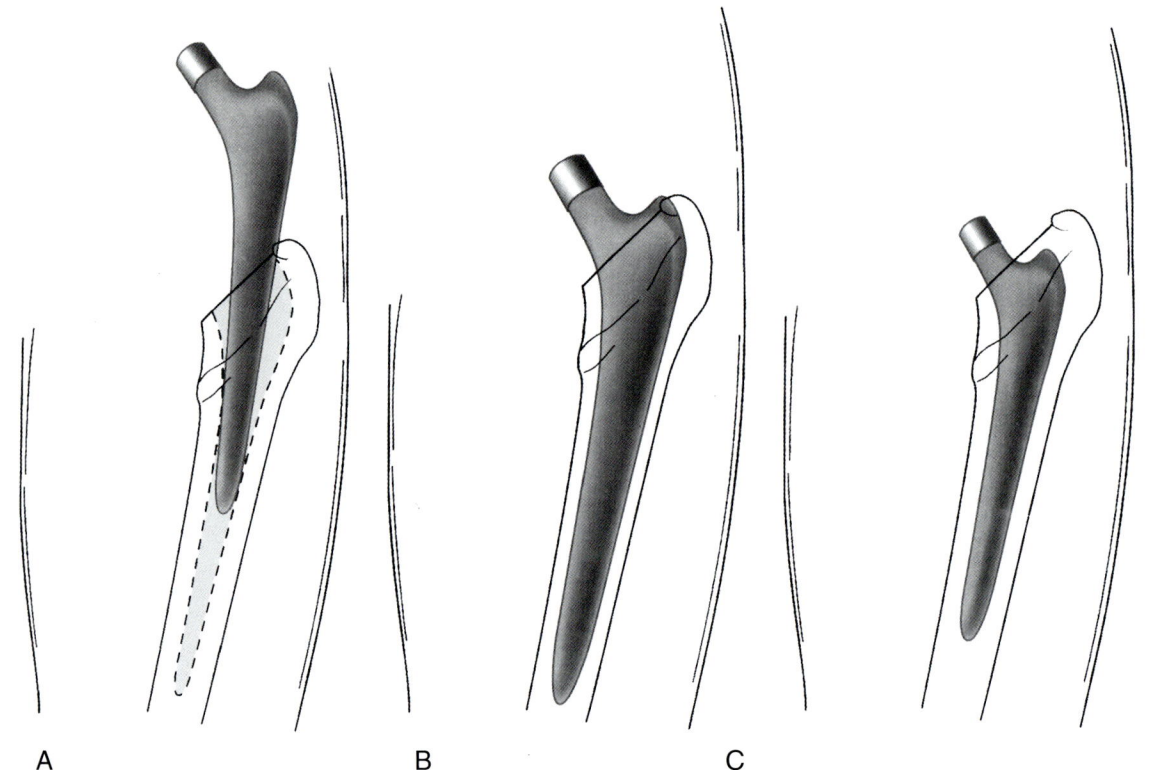

图6-17　A. 柄被插进用髓腔锉准备好的"封套"中。B. 髓腔锉插入的深度取决于将要使用的柄的型号。对于与髓腔锉相同型号的柄，柄与髓腔锉插入的深度相同，这通常意味着假体的外侧低于大转子尖。C. 如果有必要缩短髋关节长度或偏心距，则使用比髓腔锉小一号的柄。柄仍然位于事先准备好的同一个"封套"中，但是柄的基线插入干骺端的深度增加，这样就允许在使用相同长度的头时缩短髋关节长度和偏心距。

第 6 章 后路微小切口：股骨的准备

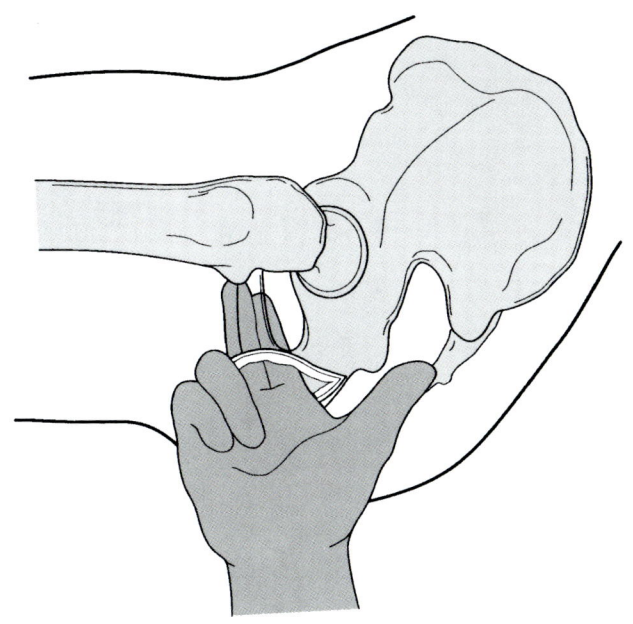

图 6-18　触摸小转子明确其与坐骨尖的关系。小转子尖永远不应当低于坐骨尖，否则就意味着下肢被延长了。

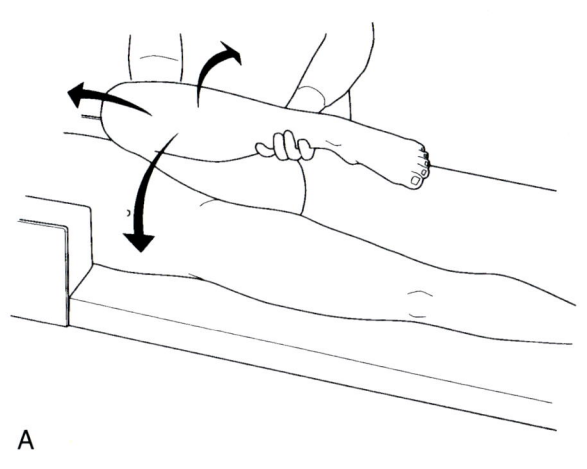

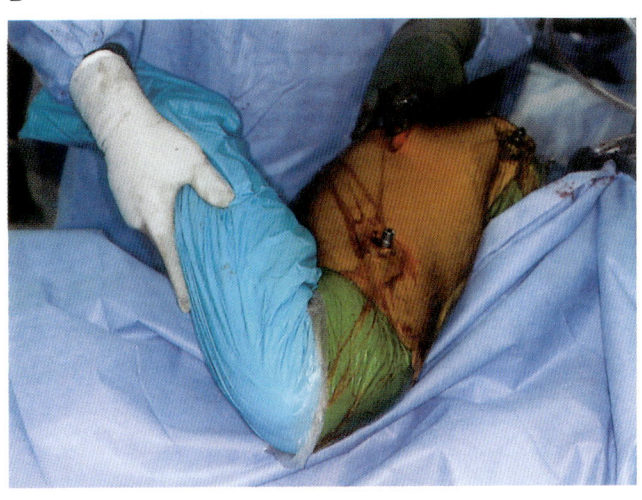

图 6-19　A. 术者的左手活动患肢使其达到最大的活动范围，同时右手示指触摸大转子与骨盆及金属颈与髋臼杯的关系。B. 下肢后伸时，术者左手示指可以在大转子后方看到，并触摸大转子与骨盆的关系。C. 术者的右手（白手套）屈曲内旋下肢，左手（绿手套，右上角）触摸转子与骨盆及前方金属股骨颈与髋臼杯的关系。用于计算机导航系统的金属底座连接于股骨远端。

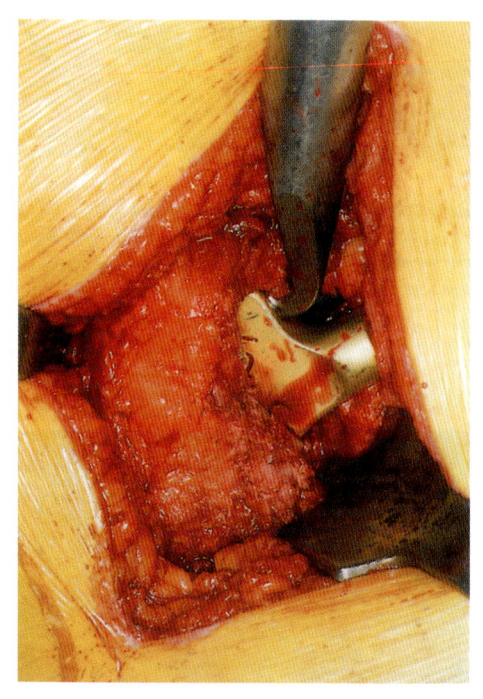

图6-20　用一种可以钩到试柄近端外侧小孔内的工具取出试柄。

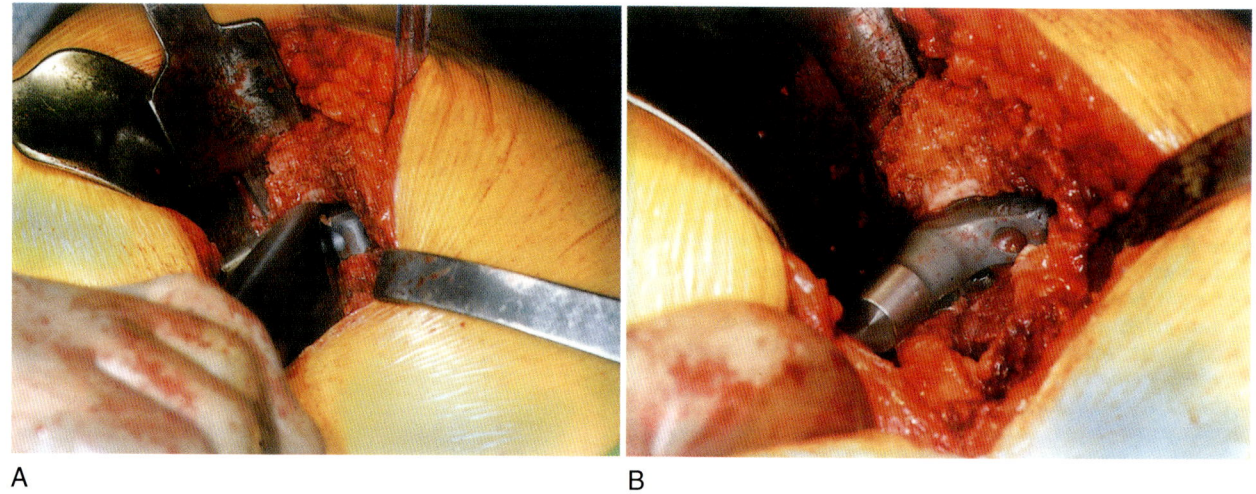

A　　　　　　　　　　　　　　　　B

图6-21　A.可以将一种平的击打工具放到外侧肩部,并用骨锤将柄锤击到事先用髓腔锉锉好的"封套"内。B.柄已经被锤击到稳定的位置。当柄到达这一位置时,有一种明显的柄撞击骨质的"皮质"声音,并且柄不会再进得更深。注意柄的后表面与股骨颈后侧平行。

肢长度。最后安装头假体,关闭伤口。

解剖型假体柄(APR)

APR假体(Zimmer)是应用扩髓技术准备股骨近端隧道的解剖型假体柄的一个例子(图6-22)。作者应用解剖型假体是因为相信其解剖形态能够提供最稳定的压配和旋转稳定性。根据作者经验,其近端多孔涂层以及远端磨砂表面为假体提供了固定,因而临床效果好且持久耐用。然而,任何一种应用扩髓技术准备股骨近端隧道的假体都可以采用这种暴露和入路进行植入。

用箱式骨凿去除外侧皮质骨(图6-23)。可以用骨锥为髓腔钻和髓腔锉开口(图6-24)。一旦隧道建立,股骨近端的准备工作就可以依次进行并且很容易完成。

依次进行扩髓直至骨与髓腔钻紧密贴附的长度大约为5cm,这样可以使假体固定良好(图6-25)。髓腔钻设计成为"自我中心"的,这样可以保证髓腔钻处于髓腔中心。用大转子磨钻在转子床上开口,以利于扩槽并保证假体柄可以安放到外侧合适

第 6 章 后路微小切口：股骨的准备

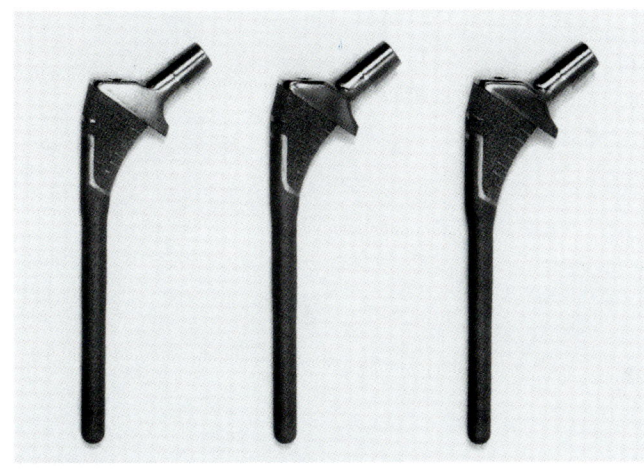

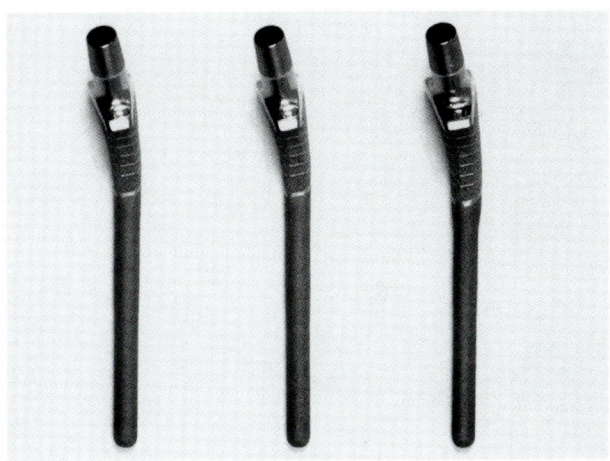

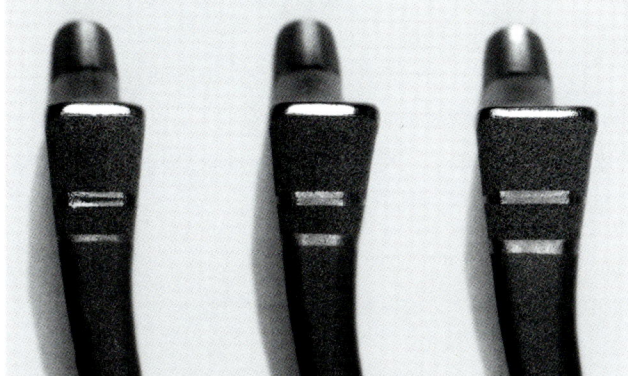

图6-22　A.10.5号APR柄的前侧观，10.5号意味着骨干部柄的直径是10.5mm。每一型号的柄都有近端体部标准型、近端体部加宽型和特号柄可供选择。体部加宽型假体柄的干骺端在前后面上更宽。特号柄意味着干骺端部分比骨干部大一个型号（例如，干骺端为标准的12号而骨干部为10.5mm）。特号柄用于A型骨（股骨形状类似于"香槟槽"）。B.10.5号柄的内侧观。柄近端12°屈曲与股骨干骺端的解剖弧度相符。柄的干骺端部分为多孔涂层，而骨干部分为磨砂面。C.3种型号柄的近端外侧观，显示前后径逐渐增宽。

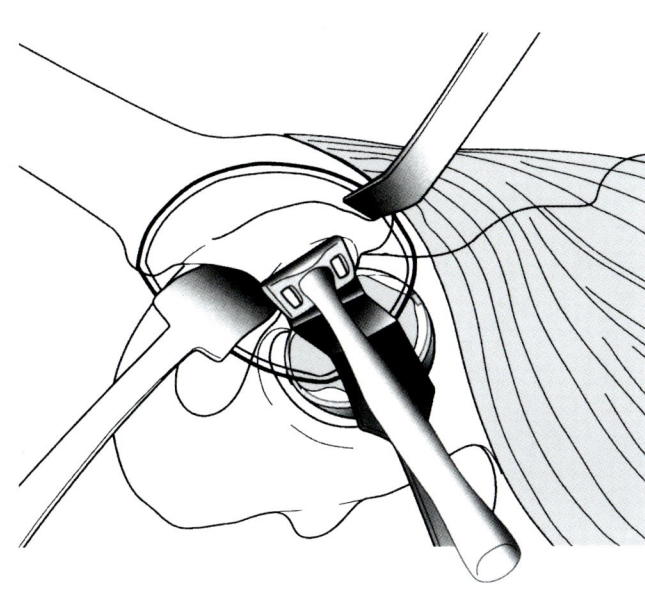

图6-23　利用箱式骨凿去除股骨颈外侧骨质。

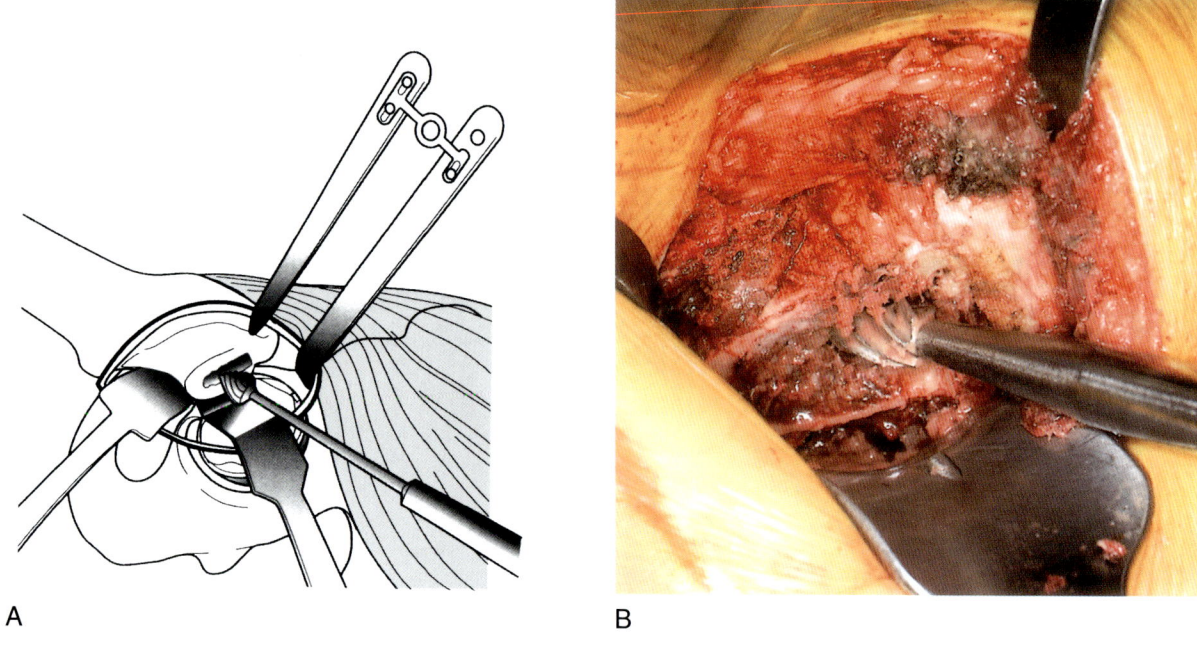

图 6-24　A. 利用骨锥开口以便扩髓和扩槽。B. 骨锥在正确位置上开口的术中观。骨锥位于股骨颈的后上角,这样就可以直接进入股骨隧道。

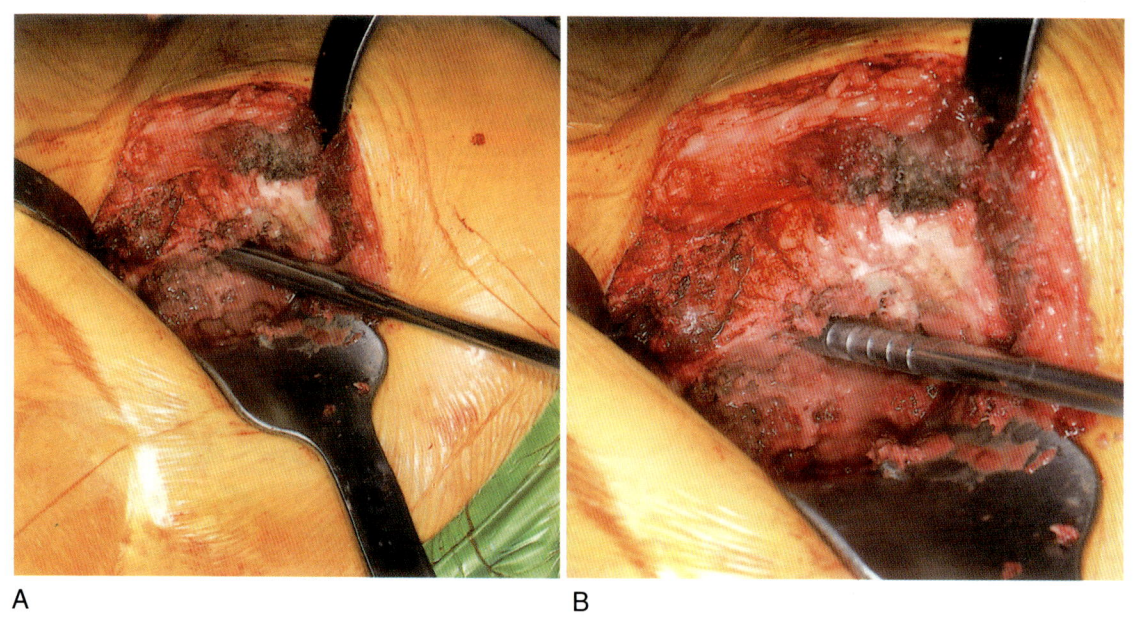

图 6-25　A. 髓腔钻插入骨锥开口的隧道内。可以看到髓腔钻的自攻槽。B. 将髓腔钻插入到假体柄所要求的深度。髓腔钻上有凹槽标识深度。

的位置上(图 6-26)。

采用 APR 时,一旦通过扩髓确定股骨髓腔的尺寸,就要用合适的髓腔锉来准备假体柄植入隧道(图 6-27)。如果髓腔锉的外侧低于大转子尖,髓腔锉就不会内翻(假体柄亦然)(图 6-28)。髓腔锉内侧顶到股骨颈内侧不能作为"抗内翻征"(图 6-29);只有当髓腔锉近端外侧尽可能地靠近外侧时(即顶到转子床并低于大转子尖),髓腔锉的柄部才不会内翻。

解剖型假体髓腔锉的插入与直柄髓腔锉的插入没有根本性的区别。解剖型假体柄的匹配更紧密,因此打入时力量更大一些。然而,只需要简单地

第 6 章 后路微小切口：股骨的准备

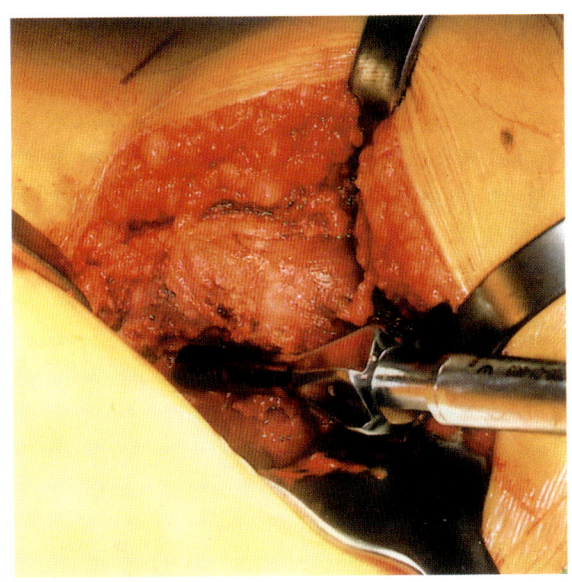

图 6-26 利用转子钻处理转子床以利于髓腔锉和柄的插入。

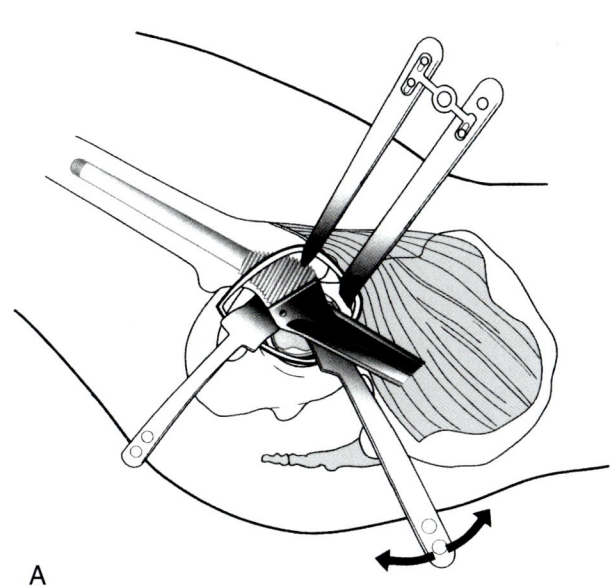

A

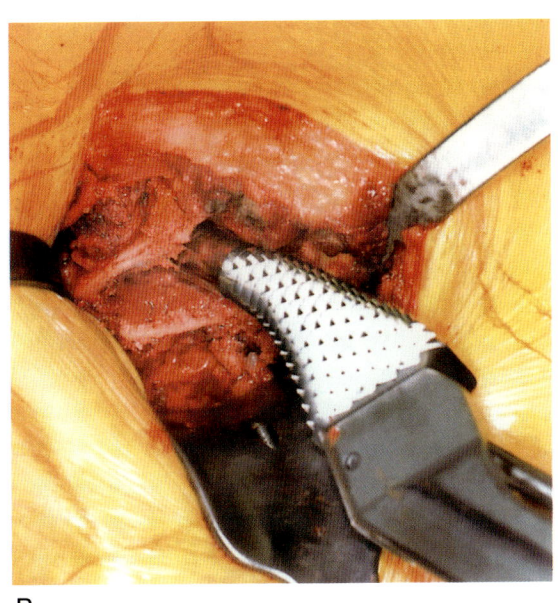

B

图 6-27 A. APR 髓腔锉插入隧道。髓腔锉的外侧应当进入转子床内，且理想状态下应当低于大转子尖。B. APR 柄插入隧道的术中观。插入隧道的入口位于股骨颈的后上角，髓腔锉正穿过转子床。

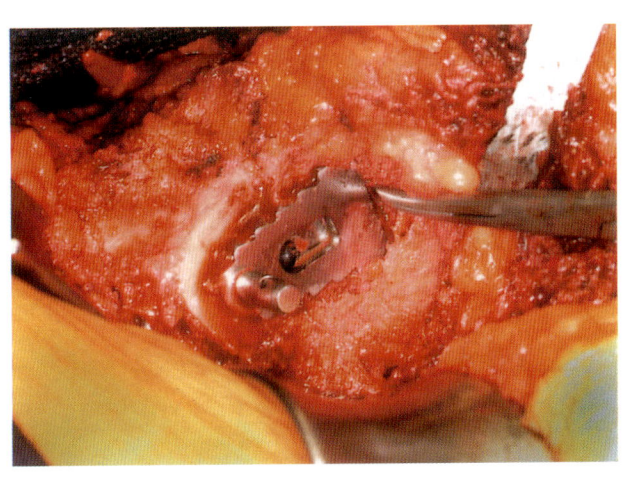

图 6-28 髓腔锉的外侧低于大转子尖并且进入转子床（扁桃体钳的尖指向转子床），注意髓腔锉的后方与股骨后侧皮质平行，而且髓腔锉不向内侧股骨颈倾斜。髓腔锉的外侧低于大转子尖，即为"抗内翻征"。

· 111 ·

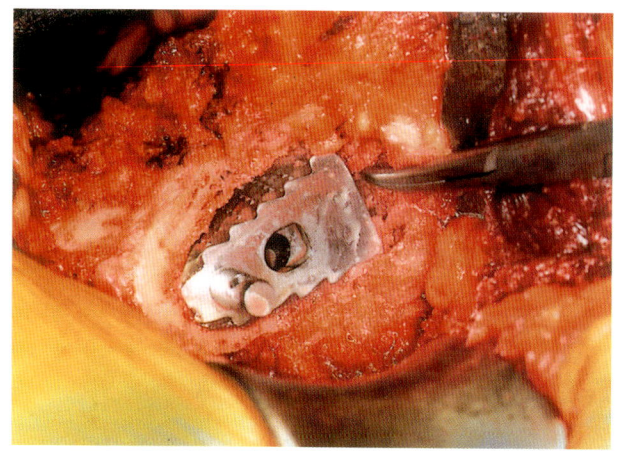

图6-29 由于髓腔锉的外侧位于大转子尖的内侧，所以髓腔锉内翻。扁桃体钳尖顶在大转子尖上，髓腔锉的外侧位于扁桃体钳的内侧。髓腔锉看起来向内侧股骨颈倾斜，这也是内翻的一种征象。

使髓腔锉与股骨颈后侧皮质骨对准并在这个平面将髓腔锉插入，即可顺利完成操作，这和直柄型是一样的（图6-28）。近端髓腔锉填充的程度决定了选用哪一种柄。APR柄依赖于干骺端皮质的接触，所以近侧干骺端被髓腔锉填满（图6-28）。可以选择宽体柄以保证前后侧皮质的接触（图6-22），对于明显锥形的股骨（A型）需要骨干柄细而干骺端较大的假体柄，可以选择特号的假体柄。如果干骺端匹配合适而股骨近段填充不足，就需要使用特号髓腔锉，以维持骨干部的尺寸不变而使股骨近段填充得更好。

髓腔锉就位后安装头颈试模，复位髋关节并使髋关节活动到最大范围。用前面介绍的适用于锥形柄的方法测量髋关节长度和偏心距（图6-19）。如果髋关节长度与偏心距的平衡合适，就可以去除髓腔锉。

然后将假体柄插入到事先定好的水平。APR柄分有领型和无领型两种型号可供选择，对于微小切口而言，无领型柄的使用更简单，允许一定程度的突出或插入得深一些。假体柄可以轻松地打入股骨上事先准备好的"封套"中。

有时候如果股骨颈碰撞后方的牵开器，有两种选择使股骨假体就位。其一是内旋下肢使股骨颈避开牵开器；如果这样做，先要从床旁抬起患肢将其放到对侧下肢的上面，然后内旋（图6-30）。如果患肢处于床旁时内旋就可能会牵拉坐骨神经，导致坐骨神经麻痹。第二个选择是去除8号和9号牵开器（如果用了9号和10号牵开器，也一并去除），使股骨颈埋于皮下（图6-31）。采用这种技术时，仅仅股骨颈内侧得以暴露，植入股骨柄假体时暴露不佳。然而在计算机引导下，暴露不良已不再是问题。作者在利用计算机辅助时采用这种技术（见第7章）。

安装头试模后复位髋关节，试验髋关节活动度

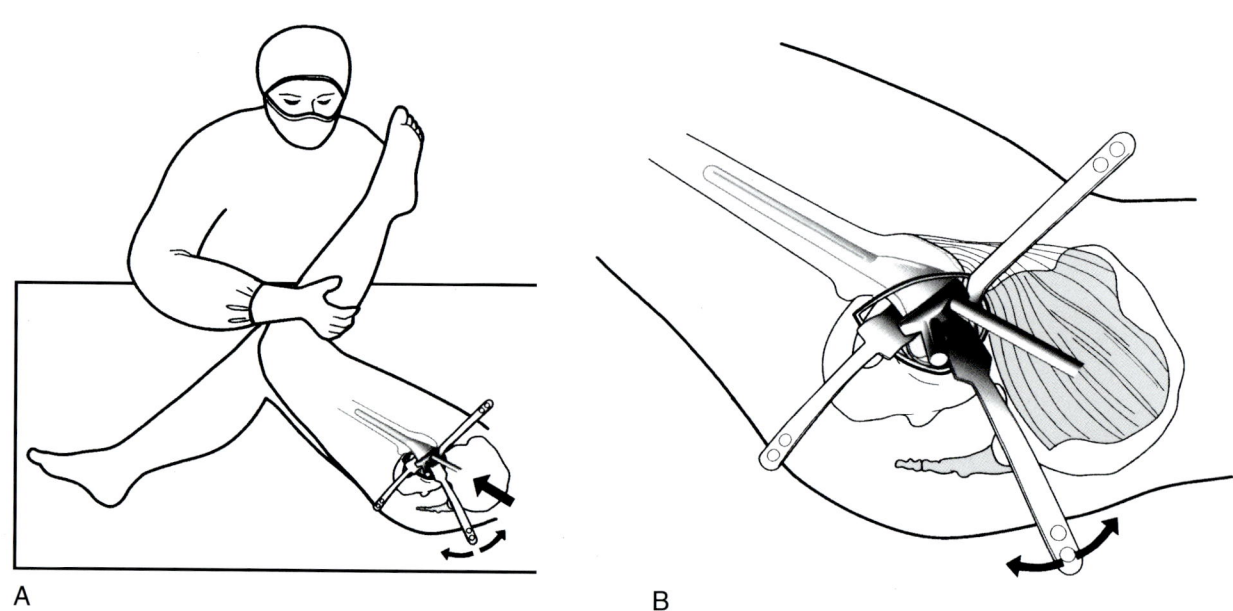

图6-30 A．使股骨颈避开后方牵开器时下肢的位置。将下肢抬到手术床上并放在下面的腿上。在这个位置上可以让助手内旋下肢，使股骨颈避开后方牵开器。后方牵开器尾部的箭头提示牵开器也可以前后移动避免金属股骨颈与牵开器接触。B．髋关节近观，显示当下肢内旋同时移动牵开器的位置时假体柄避开后方的牵开器。

第 6 章 后路微小切口：股骨的准备

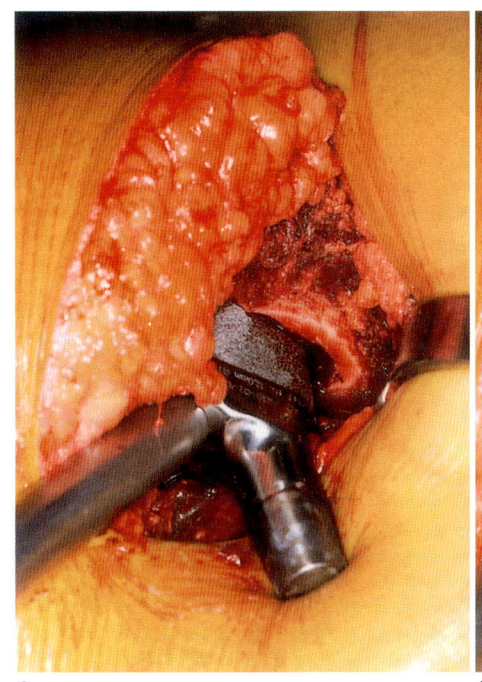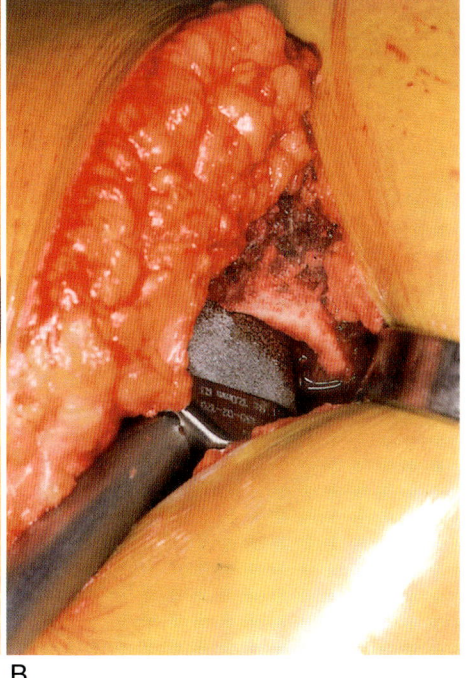

图6-31 A. 股骨柄顶到切口后缘。8号和9号牵开器已被去除。B. 皮肤和皮下组织已被移到股骨颈的上面以使股骨颈位于髋关节内。这允许在没有阻力的情况下维持正确的前倾并持续地将股骨柄锤击到股骨内。

A B

（图6-32）。然后安装真正的股骨头，关闭髋关节。股骨头应尽可能选用大号的，以便关闭伤口后缩小死腔。这样可以加速关节囊愈合并提供更好的稳定性，而且有利于缓解疼痛。

干骺端填充的锥形柄

安装Natural(Zimmer)锥形髋关节假体柄，在准备股骨时需要同时扩髓和扩槽（图6-33）。模具上评估的假体柄的尺寸几乎总是准确的。术者可以从小两三号的髓腔钻和髓腔锉开始，作者从小两号的开始。当然如果使用零号或者双零号的柄，就没有更小的号了。使用箱式骨凿切除股骨颈外侧皮质，并使用骨锥开口。

像在APR柄的股骨准备时使用"自我中心"髓腔钻一样，可以依次使用圆锥形髓腔钻（图6-34）。圆锥形髓腔钻的股骨颈截骨水平有一个阻挡，保证适当的扩髓深度。扩髓时术者应当可以感觉到髓腔钻与皮质骨接触的感觉。

当扩髓到适当尺寸后，就可以使用髓腔锉。髓腔锉也可以从比选定柄的型号小1~2号的开始。

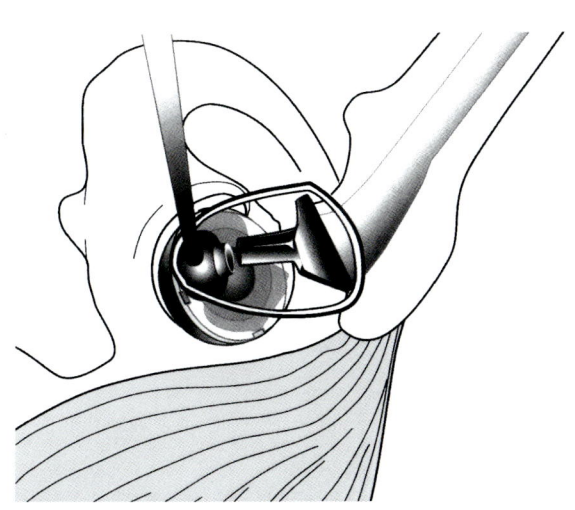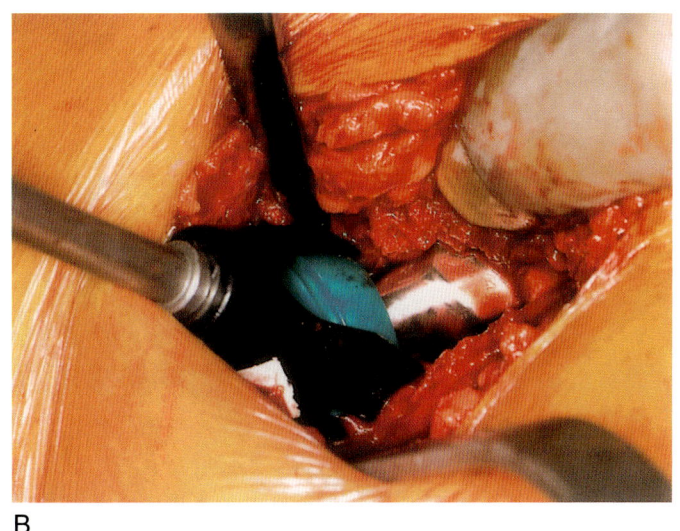

A B

图6-32 A. 使用持头器将头试模插到股骨颈上，在小切口条件下股骨颈位于有限的空间内。B. 利用持头器将头试模插到股骨颈上的术中观。这一器械的优点在于它比术者的手所占空间小。

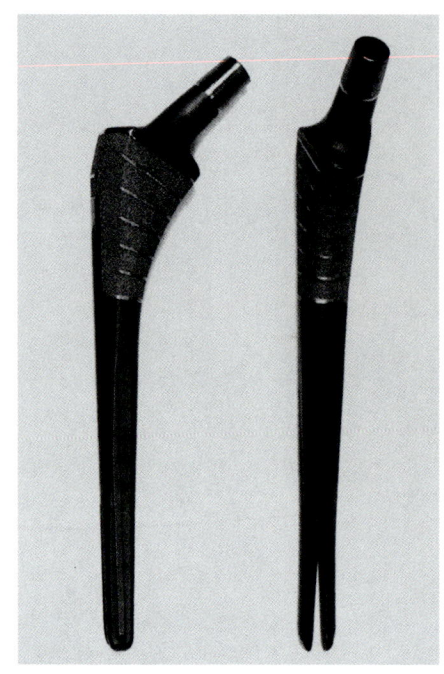

图6-33 Natural髋关节柄的内外侧和前侧面外形。在前后位上观察其有弹性的、分叉的柄,这可以根据骨髓腔内隧道的宽度张开或闭合。

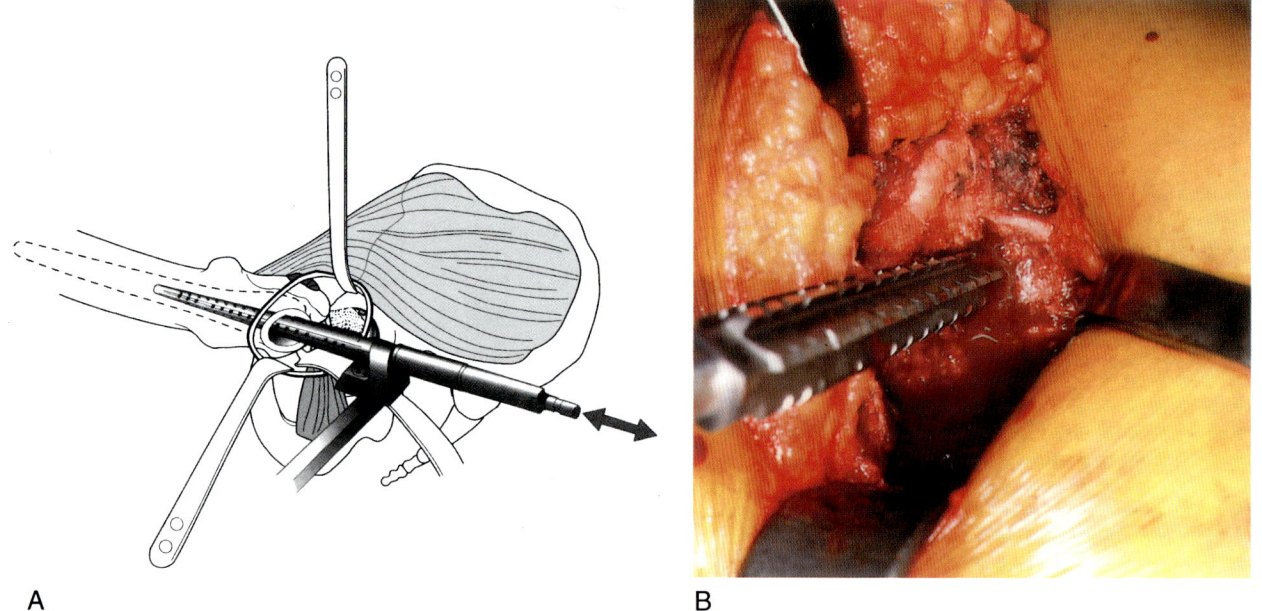

图6-34 A.圆锥形髓腔钻插入髓腔内隧道中,显示了能够接触到股骨颈截骨端的挡板。B.圆锥形髓腔钻插入股骨颈后外角的术中观。

作者通常从小一号的开始(图6-35)。最后一个髓腔锉就位后,检测旋转和轴向稳定性(图6-36);较小的髓腔锉不会显示稳定。

当髓腔锉就位后,就可以安装头颈试模并彻底检查髋关节的活动度。采用前面介绍的适合两种柄的方法检查平衡、偏心距和髋关节长度。获得良好的平衡后去除髓腔锉,植入假体柄。除了最后2cm需要打入外,柄可以用手插入。Natural髋仍然分有领型和无领型两种柄可供选择(图6-37)。安装头试模再次检查髋关节活动范围。决定好头的长度后安装头、复位髋关节、关闭伤口。和任何假体柄一样,尽可能选择大的头以减小死腔。

第 6 章 后路微小切口：股骨的准备

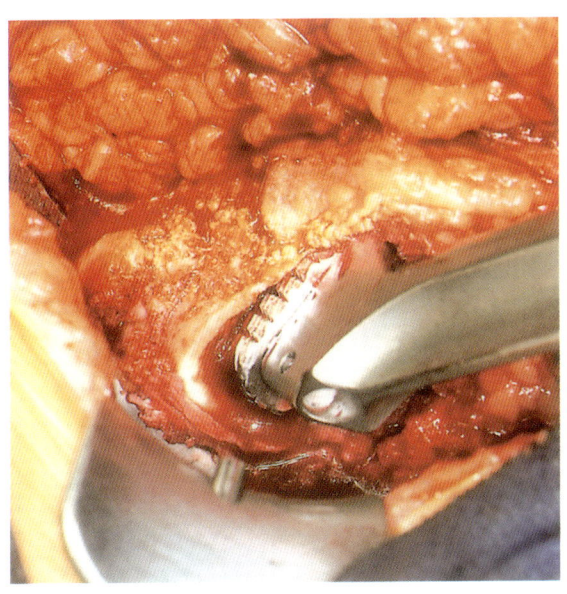

图 6-35 比实际柄小一号的 Natural 髋关节髓腔锉打入隧道内。

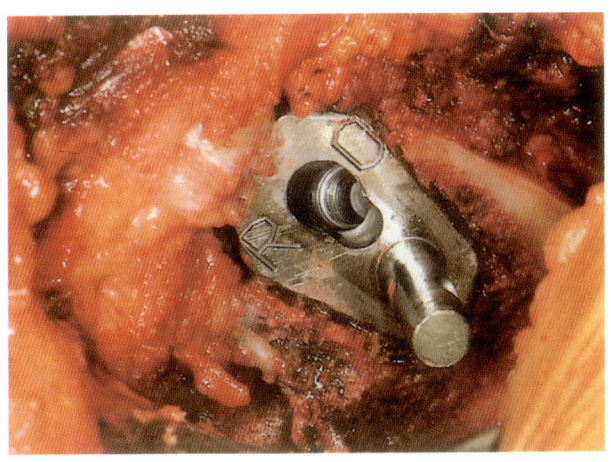

图 6-36 髓腔锉近观，髓腔锉稳定于骨性隧道内。髓腔锉不内翻，因为大转子尖高于髓腔锉的外侧。髓腔锉的型号取决于骨髓腔内隧道的大小，因此股骨颈部的松质骨仍然可见。

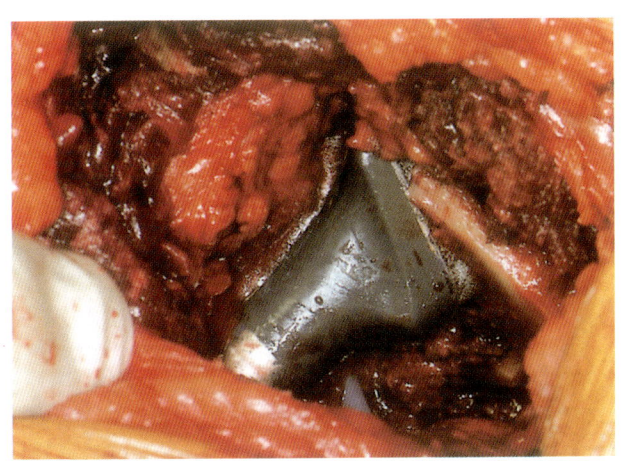

图 6-37 无领、非水泥型 Natural 髋关节假体柄植入事先用髓腔锉准备好的"封套"内。柄的外侧位于转子床内。如图 6-36 显示的髓腔锉就位时一样，股骨颈部仍然残留部分松质骨。

在试验髋关节活动的整个过程中金属颈不应当撞击髋臼杯，大转子也不应当撞击骨盆。还应当判断髋关节的稳定性，保证在旋转位极度屈曲或过伸髋关节时股骨头不会从髋臼杯中脱出。用一只手活动下肢，另一只手的示指在髋关节内触摸是发现撞击的最佳方法（图 6-19）。应用示指可以触摸到金属颈，明确其不会与髋臼杯撞击；并触摸转子，明确其不会与骨盆撞击。最后可以采用 Ranawat 试验评估髋关节的复合前倾。其方法是屈髋 30°～40°，抬高足部使下肢内旋（图 6-38）。复合前倾的角度等于使股骨头对称性位于髋臼中所需要的内旋角度：如果下肢内旋 20°则复合前倾为 20°，如果下肢内旋 40°则复合前倾为 40°。在这个试验中，最佳的复合前倾是 35°～45°。

测量下肢长度的方法有 2 种，即触摸小转子确保它不会低于坐骨（图 6-18）以及将双下肢重叠放置，作者采用的是将二者结合。在大腿比较髌骨的位置，而在小腿比较足底的位置。将上方的肢体叠放到下方肢体上，并于术前和股骨头复位入髋臼杯后分别触摸这些相对应的部位。如果患侧髌骨上极较健侧轻微偏向颅侧（图 6-39），患侧足底较健侧更靠近端约一掌宽（图 6-40），则下肢的长度是正确的。下肢叠放时可以采用的另外一种技术是胫骨结节的对比，这对肥胖患者更为实用，因为胫骨结节比髌骨上极更突出和容易触摸。和髌骨上极一

● 平衡下肢长度和偏心距

现在有必要回顾一下平衡偏心距与髋关节（下肢长度）的技术。术者可以选择是在髓腔锉上还是在假体柄上安装头颈试模复位髋关节。如果术者对柄的尺寸和恢复髋关节长度有信心，就没有必要在髓腔锉上试验复位。然而如果对髋关节长度或偏心距有任何疑问，就应当在髓腔锉上安装头颈试模并复位髋关节。

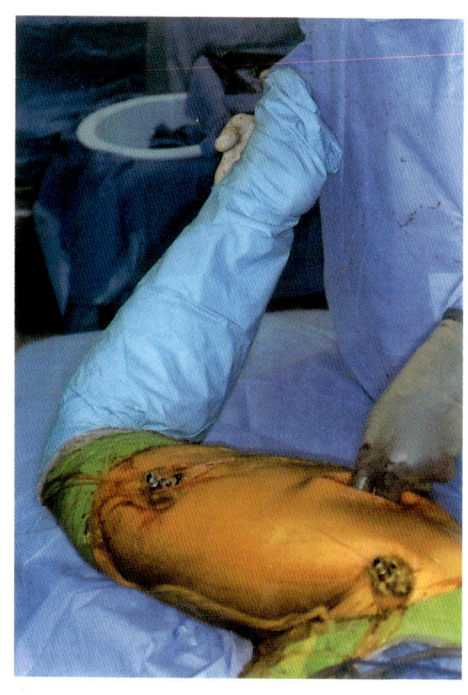

图6-38 下肢位于手术台上时,通过内旋下肢来诱发Ranawat征。术者将左手的两个手指放到切口内触摸髋臼内股骨头与髋臼的对称位置。内旋角度等于股骨头和髋臼杯的复合前倾角。可以看到计算机导航系统的骨盆和股骨底座连接到患者身上。计算机可以给出复合前倾的确切数值(第7章)。

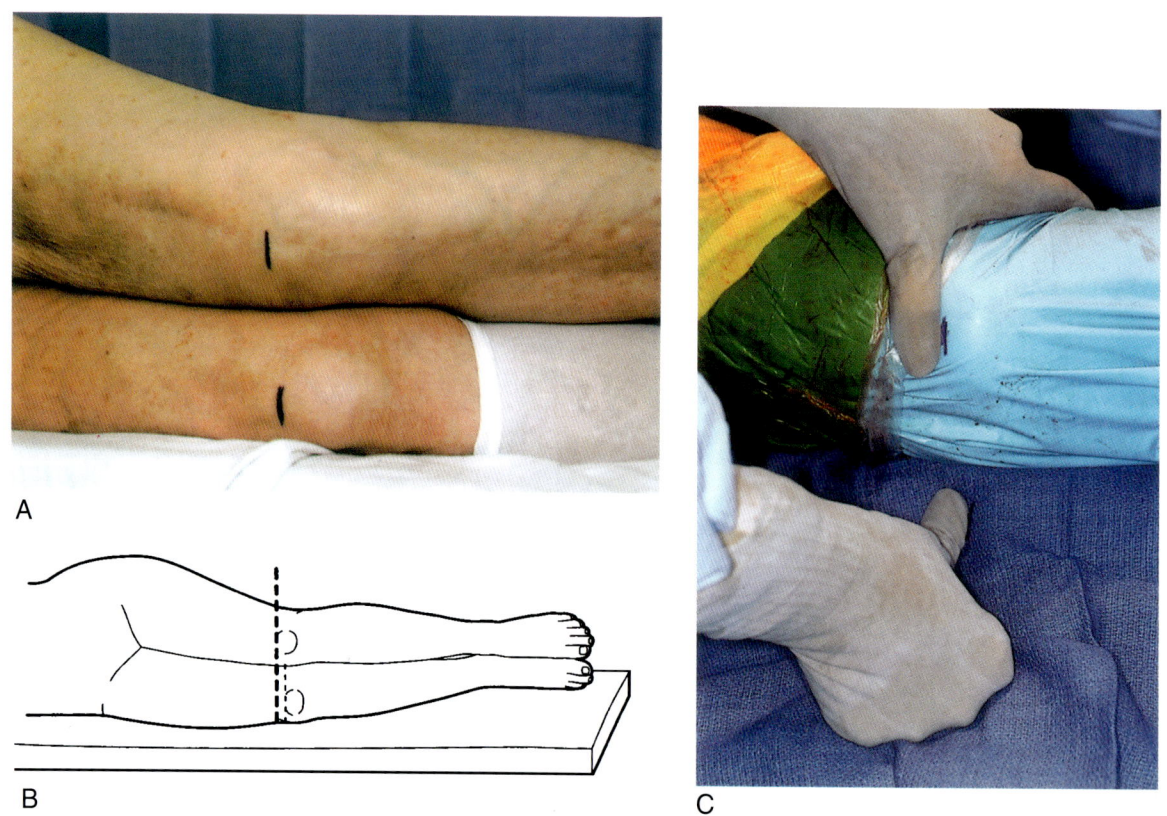

图6-39 A. 铺单前将双下肢重叠放置,证实即使是双下肢等长时上方肢体的髌骨上极比下方肢体的髌骨上极偏向近端。这是双下肢长度正确时髌骨上极的大概位置。这例患者由于以前做过全膝关节置换术,所以上方肢体的膝关节有一个纵行的瘢痕。B. 双下肢,显示髌骨的相对关系。C. 术中通过触摸髌骨上极来判断下肢长度的技术。

第6章 后路微小切口：股骨的准备

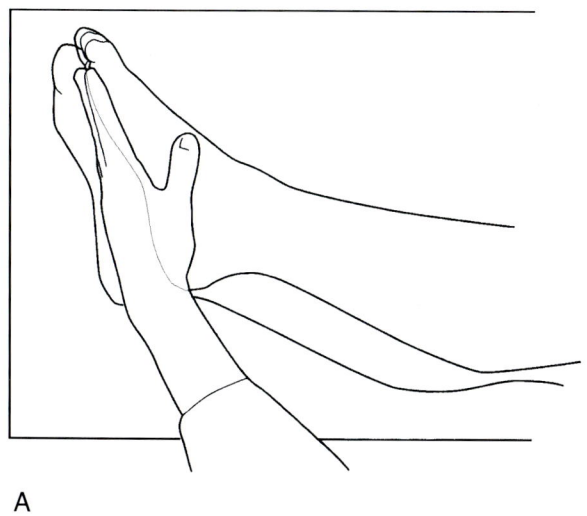
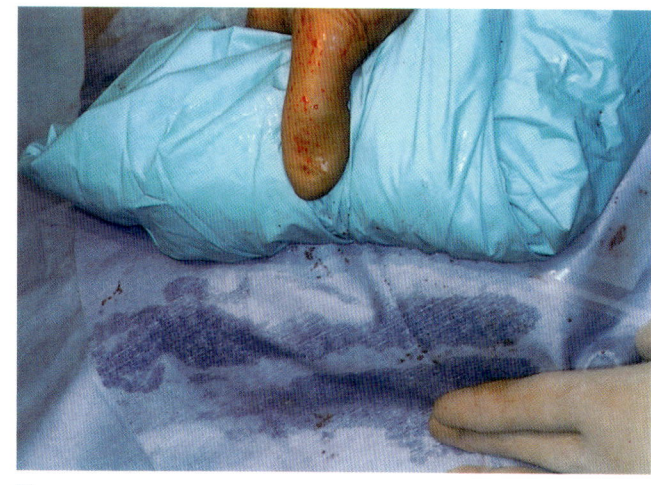

图6-40　A. 通过双足的关系判断下肢长度的技术。双足重叠，上方的足底应当比下方高出一掌宽。B. 术中观，显示下方足在无菌单的下面，而上方足与下方足重叠。上方足比下方足更靠近端。C. 术中观，显示一只手放在下方足上顶住上方足的足底。

样，患肢的胫骨结节应当比健侧轻微偏向颅侧，足底的位置不变。当下肢叠放时，双下肢不应当是完全对称的，因为上方肢体向下方肢体方向内收。

一旦确定了正确的股骨头长度，就应当将它锁定到柄上；复位并活动髋关节，明确没有撞击；再一次检查肢体长度。永远不要通过在旋转下肢时牵引膝关节来尝试复位，这有可能由于存在抗旋转作用而导致骨折。应当通过牵引假体柄并外旋下肢（膝关节呈"钩"状，以便在将头牵入髋臼中时下肢能够轻度外旋）来完成复位（图6-41）。当助手牵引金属股骨颈时术者可以推股骨头。复位过程中术者可以用一个手指保护坐骨神经，使其免受牵拉。

作者在手术完成后将患者置于手术台上呈仰卧位，再次检查肢体长度（图6-42）。如果证实双下肢不等长，则再次打开髋关节纠正肢体长度。当我们采取必要的措施来确保肢体等长时，患者总是很

感激；而且当我们通知家属我们将要这样做时，他们几乎总是说"他（她）肯定不希望有一条腿长。"当患者仰卧位判断下肢长度时，确保下肢与胸骨大致平行，而不应向一侧或另一侧倾斜，这会使人对下肢长度产生错误的印象。如果对下肢长度有任何怀疑，应当在手术室拍摄X线片，以证实双侧小转子的位置及髋关节的长度（图6-43）。

● 准备和植入：水泥型技术

一些外科医生喜欢水泥型的股骨假体。暴露和闭合的顺序与无水泥技术相同，为了使水泥型的固定良好必须理解隧道准备的差异。

首先，如果是使用水泥型柄，股骨髓腔就不应当扩髓。这是水泥型和无水泥型植入物在股骨准备上最重要的差别。其次，尽管在无水泥型植入物操

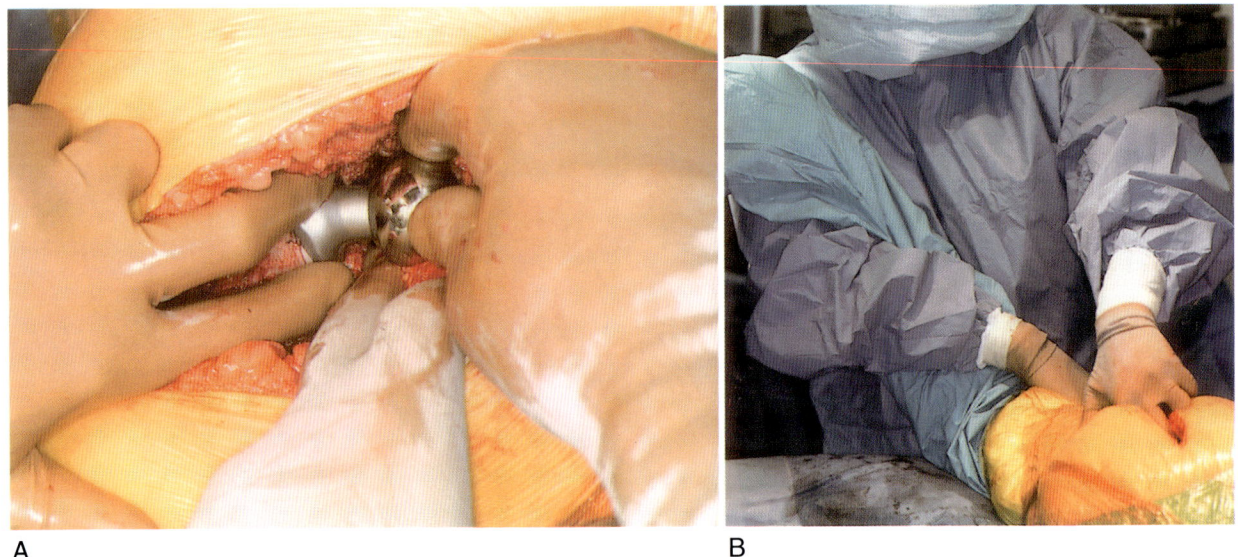

图 6-41　A. 复位髋关节，助手拉住股骨颈或股骨柄的上部将股骨头牵入髋臼，而不是牵引下肢。术者可以用右手将股骨头向髋臼方向推。复位过程中术者用左手的两个手指牵开坐骨神经保护其免受损伤。B. 助手用右肘关节托住患肢，前臂穿过膝关节。左手将股骨头向髋臼牵引，同时右臂轻轻地外旋下肢。

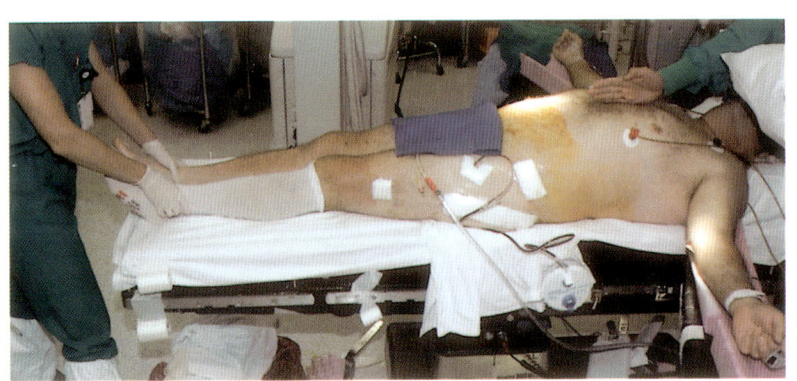

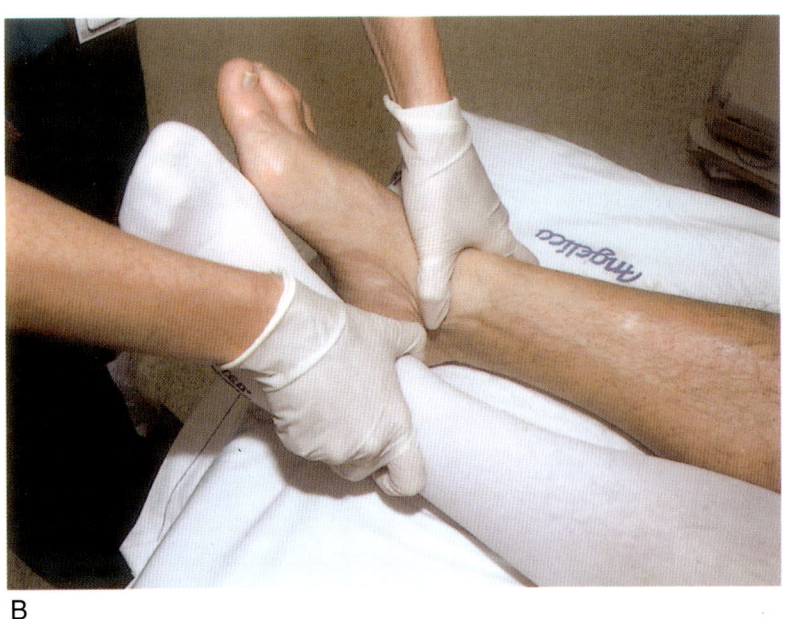

图 6-42　A. 手术完成后患者回到仰卧位。将内踝与胸骨（以右侧麻醉师的手为标志）摆到一条线上来判断下肢长度。B. 测量内踝水平技术的近观。

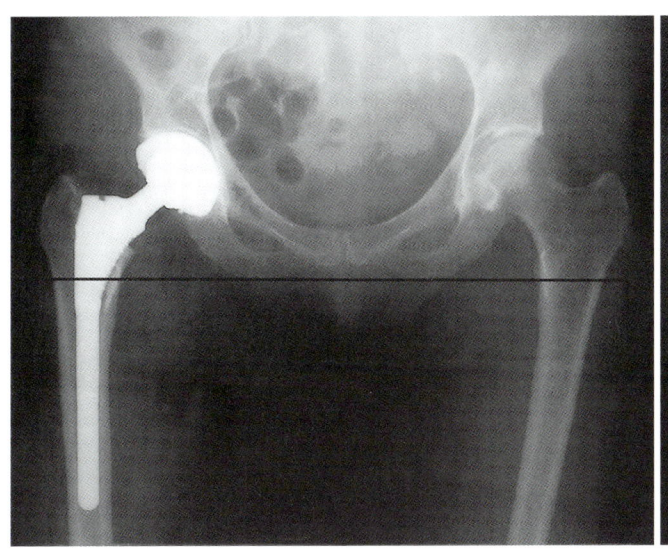
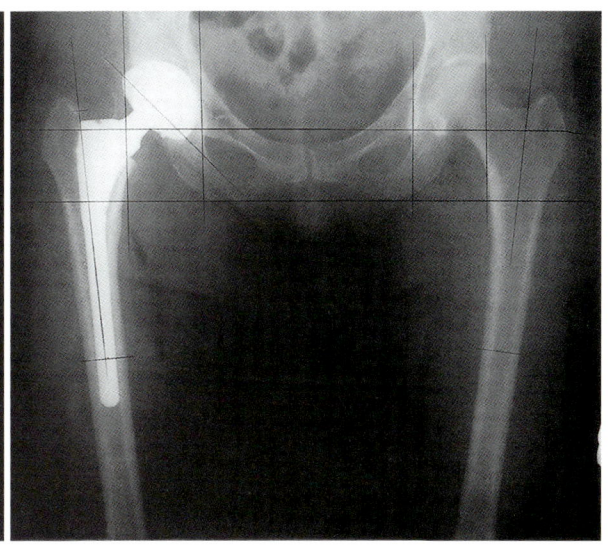

图 6-43　A. 患者恢复仰卧位后前后位 X 线片。右下肢比左侧几乎长 1in（in = 英寸，1in = 2.54cm）。这张术后 X 线片显示右髋关节小转子几乎完全位于坐骨间线（黑线）下方，而左侧小转子位于该线上方。患侧髋关节的偏心距也明显增大。B. 患者立即恢复侧卧位并重新手术。股骨柄被打入更深一些（注意图 A 中的股骨水平）。还用了短一号的股骨头。现在 X 线片显示小转子处于相同水平，偏心距也基本相同。术后测量显示重建良好，临床上肢体等长。

作中，在髋臼锉上使用各种头试模进行试验不是必需的；但在水泥型植入物操作过程中，由于改变插入的深度非常困难，所以总要在髋臼锉上使用各种头试模进行试验。与植入相关的所有决定都应当在股骨组件加入水泥前作出。

合适的水泥型技术的目的是从良好放置的假体柄至股骨皮质之间均匀注入骨水泥，不能含有气泡和血泡，即获得"白色区域"（图 6-44）。为了获得"白色区域"，在填入水泥前髓腔隧道内必须没有任何碎屑和血迹。"白色区域"保证了均匀的、坚固的水泥覆盖，并且水泥断裂的概率最小。

股骨的暴露方式与无水泥型柄相同。如前所述，用箱式骨凿去除股骨颈外侧皮质并用骨锥为隧道开口。可以将小的髓腔钻或 Charnley T 形手柄髓

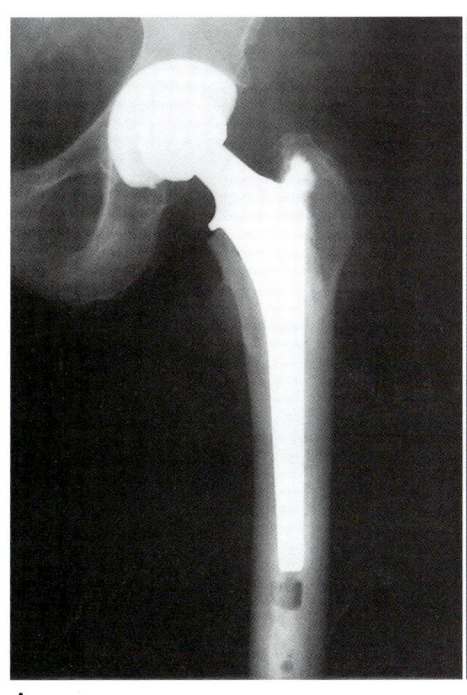
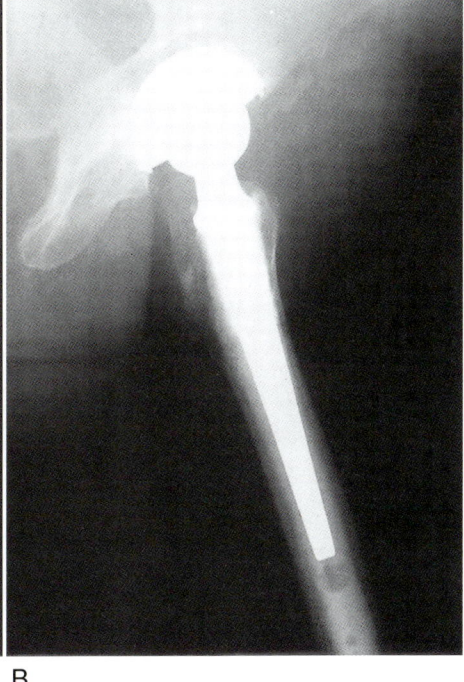

图 6-44　A. 髋关节前后位 X 线片显示完整的周围水泥柱。柄尖端的透亮区为柄的中置器。B. 侧位 X 线片显示完整的周围水泥柱，中置器位于柄的尖端。

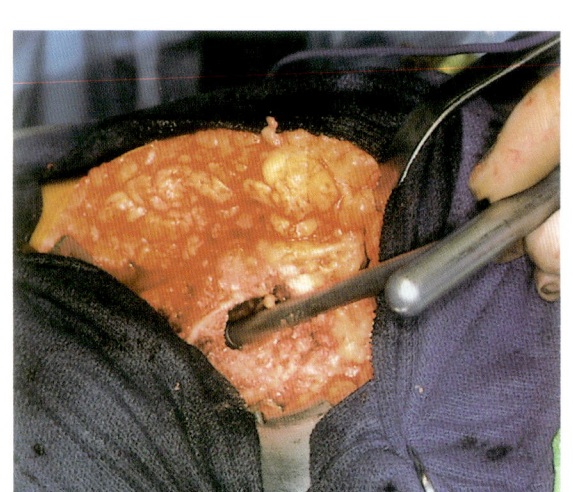

图6-45 将Charnley T形手柄探子置入隧道内。一旦用骨锥开口后，就可以用这个探子代替髓腔钻打开骨髓腔，以便为髓腔锉提供正确的方向。

腔探子置入隧道进行开口（图6-45）。这项技术首先是要清除股骨隧道内的脂肪和松质骨。

一旦骨髓腔被打开，就采用髓腔锉处理股骨。髓腔锉的型号取决于水泥型柄的型号，后者已经通过模具测量而明确了。将髓腔锉插入股骨，如果用手插入困难，可以锤击使其就位。一旦髓腔锉就位，应当通过旋转使其松动（图6-46）。然后利用髓腔锉去除松散的松质骨并处理外侧的转子床，以便使柄能够安放在中立位。如果使用股骨距锉，可以在髓腔锉就位时磨锉股骨距（图6-47）。

去除股骨髓腔锉后，用骨髓腔刷去除隧道内的所有碎屑（图6-48）。放置大小合适的水泥限隔器，使得假体植入后柄尖端的远侧有1~2cm长的水泥（图6-49）。利用脉冲灌洗系统冲洗隧道，直至流出的液体清亮，确保隧道内没有血和血凝块

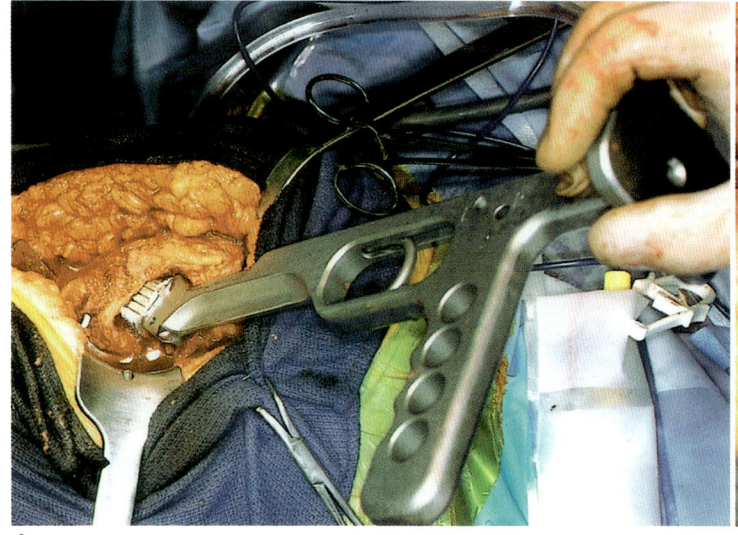
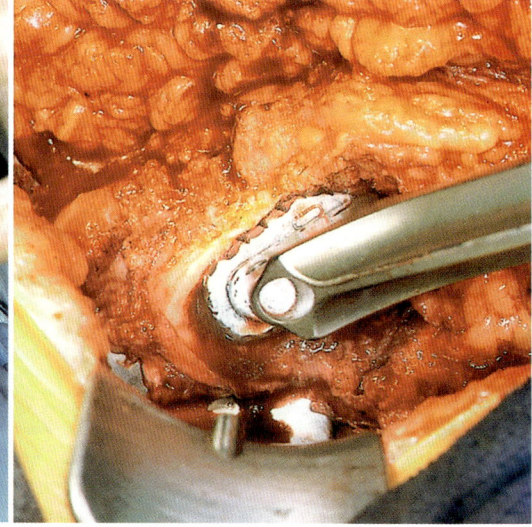
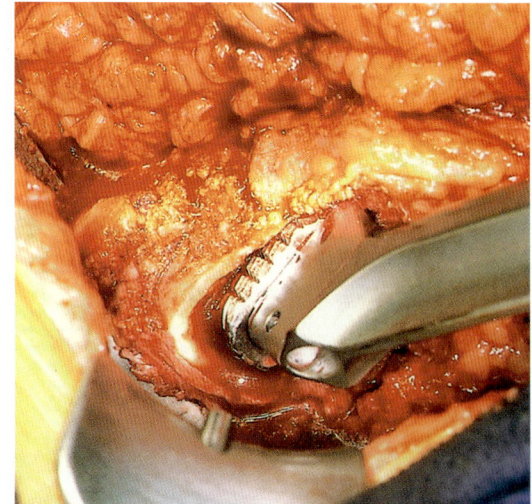

图6-46 A．水泥型柄的髓腔锉应当可以用手插到股骨髓腔内。刚开始时髓腔锉插入的最后2~3cm可能需要锤击。应当利用髓腔锉手柄使髓腔锉顶住转子床上下运动，以清除股骨外侧隧道内的骨头。B．当用髓腔锉锉髓腔时，应当旋转髓腔锉以便去除股骨髓腔内疏松的松质骨。C．在股骨隧道内旋转髓腔锉去除所有疏松的松质骨。

第 6 章 后路微小切口：股骨的准备

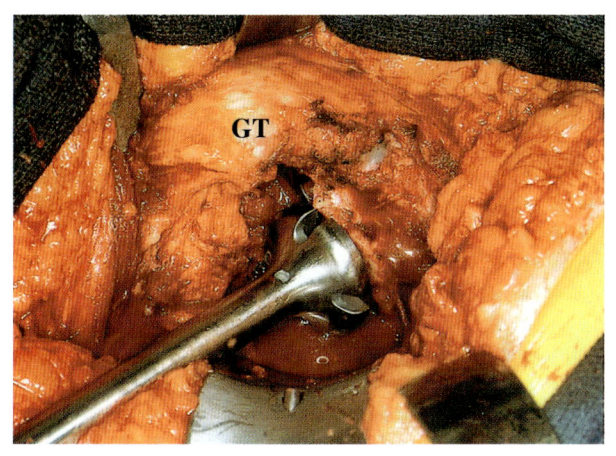

图 6-47 髓腔锉留于原位并插入股骨距锉，锉平股骨距。GT = 大转子。

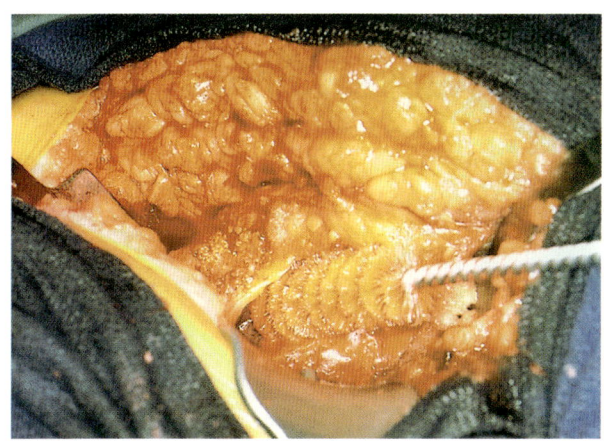

图 6-48 在股骨隧道内插入刷子剧烈地上下运动，去除所有松动的骨渣和碎屑。

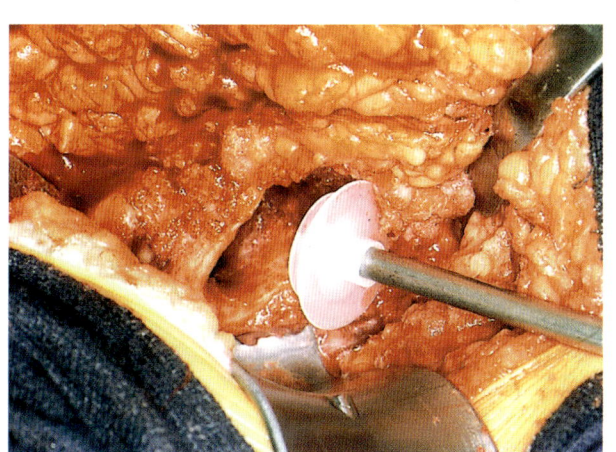

图 6-49 将水泥限隔器放到股骨隧道内，深度大约比假体柄尖端深 2cm。

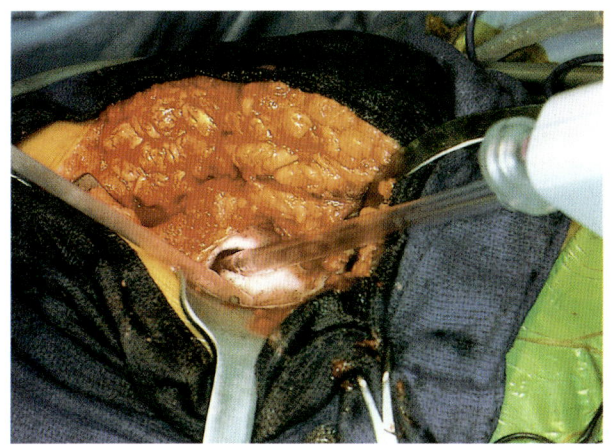

图 6-50 利用脉冲灌洗系统直至股骨口部的液体清亮，确保水泥限隔器上方隧道内的所有血凝块和碎屑都被去除。

（图 6-50）。抽吸隧道，并用长镊子从远端向近端放置 Kerlix 纱布（图 6-51）。作者总是在水泥枪内混合两包 Simplex 水泥（Howmedica-Stryker, Rutherford, N.J.），水泥凝固通常需要 10min。作者将单体放到消毒锅或热水中保温，当水泥不再流出而是滴出水泥枪时植入水泥（图 6-52）。水泥搅拌 2~3min 后，去除股骨隧道内的填充物，从远端向近端植入水泥（图 6-53）。将戴手套的潮湿的拇指置于股骨颈内侧来帮助保持水泥的压力。当骨髓腔内充满水泥后，去除水泥枪并用手将水泥挤压入骨髓腔直至感到反向的压力（图 6-54）。缓慢插入假体柄并保持合适的前倾（不超过 10°以防止足内旋，图 6-55）；对于最后的 2cm 距离，锤击使其就位以便为骨水泥提供最合适的压力（图 6-56）。如果最后的 2cm 很容易插入而不需要锤击，则表明插入柄时水泥太稀，这样很难获得最佳的

"白色区域"。如果采用有领型假体柄，当插入柄时要去除领与股骨距之间的水泥，尽量使领"坐"到股骨距上。如果没有计划好，并非每一次都能够达到这一目的（图 6-57）。用小刮匙或刀去除柄周围多余的水泥。用刀柄的钝头继续整理假体周围的水泥直至水泥塑形（图 6-58）。

● 总 结

根据植入柄的水泥型和无水泥型，股骨的准备有所不同。水泥型柄不扩髓只扩槽。大多数无水泥型柄采用扩髓技术来扩大股骨隧道的大小，而且柄的型号取决于扩髓后隧道的大小。扩髓范围通常超过 5cm 长。锥形髓腔钻最常用于锥形柄，"自我中心"的髓腔钻用于圆形柄。不管是否扩髓或扩槽，股骨准备的原则是相同的，隧道的大小取决于所使用

髋关节成形术——微创技术与计算机导航

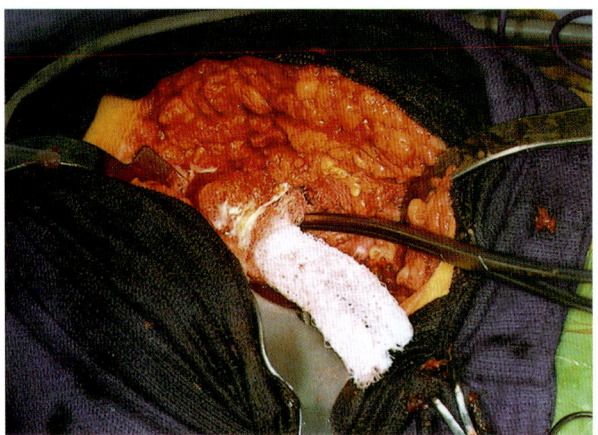

图6-51 髓腔内填充Kerlix纱布吸收血液。取出纱布时可以同时拉出髓腔内的骨屑。

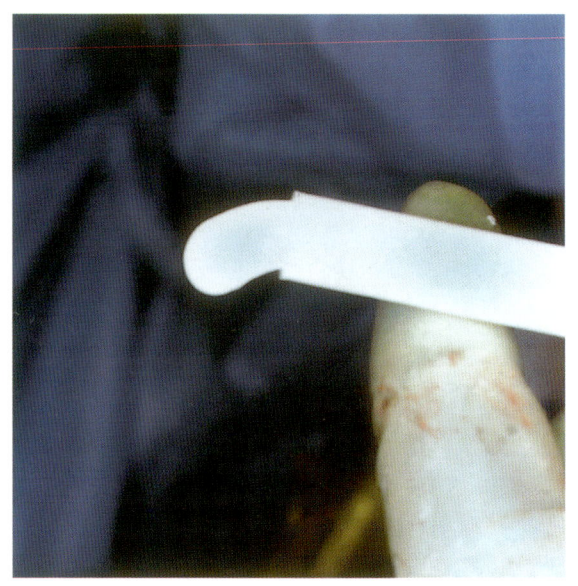

图6-52 当水泥恰好从水泥枪内滴出时就可以注入了。如果水泥还流动，就说明还不够黏稠。

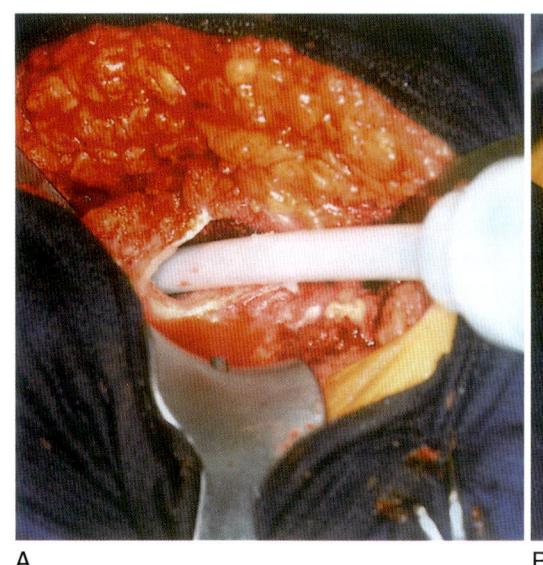

A

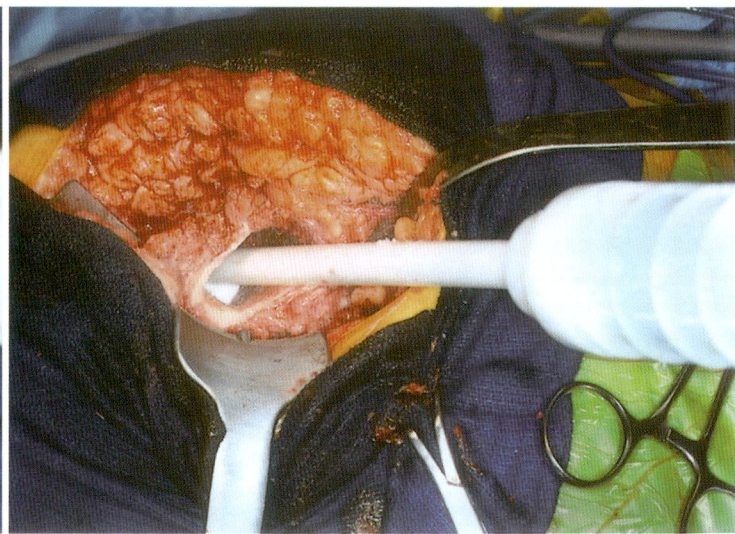

B

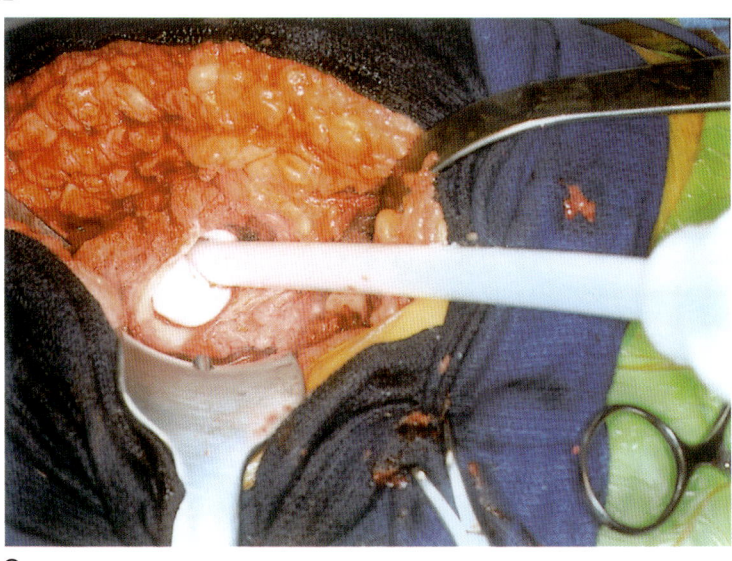

C

图6-53 A.将水泥枪放置到水泥限隔器的深度，并由远至深注入水泥。B.注入水泥时水泥枪的喷嘴后退。喷嘴应当始终位于水泥柱内以增加对水泥的压力。C.由远至近注入水泥，从股骨内撤出喷嘴。

第 6 章 后路微小切口：股骨的准备

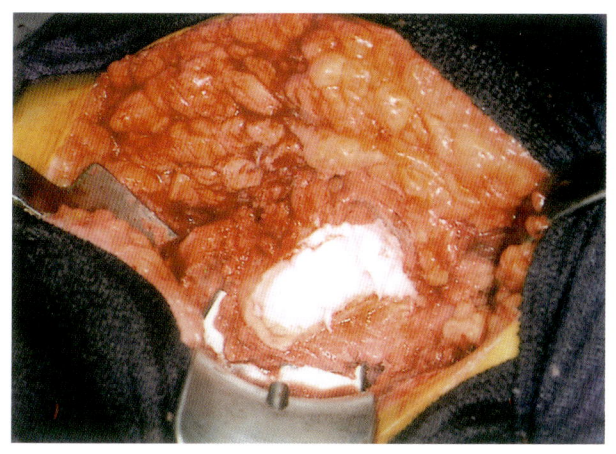

图 6-54 水泥已经用手压入股骨隧道，看起来应当是坚固的水泥柱并且周围没有血渗出。应当有足够的黏稠度，以便在柄插入时有适当的阻力。

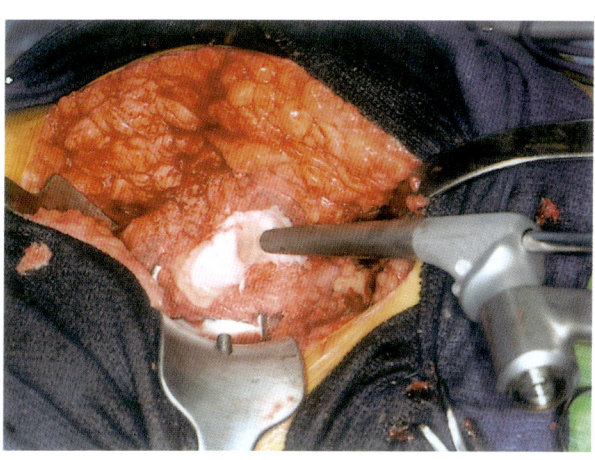

图 6-55 插入假体柄。柄的插入应当从股骨颈后外侧角开始，与骨锥和髓腔钻插入股骨隧道的插入点相同。

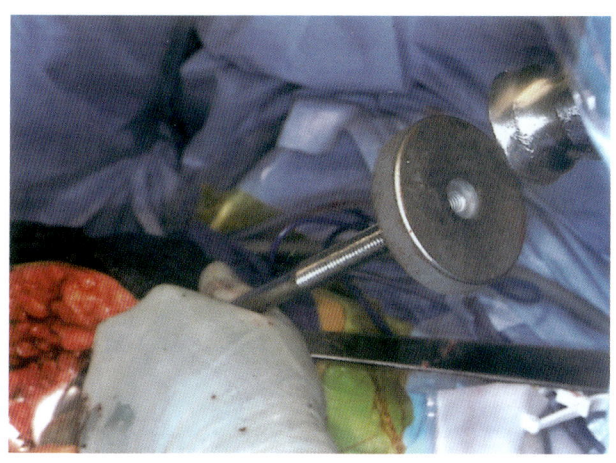

图 6-56 如果水泥黏稠程度合适，插入的最后 2cm 需要锤击。这一技术增加了水泥柱的压力，从而保证了 X 线片上的"白色区域"。

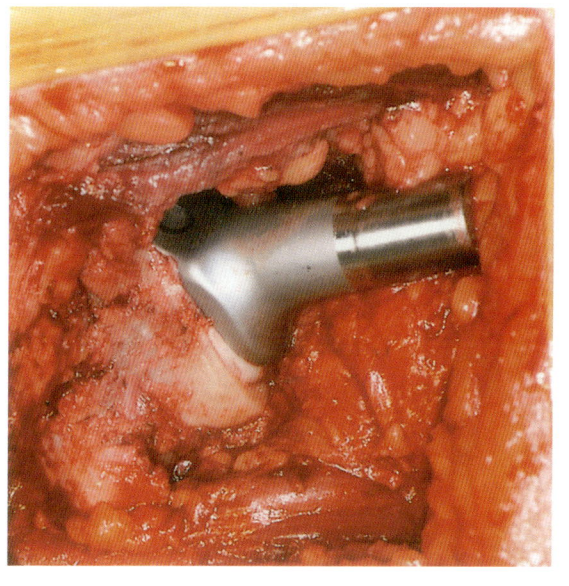

图 6-57 这个水泥型的柄有领，但是股骨距没有磨平，可以看到领与股骨距之间的水泥。最好能够磨平股骨距以使金属和骨直接接触。

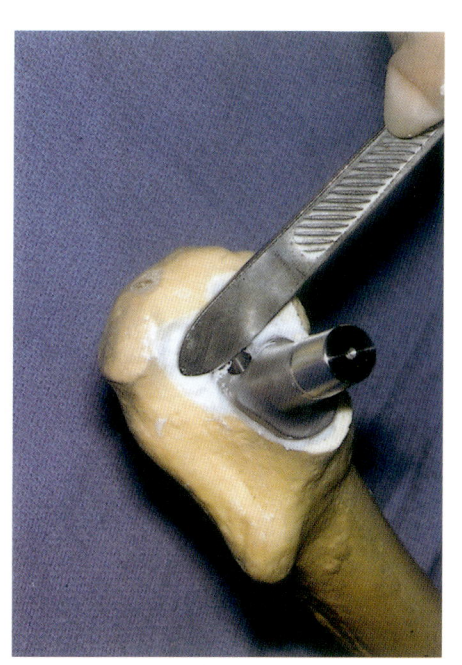

图 6-58 如果柄没有完全的领，应当用刀柄的钝缘整理水泥型股骨柄的近端周围水泥。如果柄有完全领延伸到股骨颈截骨面的一圈，那么股骨隧道的入口就被封住了，这一技术就不必要了。如果可以触到水泥，整理过程可以为水泥柱提供额外的压力。

的髓腔钻或髓腔锉。不管是水泥型还是无水泥型柄,"抗内翻征"(植入物的外侧低于转子尖)都应当是阳性的。不同种类水泥型柄的水泥固定技术是相同的:保持水泥的压力和促进水泥与股骨隧道内骨之间的交错结合是非常重要的。

在尸体骨(甚至模型骨)上可以很快学会水泥型和无水泥型固定技术。建议年轻医师术前应在尸体骨或模型骨上练习这些技术。股骨准备的技术较髋臼准备和植入的技术简单,因此可以利用尸体骨或模型骨进行可预测的、可重复的学习。

参 考 文 献

[1] Garcia-Cimbrelo E, Cruz-Pardos A, Madero R, et al. Total hip arthroplasty with use of the cementless Zweymüller Alloclassic system. J Bone Joint Surg Am, 2003, 85: 296 – 303

(孙嗣国 译 唐农轩 校)

第 6 章 后路微小切口：股骨的准备

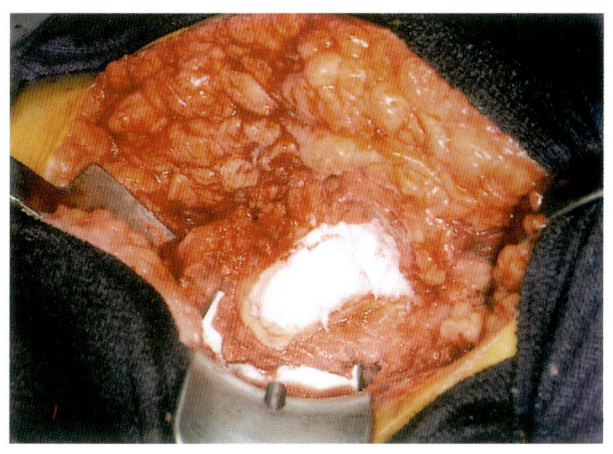

图 6-54 水泥已经用手压入股骨隧道，看起来应当是坚固的水泥柱并且周围没有血渗出。应当有足够的黏稠度，以便在柄插入时有适当的阻力。

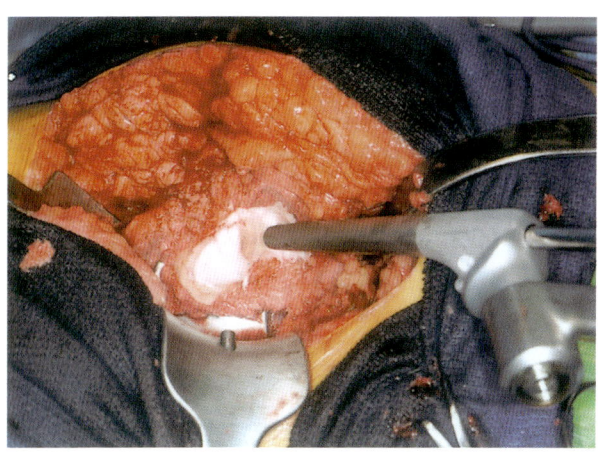

图 6-55 插入假体柄。柄的插入应当从股骨颈后外侧角开始，与骨锥和髓腔钻插入股骨隧道的插入点相同。

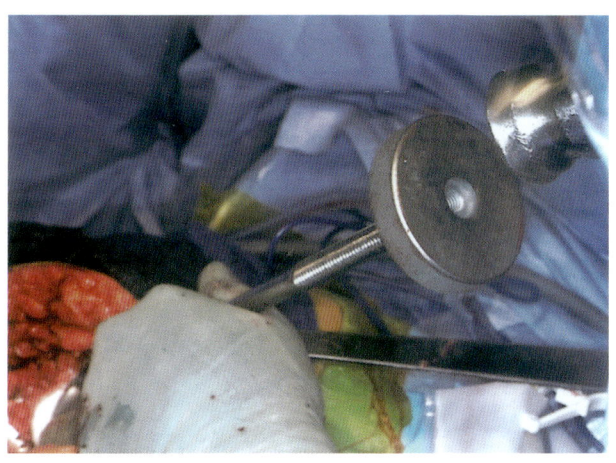

图 6-56 如果水泥黏稠程度合适，插入的最后 2cm 需要锤击。这一技术增加了水泥柱的压力，从而保证了 X 线片上的"白色区域"。

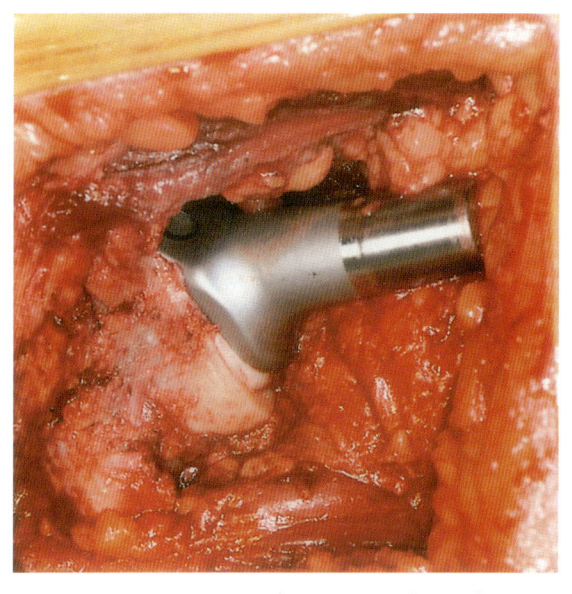

图 6-57 这个水泥型的柄有领，但是股骨距没有磨平，可以看到领与股骨距之间的水泥。最好能够磨平股骨距以使金属和骨直接接触。

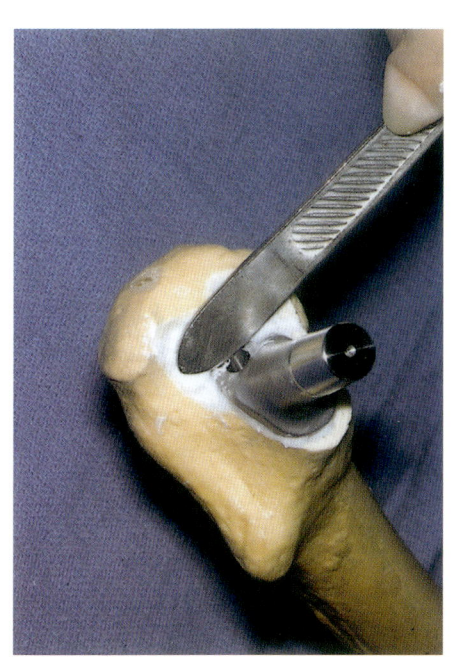

图 6-58 如果柄没有完全的领，应当用刀柄的钝缘整理水泥型股骨柄的近端周围水泥。如果柄有完全领延伸到股骨颈截骨面的一圈，那么股骨隧道的入口就被封住了，这一技术就不必要了。如果可以触到水泥，整理过程可以为水泥柱提供额外的压力。

的髓腔钻或髓腔锉。不管是水泥型还是无水泥型柄,"抗内翻征"(植入物的外侧低于转子尖)都应当是阳性的。不同种类水泥型柄的水泥固定技术是相同的:保持水泥的压力和促进水泥与股骨隧道内骨之间的交错结合是非常重要的。

在尸体骨(甚至模型骨)上可以很快学会水泥型和无水泥型固定技术。建议年轻医师术前应在尸体骨或模型骨上练习这些技术。股骨准备的技术较髋臼准备和植入的技术简单,因此可以利用尸体骨或模型骨进行可预测的、可重复的学习。

参 考 文 献

[1] Garcia-Cimbrelo E, Cruz-Pardos A, Madero R, et al. Total hip arthroplasty with use of the cementless Zweymüller Alloclassic system. J Bone Joint Surg Am, 2003, 85: 296 – 303

(孙嗣国 译 唐农轩 校)

Chapter 7

计算机辅助的全髋关节置换

Computer-Assisted Total Hip Replacement *

*参见 DVD 中"计算机导航全髋关节置换"

在髋关节置换操作中,计算机导航是自转子截骨被淘汰后最重要的技术创新。

在没有计算机导航的情况下,全髋关节置换术已经成功地开展了40年。然而,即使是最好的外科医师报道的结果中也总是有假体组件位置异常的情况。在报道的大多数情况下,假体位置异常的发生率为10%~15%;在不常进行髋关节置换的中心发生率会更高。与力学问题相关的失败包括脱位、髋关节疼痛、磨损加速和早期松动。大多数失败归因于假体位置不满意(如金属颈撞击髋臼杯缘)或者偏心距(髋关节长度)重建不足(如转子撞击骨盆)导致的撞击。很显然,患者可以从绝对精确的假体定位和软组织平衡中获益。计算机使得这种精确成为可能。

手术过程中为术者提供更多的信息就可以避免假体位置不良的发生。非常准确地了解骨性解剖和置换组件与骨之间的关系为正确安放假体组件、匹配组件、重建髋关节生物力学以及避免撞击提供了可能。计算机导航的使用强化了这些知识基础。在没有影像学技术的条件下,精确的计算机导航也是可能的。这就意味着不需要术中透视和术前CT扫描。

应用计算机的主要障碍是其昂贵的花费。医院是否购买这些设备取决于应用的程度和偿还能力。然而,硬件的价格会随着时间的推移而继续降低。从长远看,使用计算机既省钱又节约了时间,因为力学问题和继发的翻修手术都减少了。

● 计算机导航的益处

减小压力 从一定程度上讲,所有的手术对于术者都是有压力的,因为术者想完成一项完美的手术,并提供一个没有并发症的良好结局。计算机辅助在手术过程中能够避免许多不确定性,因此替术者减小了压力。它可以使术者了解骨盆和股骨在三维空间上的确切位置,从而做到正确安装组件。由于对组件的匹配情况更为了解,术者能够避免撞击及继发的并发症。计算机辅助还可使术者能够获得最佳的下肢长度和偏心距,因此能为患者提供最佳的舒适度。如果初次尝试能够确信组件匹配正确,那么再也没有必要延长下肢来获得稳定性。

缩短手术时间 计算机辅助的另一个优点就是减少手术时间。应用计算机导航后就无须拍X线片来证实假体组件的位置。计算机导航也明显减少了在决定髋臼和股骨假体前倾角、撞击的可能性、正确的下肢长度和偏心距上的时间。因为计算机可以给出这些参数的测量值,术者就不必再为选择合适的位置而苦恼了。摆体位前设置计算机设备所花的大约10min很容易就被在做决定上节约的时间抵消了。在设置计算机设备时安放骨盆记录装置,并测量骨盆的前后平面。手术过程中,还需要5min来测量记录髋臼和股骨。

预防撞击 Orthosoft(Montreal, Quebec, Canada)计算机软件一个很大的优点就是它提供了髋臼的三维结构信息,而不仅仅是外倾和前倾的数值。有了三维空间信息,术者就可以知道髋臼杯的旋转中心和假体柄股骨头的中心位置。随时了解旋转中心是否向上、下、内、外移动以及它与骨性旋转中心的关系。尽管无水泥型杯因为需要压配而不能自由地控制旋转中心,但在水泥型杯可以选择小一点的杯,杯的位置自由度就增大了,因而旋转中心的可控性也就增强了。

对于避免撞击而言,控制旋转中心比控制外倾和前倾的绝对数值更为重要。最常见的情况是,比骨性髋臼的旋转中心的位置上移2~5mm、内移5~6mm,以提供最理想的杯的位置。杯的金属层越厚,磨锉的时候就需要更靠上和靠内,因为金属的厚度使得旋转中心向远端和外侧移动。

旋转中心的放置必须与正确的覆盖相结合以避免撞击。正确的覆盖如图7-1所示,在第5章中已详述。简言之,髋臼杯后侧的外上方可能没有覆盖,前上缘应当在骨的边缘并且应当被覆盖,前内缘应当低于耻骨结节,内下缘处于髋臼切迹(或髋臼横韧带)皮质骨性边缘的水平,后内缘应当低于坐骨边缘。

杯的外倾不应当>45°以提供最佳的接触面积并减少关节面磨损。偶尔,在患者原来外倾角>65°或前倾>15°~20°时,为了增加覆盖而需要使外倾增加到50°。

为了在髋关节全部活动过程中避免撞击并提供正确的复合前倾,25°~30°的前倾是最理想的。男性患者无水泥型柄的前倾几乎永远不会>10°。如果柄的前倾是5°,杯的前倾必须是28°~30°。在女性,股骨前倾可能>10°,所以杯安放于20°~25°是

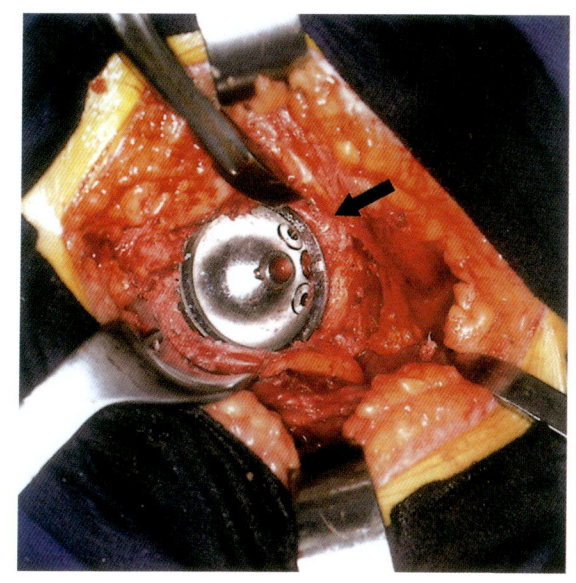

图7-1 准确安放髋臼组件的术中观。杯的金属后上缘高于骨表面而前上缘与骨缘齐平(箭头)。在内下方,金属缘低于耻骨结节和坐骨边缘水平,并且与髋臼切迹的皮质骨缘齐平。这是髋臼假体金属外壳在骨性髋臼内位置的一般原则,实际的外倾和前倾部分取决于髋臼磨锉的深度,后者改变髋臼的旋转中心。

安全的。作者先准备股骨,然后就知道柄的前倾情况;当柄固定时,就可以操作杯以提供正确的匹配和复合前倾(见本章结尾的X线片例1)。

显示骨盆的倾斜 使用计算机定位髋臼的另一个优点是它可以显示骨盆的倾斜。骨盆倾斜能够改变杯的位置至多达10°,对倾斜的补偿是计算机提供的最实用的帮助之一。在应用计算机之前,无法计量骨盆的倾斜度,因此至少10%的杯与预计的前倾或外倾相差多达10°。通过计算机,外倾和前倾的测量可以精确到3°以内,从而保证了杯的位置正确,并降低了脱位和撞击的风险。

准确地准备髋臼 通过计算机,术者可以了解髓腔钻相对于前、后、内、外侧壁的准确位置,所以髋臼的准备就更加准确了。锉髋臼时术者始终知道杯的旋转中心,包括是否有上下和内外侧的改变,以及髋臼锉是否指向髋臼前后壁的中心。这为准确地磨锉髋臼和重建髋臼旋转中心提供可能,所以能够正确地抬高和内移髋臼,从而增加杯的骨性覆盖。

准确地准备股骨 计算机也可以为股骨的准备提供三维信息。当髓腔锉或者柄插入股骨时,利用计算机导航,术者可以知道髓腔锉在隧道内的位

第7章 计算机辅助的全髋关节置换

置、柄的前倾以及将来髋关节的偏心距。股骨柄头中心的位置(CH)告诉术者假体头距原始髋关节旋转中心的位置有多远[头尾 或CC数值(从原始髋关节旋转中心算起股骨长度的增加或减少)],继而明确在那个位置上下肢长度会改变多少。内移(ML)数值告诉术者与原始旋转中心相比,假体头是否偏向内或外侧。有了这些信息并知道杯的旋转中心,术者就可以明确下肢长度改变的程度。

定位股骨颈截骨水平 利用计算机可以准确定位股骨颈截骨水平。在后路微小切口,相对于小转子的截骨水平因受股方肌的影响而变得不清楚,手工测量截骨水平是从股骨头的下缘而不是从小转子开始的(图7-2),因此计算机对准确定位截骨水平尤其有帮助。计算机以毫米(mm)为单位准确提供了截骨水平与髋臼杯旋转中心的距离。当把股骨颈截骨水平与髋臼杯的旋转中心联系起来时,就可以平衡偏心距和下肢长度,并可以选择正确长度的股骨头。而用手工和视觉判断的方法,必须估计股骨颈的截骨平面,其准确性变化不一。

计算复合前倾 了解杯和股骨组件的绝对前倾能够计算复合前倾。从Widmer和Zurfluh[1]的工作中我们知道,杯对复合前倾的影响较大。在作者应用计算机的经验中,无水泥型股骨组件前倾的自由度很小。平均的股骨前倾是7.5°,所以50%的股骨组件的前倾<7.5°。男性的前倾很少>10°,而常常<5°。因此,术者在股骨内旋转植入物试图造成原本不存在的柄的前倾时可能会发生骨折。由于无水泥型柄的定位没有弹性,柄与杯的匹配受杯的前倾控制。水泥型柄的前倾较为容易控制,因为柄比

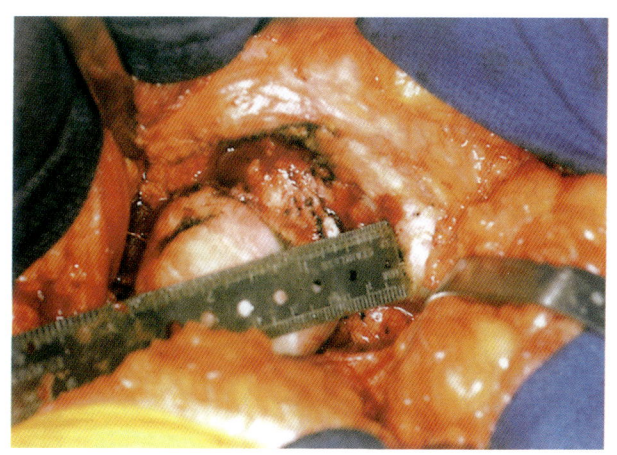

图7-2 从股骨头的下缘开始测量股骨颈的截骨平面。平均的截骨水平为股骨头边缘下15mm。

髓腔小。然而水泥型柄的前倾>10°会导致患者行走时的内"八"字步态，这是我们不希望发生的，因此即使在水泥型柄，复合前倾的调节自由度还是取决于髋臼杯。

●计算机结果准确性的证实

作者使用计算机的结果显示于表7-1至表7-6。这些数据证明计算机与X线结果的紧密关系，并证实了与X线片相比较，计算机对髋臼组件定位的准确性（表7-1和表7-2）。CT扫描数据（表7-3）证实了计算机和X线片测量的有效性。股骨组件位置的测量不如髋臼组件位置的测量更为准确。同样，由于拍X线片时旋转下肢会影响下肢长度和偏心距的测量，计算机与X线片对下肢长度和偏心距测量结果的一致性不如对髋臼组件测量结果的一致性好（表7-4）。因此作者通过第6章所介绍的手工方法检查计算机的结果。显然，计算机的准确性良好，因为通过比较相同患者的双侧髋关节，计算机对下肢长度测量的平均误差为1.4mm。当计算机的准确性与术前物理检查及X线片的结果相比较时，计算机的测量结果被证实是值得信赖的。

●计算机辅助的全髋关节置换技术

校准和初步记录

在对骨盆和股骨进行记录前，计算机和器械需要由洗手护士或技师利用光学照相机进行校准（图7-3）。校准可以保证器械能够为计算机软件提供准确的信息。当患者在手术室中准备麻醉时进行校准，所以这一过程不会额外增加手术时间。

当患者仰卧于手术台上时，将骨盆记录装置放到患侧髂嵴上，记录骨盆的前后平面。作者在麻醉师放置术中检测用的血管内线时做这些工作；患者的硬膜外管已经置好且已用异丙酚镇静，所以计算

表7-1　X线片和计算机测量的平均值*

检测方法	外倾	前倾
计算机	41±4.1	27±2.7
X线片	41±4.3	26±3.0

*所有数值的单位均为角度（°）。对于这两项测量，计算机与X线片的结果均差2°。当与CT扫描相比较时，对于计算机和X线而言，2°都是可允许的最大测量误差，所以这些值在最大误差范围内

表7-2　计算机测量的准确性

测量项目	逸出值	精确度
外倾	1	97%
前倾	1	100%

逸出值测量的准确性是基于将计算机的结果与X线片的结果相比较，计算机的测量结果需要在X线片值的±5°范围内。精确度是基于CT对计算机和X线测量结果有效性的验证。因为有1例前倾逸出值的X线测量有误，因此计算机的前倾精确度为100%而外倾精确度为97%

表7-3　相对于CT扫描X线片和计算机测量的有效性

检测方法	外倾	前倾
计算机	2.7	2.3
X线片	2.0	1.7

数值代表计算机、X线片测量与CT测量之间差别的角度（°）。因此计算机测量的外倾与CT测量结果平均相差2.7°，而X线片平均相差2.0°

表7-4　计算机和X线片对下肢长度和偏心距的测量

测量项目	计算机	X线片
下肢长度*	(5.0±5.1)mm	(1.8±5.4)mm
偏心距	(0.3±9.1)mm	(0.3±4.9)mm

*在术后前后位骨盆X线片上，患肢的长度与对侧相比差(1.4±6.7)mm（下肢长度差异）

第 7 章 计算机辅助的全髋关节置换

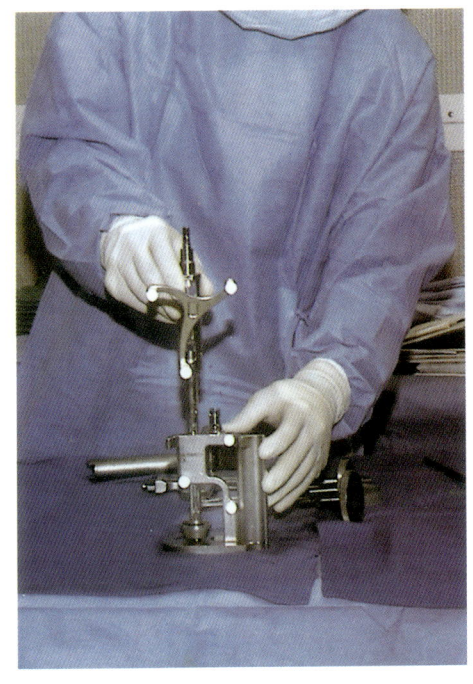

图 7-3　术前由洗手技师完成校准。器械固定到基底座上以避免活动。发光二极管（LED）面向光学照相机，器械上的追踪器记录于计算机内。

机导航的准备不会干扰麻醉师的工作。

光学照相机定位骨盆和股骨基底部的发光二极管（LED）及手术器械，并将这些数据传输给计算机（图7-4）。未来，电磁装置或射频将用于测量，放置记录装置时将不再需要侵入性的针。无论使用何种装置向计算机传输测量数据，计算机导航用于全髋关节置换的原则都与本章介绍的相同。

用3枚螺纹针将记录装置固定到髂嵴最厚的部位上（自体骨移植通常的取骨部位）（图7-5）。该装置与髂嵴平行，而不是位于髂嵴的顶部。水平而非垂直置入螺纹针。为了减小对皮肤的损伤，用15号刀片穿刺，然后通过这个穿刺孔将针钻入髂嵴。穿刺的部位可以用亚甲蓝标记（图7-6）。

将装置固定到骨盆上以后，利用指示导向器接触两侧髂前上棘和耻骨来记录骨盆的前后平面（图7-7）。为了正确记录耻骨，指示导向器必须穿过皮肤接触到耻骨上。除非穿刺点与骨间脂肪层很厚，否则在髂前上棘上没有必要穿过皮肤。在耻骨浅层总是有一层厚的脂肪，所以在这个部位必须穿过皮肤顶到骨头上。如果在仰卧位手术，可以通过比较骨盆前后平面相对于躯体长轴的倾斜来测量骨盆倾斜。将一张桌子与手术台接触（图7-8）或者在手术台上双腿的下面放置一个硬质表面，使其与身体平行。通过测量这一硬质表面或者桌子来确定躯体的长轴。手术台本身有可以变形的软垫，因此不够精确。在硬质表面上建立一个三角形来进行测量，因为三角形最容易被计算机识别。

作者采用侧卧位给患者手术，所以一旦仰卧位记录骨盆前后平面后，就将患者放到侧卧位。常规准备下肢和髋关节并铺单，髋关节铺单完毕后骨盆装置必须在手术野内。股骨弹力织物应当位于膝关节髁上水平，因为股骨记录装置必须位于股骨的远侧 1/3（图 7-9）。在 贴 贴 膜（Betadine-soaked

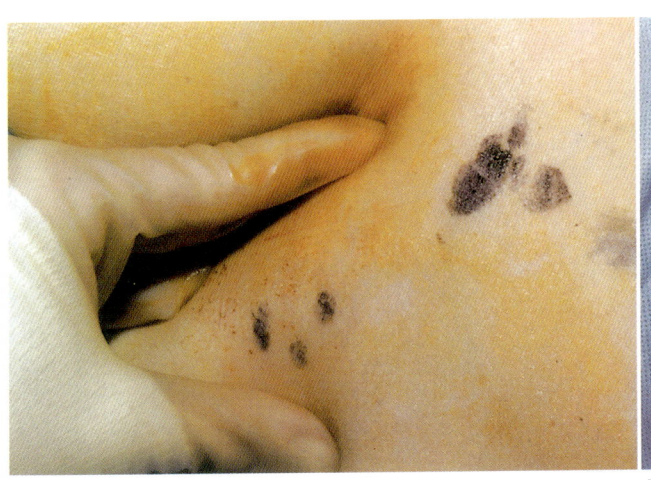

A

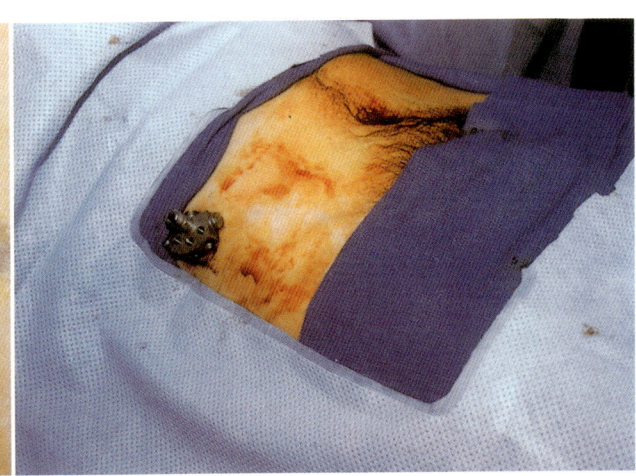

B

图 7-4　A. 右侧大的亚甲蓝标记位于髂前上棘（ASIS）上面。手指之间的3个亚甲蓝标记标出了固定骨盆基底座组件的钉的位置。通过挤压髂前上棘后方的髂嵴，可以确定髂嵴最厚的部位。B. 骨盆天线已经被钉到髂嵴上。3个针可靠地固定了基底座组件并防止髋臼准备时向前牵引股骨而引起基底座组件振松。

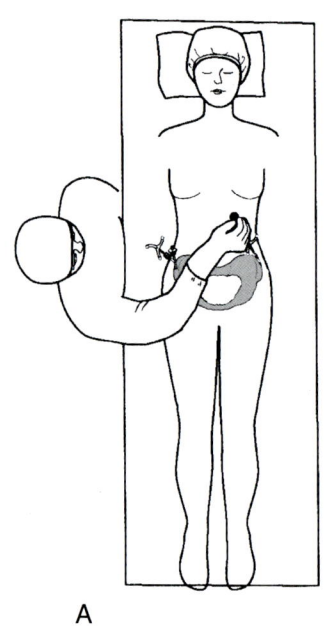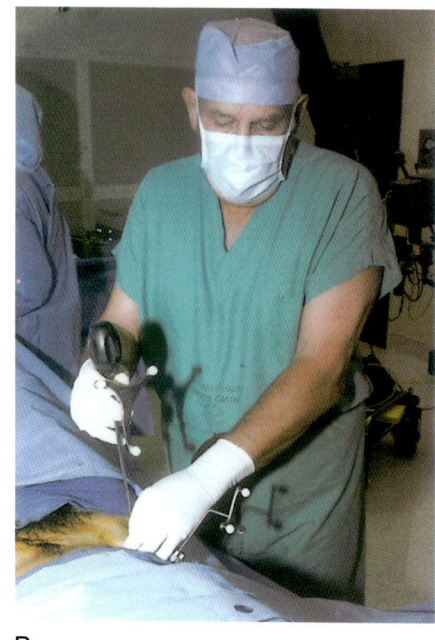

图 7-5　A. 患者仰卧于手术台上时记录骨盆的前后平面。可以看到右侧髂嵴上的骨盆天线及 LED，且指示导向器正处于左侧髂嵴的髂前上棘。B. 术中观。指示导向器接触到追踪导向器所在的一侧骨盆的髂前上棘。LED 朝向光学照相机。

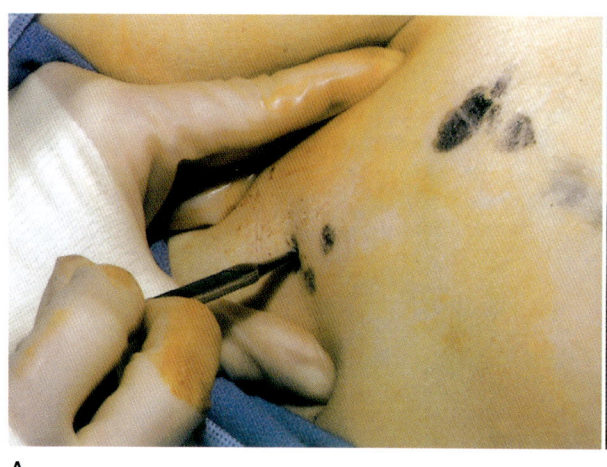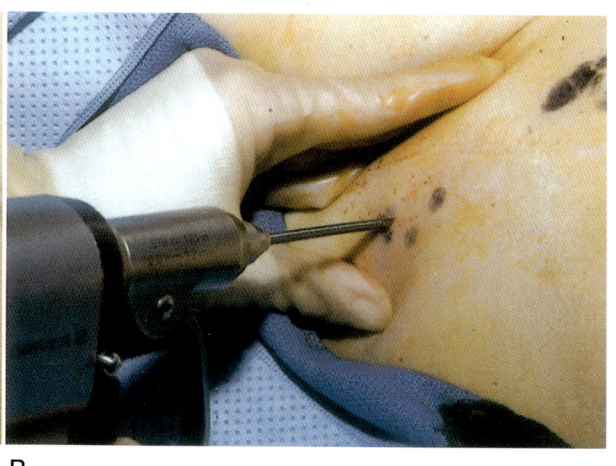

图 7-6　A. 髂嵴上的进针点已经用亚甲蓝标记，做小的穿刺切口（15号刀片）以利于螺纹针穿过皮肤钉到骨头上而无过多的皮肤损伤。B. 通过穿刺切口插入螺纹针。在安放基底座之前插入 2 枚螺纹针，第 3 枚针通过基底座上剩余的孔钻入。

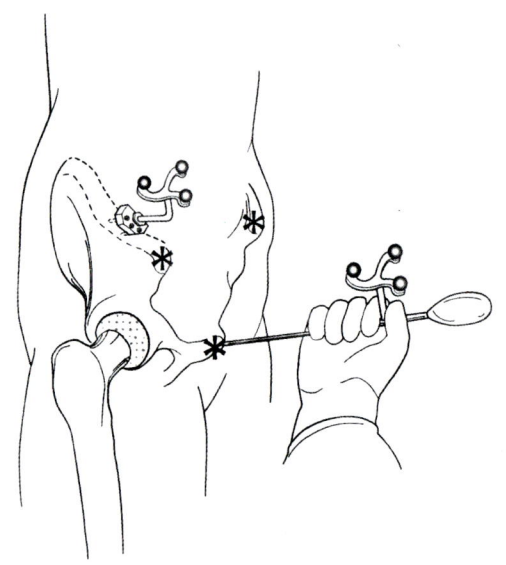

图 7-7　2 个髂前上棘（ASIS）和耻骨联合，这 3 点是指示导向器的接触点，用来测量骨盆的前后平面。骨盆基底座天线被钉到髂嵴上。导向器的接触点靠近或与骨接触非常重要，这要求耻骨上的点要穿过皮肤顶到耻骨联合上，因为所有患者的这个部位的脂肪层都很厚。

第 7 章 计算机辅助的全髋关节置换

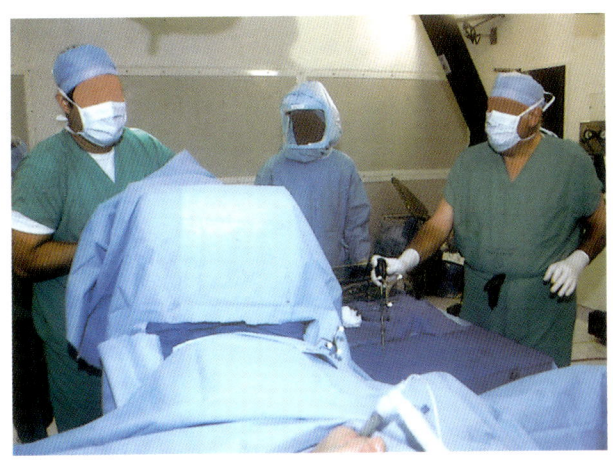

图 7-8 测量骨盆倾斜的术中观。利用一个与手术台相连的金属桌子并在金属上面接触 3 个呈三角形的点，为计算机提供躯体长轴平面的信息。在这里，采用屈髋屈膝位来模仿坐位以测量骨盆倾斜。

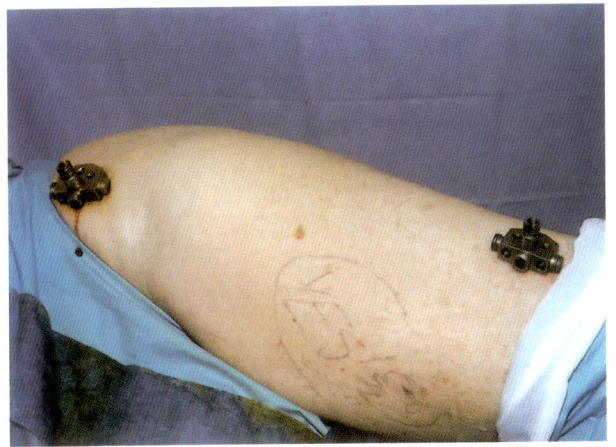

图 7-9 整个大腿暴露于手术野内，以便股骨基底座可以固定到股骨的远侧 1/3。用 2~3 枚钉子将基底座固定于股骨。基底座应当位于髂胫束前方。如同在髂嵴上一样，钉入螺纹钉之前用亚甲蓝在股骨上标记并用刀片穿刺做切口。

Vi-Drape) 之前安放股骨记录装置，贴膜可以将基底座和追踪器联系到一起（图 7-10）。股骨装置的最佳位置是股骨远侧 1/3 的前方（髌骨上极上方 8cm），因为这不会影响髂胫束，而且骨质好、能够提供可靠的固定。如果该装置位于中远 1/3 交界处的近端，螺纹针会影响柄安装之前股骨的处理或者柄的插入。一旦股骨装置固定，就可以在骨盆和股骨装置上贴贴膜，必须使贴膜与追踪导向器之间不相连（图 7-11）。

当术者或助手固定股骨基底座时，第二助手可以测量骨盆倾斜。在后侧骨盆托和胸托两个支撑点之间建立一个三角形从而记录两个支撑点，通过接触这两个支撑点来测量骨盆倾斜（图 7-12，图 7-

13）。这时计算机就可以计算骨盆的倾斜，因为它清楚骨盆的前后平面以及骨盆相对于躯体长轴平面的相对位置（图 7-14）。骨盆倾斜是计算机导航最重要的测量之一，因为计算机软件对于骨盆所有测量数值的正确解释均以其为基础。就像器械校准一样，骨盆倾斜判断中的任何错误都会使校正后的髋臼测量无效。

术前解剖测量

手术的第一步是做切口显露大转子。计算机对任何长度的切口都可以提供精确的信息，对于微小切口能够提供极好的帮助。

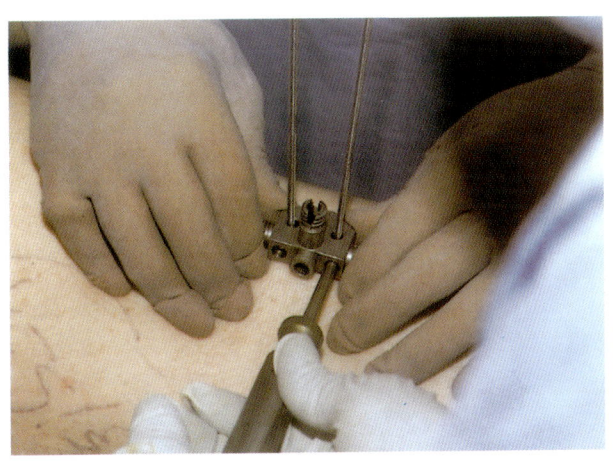

图 7-10 股骨装置已经固定于股骨。用螺丝刀将固定螺纹针的螺钉拧紧，以便将基底座可靠地固定于骨头上。

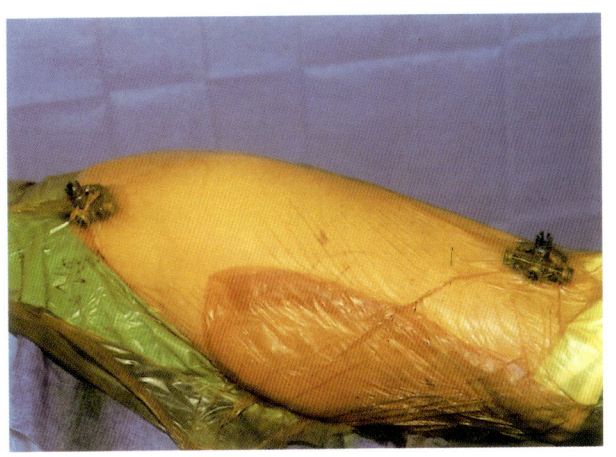

图 7-11 贴膜贴到大腿上，然后切断其与基底座的联系以便天线的插入。

髋关节成形术——微创技术与计算机导航

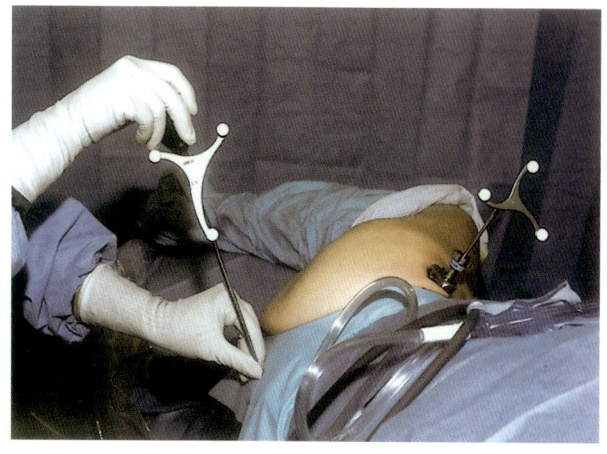

图7-12　带有LED的追踪导向器位于骨盆基底座上。指示导向器接触到后骨盆托支持点以便在患者侧卧位时记录躯体纵轴平面，这样计算机软件就可以计算骨盆倾斜了。

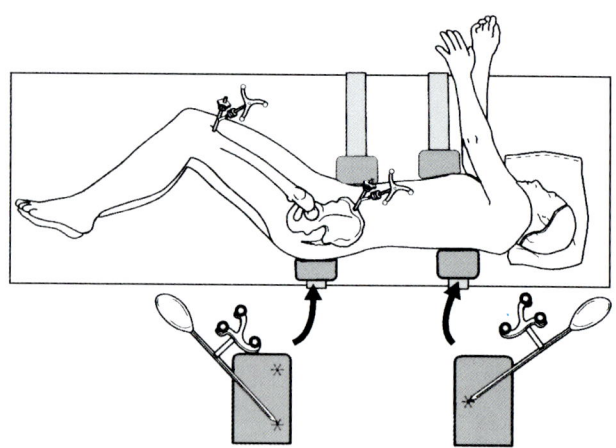

图7-13　利用后侧骨盆托和胸托支撑点建立一个三角形来记录躯体的纵轴。有两个支撑点在骨盆托上、一个支撑点在胸托上。

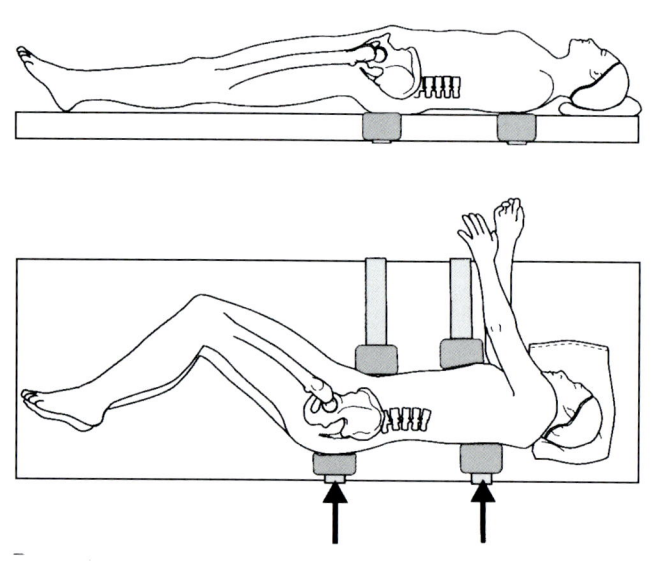

图7-14　A.患者仰卧位时最常有骨盆前倾，就如尾骨指向前方一样。这种仰卧位的前倾影响髋臼杯的前倾，它给人一种过度前倾的错觉。对于前倾的骨盆，校正后的前倾显示髋臼组件的前倾比以视觉为基础而想象的前倾要小。B.当患者转为侧卧位时骨盆从仰卧位时的前倾位向后伸展，尾骨的位置与A相比较发生改变，此即上述变化的反映。这表示骨盆发生了后倾。与仰卧位时的骨盆前倾位相比，80%的患者发生了伸展；50%的患者伸展≥5°，30%的患者发生了绝对的后倾。当骨盆后倾时，校正后的前倾意味着髋臼杯的前倾实际上比看上去要大。

为偏心距和下肢长度的测量建立基线

当股骨和骨盆追踪器均就位后，就可以得到测量偏心距和下肢长度的基线。建立基线时，于膝关节下方和踝部抬起患肢，以使其与对侧肢体分开（图7-15）。然后计算机记录患肢的位置。重建后复位髋关节，将下肢抬到相同位置。术后下肢必须精确地恢复到术前的位置，下肢的屈曲和外展、内旋和外旋以及内收和外展显示于计算机屏幕上。术后将下肢摆放到术前的位置时，下肢长度和偏心距的改变将记录到计算机屏幕上（图7-16）。

如果仅仅记录了髋臼而没有记录股骨，也可以测量下肢长度和偏心距。用带发光二极管（LED）的指示导向器接触大转子（图7-17）。为了确保在术后测量时能够使用同一点，在大转子上做一个小孔并用亚甲蓝标记（图7-18）。完成重建后，用带LED的指示导向器接触标记点，计算机计算出下肢长度和偏心距的变化（图7-19）。重建后下肢必须与最初做记录时的位置相同，作者通过将患肢叠放到对侧肢体上（就像我们测量下肢长度时所做的那样）来确保这一点（图7-20）。

决定股骨前倾和柄在骨中的位置

显露大转子后，记录下肢平面以便计算机能够

·132·

第 7 章 计算机辅助的全髋关节置换

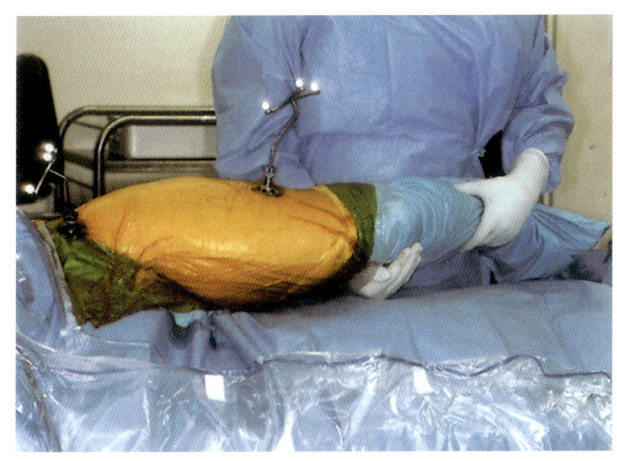

图 7-15　骨盆和股骨基底座都就位并安装了带 LED 的天线。抬起患肢记录下肢长度的基线数值。最好是抬起患肢，因为抬起患肢比患肢位于手术台上更容易重复性地将下肢摆到外展位。

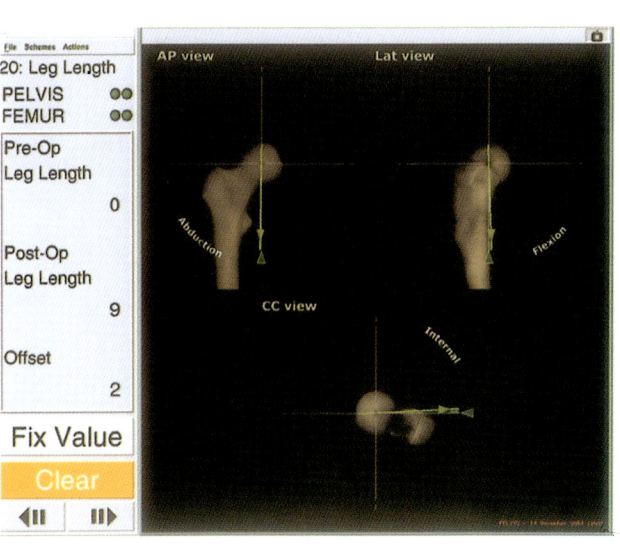

图 7-16　计算机屏幕上显示术后下肢的长度和偏心距。与术前相比，下肢长度增加 9mm，偏心距增加 2mm。屏幕显示下肢在内收和外展、屈曲和伸展以及内旋和外旋几个方面都摆放到与术前绝对相同的位置。

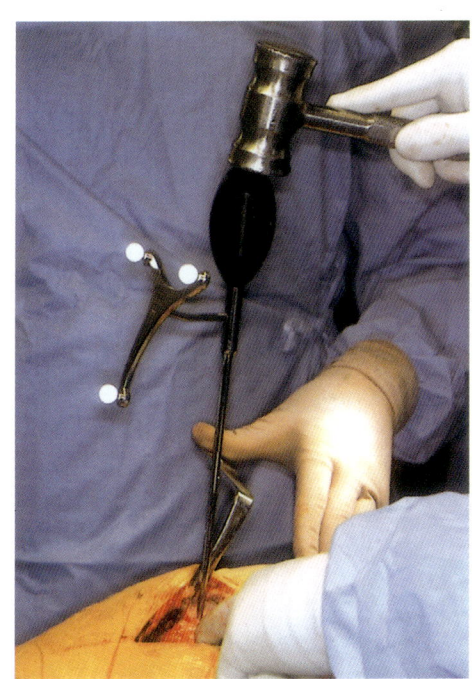

图 7-17　指示导向器与大转子接触并用骨锤在大转子上做一个小孔以便髋关节置换完成后能够发现同一点。重建后轻轻地将指示导向器插入这个小孔中是非常重要的，这样可以防止它进一步刺入松质骨。如果指示导向器插得比最初的小孔深，就会影响偏心距的测量。

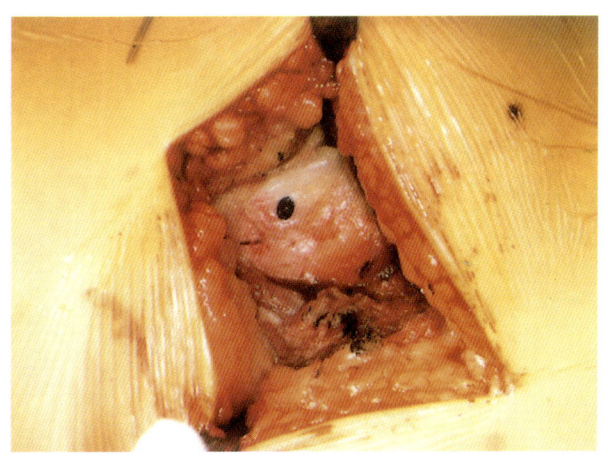

图 7-18　用亚甲蓝标记大转子上的小孔。

·133·

髋关节成形术——微创技术与计算机导航

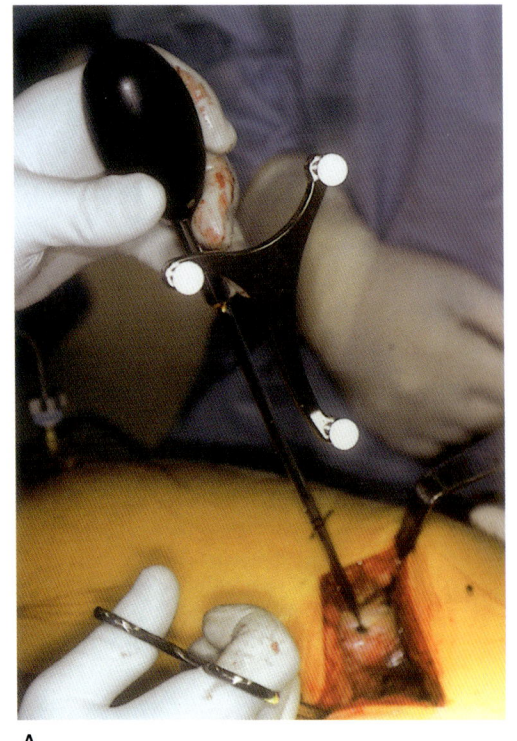

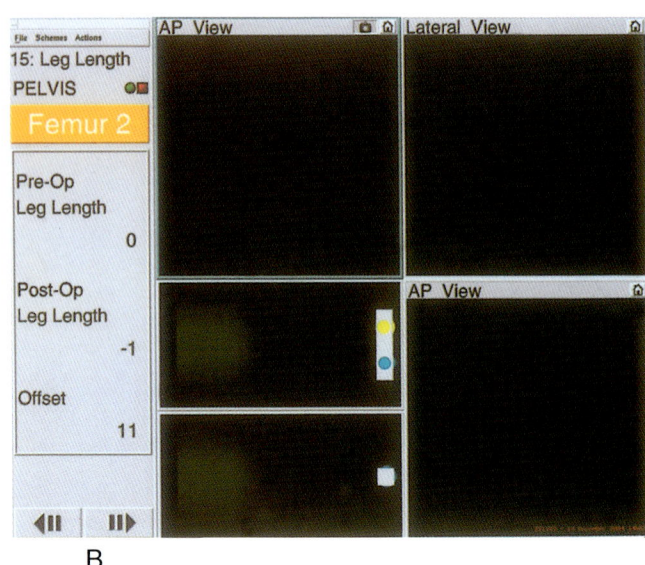

A　　　　　　　　　　　　　　　　　　　　　　B

图7-19　A. 髋关节置换完成后复位髋关节,并将下肢摆放到与最初测量时相同的体位(作者叠放双下肢),指示导向器插入小孔,LED面向光学照相机。B. 计算机计算下肢长度和偏心距的改变并显示于左侧栏。

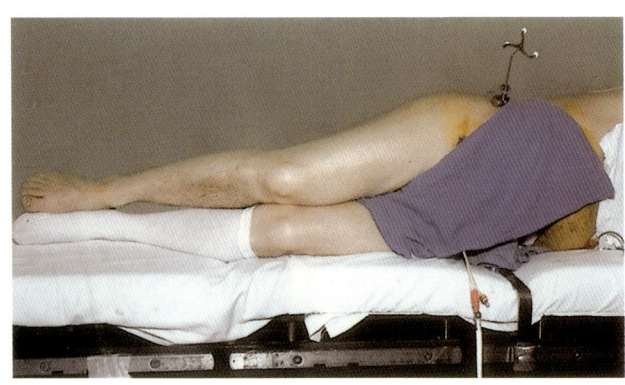

图7-20　作者在大转子上测量下肢长度和偏心距的常用下肢体位。双下肢叠放,下肢铺单准备手术。

给出股骨组件的前倾和柄在骨中的位置(图7-21)。记录踝时,下肢应当屈髋90°、屈膝90°。将短的指示导向器与大转子、膝部的股骨内外上髁和踝部的内外踝接触,来测量下肢平面。

一旦下肢平面被记录,对解剖的记录就完成了,并且可以准确地测量术中各个组件的位置。

术中测量及步骤

图7-22显示了作者在全髋关节置换时遵循的程序(第一选择)。作者在准备髋臼前先准备股骨(见下述)以获得股骨前倾,然后正确地定位髋臼杯使其与假体柄匹配并提供正确的复合前倾(大约35°)。如

第6章所示,使用牵开器来显露股骨。利用骨锥给隧道开口并扩髓到正确的尺寸。用5个点来记录隧道(图7-40)。插入髓腔锉来确定柄的前倾(图7-41)。一旦知道了股骨前倾,就继续准备髋臼。

或者,术者可以遵循第二种选择的步骤(图7-22)。

利用计算机导航准备髋臼

旋转中心、嵌合及匹配平面　显露髋臼并安放牵开器。去除髋臼切迹上的软组织。显露髋臼切迹非常重要,以便记录髋臼内侧壁。用指示器在髋臼上做16个点以明确髋臼的旋转中心(图7-23)。记

第 7 章 计算机辅助的全髋关节置换

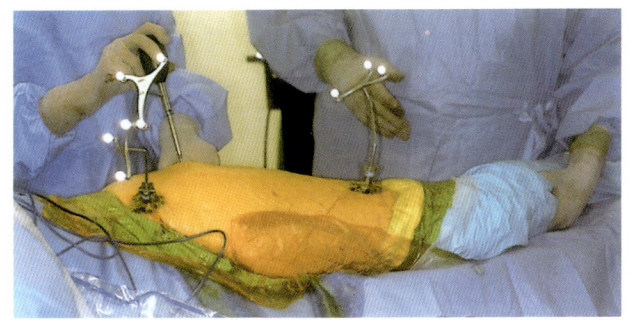
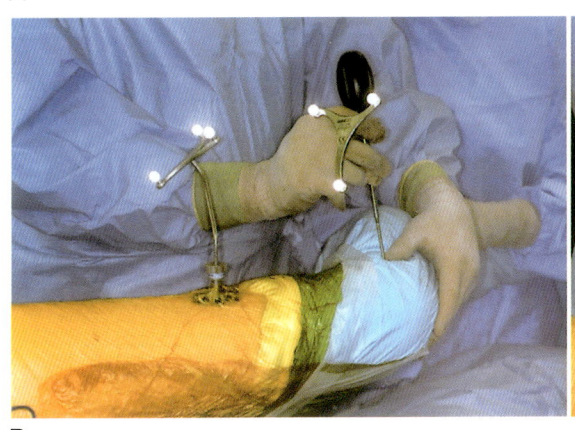
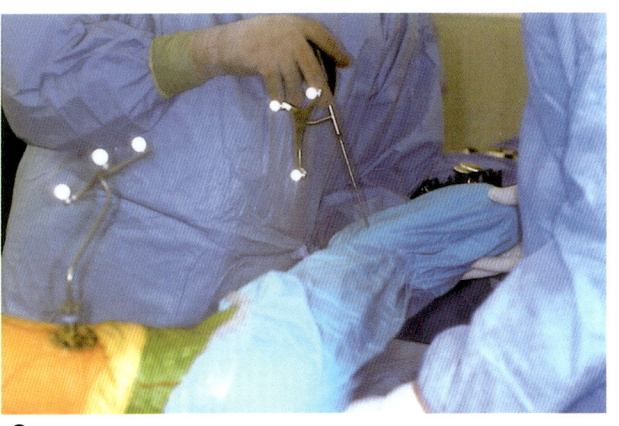

图 7-21 A.股骨和骨盆追踪器就位后，就可以利用短的指示导向器接触大转子来记录下肢平面。B.用短的指示导向器接触股骨内外上髁。C.用短的指示器导向器接触内外踝。测量内外踝时应当屈髋 90°、屈膝 90°。

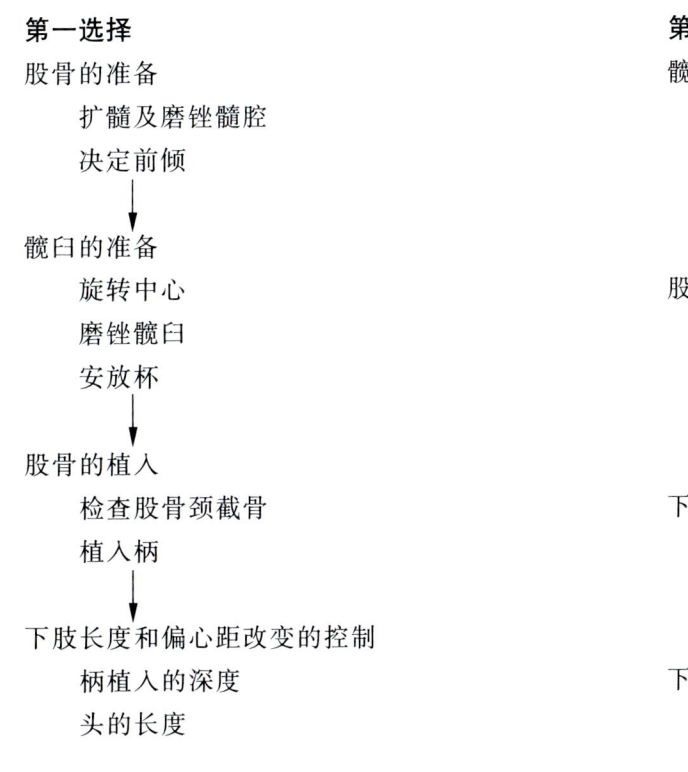
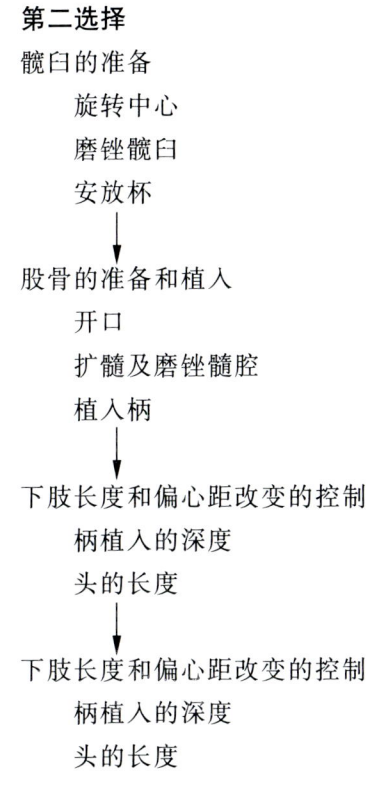

图 7-22 全髋关节置换中两个供选择的操作顺序

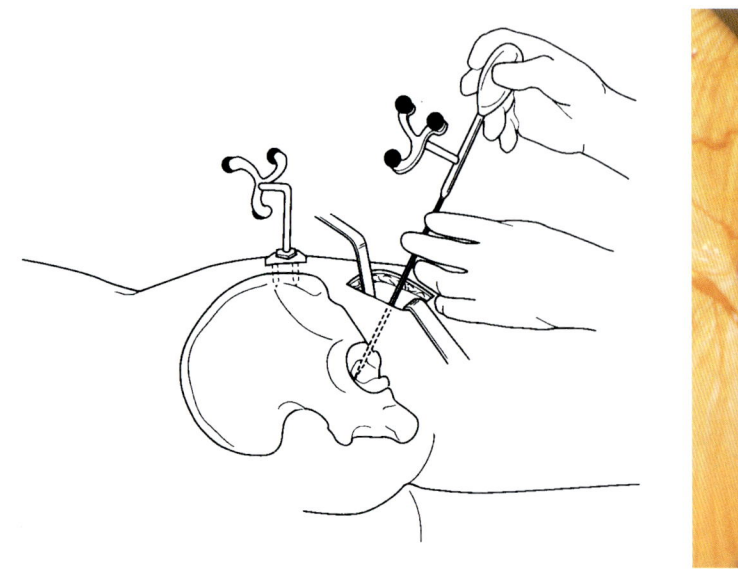
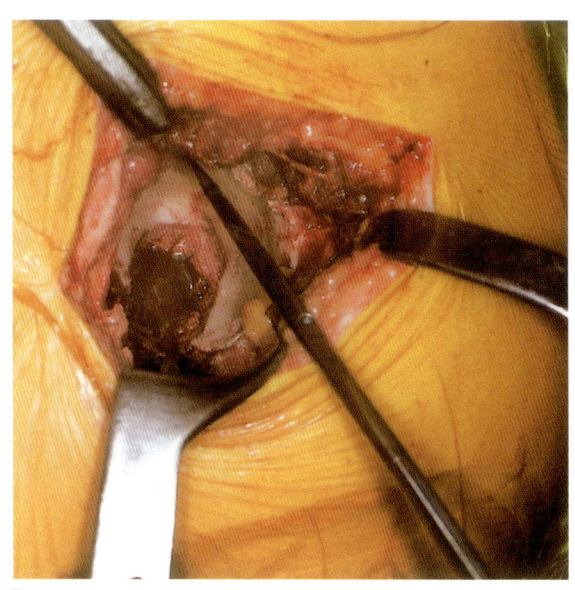

图7-23 A.用长的指示导向器接触髋臼骨。为了记录旋转中心,在髋臼骨上做16个点(避开髋臼切迹和骨赘)。B.指示导向器接触髋臼周围部分的术中观。和骨赘一样,同样要避开中央的髋臼切迹。

录下16个点后,计算机屏幕上显示一个点提示髋臼旋转中心(图7-24)。骨性髋臼的直径也显示于屏幕上,这可以与术前模具测量的结果进行比较。在作者的经验中,将要使用的杯比骨性髋臼至少要大上2mm;因此,如果骨性髋臼是52mm,杯的尺寸将是54mm或者55mm。

然后记录另一系列点来建立髋臼解剖的嵌合。计算机屏幕上在矢状面和冠状面上显示髋臼的周壁(图7-25)。在图7-25中,周壁用红点表示而内侧壁用黄点表示。通过接触髋臼切迹的皮质骨画出内侧壁(图7-26)。

另外一个测量起始于髋臼,沿髋臼周缘做6个点,这被称为髋臼的匹配平面,在计算机屏幕的右下象限显示(图7-27)。从匹配平面上,计算机软件计算出原始髋臼的外倾和前倾,并显示修正后的外倾和前倾。

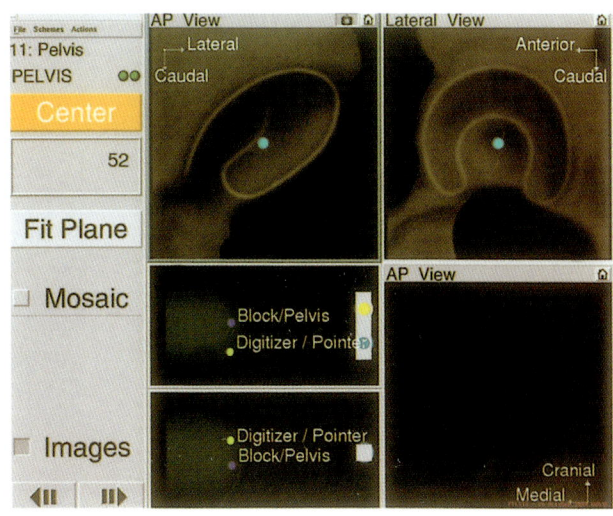

图7-24 髋臼的16个点被记录后,计算机在两个平面上显示髋臼旋转中心。旋转中心位于髋臼切迹区域。屏幕的左侧,在"Center"这个词的下面给出了髋臼的直径(该患者是52mm)。所使用杯的尺寸通常比骨性髋臼的大2mm,因为要固定半圆形的杯就必须将髋臼锉成半圆形。

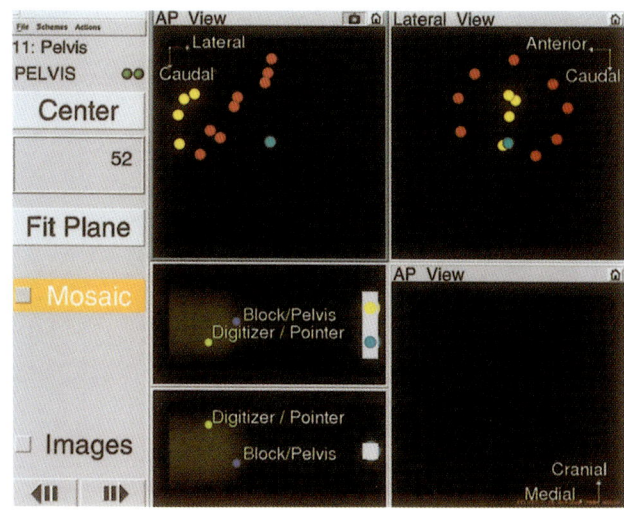

图7-25 计算机屏幕上从两个平面显示髋臼的嵌合。红点画出髋臼的周壁轮廓而黄点代表内侧壁。蓝点是髋臼的旋转中心。左侧再次给出了骨性髋臼的尺寸(52mm)。

第 7 章 计算机辅助的全髋关节置换

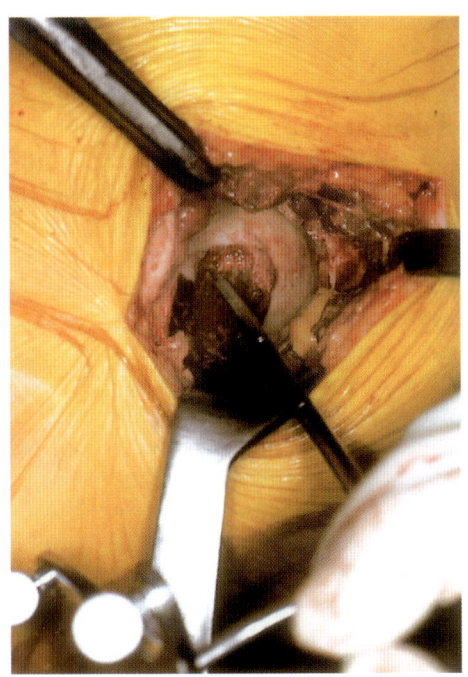

图 7-26 术中观。显示指示导向器接触髋臼切迹的内侧壁。这给出了图 7-24 上见到的黄点。黄点代表内侧壁，即磨锉髋臼时的内侧止点。

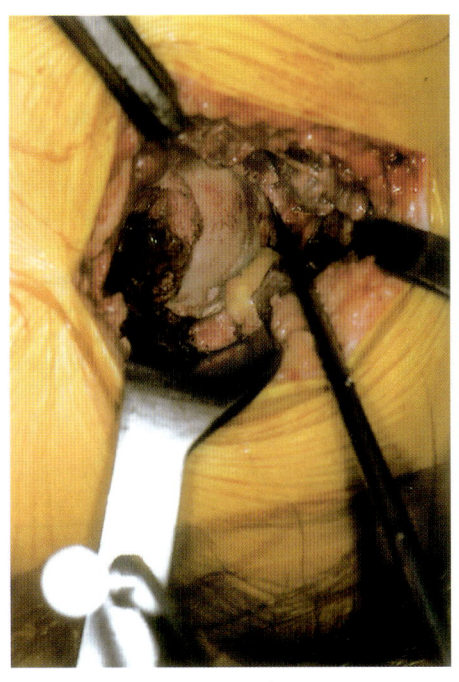

图 7-27 术中观。显示指示导向器接触髋臼的周围部分。通过接触髋臼周缘的 6 个点来记录匹配平面。匹配平面给出了骨性髋臼的外倾和前倾。如后所述，这一测量技术也用于测量金属外壳的位置。

作者在安装髋臼组件时通常不使用原始髋臼角度的信息，髋臼组件不能按原始解剖位置放置，因为这无法使组件获得最佳定位。外倾几乎总是太陡，40% 的髋臼外倾斜 > 55°。平均前倾为 12°，52%

为 ≤10°，并有 12% 为绝对后倾（即负角度前倾）。原始外倾的陡峭就是杯后上缘几乎总是没有被骨质覆盖的原因，5mm 的金属暴露在外面（图 7-28）。如果金属被原始髋臼完全覆盖，杯的外倾可能就太大了。只有当杯的位置上移时，金属杯才能被骨头完全覆盖（即旋转中心抬高 ≥5mm）。

磨锉 磨锉髋臼时可以在计算机平面上进行监测。髋臼锉上连有 3 个银质 LED，因此照相机能够记录它的位置（图 7-29）。髋臼锉的位置在屏幕上被完全标记出来（图 7-30），屏幕显示髓腔锉向内、外、前、后以及上下改变旋转中心的毫米数（图 7-30）。在前后位上保持髋臼锉位于中心非常重要，这样可以保证前后壁不会被磨掉。髋臼锉向前或向后改变不应当超过 5mm。髋臼磨锉的深度决定了旋转中心的测量值。应当在术前计划中评估内移的量（图 7-31）。记录内侧壁之前必须去除所有臼底骨赘，否则测量记录时可能会错误地将臼底骨赘当成内侧壁（X 线片 例2）。应当有 4~5mm 的内移，以允许金属杯与髋臼骨相匹配，并使杯的旋转中心接近正常。杯的旋转中心很少是骨性髋臼的旋转中心，因为为了获得杯的覆盖磨锉髋臼时必须上移 2~3mm 并内移 5~6mm。如果没有获得至少 4mm

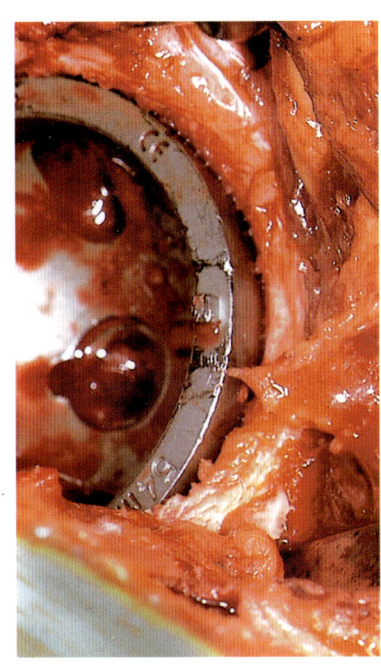

图 7-28 杯的后上缘高于骨表面。由于髋臼的外倾平均为 55°，这个金属缘应当没有骨质覆盖，以确保杯不是太垂直。

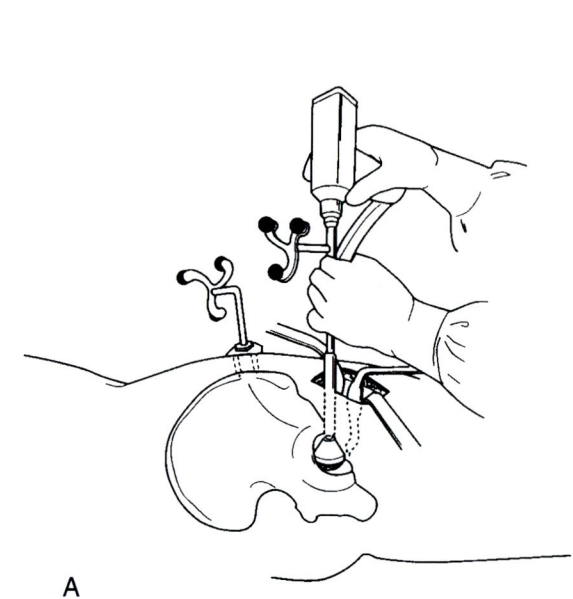
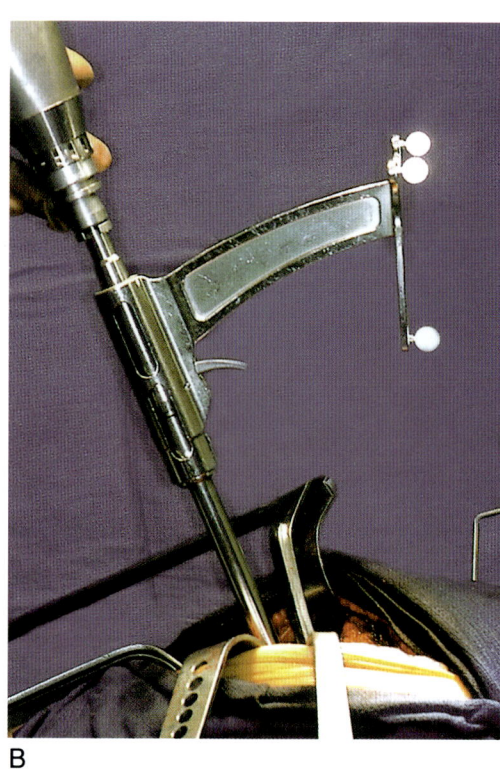

图7-29 A. 最开始时横向磨锉髋臼以去除髋臼盂缘。磨锉到髋臼切迹的皮质骨水平，这表示通过观察屏幕术者可以将髋臼磨锉到与黄点接触。B. 术中观。显示髋臼锉上的LED，计算机利用LED来记录髋臼锉在骨性髋臼中的位置。

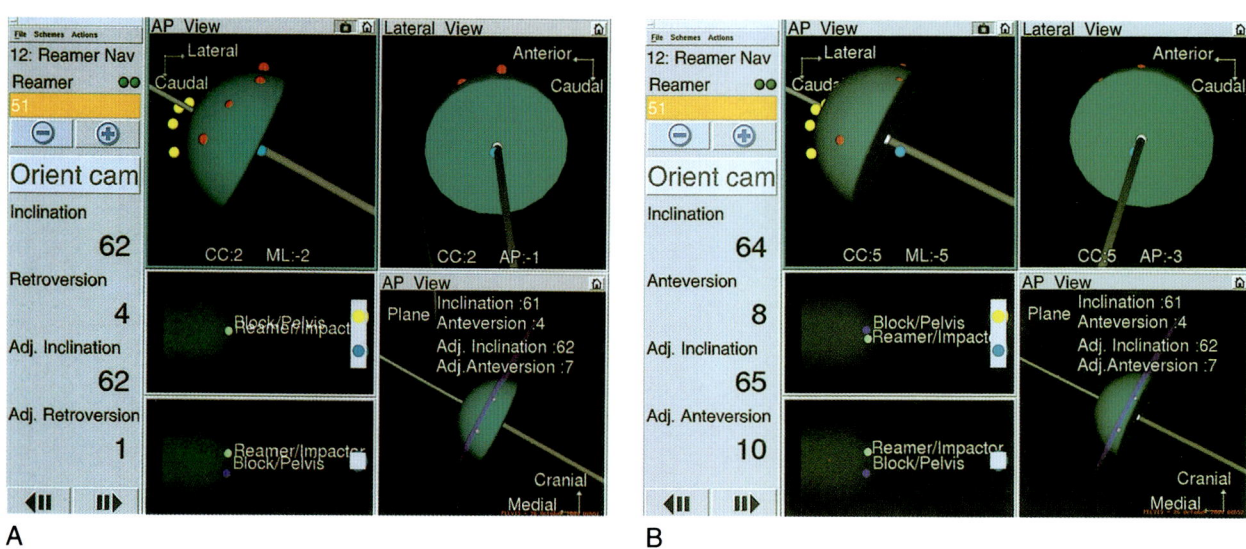

图7-30 A. 计算机屏幕显示出磨锉髋臼时可以得到的信息。左栏给出髋臼锉的角度。由于这时是在横向上磨锉髋臼，所以外倾很陡。髋臼锉可以调整到理想的前倾上。在横向磨锉髋臼盂缘时，前倾相对很小。上两个象限显示髋臼锉及其在髋臼中的位置。CC值（2）的意思是髋臼锉比骨性髋臼的旋转中心高2mm。ML值（-2）意思是髋臼锉位于骨性旋转中心（CR）内侧2mm。在右上象限中，CC值（2）意思是髋臼锉比CR高2mm，AP值（-1）意思是髋臼锉位于中心后侧1mm。这为术者提供了与由磨锉髋臼所导致的髋臼CR改变相关的全部信息。B. 髋臼锉前进到内侧壁，屏幕上显示髋臼锉接触到黄点。这时候磨锉髋臼要保持更大的前倾，以避免髋臼锉太靠后。在右上象限中，AP值提示中心已经后移3mm。左上象限显示旋转中心上移5mm并内移5mm。右下象限给出图解说明在髋臼锉现在所处位置上杯相对于原始髋臼的覆盖情况。

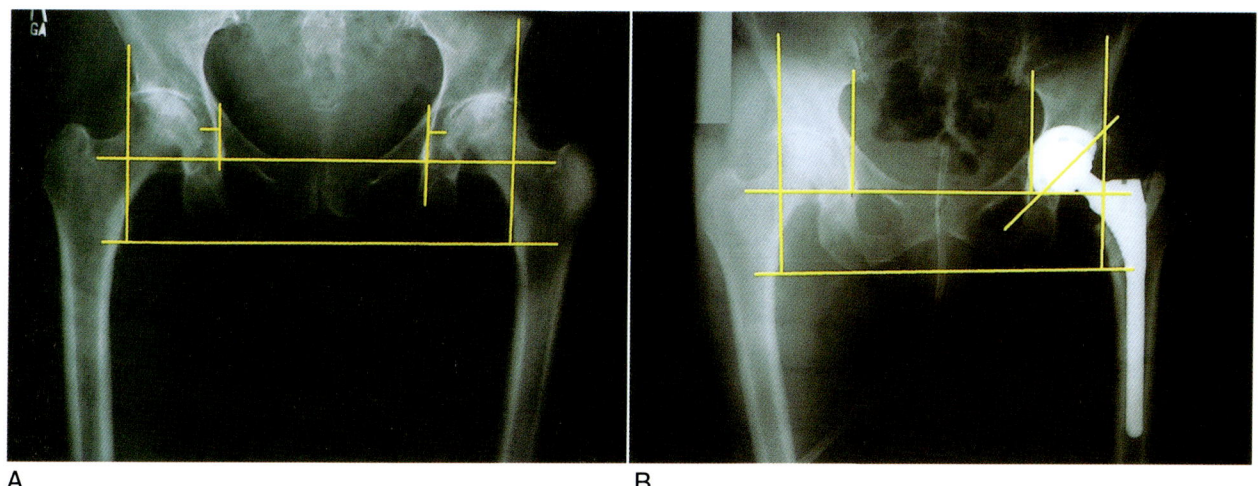

图7-31 A. 左侧全髋关节置换患者术前X线片测量。分别通过双侧坐骨尖和双侧"泪滴"底部画一条水平线,再分别通过小转子与股骨颈交界的基底部以及"泪滴"画一条垂直线。"泪滴"垂线与外侧垂直线的测量值为偏心距。"泪滴"垂线与股骨头边缘的测量值给出了内移的大概值(通常是5~6mm)。分别于双侧髋关节的小转子与股骨颈交界部画一条线,为了使重建的髋关节与对侧髋关节长度相当而需要做一些改变,通过测量改变的量就可以得到下肢长度值。B. 髋关节置换术后X线片,画线情况与术前相同,并增加了髋臼外倾线。髋臼的前倾可以通过对髋臼口的椭圆的数学计算而得到(这一方法可以在Wan和Dorr[2]的文献中回顾)。通过这张X线片上的线可对术前和术后测量的差异进行比较,并将这些X线片测量结果与计算机测量结果相比较。

的深度,杯就可能被外移了。在某些髋臼,内侧壁比骨性旋转中心深10~11mm,或者更偏内侧(X线片例3)。在磨锉髋臼过程中,了解杯的三维空间位置比了解髋臼锉的外倾和前倾更为重要,髋臼锉的外倾和前倾仅仅与骨的准备相关。显而易见,杯的前倾和外倾至关重要。

试杯的安放 髋臼磨锉完成后安放试杯。试杯的位置通过髋臼杯手柄上的银质LED来记录,计算机屏幕上列出内移值、旋转中心和杯的前后位置(图7-33)。屏幕也显示了外倾、校正后的外倾及前倾、校正后的前倾。应当选择校正后的值,因为它们是相对于患者的骨盆倾斜而调整过的。

对试杯而言,最重要的参数是旋转中心、外倾和前倾。一旦确定这些参数,就可以去除试杯并植入髋臼组件。如果需要用螺钉,螺钉孔不应当被覆盖。再次利用髋臼杯手柄上的LED通过软件确定杯的位置(图7-31),并明确髋臼杯的旋转中心、内移以及前后位置(图7-34)。

因为正确的髋臼覆盖取决于磨锉的深度,所以髋臼的外倾受其旋转中心的影响。如果加用螺钉,杯的外倾和前倾可能会改变。拧入螺钉后应当利用匹配平面程序检查这些位置(表7-5,另见X线例2)。用导向器接触杯的边缘6次,外倾和前倾显示于计算机屏幕的右下象限(图7-35),也可以在安放髋臼内衬后做这些(图7-36)。

对于髋臼杯的位置而言,没有一个绝对的理想数值。外倾和前倾会在一定程度上随磨锉后旋转中心的位置而变化。外倾和前倾大小的关键是使髋臼杯的位置能够保证髋关节在全部活动范围内不会发生撞击。作为一般规律,通常前倾是25°~30°,而外倾是40°~45°。前倾的可接受范围是20°~30°,外倾的可接受范围是35°~45°(少数情况下,可能需要50°来提供髋臼前上缘的覆盖)。如果磨锉髋臼时上移≥5mm,内移≥10mm,杯的外倾将介于35°~40°(X线片 例4)。

在患者仰卧位、侧卧位和屈髋90°(如坐位,图7-8)时测量骨盆倾斜,将这些数值结合到一起来研究前倾的最佳平均值。当患者站立时,杯的前倾比仰卧位时大4°(通过比较站立位X线片和仰卧位X线片获得)。这些数值的综合情况显示于表7-6。基于这些值,我们可以确定前倾的平均值;如果髋臼杯在这个前倾位置上,无论髋关节处于何种体位髋臼杯都能够为股骨头提供覆盖。然而这个位置可以随磨锉后旋转中心的位置改变而有所变化。能够在所有体位下都为髋关节提供稳定性的前倾平均值为25°。

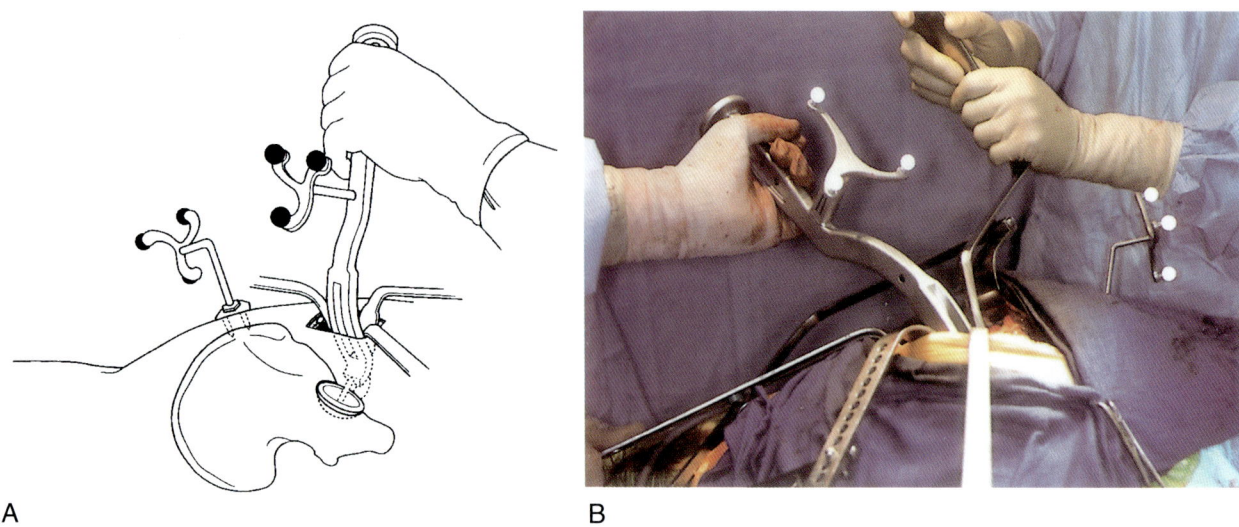

图 7-32　A. 利用带 LED 天线的弯曲的髋臼杯手柄插入髋臼组件。计算机能够记录该组件在髋臼内的位置。髋臼杯手柄上的追踪导向器必须绝对固定，否则就会读出错误结果。为了检查髋臼杯手柄测量的结果是否准确，作者在去除髋臼杯手柄后做一次匹配平面测量。B. 术中观。显示带有 LED 的髋臼杯手柄。注意观察带有 LED 的天线安装在牢固的基底座上，所以它不会轻易地振松。

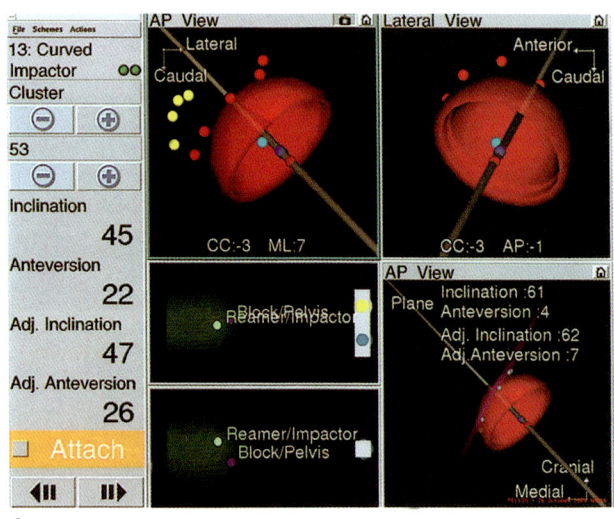

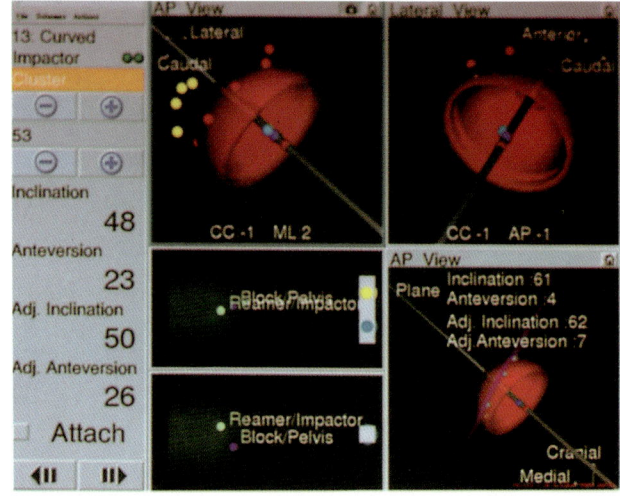

图 7-33　A. 安放杯的过程中计算机能够为术者提供的信息。左栏给出绝对外倾和前倾以及相对于骨盆倾斜作出校正后的外倾和前倾。该例骨盆向后倾斜，所以校正后的前倾比绝对前倾大。左上象限中，杯恰好被放置到髋臼口的位置，旋转中心（CR）比骨性 CR 偏外侧 3mm（CC-3）而且偏向外侧 7mm（ML+7）。右上象限中，可以看到杯偏后 1mm（AP-1）。右下象限显示了相对于骨性髋臼外倾的髋臼杯的位置。B. 髋臼组件深入到骨性髋臼内。杯现在的位置是 CR 偏尾侧 1mm（CC-1）、偏内侧 2mm（ML 2）、偏后 1mm（AP-1）。这个髋臼组件校正后的外倾是 50°，校正后的前倾为 26°。C. 髋臼组件已经"坐"到骨性髋臼上。CR 的最终位置是偏上 2mm（CC 2），偏内 3mm（ML-3）、偏后 2mm（AP-2）。校正后的外倾为 50°，校正后的前倾为 26°。右下象限中的图示说明了为什么杯的后上缘需要突出来。最终的外倾和前倾在图 7-34 中显示。

第 7 章 计算机辅助的全髋关节置换

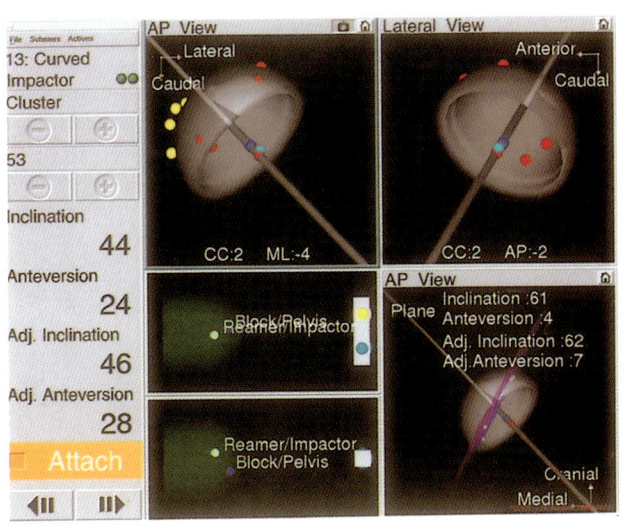

图7-34 计算机屏幕显示髋臼杯"坐"在旋转中心 (CR) 上移2mm、内移4mm、后移2mm的位置上。修正后的外倾是46°、修正后的前倾是28°。右下象限显示的是骨性髋臼的匹配平面。

表7-5 匹配平面的测量*

匹配平面	校正后的外倾	校正后的前倾
髋臼杯手柄#	41.4 ± 3.4	23.6 ± 3.8
髋臼杯	41.3 ± 3.5	25.8 ± 4.5
拧入一枚螺钉后	42.5 ± 3.5	24.2 ± 3.2
放入内衬后	42.7 ± 4.0	25.1 ± 3.5

*数值单位为角度 (°)。#髋臼杯手柄值是通过髋臼杯手柄获得的数值,列出来与通过匹配平面测量所获得的数值相比较。对杯的每一次操作,匹配平面都要调整外倾和前倾。表中显示每一次操作后所获得值的平均变化情况

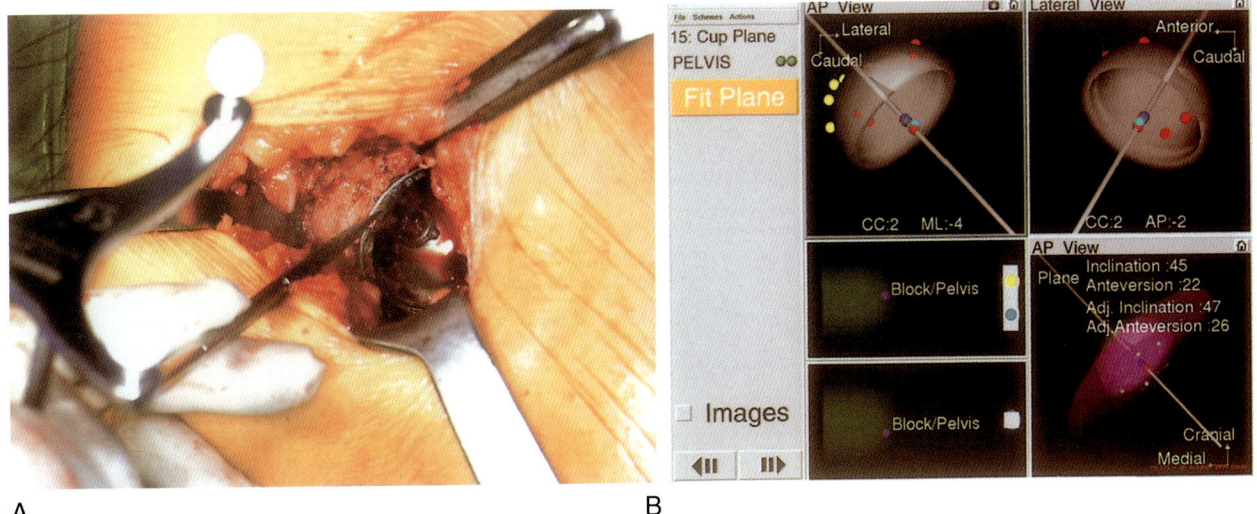

A   B

图7-35 A. 通过指示导向器接触金属杯缘的6个不同部位来测量杯的匹配平面。匹配平面记录杯外倾和前倾。B. 匹配平面的数值见于右下象限,校正后的外倾为47°,校正后的前倾为26°。将这些数值与髋臼杯手柄的数值(外倾46°、前倾28°,图7-33)相比较。髋臼杯手柄与匹配平面之间2°的差异可以是由移动髋臼杯手柄时产生的摆动造成的。2°也可能是计算机两种不同测量方法之间的误差。

当杯的前倾为25°~30°时不应当使用聚乙烯帽,否则在伸展位会发生撞击。

如前所述,杯的前倾取决于股骨的前倾,因此在最终决定杯的前倾之前最好能知道股骨的前倾。如果股骨前倾<5°,杯应当前倾30°(X线片例4)。杯前倾的改变控制着复合前倾。30°~35°的复合前倾能够提供力学稳定性并避免撞击,这一点通过使用最大的股骨头而进一步加强。

不记录股骨也可以明确下肢长度和偏心距。在脱位患者的原始髋关节之前将指示导向器放到转子上的小孔内,来记录下肢长度和偏心距(图7-18)。下肢长度和偏心距的改变将在计算机屏幕上显示(图7-19)。

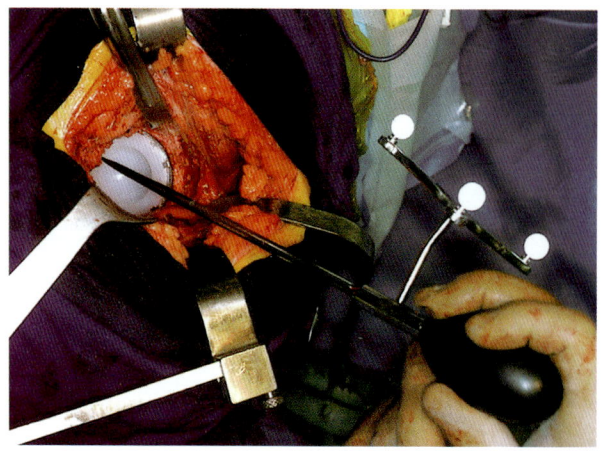

图 7-36 内衬安装到金属杯中后可以通过接触内衬的外周部分来重复匹配平面的测量。在作者的经验中,安装内衬可以改变外倾(前倾)最多达 3°,但这没有临床意义,尤其是当测量的最大允许误差为 2°时。

表 7-6	相对于骨盆体位的骨盆倾斜*
体位	骨盆倾斜
仰卧位	5.0±6.0(范围:-8~17)
侧卧位	-0.4±8.0(范围:-19~17)
坐位	0.2±7.8(范围:-28~18)
站立位#	未获得

*数值单位为角度(°)。#基于 X 线片上的测量,站立位前倾平均比仰卧位时大 3.4°,用这个值补充站立位前倾。坐位和侧卧位的度数基本上相差在 0.5°以内,而仰卧位比这两者更前倾 5°。

计算机导航下的股骨准备

作者先确定股骨组件的前倾,然后准备髋臼(图 7-22)。杯就位并插入内衬后,作者再回来处理股骨,并且确定相对于股骨的这个前倾位置,杯处于正确的位置上。

确定前倾

测量股骨颈截骨平面并调整 回到股骨的第一步是测量股骨颈的截骨平面,使它能够放置到相对于髋臼杯旋转中心的正确位置上。在决定最终的股骨颈截骨平面之前必须知道杯的旋转中心,因为与最初的骨性旋转中心相比其可能会有内移或外移。

下肢屈曲内旋以便使胫骨垂直,并放置牵开器显露股骨颈截骨面(图 7-37)。用指示导向器接触股骨颈的内侧截骨面(图 7-38),测量时利用股骨颈内侧面是因为这是插入髓腔锉时其内侧将要对齐的水平。当髓腔锉插到股骨颈截骨水平时,计算机对髓腔锉上方表面的平面进行测量,测量点为髓腔锉手柄与髓腔锉的连接点。髓腔锉的这个平面有可能与股骨颈截骨面不相匹配,这就是股骨颈截骨面最内侧骨质是记录股骨颈截骨面最佳位置的原因(图 7-38)。理想的股骨颈截骨(术前已输入计算机),用图解显示于计算机的屏幕上,并被用来测量实际的股骨颈截骨水平(图 7-39)。计算机屏幕还显示实际的股骨颈截骨与理想状态之间的差异(即实际的股骨颈截骨是比理想的短还是长)。通常,股骨颈截骨所需水平被设定为 35mm 的颈头长度,这对大多数髋关节而言是中立的头颈长度。如果术前模具测量提示需要增加或缩小头的长度,就要据此改变这个长度。例如,通过模具测量,为了提供正确的偏心距与髋关节长度之间的平衡而需要一个 +4 的头颈长度,股骨颈截骨面将被设为 39mm 或 40mm。

根据杯的旋转中心调整髋关节长度的测量 髋关节长度的测量必须根据杯旋转中心而调整。用

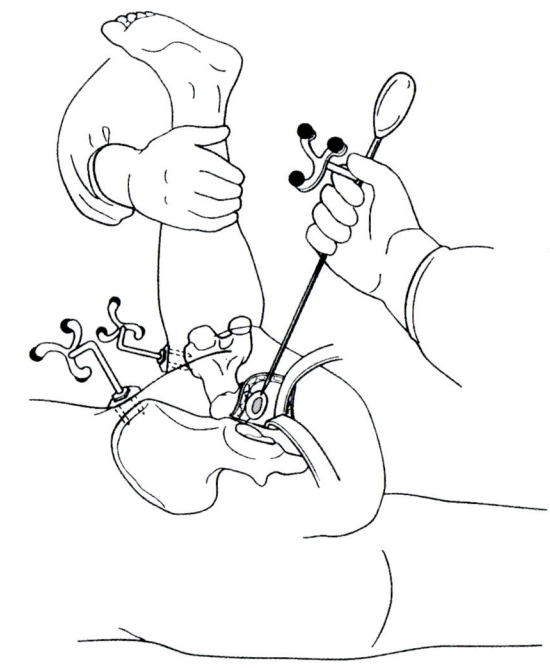

图 7-37 截骨后用指示导向器接触股骨颈上的 6 个点以明确股骨颈的截骨平面。接触股骨颈内侧皮质来记录相对于髋臼杯旋转中心股骨颈的截骨水平。这个距离由术者输入计算机内的股骨颈和头的长度决定(另见图 7-39)。

第 7 章 计算机辅助的全髋关节置换

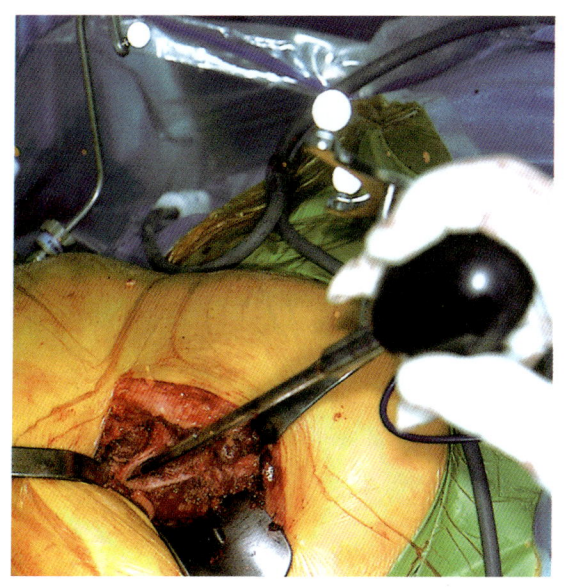

图 7-38 术中观。指示导向器接触股骨颈截骨面的内侧骨质。

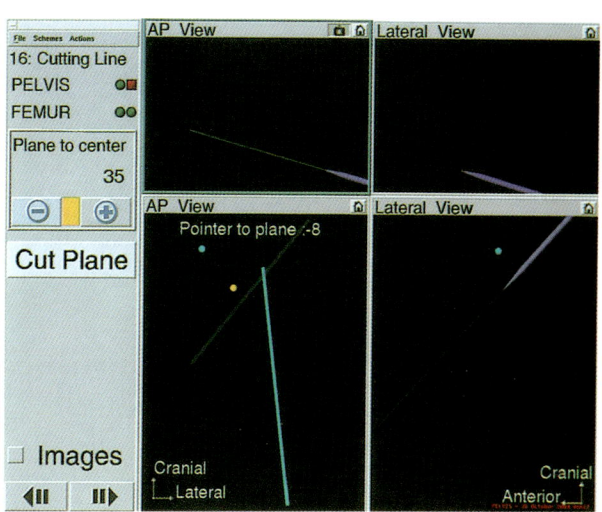

图 7-39 计算机屏幕上显示了通过接触股骨颈内侧骨皮质获得的信息。术者告诉计算机 35mm 是所需的头的长度（平面中心距离）。计算机左下象限显示这些信息。蓝点代表杯的旋转中心，橙点代表股骨颈截骨水平。斜线代表从杯的中心算起所需的股骨颈截骨水平（35mm）。垂直的浅蓝色线代表骨髓腔内的隧道。对于这个髋关节，橙点距所需的股骨颈截骨长度的距离是 8mm（指示器到平面等于 -8）。这意味着要使橙点位于所需的截骨水平，股骨颈的骨需要再去除 8mm。

模具测量杯的位置时，通常将杯的内侧缘置于髋臼横韧带水平或稍高。当聚集型杯与该韧带（或髋臼切迹的皮质骨缘）持平时，与最初的骨性旋转中心相比其旋转中心将被上移 3~5mm（CC = 3~5）、内移 4~6mm（ML = -4~6）。不同品牌的杯的金属外壳厚度有所不同，必须明确这个数值以指导磨锉过程，从而将旋转中心放回正确位置。所需的股骨颈截骨长度以模具测量时杯的位置为基础。如果要为一个 35mm 的头颈长度提供一个中立的球体，计算机会决定是否需要调整股骨颈截骨。

当旋转中心随髋臼的安放作出了调整，计算机能够计算出髋臼旋转中心与股骨颈截骨面之间的距离（以 mm 为单位）。为了获得正确的偏心距与髋关节长度之间的平衡，术者必须理解旋转中心与股骨颈截骨水平之间的相互作用。计算机提供了必需的数值，但是术者必须根据头的长度决定假体柄（股骨颈）截骨的水平，以便提供稳定性并取得下肢长度与偏心距之间的正确的软组织平衡。如果旋转中心改变 ≥5mm，术者可能需要调整股骨颈长度：也许需要重新截股骨颈；也许长一点的假体头能够提供更好的间隙、偏心距和下肢长度；也许让假体柄突出于股骨颈截骨平面以纠正下肢长度和偏心距是最佳选择。一旦知道了计算机测量的杯的旋转中心和股骨颈截骨平面，术者就可以决定选用哪一种方法了（X 线片 例 5）。

如果股骨没有扩槽，一旦决定了股骨颈截骨水平，就用骨锥或隧道探子来给股骨（髓腔内）开口。如果股骨已经准备完毕而且股骨颈截骨面也精确调整过，就可以插入假体柄（图 7-22）。

扩槽或者扩大髓腔内隧道 准备股骨假体柄股骨"封套"的第一步是为髓腔内隧道开口（图 7-40）。在骨髓腔内隧道中记录 5 个点，以便计算机软件可以显示一条代表隧道中心的直线（图 7-41）。然后扩髓或扩槽。

髓腔锉的手柄上有银质 LED，所以计算机可以监测髓腔锉在隧道内的位置（图 7-42）。扩槽时，计算机列出髓腔锉在股骨内的前倾、内翻（外翻）及假体柄在该位置时下肢的偏心距（图 7-43），也可以通过髓腔锉与代表隧道的直线之间的关系了解其在髓腔内隧道中的位置。计算机屏幕用图解显示了

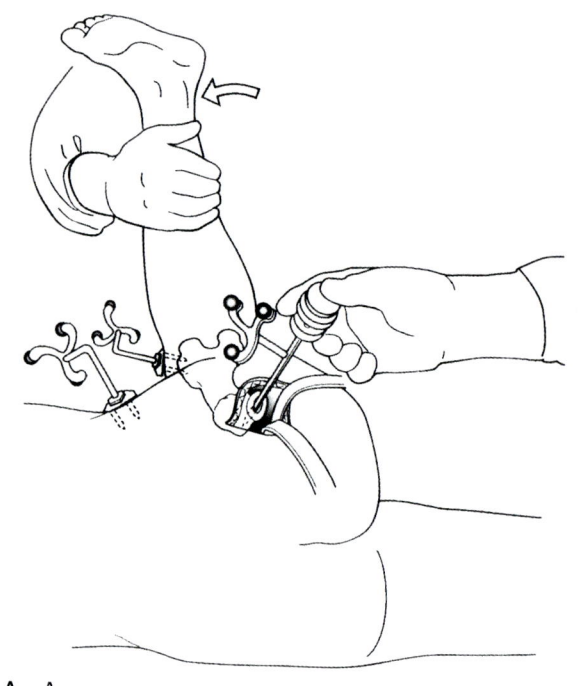
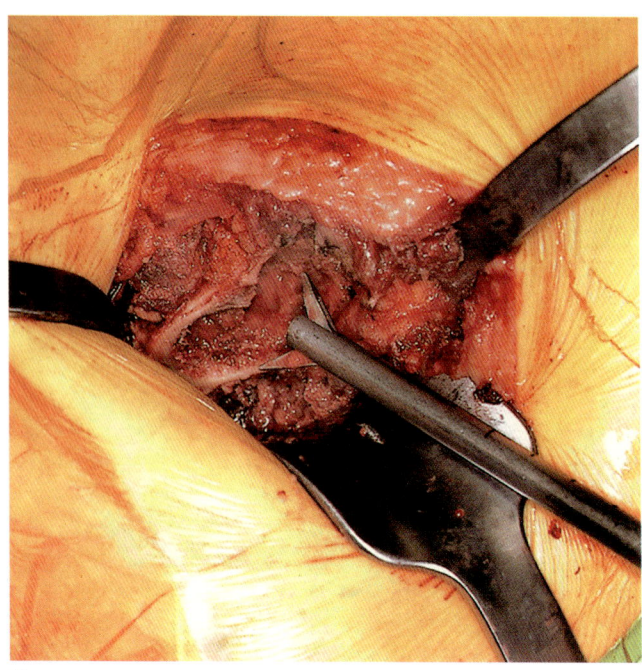
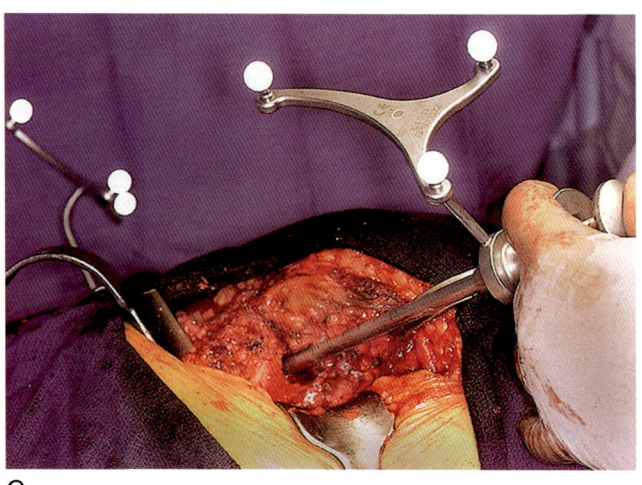

图7-40　A.髓腔内隧道的记录。将记录工具插入隧道，工具上的LED将信息传递给计算机。B.打开记录装置的翼，将其插入髓腔内隧道并接触隧道的内侧，以记录隧道情况。C.记录工具接触髓腔内隧道5次，记录隧道的方向。

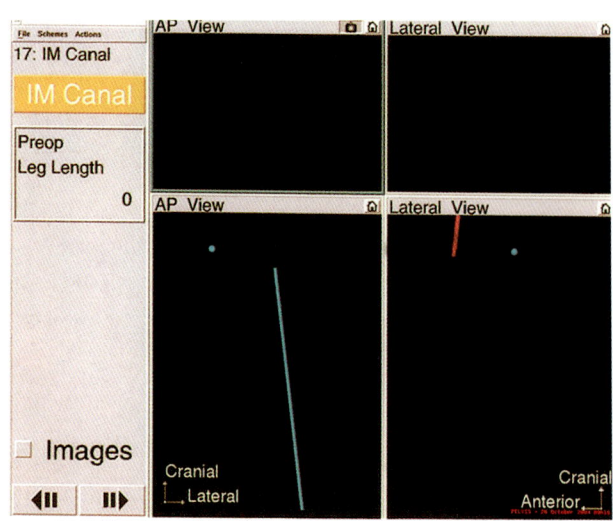

图7-41　左下方浅蓝色线代表记录的髓腔内隧道。当假体柄插入时，柄在隧道内的角度在蓝线附近显示。

第 7 章 计算机辅助的全髋关节置换

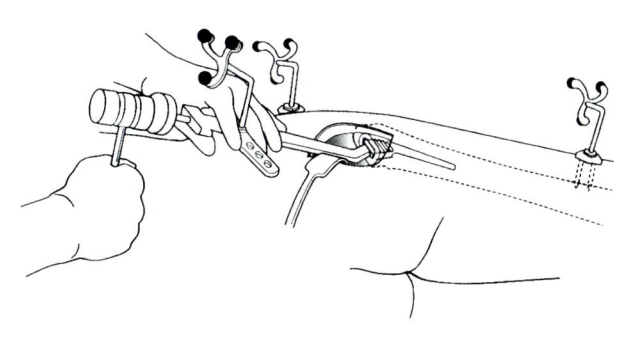
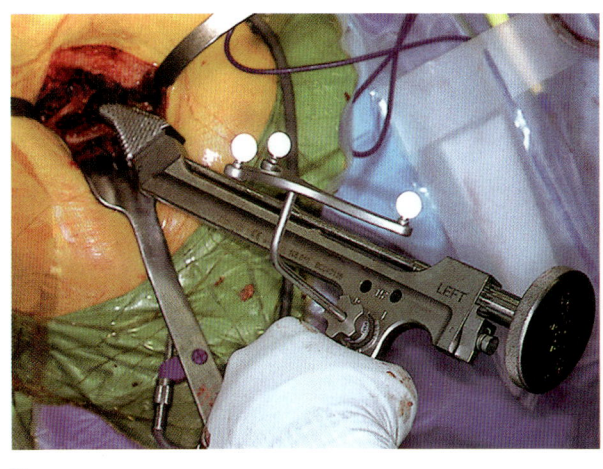

图 7-42　A. 髓腔锉插入股骨时，髓腔锉柄上的 LED 允许计算机识别髓腔锉在髓腔内隧道中的位置。B. 术中观。髓腔锉插入股骨，髓腔锉手柄上有天线和 LED 来将这一信息传递给计算机。

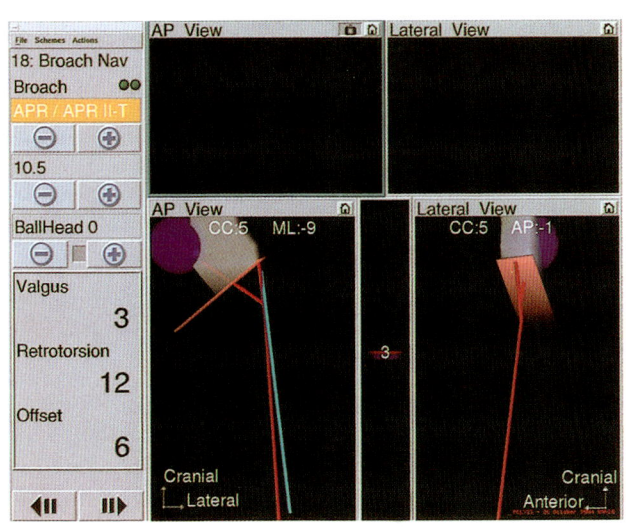

图 7-43　髓腔锉被插入股骨隧道（左上方的"Broach Nav"）。相对于髓腔内隧道，髓腔锉有 3°外翻及 12°后倾；股骨颈距离杯旋转中心的偏心距是 6mm。CC 值是指股骨头中心（左下象限内的深蓝色球）在现有位置上距髋臼杯旋转中心距离为 5mm，子会延长髋关节长度 5mm。ML 值是指股骨头的中心内移 9mm。AP 值是指头的中心位于髓腔内隧道后方 1mm，这与髓腔锉的后倾一致。正常情况下，股骨头中心应当随着髓腔锉的前倾而位于髓腔内隧道的前方。中间栏内的数值"3"是指髋臼杯旋转中心现在距髋臼锉基线的距离将导致下肢长度增加 3mm。

髋臼锉的前进过程。计算机屏幕还显示出假体柄与所需髋关节长度和前倾之间的关系、内翻与外翻位置及偏心距。计算机屏幕显示出假体柄股骨头中心位置（CH）与原始髋关节旋转中心之间的关系，这就是 CC 测量（图 7-43）。从原始髋关节旋转中心算起股骨长度的增加或减少即为 CC 测量值。如果对于 CH 而言 CC 值为 5，而对于髋臼而言 CC 值为 1，这就意味着下肢长度增加了 4mm。下肢长度的改变是相对于假体柄 CH 的 CC 值和相对于髋臼杯旋转中心的 CC 值的总和。

将假体柄插入股骨　完成扩槽后，随即将假体柄插入股骨。像髓腔锉一样，假体柄手柄也装有 LED。柄应当被安放到用髓腔锉准备好的"封套"内（图 7-44），插入假体柄时的前后侧、内外翻及内外侧位置应当与插入髓腔锉时相同。不应当冒着骨折和将髓腔锉卡住的风险而强行增加股骨前倾。

和髓腔锉的情形一样，计算机在假体柄前进过程中显示出假体柄的位置（图 7-45），以及预期的下肢长度的改变。如果术者想要增加下肢长度 10mm，那么显示数据为 +10mm 时的位置就是最佳位置。然而，相对于下肢长度和偏心距的假体柄的位置仍然必须由术者决定；而且为了平衡下肢长度与偏心距，假体柄的深度必须与正确的头的长度相结合。因此，举例来说，术者可能会决定 +5 号下肢长度的假体柄深度和 +5 号的股骨头是能够提供最佳的下肢长度与偏心距的结合（X 线片 例 5）。

计算机屏幕左栏中显示下肢长度与偏心距的测量值，通过将二者结合，术者可以决定哪个长度

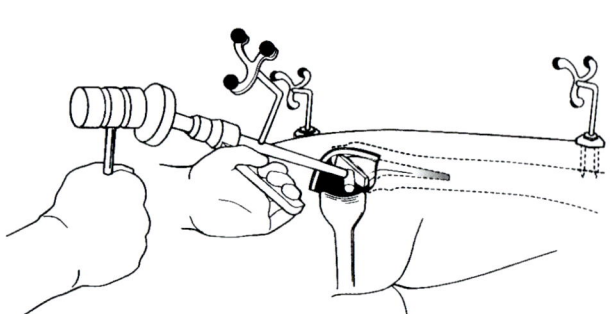

图7-44 股骨柄的插入。股骨柄手柄上的LED允许计算机监测柄在骨内的位置。

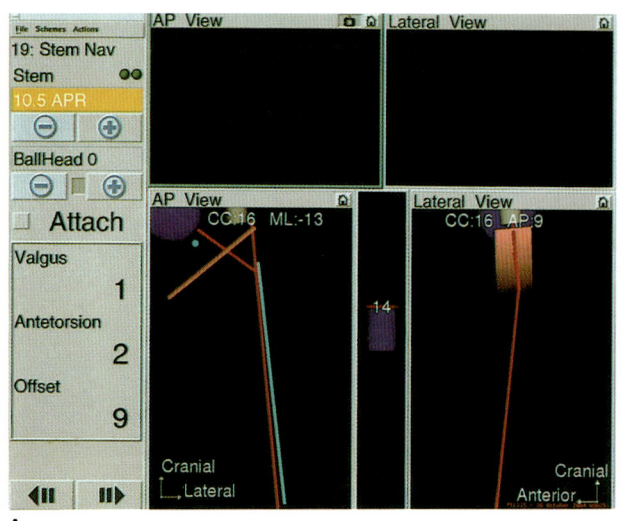

A

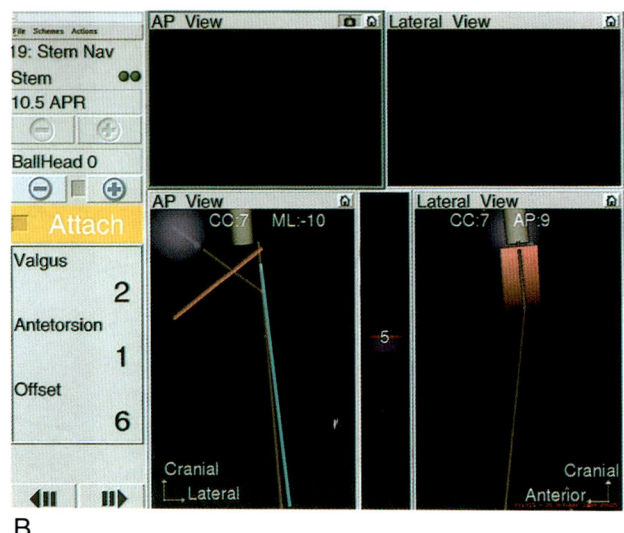

B

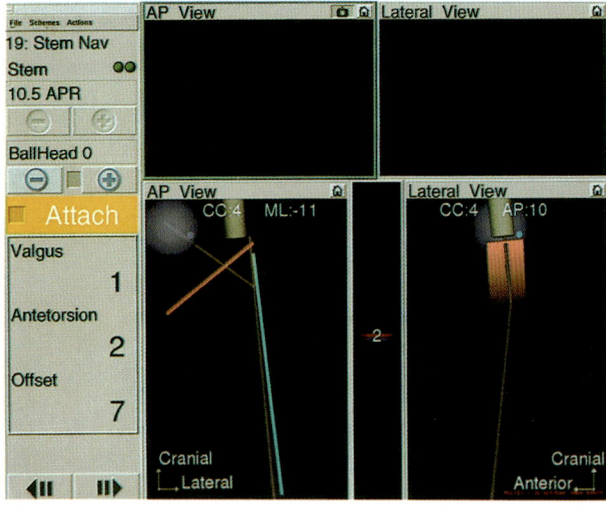

C

图7-45 A.假体柄的插入。左栏显示柄位于1°外翻、2°前倾位置,并且偏心距增加了9mm。这个柄没有完全就位,所以股骨头处于现在位置上时将增加下肢长度16mm。股骨头中心(CH)将位于髓腔内隧道中心的内侧13mm、前侧9mm。中间栏显示如果柄处于现在位置,由于杯上移了2mm,下肢长度将增加14mm。B.随着柄的深入,外翻变为2°、前倾为1°,而偏心距为6mm,而且位于髓腔内隧道前方9mm。CH的内移支持偏心距,CH的前移支持前倾。中间栏显示下肢长度的改变将是5mm。C.柄完全"坐"到位,CC为4mm,ML为−11mm,而AP为10mm。中间栏显示下肢长度将增加2mm(+4mm CH柄,−2mm髋臼杯旋转中心)。柄有1°外翻、2°前倾,偏心距增加7mm。

的股骨头能够最好地平衡髋关节长度与偏心距。如果偏心距或髋关节长度不符合要求,就必须调整股骨颈长度或假体柄相对于股骨颈截骨面的位置。例如,如果偏心距是10mm,同时假体柄的位置提示使用中立长度的股骨头时下肢长度将增加10mm,并且这个下肢长度是可以接受的,而偏心距不可接受,就需要作出调整。如果所需的偏心距是5mm,可以令股骨组件高出股骨颈截骨面(这不会增加偏心距),而假体头需要换成−4mm长度。这样的调整将仍然保持下肢长度增加10mm,但偏心距会减小。这个例子证明,在决定正确的髋关节长度与偏心距之间的平衡时,术者仍然面临重要的抉择;但是计算机提供了大量信息,这些信息是作出尽可能接近完美的决定所必需的。

插入假体柄时,柄的前倾显示于计算机屏幕上(图7-45)。无水泥型假体柄的前倾不可以大于股骨可接受的范围。如果股骨前倾是5°，柄的前倾必须是5°。在作者的经验中，前倾变化的范围是5°~20°，平均为7.5°。男性的前倾几乎总是<10°而且常常<5°。如前所述，应该在植入髋臼之前测量股骨以确定股骨前倾。得到这个信息后就可以将杯安放到正确的前倾位置上以提供良好的复合前倾。作者建议在最终定位和固定髋臼杯之前测量股骨，如果开始时没有测量股骨，千万不要加螺钉或放入真正的内衬。如此则可以在随后测量股骨的基础上作出调整。

术者不能单纯靠股骨定位来获得正确的复合前倾，杯的位置变化较大，因而可以获得30°~35°的正确的复合前倾。如果术者利用髓腔锉强行增加股骨前倾，髓腔锉可能会被卡住或造成股骨骨折（图7-46）。如果髓腔锉确实被卡住了，就必须通过在股骨上纵向截骨来取出，然后使用钢索来修复这一医源性骨折（图7-47）。为避免术中发生髓腔锉被卡住或股骨骨折等并发症，最简单的方法就是先测量股骨前倾，以便调整杯的位置来提供正确的复合前倾。这是作者目前使用的一个技术常规。

● 总 结

在全髋关节置换中使用计算机导航为术者提供了准确而详尽的各组件测量及软组织平衡信息，如果对这些信息使用得当，将使髋关节置换尽可能完美。计算机不能为术者作出最终决定，但它提供了作出正确决定所需要的信息。术者仍然需要在不同的选择中作出正确决定，以使髋关节置换尽可能完美。对术者的好处是更多的信息减少了作决定时的压力，对患者的好处是组件安放及软组织平衡的精确度的增加会增强髋关节的耐用性。

● 计算机导航应用实例

一65岁男性患者，患右髋关节骨性关节炎（图7-48）。采取后路微小切口，并利用了骨盆和股骨追踪器，骨盆向后倾斜8°，暴露大转子后记录下肢平面。

暴露髋臼，髋臼切迹内没有需要去除的骨赘。去除软组织。髋臼侧需要记录3个数据：旋转中心（CR，图7-49），嵌合（图7-50）以及骨性髋臼的匹配平面。向内侧壁方向磨锉髋臼（图7-51，黄点）。CR上移3mm、内移3mm、后移1mm。CR至少上移3~4mm、内移3~6mm以容纳3.5mm厚的聚集型外壳，这一点非常重要。否则杯（及杯的CR）将被外移，这将面临增加下肢长度和增加撞击概率的风险。

对于53mm直径的髋臼杯（骨性髋臼是51mm），需要磨锉髋臼。逐渐增加髋臼锉型号直至53号。髋臼杯是压配型（图7-52），但没有螺钉时并不稳定。当加入2枚螺钉时，校正后的前倾从25°变为20°（通过匹配平面来确定）。髋臼杯的这个位置实际上不能接受，而且20°前倾处于可接受范围的下限。另外，该例骨性关节炎患者股骨的前倾<10°，所以至少需要25°的髋臼前倾以获得30°~35°的复合前倾。取出髋臼杯，磨锉到54mm，使用55mm髋臼杯。

磨锉至54mm为55mm的臼杯提供了稳定压配，而不需要用螺钉。这个臼杯CR的位置：CC 4mm、外移1mm、后移2mm（图7-54）。校正后外倾为40°、前倾为28°。臼杯的覆盖和稳定性良好（图7-55）。安装内衬后杯的位置发生改变（匹配平面测量显示改变了2°）。通常可以预期内衬的影响为2°~3°。

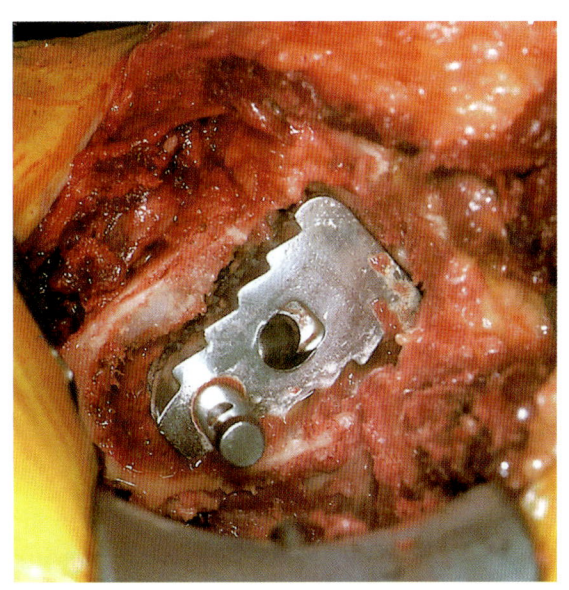

图7-46 试图通过强行前倾髓腔锉（而不是保持髓腔锉后缘与股骨颈后侧皮质平行）来增加股骨柄前倾，这导致髓腔锉被卡住。必须在股骨上纵向截骨来取出髓腔锉，并用两根钢索来确保纵向截骨（图7-47）。

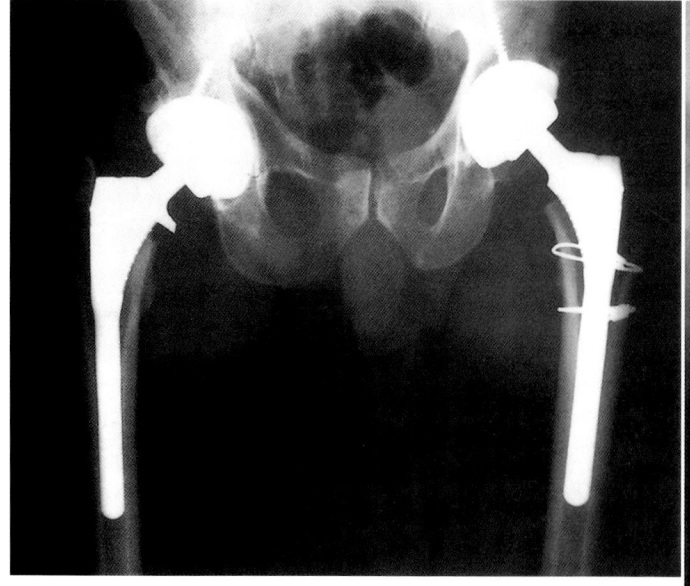
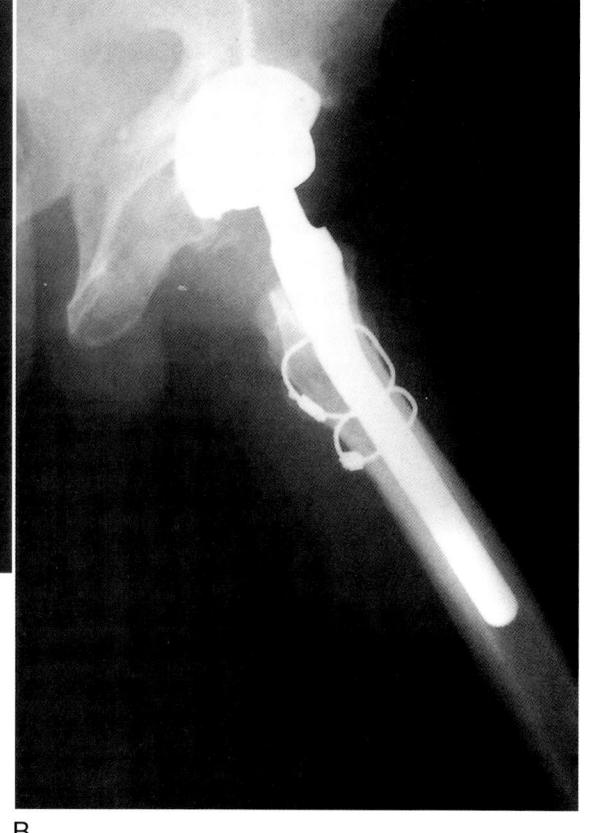

图 7-47　A. 前后位骨盆 X 线片显示左股骨上的钢索，用于确保为取出卡住的髓腔锉而做的截骨（图 7-46）。后来做的右髋关节，由于知道了不能强行增加前倾，股骨则未骨折。为了保持正确的下肢长度和偏心距，右侧全髋关节置换的颈领没有完全"坐"到位。B. 左侧全髋关节置换的侧位 X 线片，显示纵向截骨取出髓腔锉而没有破坏股骨的解剖。

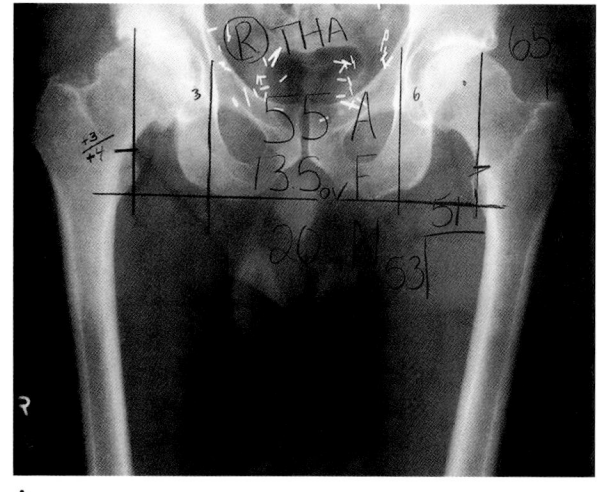
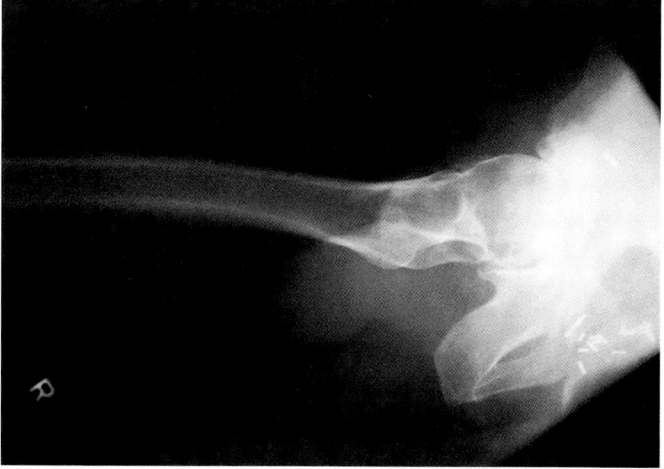

图 7-48　A. 骨盆前后位 X 线片显示术前计划。预测髋臼为 55 号。股骨模具为 13.5 号，股骨颈截骨平面为小转子上 20mm、距股骨头底部 15mm。如右上所示，患者为 65 岁男性，接受右侧全髋关节置换术。在股骨干骺端右侧，数字"3"指下肢长度需要延长 3mm，数字"4"指偏心距需要增加 4mm。股骨头内侧的数字"3"和"6"是从股骨头边缘到髋臼内侧壁的测量值。B. 右髋关节侧位 X 线片显示 B 型骨。通过在 X 线片上测量髋臼口的大小来确定髋臼尺寸。这张改良的 Lauenstein 位 X 线片清楚地显示了髋臼软骨下骨，这样就可以最准确地测量髋臼口的直径。

第 7 章 计算机辅助的全髋关节置换

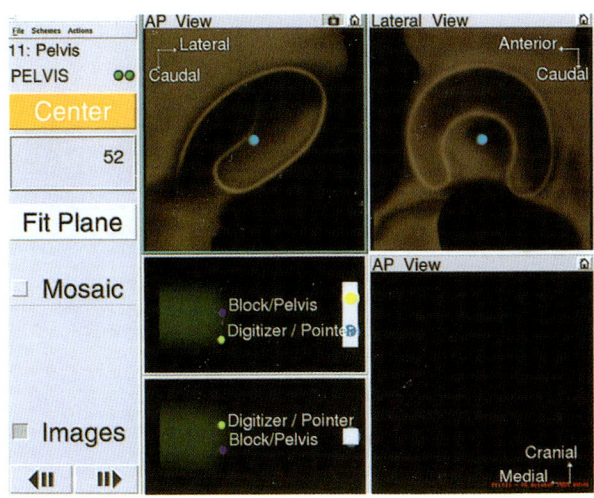

图 7-49 蓝点代表髋臼的旋转中心,后者通过测量骨性髋臼上的 16 个点而确定。

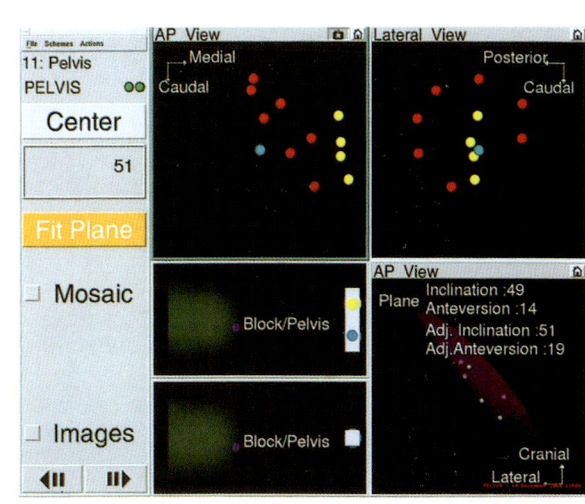

图 7-50 髋臼嵌合轮廓的测量,红点代表外周部分而黄点代表四边形板的底(内侧壁)。蓝点是髋臼的旋转中心。髋臼的尺寸列于左栏:51mm。右下方是匹配平面,显示骨性髋臼的外倾和前倾(校正后的外倾是 51°、校正后的前倾是 19°)。

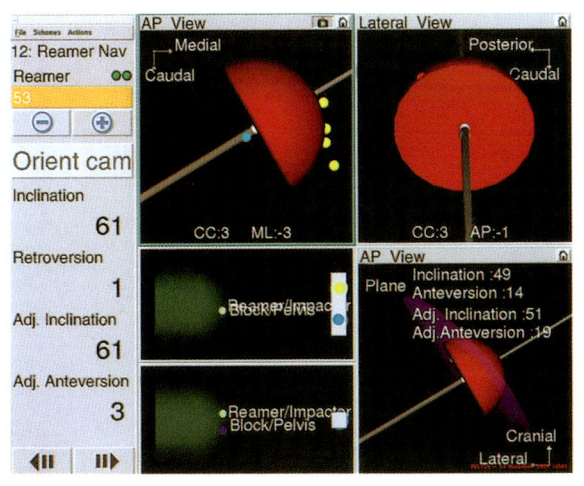

图 7-51 屏幕左上角显示髋臼锉(红色)已经靠近内侧壁(黄点)。髋臼锉的角度(横向)显示于左栏,这不是髋臼杯的最终外倾和前倾。CC 3 指旋转中心上移 3mm,ML -3 指中心内移 3mm,AP -1 指中心后移 1mm。骨性髋臼的外倾和前倾在右下方显示。

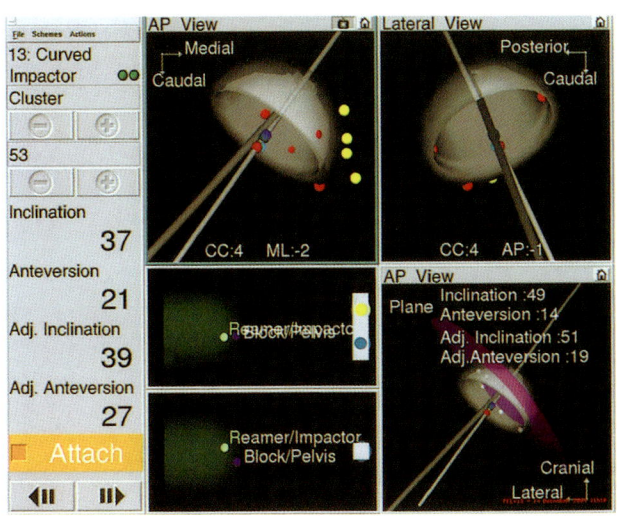

A

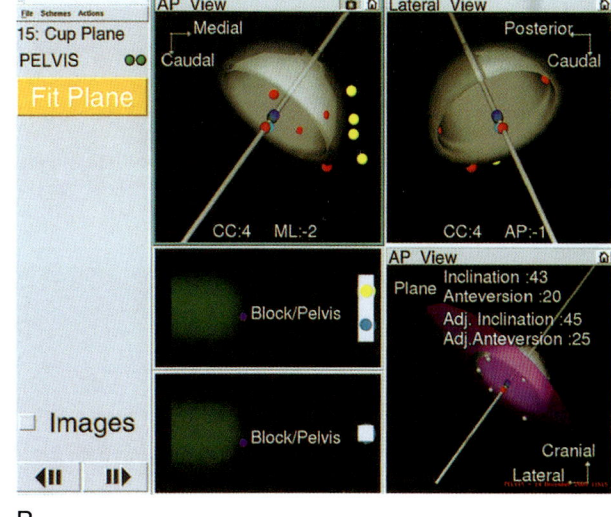

B

图 7-52 A. 先安放 53mm 髋臼杯,其校正后外倾为 39°、前倾为 27°。相对于原始髋臼的旋转中心,杯上移 4mm、内移 2mm、后移 1mm。骨性匹配平面显示于右下方。B. 移动髋臼杯手柄后,髋臼杯的匹配平面显示外倾为 45°、前倾为 25°(分别对应于 A 中髋臼杯的 39°和 27°)。外倾从 39°变为 45°,这 6°的外倾变化提示髋臼杯的压配固定不牢靠。

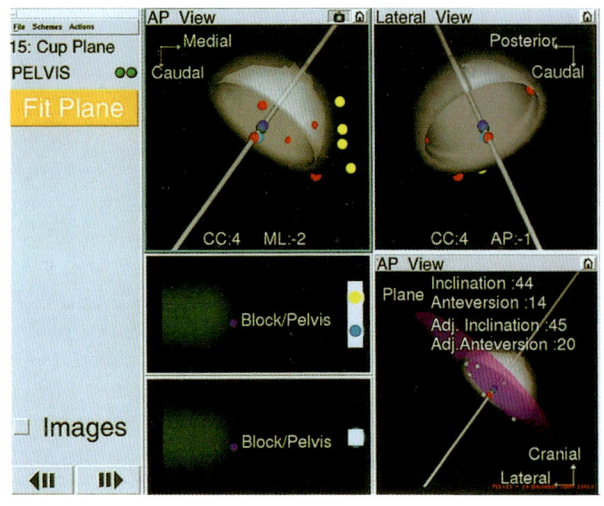

图7-53 利用匹配平面来测量加入2枚螺钉后髋臼杯的位置(右下)。前倾减少到20°,考虑到股骨前倾将<10°,这一前倾角度不可接受。为了使复合前倾达到30°~35°,校正后杯的前倾必须是25°~30°。

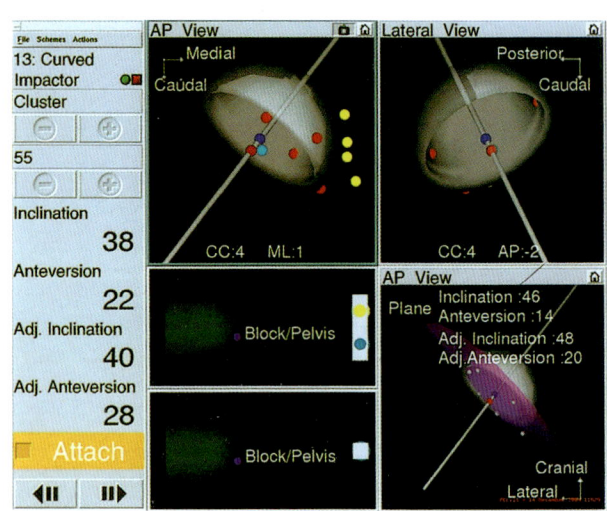

图7-54 通过髋臼杯手柄测量的55mm髋臼杯的最终位置。校正后的外倾是40°、前倾是28°。杯上移4mm、外移1mm、后移2mm。右下图内的匹配平面数值来源于对53mm髋臼杯匹配平面的测量。

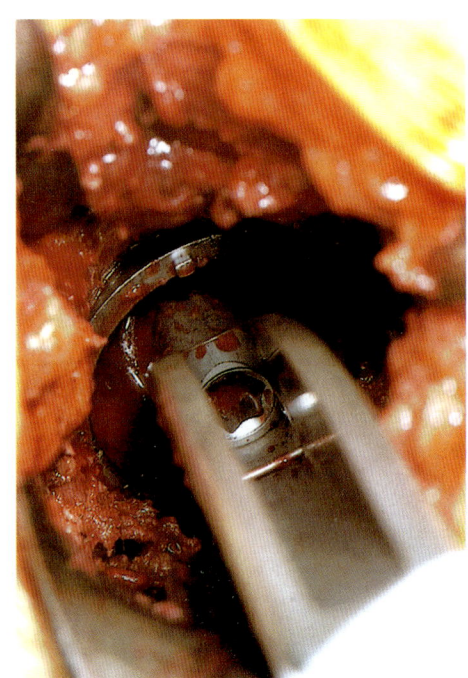

图7-55 髋臼杯试模连接于手柄并试行安放的术中观,显示视觉上可以接受的髋臼杯试模的位置。

利用箱式骨凿、骨锥以及13.5mm的股骨髓腔钻来准备股骨。这一尺寸与模具测量的13.5号假体柄相匹配。术前测量下肢长度增加5mm、偏心距增加3mm，内移为3~6mm（对侧髋关节是6mm、患侧髋关节是3mm，但没有旋转上的差异）。

记录骨髓内隧道（图7-56）并显示于计算机屏幕上（图7-57）。插入12号髓腔锉，然后插入13.5号髓腔锉（图7-58）。植入13.5号柄（图7-59）。柄的前倾为6°（与预期的一样），所以复合前倾是34°（杯的前倾是28°）。在安装中立长度的头时，下肢长度将增加6mm（中间栏），这与CC测量值（10mm）和杯CR测量值（4mm）相符（10-4=6mm）下肢长度增加了9mm、偏心距增加了2mm（图7-60）。使用38mm Durasul聚乙烯头。临床测量（将双下肢叠放）双下肢等长。尽管屈曲和内旋位时间隙小，但在髋关节整个活动范围内没有撞击，提示复合前倾再小一点就会发生撞击。在完全了解所有测量数值的情况下完成了髋关节置换，并且所有的决定都是基于测量结果作出的。结果：置换的髋关节匹配良好，复合前倾为34°，全部活动范围内没有撞击。结合Durasul关节面，这一结果预示该关节的长期耐用性。

术后X线片显示下肢长度较术前增加5mm、偏心距增加5mm（图7-61），对应于计算机测量的下肢长度增加9mm、偏心距增加2mm。X线片上存在下肢旋转，这使其对下肢长度和偏心距的测量不如计算机精确。X线片上测量的外倾为39°、前倾为24°，与计算机测量的40°外倾、28°前倾相对应。X线片上假体柄轻度内翻，与计算机测量的2°内翻相对应。A型股骨APR柄在前后位X线片上可以有轻度内翻，因为在这型股骨中假体柄的匹配取决于侧位X线片（真正的前后平面）上的匹配情况。如在侧位X线片上所见，锤击后锥形假体柄内外侧总是匹配良好；然而解剖型柄的匹配与APR柄一样，随股骨类型改变而改变。

这一病例证实了计算机的精确性。X线片（尽管不是必需的）进一步确认了作者在术中获得的信息，现在就可以理解计算机对作者的辅助作用了。对于53号杯，杯的尺寸和位置不满意。作者事先知道股骨组件的前倾大约为5°，因而14°~20°的前倾不够用。事先知道柄插入水平，而且可以与预期的5mm的下肢长度改变和5mm的偏心距改变（如X线片所见）联系到一起，所以可以充满信心地选择中立尺寸的头假体。决策的压力解除了，甚至在手术室我们就知道自己完成了一例极好的关节成形术。

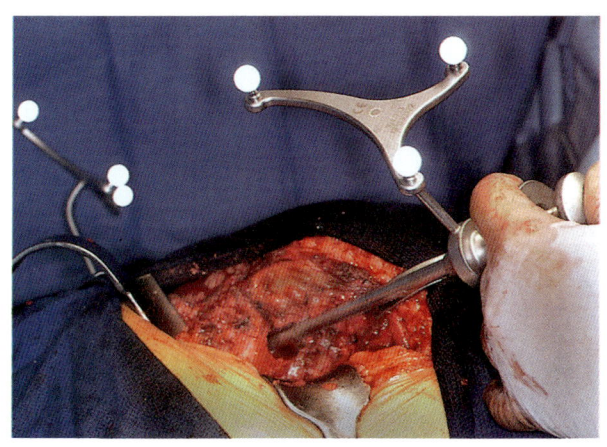

图7-56 利用骨髓腔内隧道中的5个点将隧道情况记录于计算机。

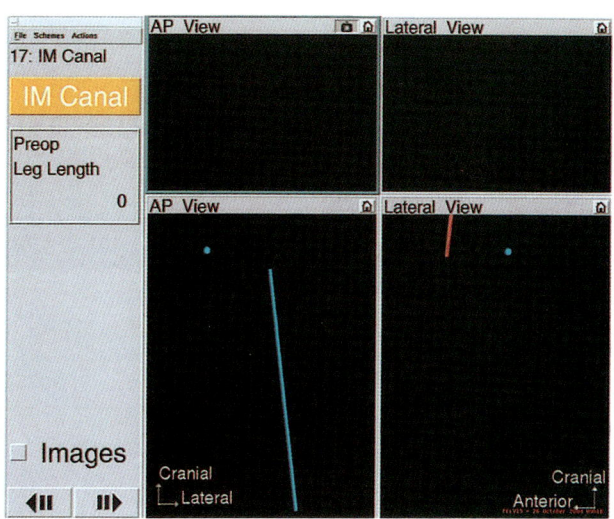

图7-57 髓腔内隧道在计算机屏幕上显示为（左下图内）一条蓝色直线。

A
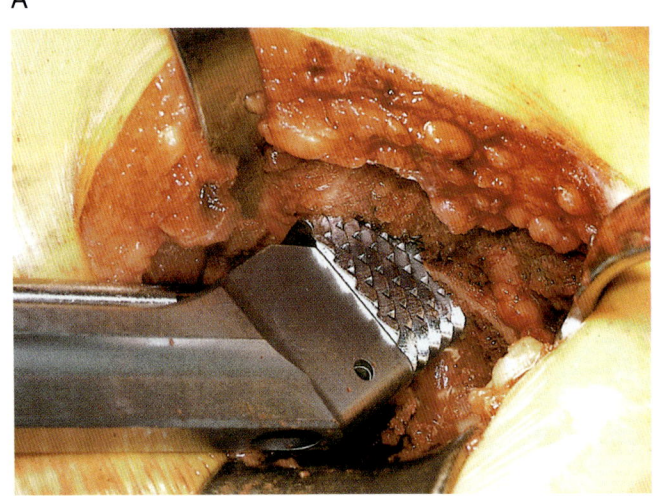
B

C
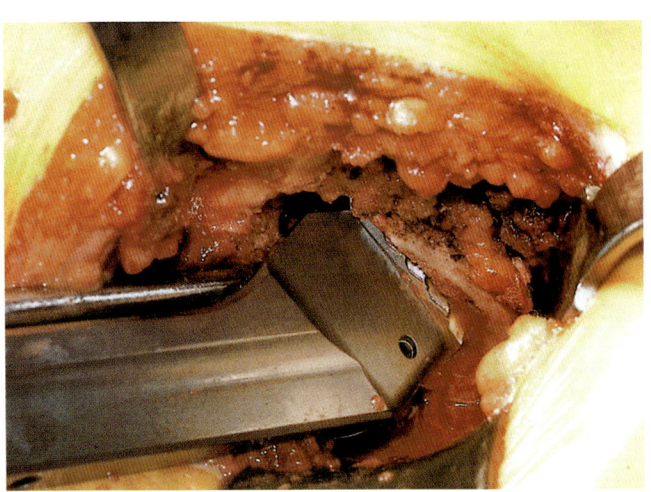
D

E
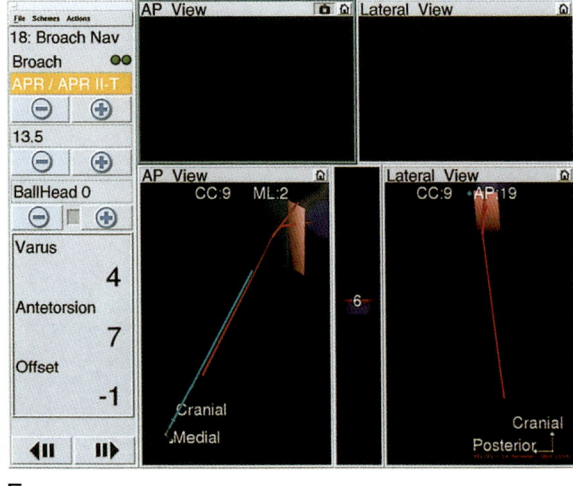
F

图 7-58　A. 髓腔锉平行于股骨颈后侧皮质插入股骨。B. 髓腔锉在当前位置上下肢长度增加 31mm（中间栏）。CC 值为 35、ML 值为 -2、AP 值为 13。髓腔锉在当前位置上有 13°前倾。髓腔锉处于当前位置上所测量的数值的重要性仅仅是确保髓腔锉沿着正确的方向进入隧道从而避免发生骨折。C. 髓腔锉进一步深入股骨。D. 髓腔锉处于当前位置下肢长度增加 16mm（中间栏）。髓腔锉前倾 14°, 股骨头中心（CH）随着髓腔锉的深入而改变。E. 髓腔锉完全"坐"在一稳定位置并阻止其进一步推进。F. 这个髓腔锉的位置提示下肢长度将增加 6mm（术前预测为 3mm, 图 7-47A）。前倾为 7°。髓腔锉内翻 4°, 偏心距减小 1mm。对于这种解剖型柄，4°内翻可以接受，因为是在侧位 X 线片上测量这种 A 型股骨尺寸的。CC 值为 9 指下肢长度增加 9-4mm（髋臼位置的中心）= 5mm, 这与中间栏中的 6mm 基本一致。CH 内移 2mm、前移 19mm。

第 7 章 计算机辅助的全髋关节置换

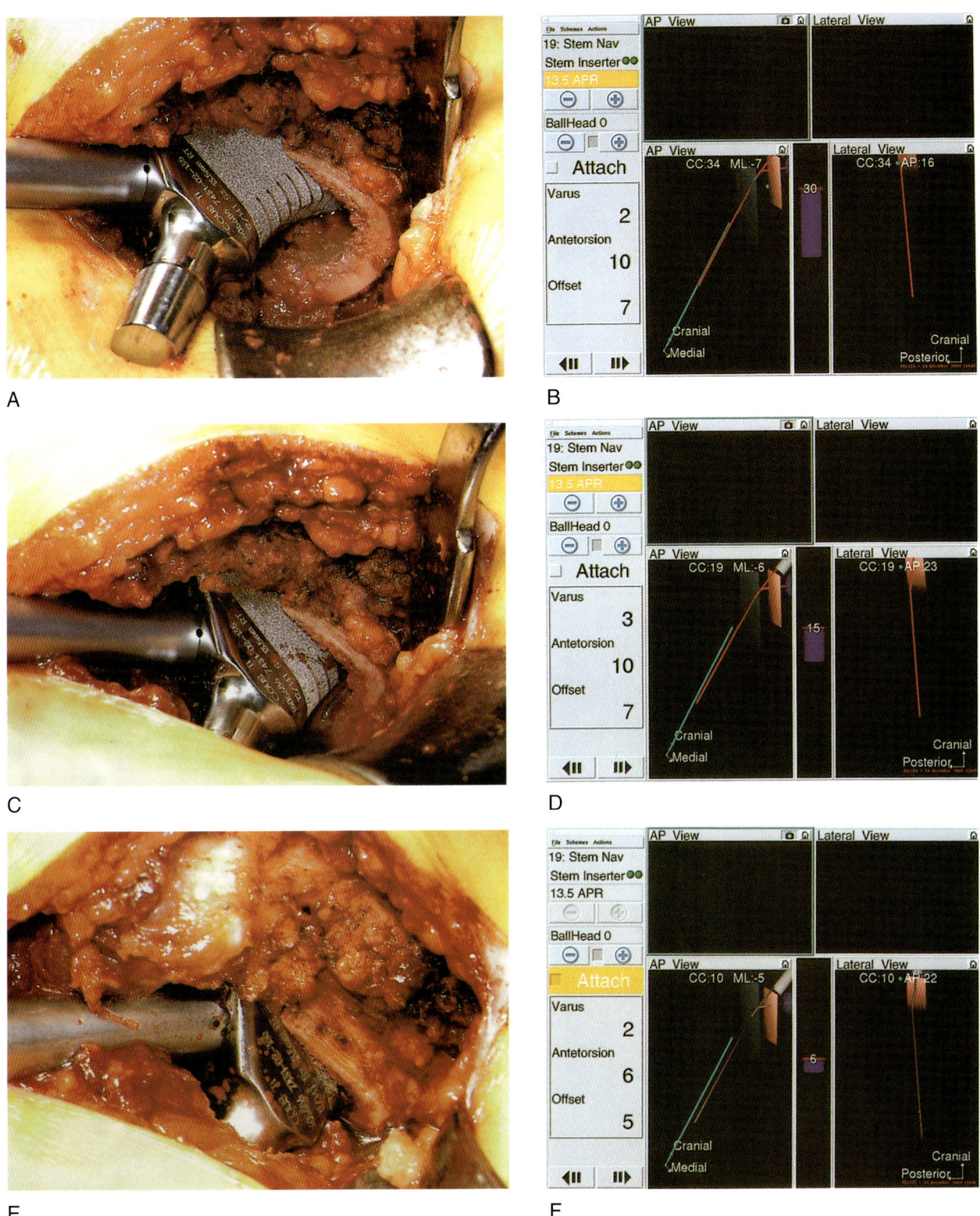

图 7-59　A. 假体柄平行于股骨颈后侧皮质插入股骨。B. 假体柄处于当前位置下肢长度增加 30mm、前倾 10°。其他数据在此点无意义。C. 假体柄进一步深入。D. 假体柄处于当前位置下肢长度增加 15mm、前倾 10°。E. 假体柄植入到与髓腔锉相同水平，并且很稳定。F. 假体柄处于与最后一个髓腔锉相同的水平（图 7-58E），结果下肢长度增加 6mm，股骨头中心（CH）位于髓腔内隧道内侧 5mm、前方 22mm。CH 位于髓腔内隧道前方的原因是这种解剖型柄的头偏前（就像股骨本身一样，股骨头的位置偏向前方）。前倾是 6°，与髋臼杯最终位置的 28°前倾相结合得到 34°复合前倾。前倾角为 6°是 53mm 髋臼杯不能被接受的原因。对于 53mm 髋臼杯，复合前倾是 26°。34°复合前倾的情况下，髋关节屈曲内旋时刚好有足够的间隙避免撞击，所以如果采用 53mm 髋臼杯就会发生撞击。偏心距增加 5mm，术前预测的改变为 4mm（图 7-48A）。假体柄有 2°内翻，与术后 X 线结果一致（图 7-61A）。

髋关节成形术——微创技术与计算机导航

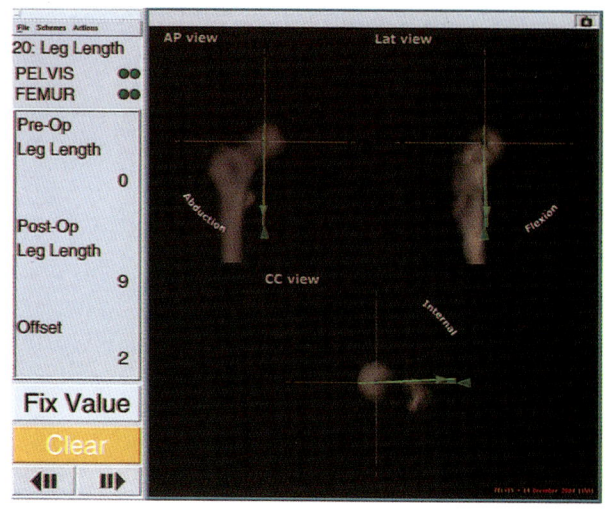

图 7-60 实际下肢长度增加 9mm（比假体柄手柄预测的长 3mm，没有临床意义）。实际偏心距增加 2mm 而不是 5mm，这也没有临床意义。屏幕显示，在所有平面上下肢都复制了术前预测时的位置。

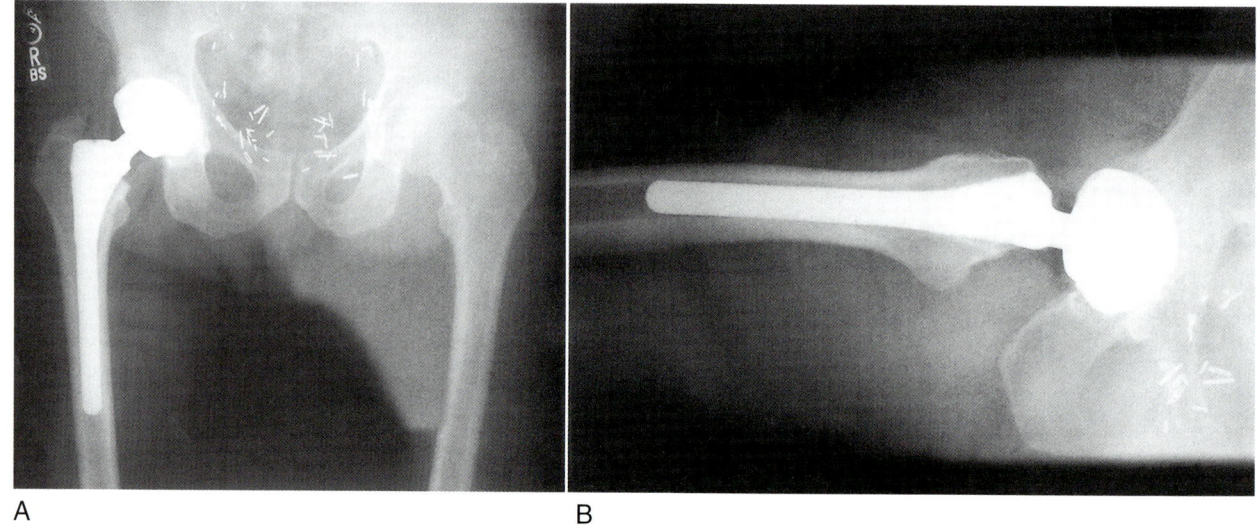

A   B

图 7-61　A. 术前 X 线片测量外倾为 39°（对应于计算机测量的 40°）、前倾为 24°（对应于计算机测量的 28°）。计算机上假体柄内翻 2°，在 X 线片上假体柄轻度内翻。通过测量左右侧小转子，发现偏心距和下肢长度近乎完美。B. 侧位 X 线片显示为什么解剖型柄的尺寸取决于这一投照角度。此解剖型柄充填髓腔外侧隧道，其尖端顶着前侧皮质。为防止内翻而使股骨柄尺寸有任何增加都会导致股骨骨折。可以通过术前模具测量来预测柄的尺寸并通过扩髓后髓腔内隧道的尺寸来确认。

X线片 例1 患者患有髋关节骨性关节炎（图A）。髋臼没有明显破坏，所以髋臼重建应当没有太大困难。股骨头内侧缘距内侧壁6~7mm，所以至少要内移这样的程度。通过测量小转子，双下肢长度差异很小。图B显示术后X线片。无水泥型APR柄固定良好。通过测量位于坐骨和耻骨之间的髋臼杯的尾端边缘证实杯的位置良好。髋臼杯连于手柄时杯的校正后外倾为38°，安装内衬后杯的校正后外倾为36°。髋臼杯连于手柄时杯的校正后前倾为30°，安装内衬后校正后前倾为27°。股骨前倾为5°，这要求杯必须有这么大的前倾以使复合前倾处于30°~35°。杯的CC值显示有5mm上移，杯的ML值显示杯有9mm内移。偏心距的改变为-10mm，下肢长度改变为0。比较术前和术后X线片，显示偏心距改变极小，这证实在X线上比较偏心距时要将旋转考虑在内很困难。术前下肢长度几乎不需要纠正，术中也没有纠正；术后X线片上，患肢长度增加2mm。

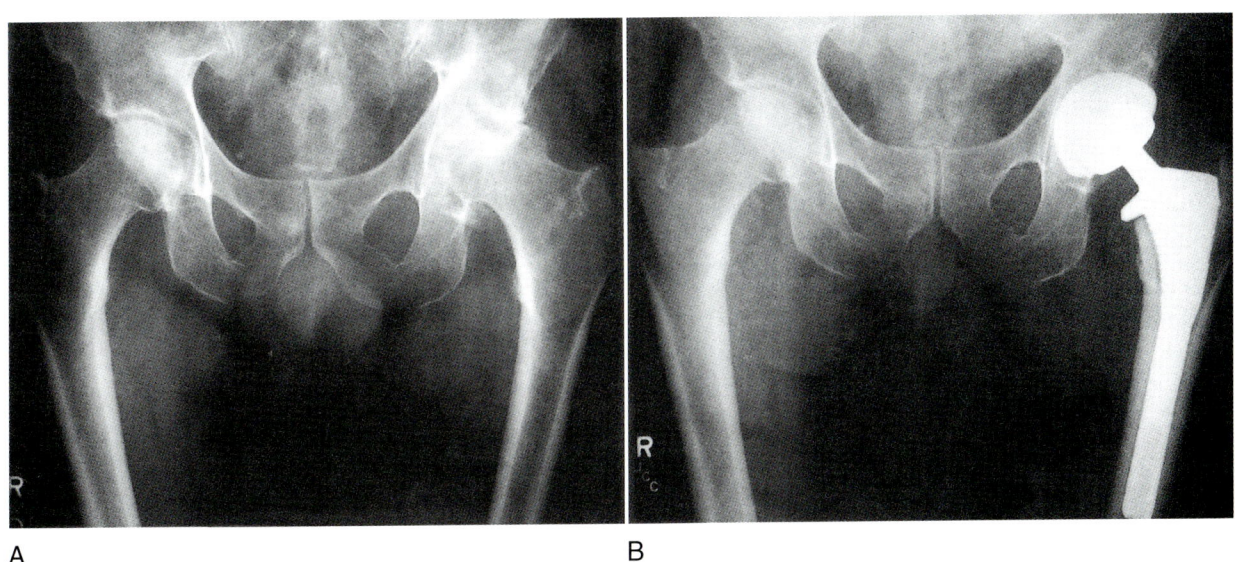

X线片 例2 图A是计划行双侧髋关节置换患者的术前X线片。双侧髋臼内都有臼底骨赘。术后X线片见图B。右侧髋臼杯位置良好，外倾为36°，校正后前倾为21°。然而左侧髋臼杯位置不够理想，因为它内移不到位。很显然臼底骨赘没有完全去除，杯安放在骨赘上而不是内侧臼底上，这导致杯外移。X线片上清楚地看到杯的下缘位于泪滴的外、尾侧。其结果是相对于术前，髋关节偏心距增加（相对于对侧髋关节）。杯外移可能是下肢延长的最常见原因。这例患者中，尽管在X线片上通过测量小转子发现左下肢比右侧长，但在临床上双下肢是等长的，由于这个杯安放在骨赘上，因此它不够稳定，需要一枚螺钉固定。

这一病例还说明使用螺钉时髋臼杯的位置可能发生改变。与髋臼杯手柄相连时测量杯的外倾为44°，校正后的前倾为21°。拧入螺钉后在匹配平面的基础上测量，外倾为50°，校正后的前倾为13°。这例手术是作者在早期应用计算机时完成的（缺乏经验），导致的技术错误就是没有将杯安放到臼底上。这是一个髋臼杯位置安放错误的典型案例，同时也说明使用螺钉固定可以导致组件位置改变。组件位置的这种改变可导致股骨与髋臼组件匹配不良，严重时可能会发生脱位。

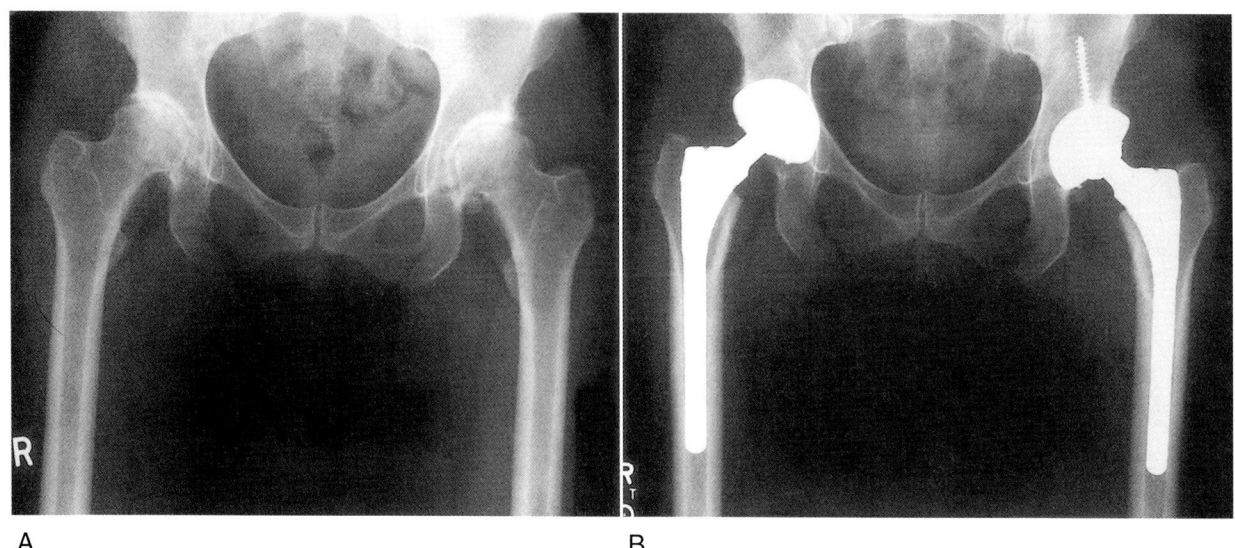

A　　　　　　　　　　　　B

X线片 例3 术前X线片显示严重的发育不良伴有股骨头外上方半脱位(图A)。当遇到这样的髋关节时,术者可以预测杯需要显著内移而且上移。实际上,如在术后X线片(图B)所示,右髋关节内移19mm,左侧内移17mm。右侧髋臼杯CC为上移6mm、左侧CC为上移2mm。右侧髋臼杯校正后的外倾为46°、前倾为27°。左侧髋臼杯校正后的外倾为51°、前倾为26°。在做手术时,不测量股骨前倾度数。本例患者中,观察股骨颈保留的长度非常重要。当术者知道髋臼杯需要内移并上移时必须保留高位股骨颈,因为旋转中心将抬高并内移。与术前X线片比较,保持了双侧髋关节偏心距,且双下肢等长。

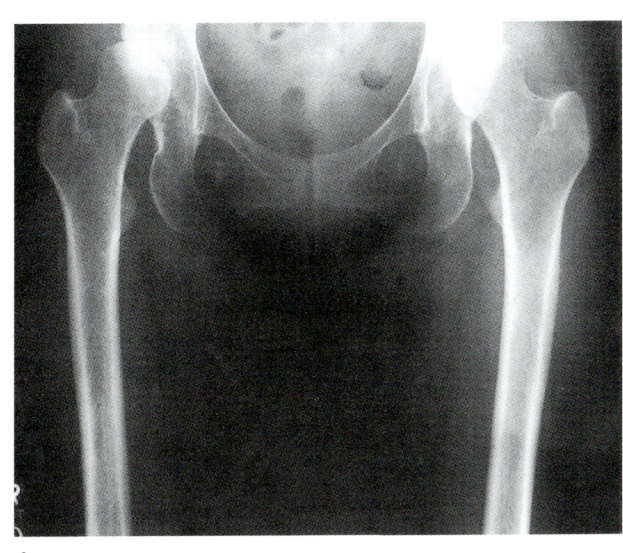

A

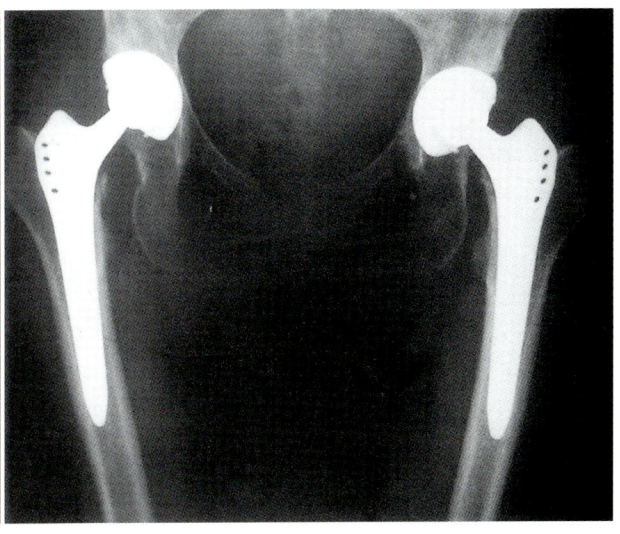

B

X线片 例4 本例患者的股骨头显著向外移位,并存在臼底骨赘。髋关节至少需要内移10mm(图A)。图B为术后X线片。在重建髋臼时计算机无疑发挥重要作用。髋臼杯位置极佳,尾端缘位于耻骨与坐骨之间。髋臼杯校正后的外倾为38°、前倾为30°。安放内衬后,匹配平面修正的外倾为36°、前倾为27°。内移9mm,CC值为上移5mm。本例显示当内移接近10mm时外倾35°~40°之间的关系。股骨前倾为5°,这意味着髋臼杯的前倾必须接近30°,以获得35°的复合前倾。

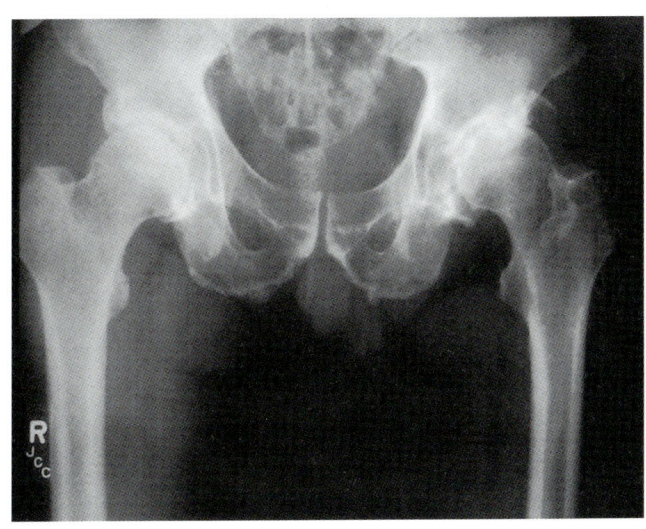

A

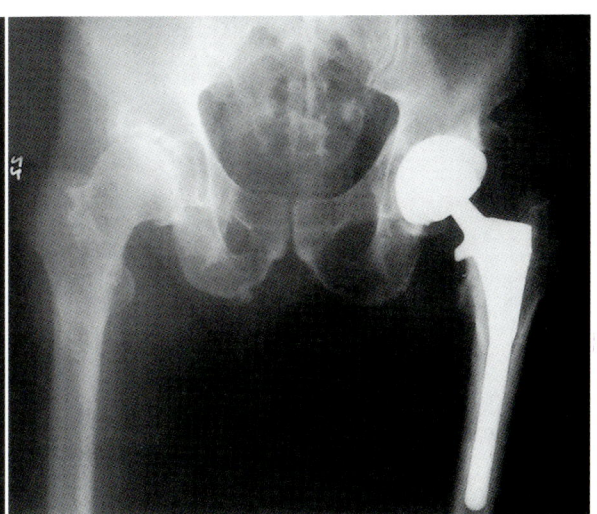

B

X线片 例5 X线片显示通过调整股骨组件位置来调整下肢长度和偏心距。左侧髋关节中领没有就位，右侧髋关节没有完全就位，其多孔涂层没有被完全覆盖。如果股骨颈截骨位置不理想，可通过这项技术来调整髋关节长度和偏心距。

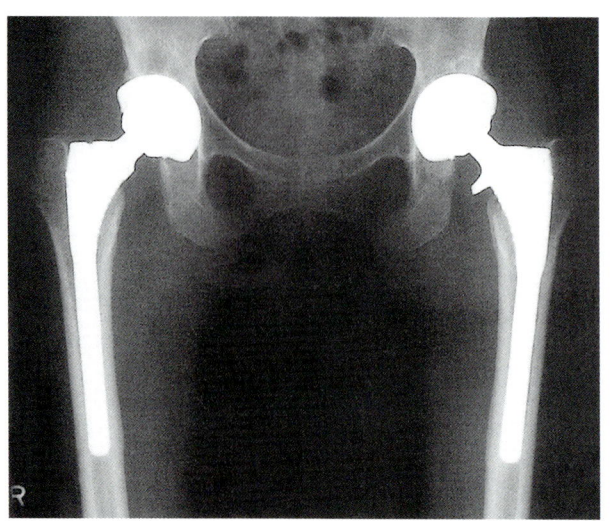

参 考 文 献

[1] Widmer KH, Zurfluh B. Compliant positioning of total hip components for optimal range of motion. J Orthop Res, 2004, 22: 815－821

[2] Wan Z, Dorr LD. Natural history of femoral focal osteolysis with proximal ingrowth smooth stem implants. J Arthroplasty, 1996, 11: 718－725

（孙嗣国 译　唐农轩 校）

第7章附录

计算机辅助的全髋关节置换术术前计划

计算机辅助的全髋关节置换术术前计划首先包括发现髋臼畸形，这决定了重建时采用的技术方法。其次，术前计划确定为了获得正确的髋关节生物力学重建，下肢长度和偏心距所必须做出的调整。

1. 髋臼植入

由于每例患者股骨前倾值是固定的，因此必须通过调整杯的植入以获得正确的复合前倾，避免撞击并设置杯的外倾从而得到良好的接触面积和骨性覆盖。髋臼的几何学缺陷影响髋臼磨锉的深度、杯的前倾（以预期的股骨前倾为基础）以及预期的髋关节重建的偏心距（特别是在Ⅳ型畸形）。

利用关节炎性髋臼几何学缺陷的Dorr功能分型，术者能够预期髋臼重建所需要的技术手法。在观察Ⅰ～Ⅳ型髋臼缺陷的这些X线片时，注意观察如何正确准备髋臼以及植入使得髋臼杯的位置具有可重复性，这样，髋臼重建的术后X线片都彼此接近。

Ⅰ型：Ⅰ型髋臼畸形（图7A-1和7A-2）的特征是对称性缺失（炎症性关节炎）、关节间隙存在（缺血性坏死）或早期出现股骨头向外上移位（骨性关节炎）。这种关节炎性髋臼最常见的共同点是上方的软骨下骨完好。骨性关节炎时，臼底或耻骨与坐骨之间可能会有骨赘。

Ⅱ型与Ⅱa型：在Ⅱ型畸形（图7A-3和7A-4）中，股骨头向外上移位进入软骨下骨。这见于伴有移位的骨性关节炎或者缺血性坏死晚期。在Ⅱa型畸形中，股骨头移位穿过眉弓样软骨下骨并变扁。

Ⅲ型：在Ⅲ型畸形（图7A-5和图7A-6）中，股骨头向内下方移位，方向与Ⅱ型所见畸形相反。软骨缺失在侧位X线片上看得最清楚。耻骨与坐骨之间都存在骨赘。这种类型可以发展成为髋关节内陷。

Ⅳ型：Ⅳ型畸形（图7A-7～图7A-10）是发育不良的髋关节，与Ⅱ型的区别是其颈干角≥140°。股骨头向外上移位，可以发展成为软骨下骨破坏（Ⅳa型，图7A-9）。Ⅳ型畸形需要更多的内侧扩髓和髋臼杯的内移放置。股骨的术后偏心距通常增大，因为术前偏心距非常小（伴发于颈干角外翻）。如果偏心距增加超过5mm，髂腰肌腱至少需要部分切断，以防止牵拉导致的肌腱炎。

2. 髋关节生物力学重建的计划

在通过模具测量来制订全髋关节置换术前计划的过程中，需要判断股骨颈截骨水平以提供正确的下肢长度和偏心距。这时需要假定髋臼杯安放的位置是正确的（见DVD"全髋关节成形术的模具测量"）。

如果杯安放正确（如几何学畸形Ⅰ～Ⅲ的术后X线片所示，图7A-2、7A-4、7A-6），为了取得正确的下肢长度和偏心距，假体柄仅仅需要安放到术前计划的水平，那么重建的髋关节生物力学就应当是正确的。如果杯上移（图7A-10）或外移（图7A-11），股骨柄插入的深度或股骨头的长度可能需要作出调整。在对股骨组件进行调整时，术者必须清楚杯的位置。如果计算机测量值（头尾或CC值）是≥+5mm（或如果在杯的下缘和髋臼切迹边缘之间可以触摸到骨头），那么杯的位置就上移了；如果内移值和CC值二者之一不小于零，那么杯就外移了（图7A-11）。如果摸到杯的边缘超出髋臼切迹皮质骨超过5mm，那么杯也外移了。

手术过程中，生物力学重建受股骨柄的控制。股骨柄的插入深度和所使用股骨头的长度（结合髋臼旋转中心的情况）决定了髋关节的长度和偏心距（也就知道了下肢的长度，除非有关节外因素影响下肢长度）。

下肢长度和偏心距的改变可以在计算机上通过杯的CC值与股骨头的CC值的总和来判断。例如，如果杯的旋转中心上移2mm（CC=+2mm）、股骨头中心上移7mm（CC=+7mm），下肢长度就增加了5mm（股骨侧增加7mm、髋臼侧减少2mm，共计增

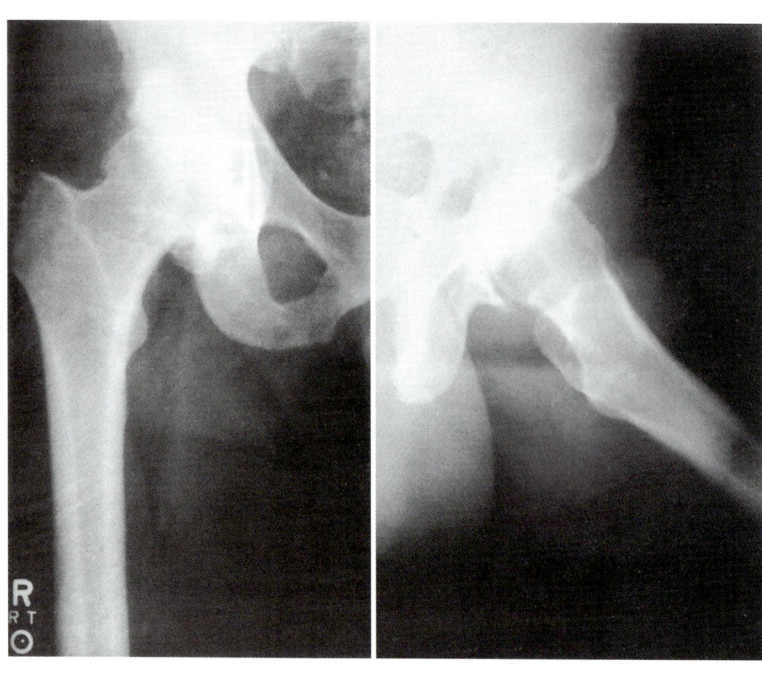

图 7A-1　Ⅰ型骨性关节炎,伴有早期股骨头向外上方移位。在 X 线片上测量的平均磨锉深度是 7.5mm。在作者对Ⅰ型畸形的经验中,髋臼旋转中心平均内移 4mm、平均 CC 值(旋转中心向上移位)为 0。平均股骨前倾为 $(7.5 \pm 4.5)°$。平均解剖外倾为 53°(41°~63°)、平均前倾为 12°(后倾 8°~前倾 27°)。

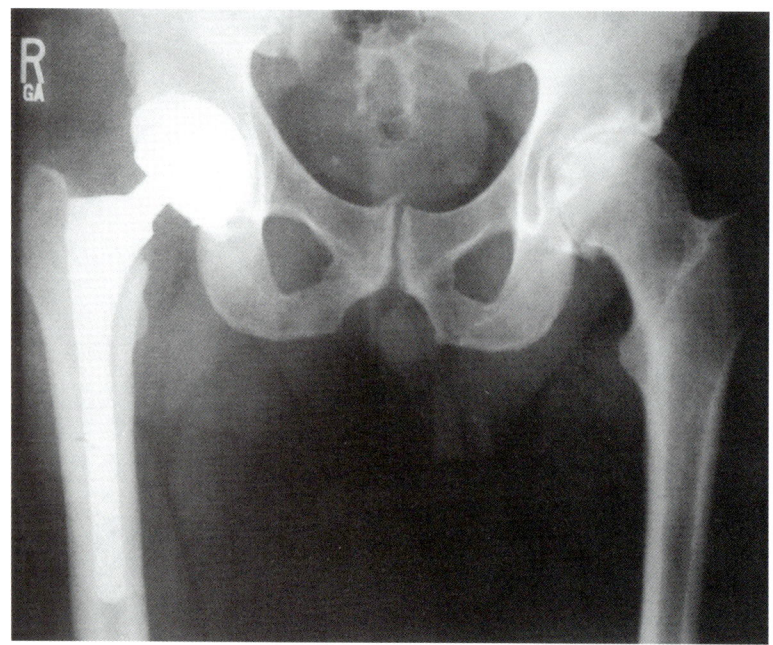

图 7A-2　图 7A-1 中髋关节的术后 X 线片,显示杯的内下缘位于髋臼横韧带水平(这意味着它位于坐骨与耻骨之间)、杯内缘位于 Köhler 线上,后上方覆盖范围允许杯被暴露不超过 5mm。本例髋关节,外倾为 48°、前倾为 30°,股骨前倾为 5°。偏心距和下肢长度重建良好。

第 7 章附录 计算机辅助的全髋关节置换术术前计划

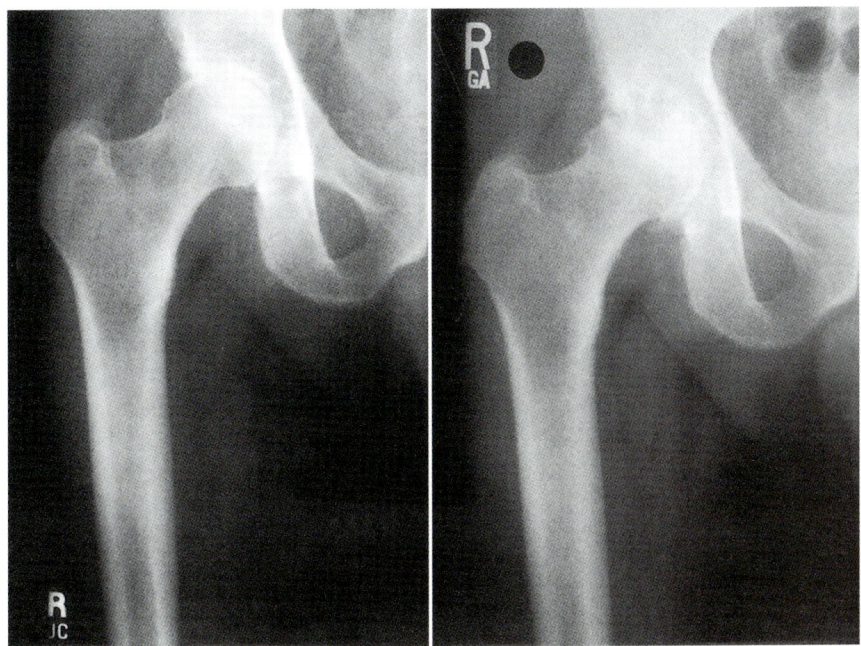

图 7A-3 左图：Ⅰ型畸形。右图：同一例患者 18 个月后股骨头移位到眉弓内，股骨头也变扁（Ⅱ型畸形）。在 X 线片上测量的Ⅱ型畸形的平均磨锉深度为 9.5mm。平均解剖外倾为 50°（37°~64°），解剖前倾为 12°（后倾 2°~前倾 23°）。由于髋臼被扩大了，所以磨锉深度较Ⅰ型畸形深，因此通常需要大一号的杯来达到压配。尺寸大的杯需要向内侧磨锉得多一些以防止杯外移。在计算机上，杯的平均内移为 5mm、CC 值（上移）3mm。平均的股骨前倾为（5.2±3.6）°。杯的前倾需要达到大约 30°以获得 35°复合前倾。

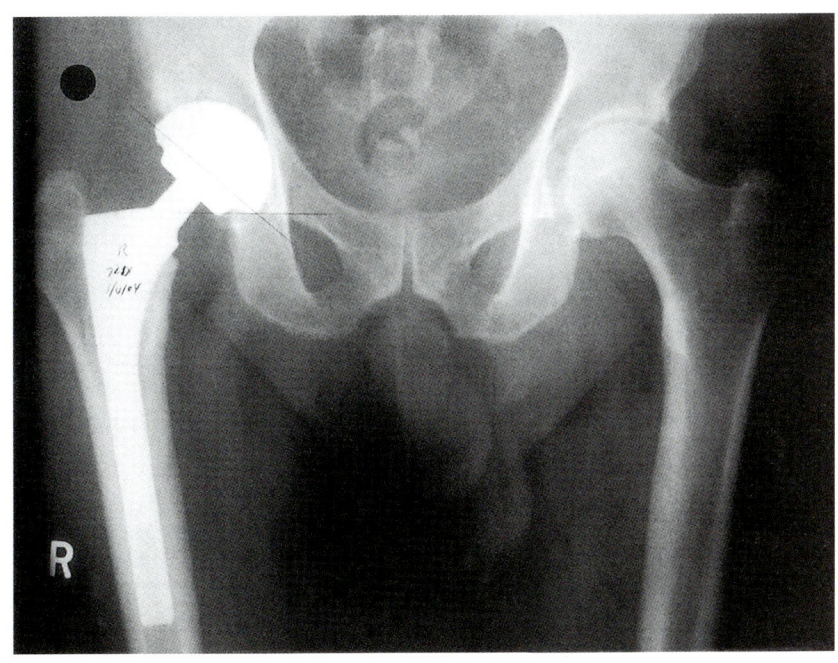

图 7A-4 注意杯的位置与图 7A-2 中髋关节的位置相同。外倾为 38°、前倾为 23°（本例手术是在作者将股骨前倾的测量并入手术过程之前完成的）。偏心距和下肢长度准确重建。

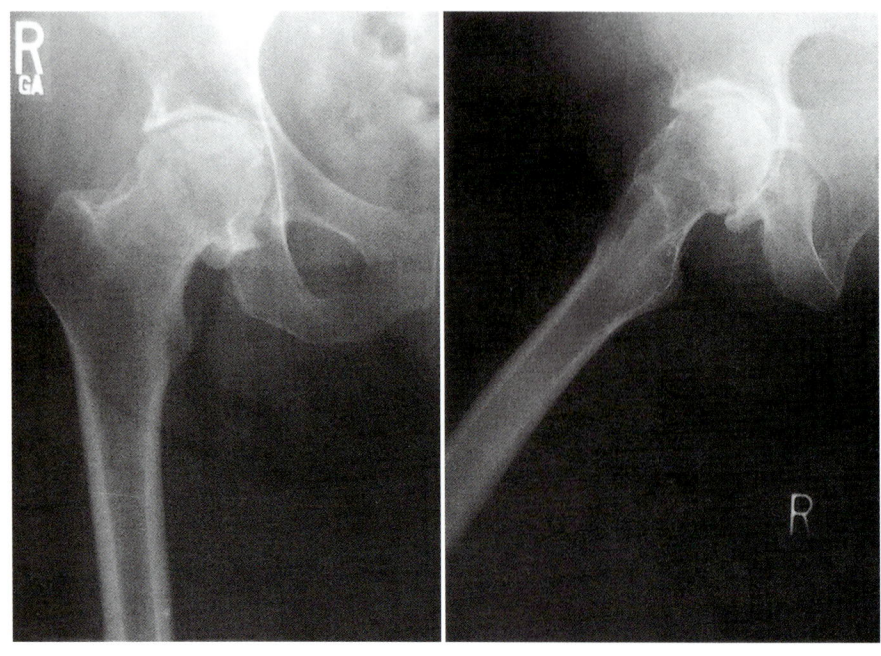

图 7A-5 侧位 X 线片证实了Ⅲ型畸形的诊断。在 3 区总是出现关节间隙减小而 1 区没有骨缺失。在这张 X 线片上，内上方关节间隙完全消失，而上方的关节间隙不变。在耻骨与坐骨之间有骨赘。X 线片上测量的平均磨锉深度为 3mm（比其他类型畸形的磨锉深度显著减小，$P=0.0001$）。解剖外倾为 57°（42°~66°）、前倾为 8°（后倾 15°~前倾 26°）。平均股骨前倾为（10.1±5.1）°。杯的前倾可以是 20°~25°，因股骨前倾通常≥10°。

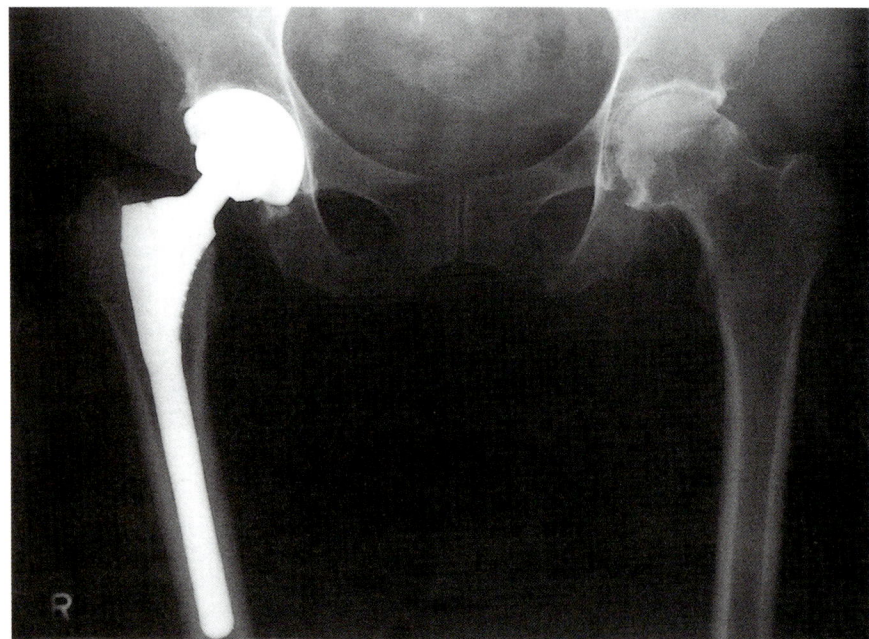

图 7A-6 Ⅲ型畸形的术后 X 线片（与图 7A-5 为同一个髋关节）。观察杯的位置与Ⅰ型、Ⅱ型髋关节相同。无论髋臼的畸形为何种类型，杯的位置应当相同，以便提供良好的稳定性和接触面积，并避免撞击。本例髋关节的外倾为 41°、前倾为 22°，股骨前倾没有提供。

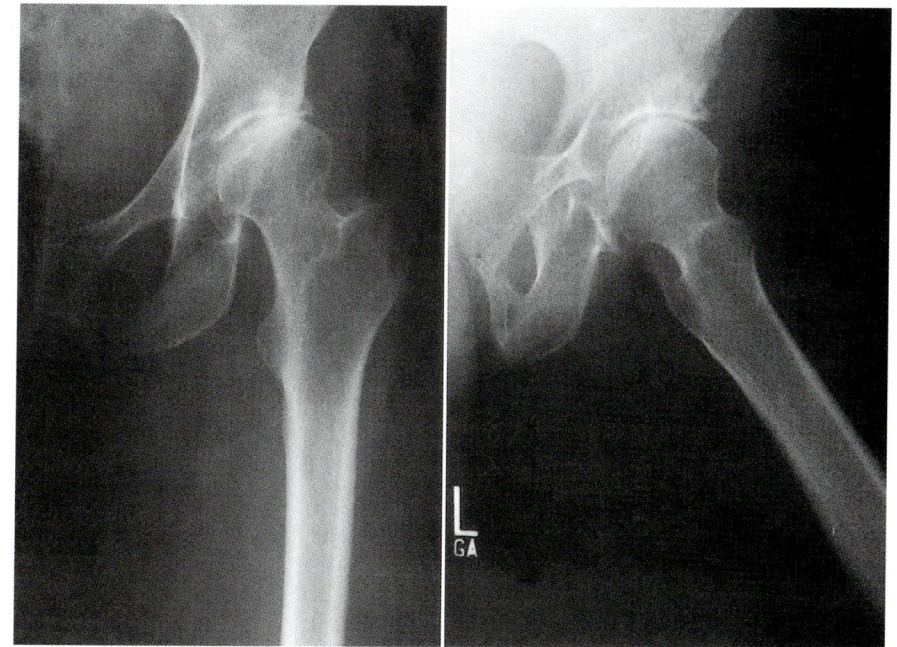

图 7A-7 Ⅳ型畸形，颈-干角变陡、股骨头向上外移位。在 X 线片上测量的平均磨锉深度是 10mm。在计算机上，髋臼平均内移 10mm、CC 值为 3mm。平均解剖外倾为 50°（40°~67°）、前倾为 10°（后倾 10°~前倾 24°），平均股骨前倾为（6.85±4.8）°。杯的前倾至少需要 25°，因为股骨前倾很少 >10°。

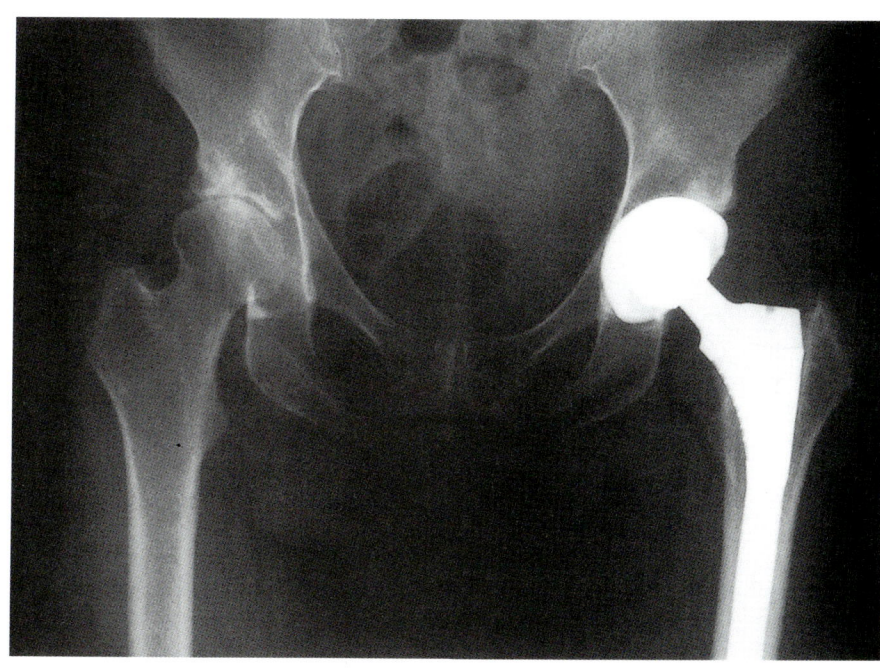

图 7A-8 术后 X 线片上，Ⅳ型髋关节（与图 7A-7 中为同一例髋关节）髋臼杯的位置与其他类型髋关节畸形相同。本例髋关节中股骨偏心距增加，这在Ⅳ型畸形中不少见，因为术前的偏心距非常小。如果偏心距增加超过 5mm，髂腰肌肌腱至少要切断 50% 以避免牵拉诱发的髂腰肌肌腱炎。本例髋关节的外倾为 45°、杯的前倾为 29°，股骨前倾没有提供。

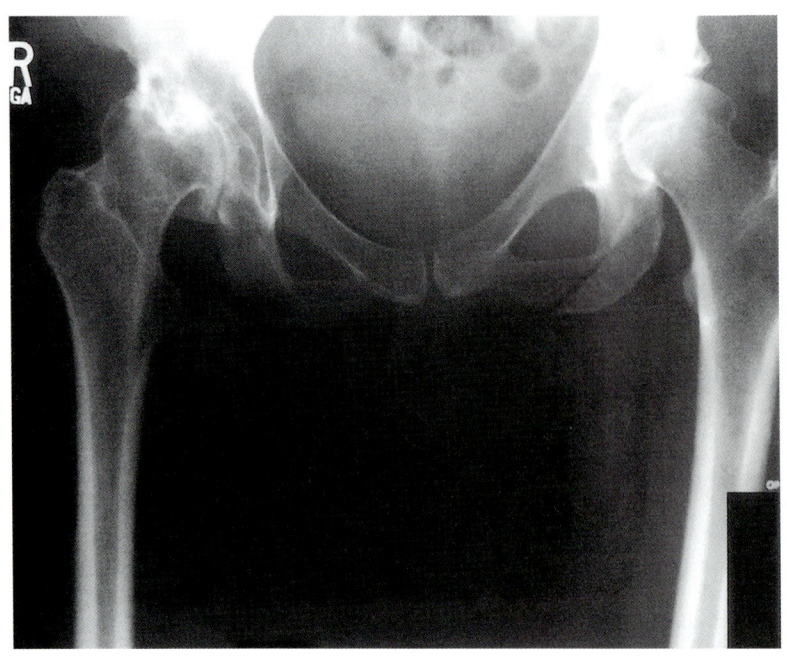

图 7A-9 Ⅳa 型畸形,股骨头向外上方显著移位,股骨头进入软骨下骨,髋臼内侧壁增厚。

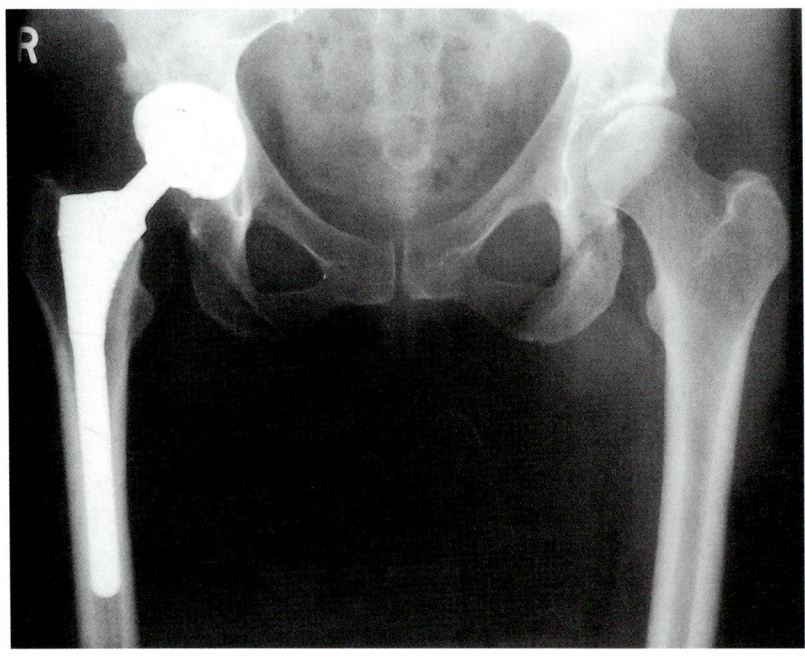

图 7A-10 本例Ⅳa 型髋关节术后 X 线片显示杯的位置(与图 7A-9 为同一髋关节)与其他类型髋关节 X 线片相同,与术前畸形无关。本例髋关节的外倾为 46°、前倾为 6°。髋臼杯内移了 29mm、CC 值为 10mm(这导致杯上移)。通过调整假体柄植入深度和头的长度而准确重建偏心距和下肢长度。

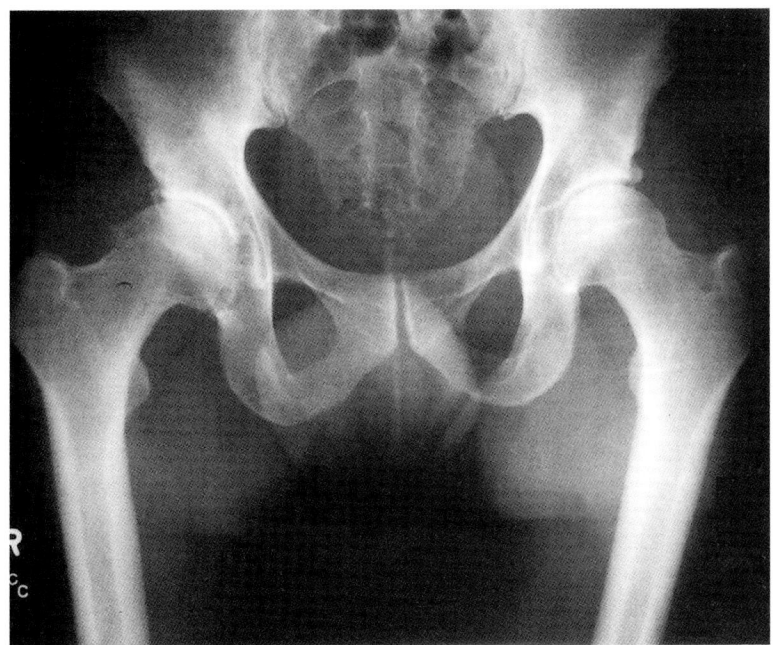

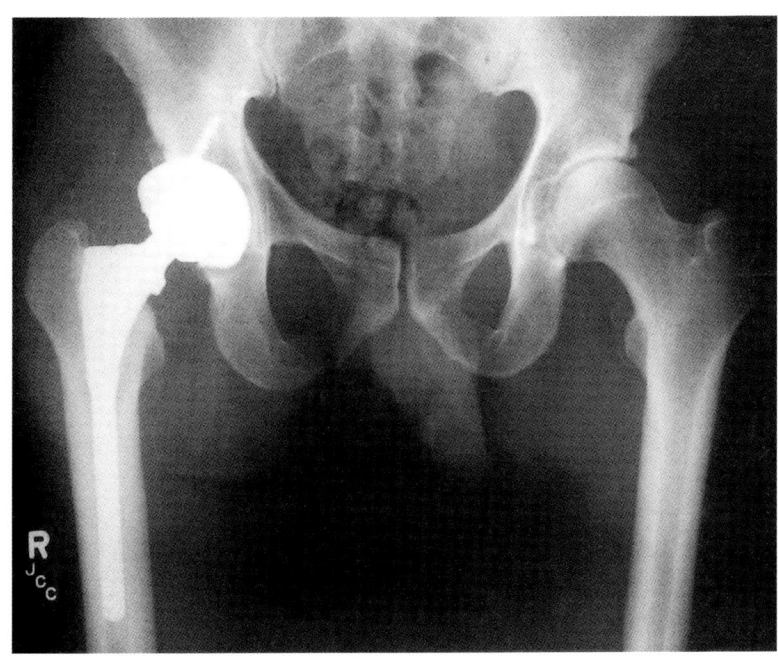

图7A-11　A.本例髋关节内侧壁需要磨锉得非常多，因为它有一个扩大的三角形结构，即其"泪滴"增厚。B.向内侧磨锉不够导致杯外移，内移值为+4（外移4mm）、CC值为0。杯外倾40°、前倾28°。这是唯一一例利用计算机导航系统而发生脱位的病例，它强调了杯外移的危险性。

加5mm）。还可以通过将下肢摆放到术前体位来显示下肢长度的改变（如第7章所示）。最后，术者可以选择任何一种他喜欢的手工方法来证实下肢长度。

术前可以通过同时抬高双下肢（以去除屈曲挛缩的影响）测量双侧内踝来从临床上测量下肢长度的差异。确保双下肢与躯体在一条线上（与胸骨排列成直线）且不向两侧成角是非常重要的。

柄的CC值直接与其植入股骨的深度相关。植入的深度以股骨颈截骨水平为参考。当用指示导向器接触股骨颈截骨面内侧时就可以知道股骨颈截骨水平。然后，计算机计算出股骨颈截骨面距髋臼旋转中心的距离。如果术前术者计算的髋臼旋转中心为零，且在现在的截骨水平上植入带有中立长度头的柄能够重建髋关节的长度和偏心距，那么就可以计算出现在截骨水平的必要参数。大多数植入物颈长35mm且头为中立长度。如果杯的旋转中心上移5mm，那么术者通过术前预期的股骨颈截骨水平可以得知，共计需要40mm来重建下肢长度和偏心距。然而，如果术者所做的截骨水平距髋臼的旋转中心35mm，术者需要再去除5mm股骨颈以形成一个40mm的间隙，而且需要使用+5mm的头来纠正髋关节长度和偏心距。如果将柄安放到所测量的股骨颈截骨水平并且使用了中立头，这可以填充35mm的间隙，但是偏心距会减小。可以通过将髋臼杯的内移和股骨头内移相加来计算偏心距。例如，如果杯内移5mm、股骨头外移3mm，总计是内移-2mm，那么髋关节偏心距减小2mm。

3. 利用X线片上髋臼旋转中心和股骨头中心来计划生物力学重建的新方法

测量下肢长度差异的传统方法涉及在术前X线片上测量自坐骨间线到小转子的高度。X线片上的旋转可能会影响这一数值及偏心距差异的测量（传统上通过坐骨到小转子的距离来测量）。当术前用模具测量时，可以用这些X线测量值来评估需要改变多少来重建下肢长度和偏心距。

还有另外一种更准确的方法用于测量下肢长度和偏心距的改变量，即测量股骨头中心相对于髋臼旋转中心移位的量。在正常髋关节，这些旋转中心应当相互重叠。在罹患关节炎的髋关节，股骨头中心从原始髋关节中心（现在恰好是髋臼的旋转中心）移位出来。测量髋臼旋转中心与股骨头旋转中心之间的距离可以对下肢长度和偏心距所需要的改变量进行准确评估。因为股骨头是圆的，旋转对这些测量的影响很小。这一技术在严重的股骨外旋挛缩时最不准确。股骨外旋挛缩导致在X线片上外翻（假阳性）的股骨颈位置异常，因此股骨头旋转中心假性抬高。

髋关节正常的颈-干角大约是125°。在颈-干角为125°时，股骨头的解剖中心位于股骨颈上方切线与股骨颈轴线的交点（图7A-12）。在罹患关节炎的髋关节，股骨头中心根据颈干角不同而位于该点的上方或外侧（附表）。这些测量结果的r值为0.93，所以其精确性相当好。

对髋臼旋转中心的测量方法不随关节炎性畸形的几何学分型而改变。通过"泪滴"外侧缘画一条垂直于双侧"泪滴"连线的切线，就总可以找到髋臼的旋转中心（图7A-12）。垂直于这条垂线画一条水平线与髋臼上方关节软骨下骨相切，并且标记出距离髋臼外侧边缘2/3的点（这里将外侧边缘定义为外侧边缘的皮质骨切迹）。从位于上方关节软骨下直线上的这个点，引出一条垂线标志出髋臼垂直距离的2/3。这个点标志出髋臼的旋转中心，标准差（s）为±3mm。

测定髋臼旋转中心及股骨头旋转中心的改变还有另外一种更简单的方法。首先经髋臼口，从泪滴与坐骨的中点到髋臼外上角画一条斜线。经过该斜线的中点画一条垂线，髋关节的旋转中心位于垂线上、距斜线中点外侧7mm（图7A-13上的绿点）。髋臼旋转中心与股骨头旋转中心的坐标就被画出来了（如图7A-13）。红色框显示了获取股骨头旋转中心坐标的方法，黄色框显示获取髋臼旋转中心坐标的方法。在正常髋关节，二者是相同的，因为髋关节只有一个旋转中心。在罹患关节炎的髋关节，由于股骨头移位，因此旋转中心分离。在图7A-13中右侧髋关节患有关节炎，股骨头的移位用红点显示出来。红点与绿点之间的垂直和水平测量值代表了为平衡双侧髋关节下肢长度和偏心距所需要作出的改变。术后X线片（图7A-14）显示了一个近乎完美的重建，髋臼旋转中心与股骨头旋转中心相差1mm且髋臼杯覆盖理想，杯下缘处于横韧带水平、杯外上缘覆盖良好。

图7A-15和图7A-16是髋臼杯安放太靠上的第2个案例。股骨头旋转中心和重建后的髋关节旋转中心（蓝点）位于解剖旋转中心（绿点）上方。

将术前计划（包括使用尽可能大的头-颈比率）与术中计算机导航系统提供的信息相结合，术者就可以（预测、重复性地）在安放髋臼杯时避免撞击（因为已经知道复合前倾），并使髋臼杯外倾得

附表　股骨头中心的位置与颈-干角的对应关系

颈-干角(°)	CH位置(mm)
120	-3.0
12	50
130	+2.0
135	+4.5
140	+4.7

CH=股骨头中心。Yutaka Inaba研究出对股骨头中心位置的测量技术

第 7 章附录　计算机辅助的全髋关节置换术术前计划

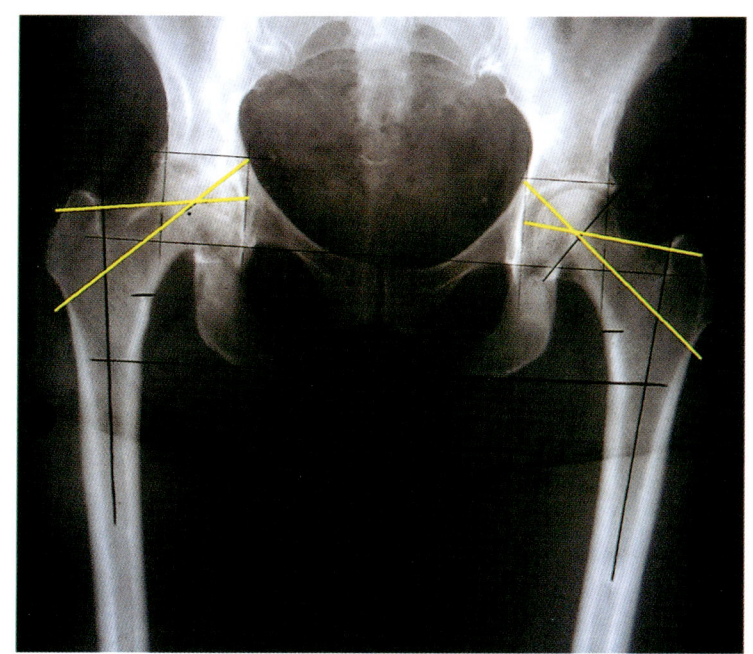

图 7A-12　这两个髋关节的颈-干角是125°。两条黄线代表股骨颈的轴线和股骨颈上方切线，两条线的交点是股骨头中心。这个股骨头中心随着股骨头的移位而改变。股骨头中心从髋臼旋转中心移位的距离决定了下肢长度和偏心距需要改变的量。罹患关节炎的右侧髋关节的股骨头从黑点(即髋臼旋转中心)处移位出来。其距离与通过测量小转子(小转子上缘的标记)到坐骨间线的距离而获得的值(7mm)接近。从移位后的股骨头旋转中心到髋臼旋转中心的距离也是7mm。股骨头偏心距改变了5mm，这需要偏心距增加5mm。髋臼外缘的矩形用于定位髋臼旋转中心。方法介绍见正文。

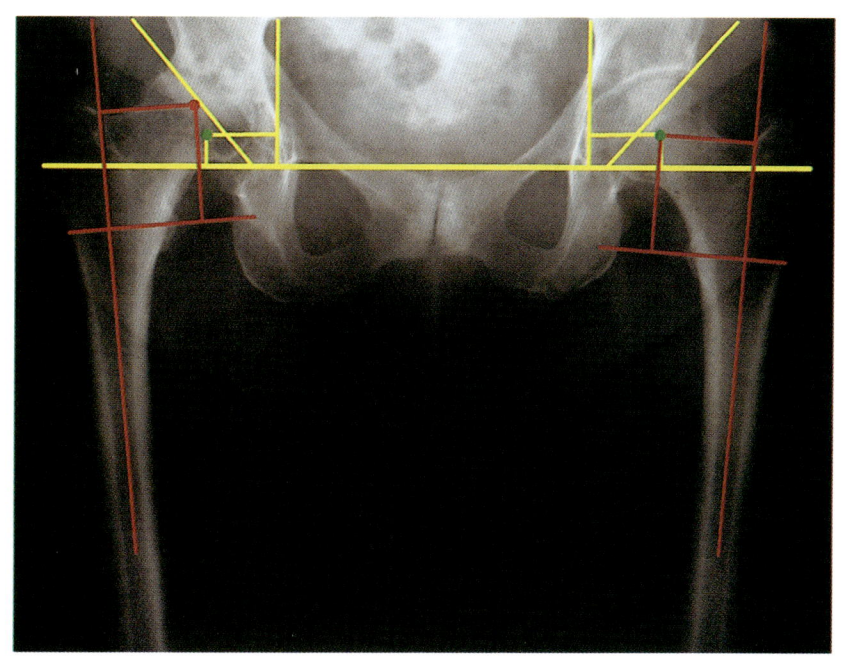

图 7A-13　从耻骨与坐骨中点到髋臼外侧缘画一条经过髋臼口的斜线，通过这条斜线可以找到髋关节旋转中心。在这条斜线的中点作垂线，髋臼杯的旋转中心位于这条垂线上，距斜线中点7mm(尺子没有放大)。也可以利用距离压力骨小梁中心旧骨骺线5mm(尺子没有放大)的一条线来定位髋关节旋转中心，但是骺线和压力骨小梁不易看清楚。从"泪滴"间线到绿点画一条垂线，再从经过泪滴内侧缘的垂线到绿点画一条水平线，从而构成一个矩形(黄色框)，通过这个矩形可以测量髋臼(和正常髋关节)的旋转中心。然后在罹患关节炎的髋关节(右侧髋关节)重建这两个值(距离髋关节旋转中心的垂直和水平距离)。术前X线片上重建这个矩形可使术者对正确的髋关节旋转中心进行准确测量。正常的左侧髋关节股骨头的中心通过红色坐标(红色框)来测量。画一条平分髓腔内隧道的线，然后垂直于此线分别经过小转子尖和髋关节中心(绿点)画直线，再从绿点向经过小转子尖的直线作垂线从而构成这个矩形。保持相同长度(水平方向和垂直方向)，用这些线在罹患关节炎的髋关节(右侧)上重建这个矩形，就可标记出移位后的股骨头中心。因此右侧髋关节下肢长度和偏心距术中需要改变的量就是红点与绿点之间的垂直和水平距离。

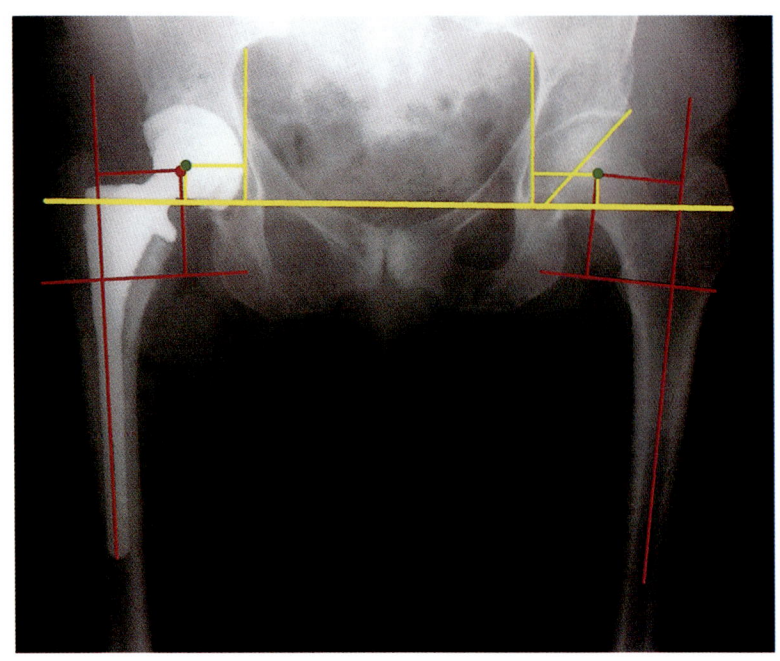

图 7A-14 图 7A-13 中髋关节的术后 X 线片。如髋关节旋转中心（绿点）与股骨头旋转中心（红点）的位置所示，下肢长度和偏心距的重建精确于 1mm 之内。

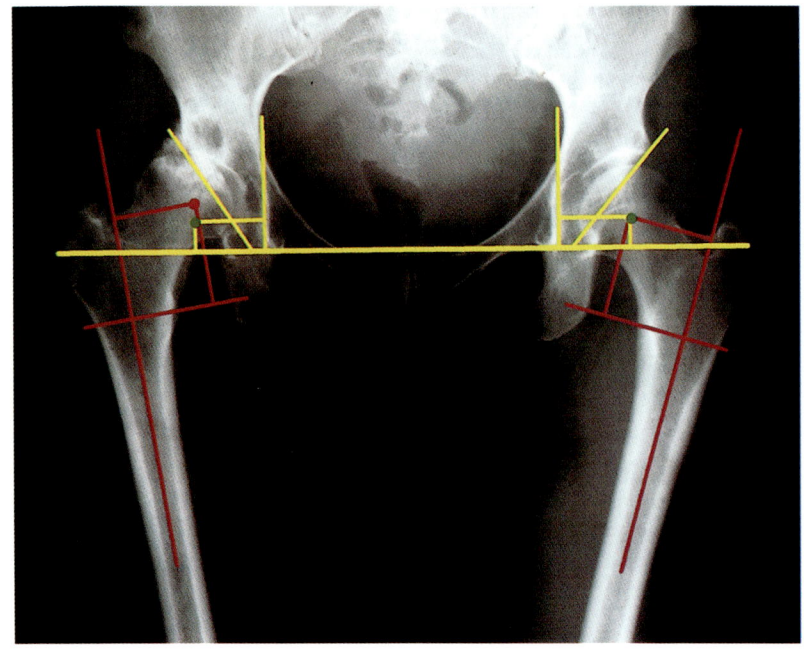

图 7A-15 测量正常旋转中心以及有移位的股骨头旋转中心（罹患关节炎的右侧髋关节）的另一个病例，红点与绿点之间的距离代表下肢长度和偏心距需要改变的量。

当、有良好的骨性覆盖的同时接触面积良好（这取决于内移的量），因此最终保证稳定性。髋关节的生物力学重建受股骨的控制，术者可以根据股骨颈截骨水平的情况进行调节。股骨颈截骨水平可以在计算机上读出，所以植入假体柄时可以使股骨头中心位于合适的位置上，以便根据髋臼旋转中心的位置而作出调整，从而获得正确的下肢长度和偏心距。如果髋臼的旋转中心被精确重建，股骨头的中心将位于髋关节的解剖旋转中心（图 7A-14）。

第 7 章附录　计算机辅助的全髋关节置换术术前计划

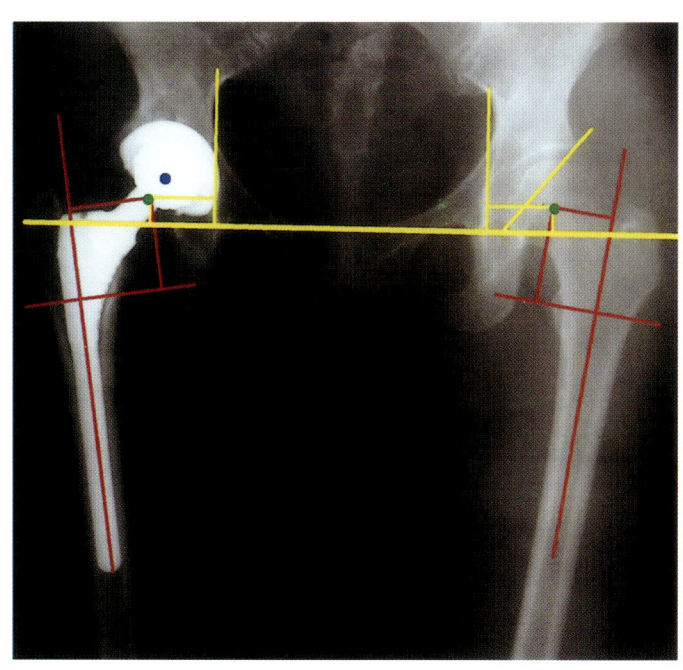

图 7A-16　图 7A-15 中髋关节的术后 X 线片显示杯上移，从而导致髋关节旋转中心较正常旋转中心向内上移位，所以生物力学重建不准确。

（孙嗣国 译　唐农轩 校）

Chapter 8

前路微小切口肌间入路：单一切口

The Anterior Mini-incision Intermuscular Approach: A Single Incision *

ANDREW G. YUN

* 本章讲述的是利用 PROfx 手术台进行的前路肌间和神经间操作技术，由 Yun 完成。可参见 DVD 中"前路全髋关节置换"，其中展示有不采用特殊手术台时的前路肌间和神经间操作方法，由 Clive Duncan（渥太华，加拿大）完成。

单一切口前侧入路具有相对较小的肌肉切口并可保证可靠的手术暴露(图8-1)。前侧入路最早来源于Smith-Peterson的描述,具有历史基础。它被认为是髂股入路的"远端窗口",不同于前外侧入路和改良外侧入路。直至现在,前侧入路还很少被用于骨盆截骨术和髋臼及股骨头创伤。然而髋关节微创手术的改进要求人们重新研究适合全髋关节置换术的前侧入路。

曾报道几种用于分离阔筋膜张肌和缝匠肌间前方间隙的方法。这个前间隙为髋臼和前柱提供了极佳的暴露,不同的前方分离方法的差别只在于股骨侧的准备。一种方法就是大家熟悉的Zimmer双切口入路,包括用于股骨侧显露的第二切口。另一种方法中,股骨侧的准备和假体植入必须通过单一前方切口完成,这种方法最早由法国人Judet描述并被应用于Judet手术台上,后来这一入路被多位外科医生改良并被用于能够极度伸展和旋转下肢的手术台上。本章描述的改良Matta入路用于PROfx手术台[Orthopedic System, Inc(OSI), Union City, Calif.],允许通过强力牵引将股骨侧脱出伤口,用于安全的股骨侧准备。

区别前侧入路与前外侧入路及改良外侧入路(Hardinge)是非常重要的,所有这些切口都需要切开前方关节囊和髋关节前脱位,但只有前侧入路才是真正意义上的有神经界面的肌间入路。前外侧入路和改良外侧入路都没有通过神经界面,需要广泛劈开臀中肌和股外侧肌的复合体,或是至少损失部分外展肌力。这些入路破坏了臀上神经支配肌肉的界面,增加了术后跛行的危险,有记载前外侧入路导致术后跛行并发症的比率较高。

● 适应证

前侧入路适合于行常规初次全髋关节置换,尤其适合于容易发生脱位的患者,因为前侧入路保留了后侧关节囊和外旋肌,可有效防止脱位。导致脱位的典型危险因素包括神经肌肉病、嗜酒者、帕金森病和癫痫。另一个优点在于通过X线可以很方便地测量各组件位置,X线影像可在术中实时评估和调整植入假体的位置,有助于偏心距和髋长度的生物力学重建。相对于Zimmer双切口方法,单一切口的前侧入路允许髋臼侧和股骨侧假体使用骨水泥型或非骨水泥型固定。仰卧位手术还有利于方便可靠地测量下肢长度。

该术式对于不熟悉仰卧位和Smith-Peterson入路的医生也有缺点,因为患者仰卧位时植入假体的位置容易出错。开始时不易辨认清正确的肌间隙,观察髋臼后柱不完全。股骨髓腔直接扩髓有一定难度,这种入路适宜采用单扩孔柄系统(broach-only stem system)。

● 髋关节假体和工具

虽然对于髋臼的暴露完全可靠,但在过去数十年中越来越少采用前侧入路的主要原因,是因为它对于股骨侧的暴露和准备比较困难。随着多节段手术台如PROfx手术台的应用和发展,已经很好解决了股骨侧准备的问题。这样的手术台能提供稳定的下肢控制和髋关节脱位所必需的杠杆作用(图8-2)。

采用前侧入路时,使用单柄系统对于处理股骨侧非常适合。这种磨锉柄需经特殊改良(图8-3),该系统不推荐进行股骨扩髓,因为前侧入路对于获

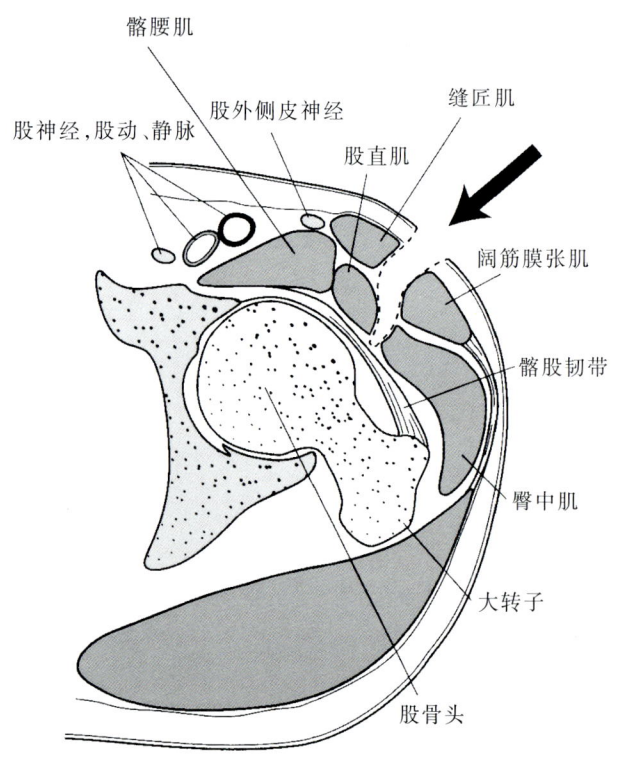

图8-1 Smith-Peterson切口的神经肌肉界面(箭头所示)。显示股神经血管束和股外侧皮神经位于缝匠肌和髂腰肌内侧。

第 8 章 前路微小切口肌间入路：单一切口

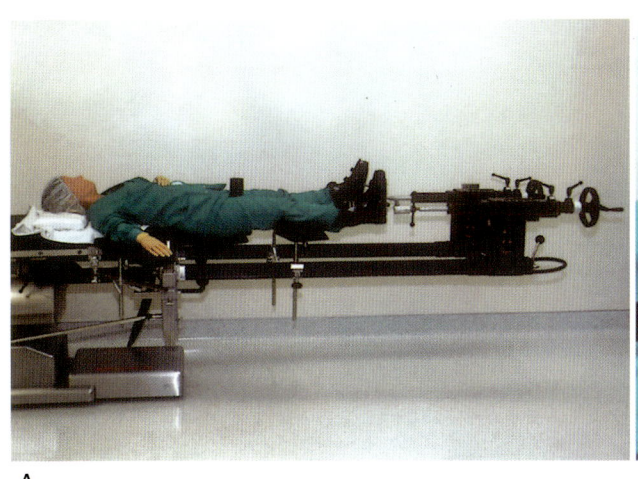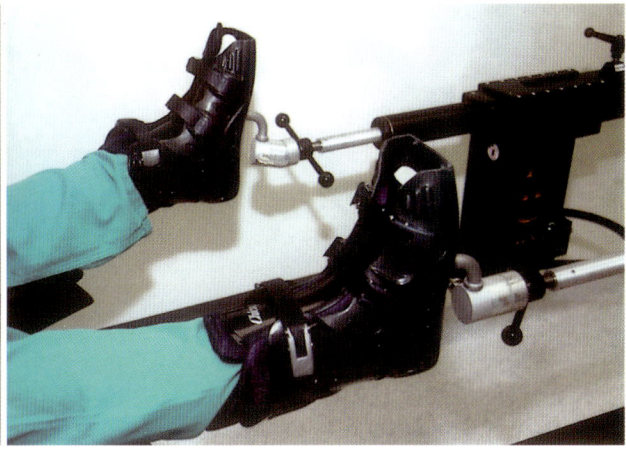

图 8-2　A. OSI PROfx 手术台。B. 附带足托的足牵引系统近观。

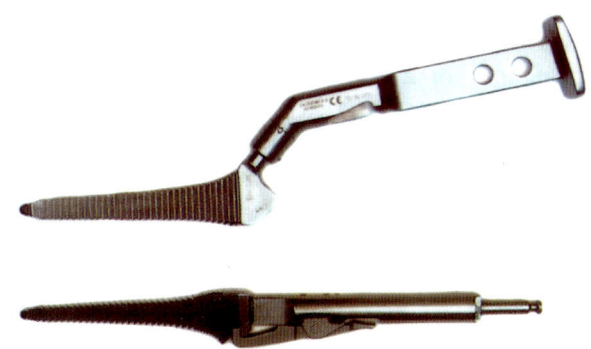

图 8-3　标准型（下方）和改良 Zweymüller 型假体柄（上方）的比较。注意改良的打入手柄，此与股骨干平面成角，通过单一切口即可直接进入股骨髓腔。

得必要的扩髓角度比较困难。

术中 X 线影像监测不是必需的，在法国数十年间采用前侧入路行髋关节置换就没有使用 X 线影像监测。但对于处在学习阶段的医生还是推荐使用术中透视，以利于观察植入假体的位置，评估髋关节生物力学状态。

● 手术技术

体位和切口

患者仰卧于 PROfx 手术台上，上肢外展与躯干呈 90°。双侧下肢安装持续加压装置预防术中下肢深静脉血栓（图 8-4）。双足牢固固定在牵引架上，下肢伸直并轻度内旋 10°（图 8-5）。下肢消毒铺单以暴露自髂嵴近端到髌骨近端（图 8-6），可触及的体表标志对于确保切口位置正确非常重要，所有患者无论其体形大小，髂前上棘和髂嵴必须可轻易触及。

切口起于髂前上棘后外 2 横指、远端 1 横指处，于前外侧向远端延长约 10cm，刚好止于股骨大转子前部的近端（图 8-7）。切口位于阔筋膜张肌肌束浅层（图 8-8），对于体形较瘦或肌肉发达的患者，甚至可以看到或触及阔筋膜张肌。这一入路较传统的 Smith-Peterson 切口稍偏外，以防止损伤

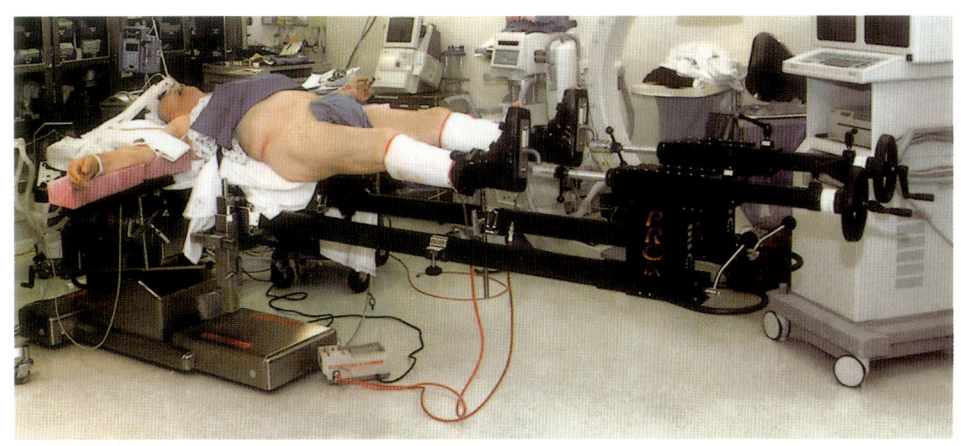

图 8-4　患者仰卧于 PROfx 手术台上。上臂外展 90°，下肢位于中立位。

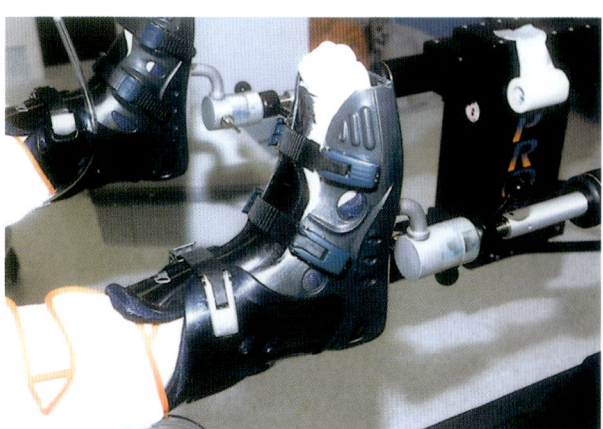

图 8-5 带有持续加压装置的足牵引架预防术中发生下肢深静脉血栓。

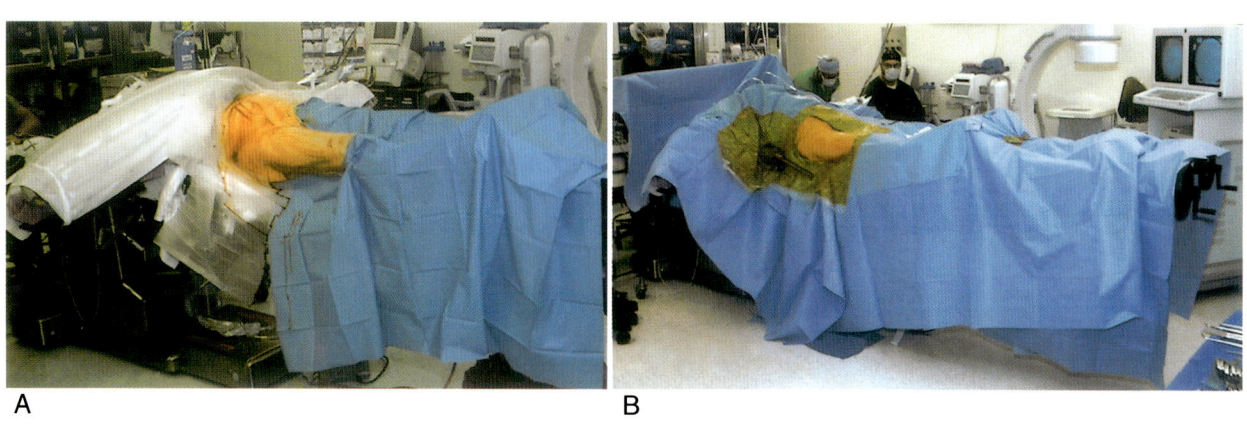

图 8-6 A. 患者术前准备和铺第一层手术单。B. 铺最后一层手术单,髂嵴至股骨远端需要暴露。

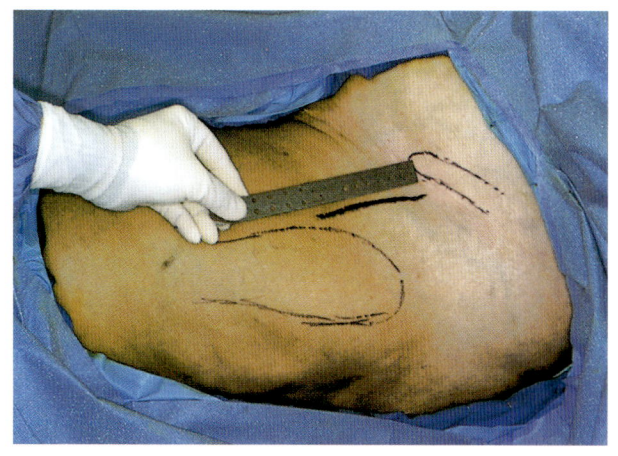

图 8-7 在髂前上棘和大转子间做切口标记,长度约 8~10cm,切口倾斜于阔筋膜张肌表面。

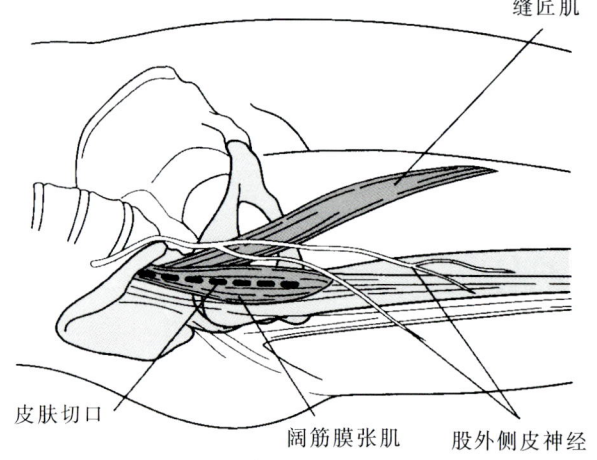

图 8-8 皮肤切口的位置。注意股外侧皮神经位于切口内侧。

第 8 章　前路微小切口肌间入路：单一切口

股外侧皮神经，此神经常走行于该切口内侧（图 8-1、8-8）。

暴　露

切口通过皮下脂肪层（图 8-9）到达覆盖阔筋膜张肌的深筋膜层（图 8-10），一旦正确辨认和打开筋膜层，就能在深层清楚地看到平行于切口的阔筋膜张肌肌束（图 8-11）。阔筋膜张肌的暴露提供了一个浅层切开避免损伤股外侧皮神经的安全窗口（图 8-8），用两个组织钳提起筋膜层（图 8-12），钝性分离阔筋膜张肌内侧和缝匠肌外侧的间隙（图 8-13），立即显露关节囊周围的脂肪和深层肌肉（图 8-14）。

在深层，一些无名的腱膜和关节囊周围脂肪直接覆盖在髋关节前方关节囊表面（图 8-15），同时可以看见内侧的股直肌肌腱起点和外侧的臀中肌，使用咬骨钳去除关节囊周围脂肪以利于暴露这些相邻的肌腱。Cobra 牵开器置于髋关节前外侧臀中肌深面以暴露关节囊的外侧部分。另一个 Cobra 牵开器置于髋关节囊前内侧股直肌起点的深面（图 8-16），两个 Cobra 牵开器完全暴露髋关节前侧关节囊。

轻柔牵拉 Cobra 牵开器也能暴露旋股外侧动脉的升支，血管水平走行于切口顶端（图 8-17、8-16A），能够非常安全地电凝或结扎。

通过足托轻度内、外旋下肢，可以看见关节囊深层的股骨头。术者可以选择做前侧关节囊切除或关节囊切开，关节囊切除包括在前方做梯形窗口。作者喜欢做"H"形关节囊切开，这样可以向股骨颈做平行延伸（图 8-18），"H"形的两条垂线分别平行于髋臼缘和大转子。两侧囊壁上做标记以便稍后闭合，如此切开关节囊可以在手术结束后修复闭合以增强前方稳定性。

一旦关节囊被打开，牵开器置于关节囊内及绕经股骨颈上下，沿着前侧髋臼边缘辨认并切除髋臼唇。对于术前 X 线显示存在大量骨赘的强直性关

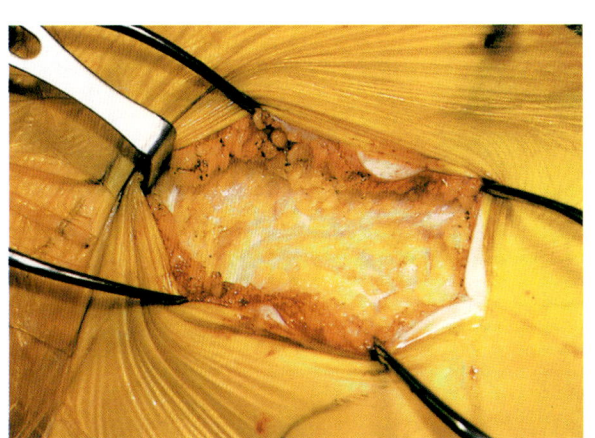

图 8-9　切口浅层到达皮下脂肪层。

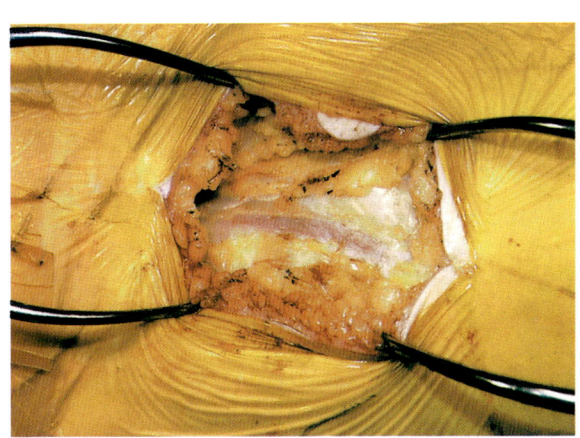

图 8-10　切口到达阔筋膜张肌正上方的筋膜层。

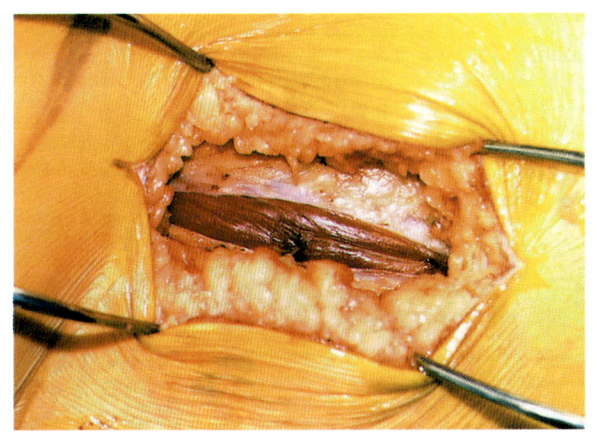

图 8-11　平行于阔筋膜张肌纤维来劈开筋膜，可以看到下方斜行的肌纤维。

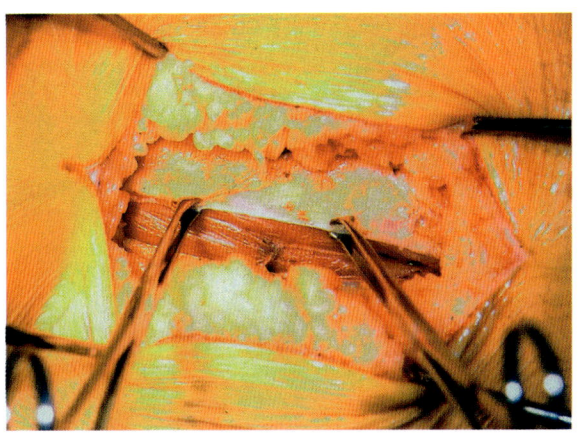

图 8-12　辨认阔筋膜张肌内侧和缝匠肌之间的间隙，用两把组织钳向内侧牵引筋膜。

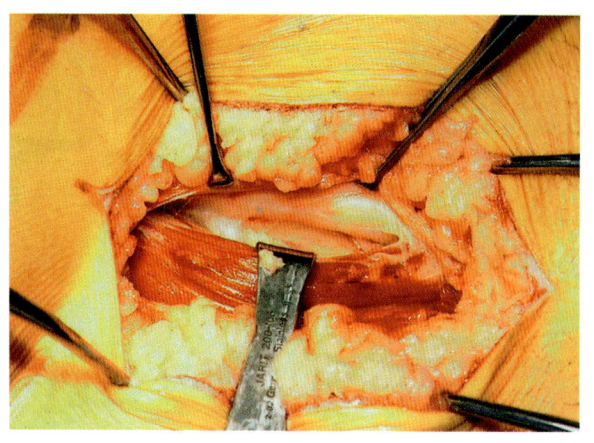

图8-13 钝性分离阔筋膜张肌内侧和缝匠肌外侧间隙,暴露深层关节囊周围脂肪。

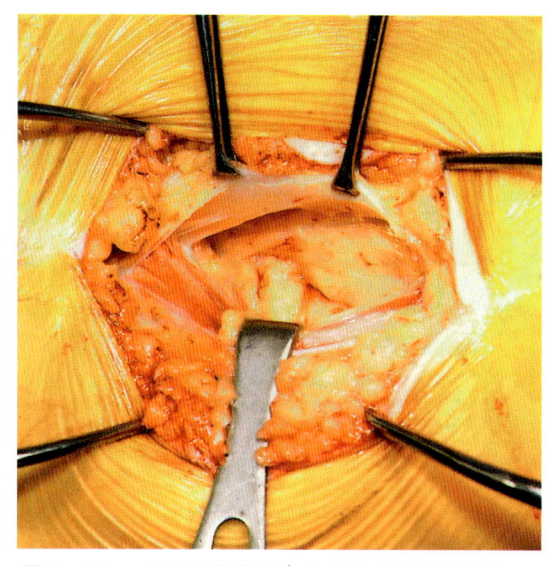

图8-14 位于髋关节囊表面的关节囊周围脂肪。

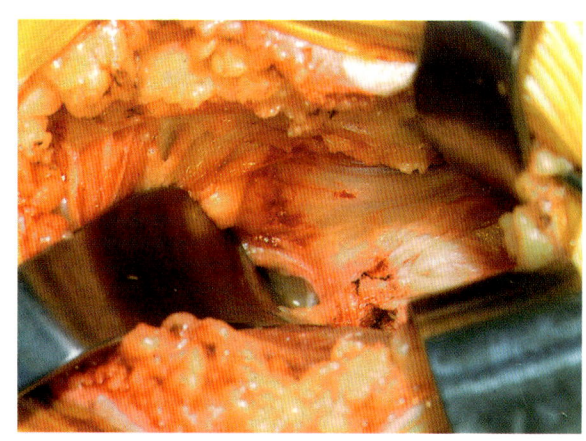

图8-15 位于髋关节前关节囊表面的无名腱膜。

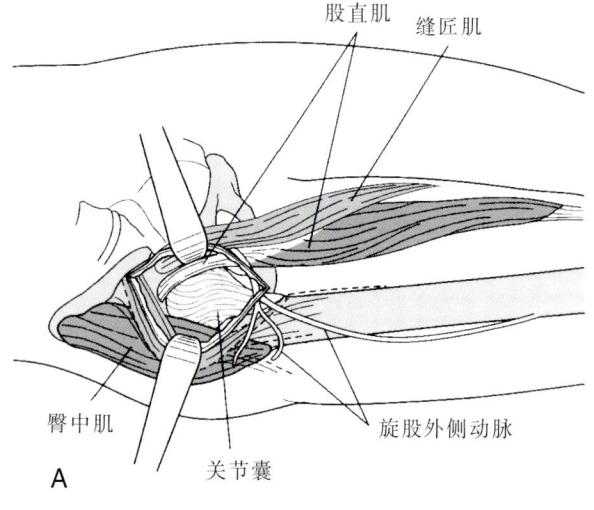

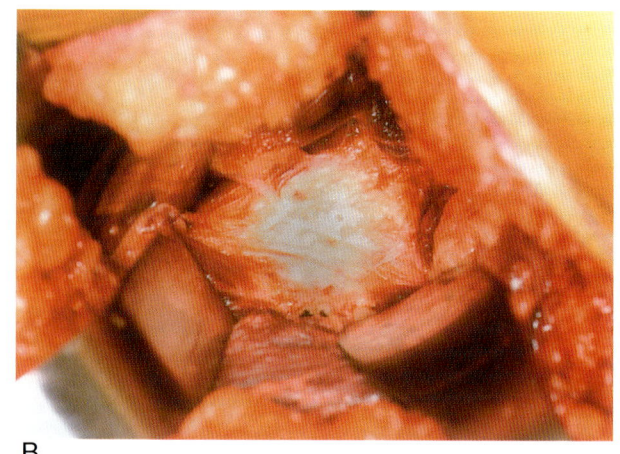

图8-16 A.髋关节囊。注意内侧的股直肌反折头和外侧的臀中肌。B.前方关节囊的暴露,Cobra牵开器所置部位。

第 8 章 前路微小切口肌间入路：单一切口

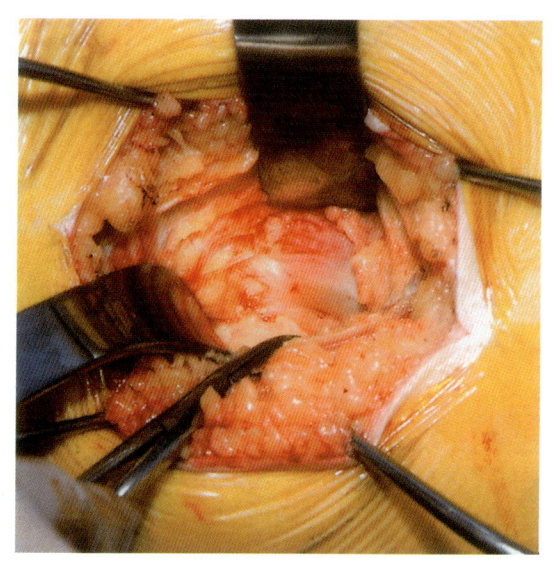

图 8-17 在切口远端顶点处辨认旋股外侧血管，这些血管需要电凝或结扎。

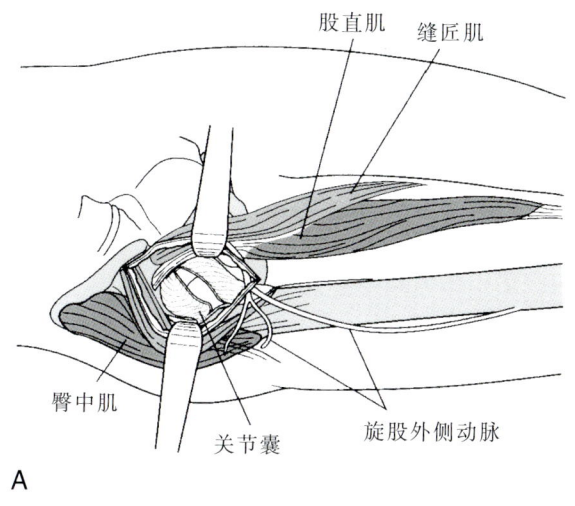

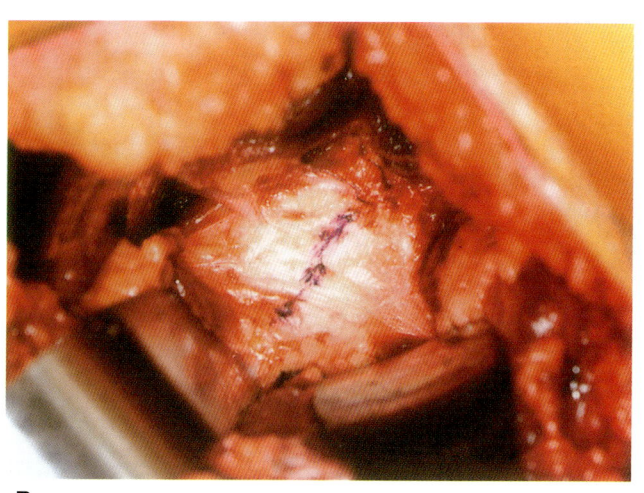

图 8-18 A. 前侧关节囊切开。B. 标记前侧关节囊切开方向。C. 打开前侧关节囊，囊壁标记以便术后闭合。注意下方的股骨头。

节，可以用骨刀去除前外侧的骨赘以便术后增大髋关节活动度。手术床轻度牵引下肢使关节间隙增加 2~3mm（图 8-19），通过这个间隙插入骨刀切断股骨头圆韧带和关节内的软组织（图 8-20）。在手术床的帮助下借助骨刀撬起使股骨头脱位。放松牵引将下肢外旋 90°完成髋关节前侧手术脱位（图 8-21）。为增加股骨外旋位的活动度，将一个小而直的 Homans 牵开器置于股骨颈内侧，以利于用电刀松解

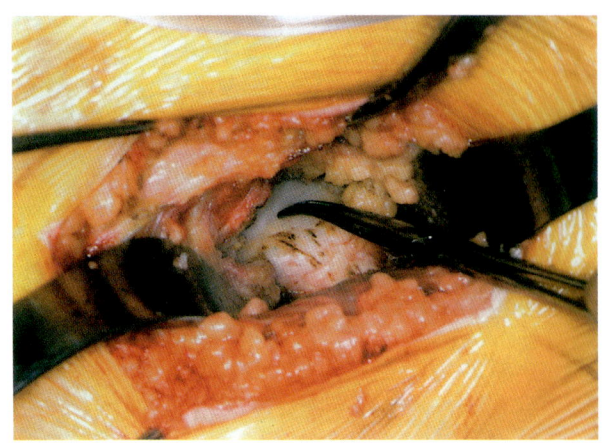

图 8-19　通过将牵开器置于股骨颈上下暴露股骨头。

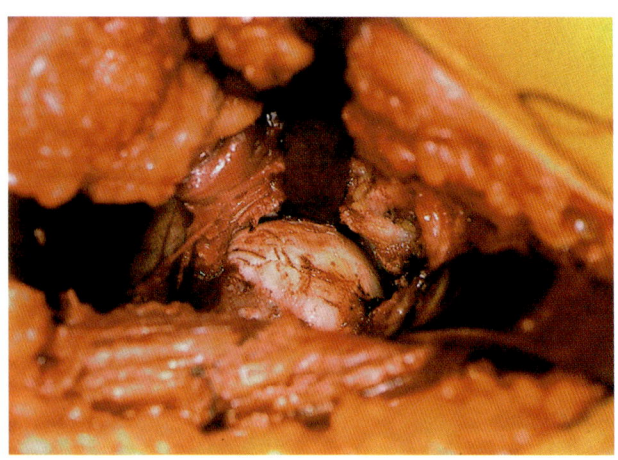

图 8-20　骨刀置于股骨头和髋臼之间，切断股骨头圆韧带以便脱位。

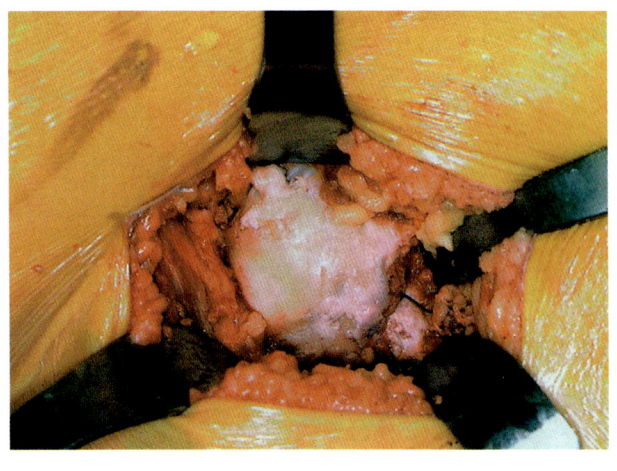

图 8-21　股骨头前脱位。

内侧关节囊。对于髋关节过度强直或髋臼前突的患者，可以通过临时股骨颈截骨原位切除股骨头而不需要先脱位（图 8-22），术中 X 线引导可以帮助确定股骨颈的截骨面。

股骨侧截骨

股骨侧截骨可由术者判定采取多种方法中的一种。由前所述，股骨颈可在脱位前原位切除，也可先将髋关节脱位外旋 90°再切除股骨头。这时股骨头颈位于术野的正前方，股骨头中心和小转子在此位置下易于显示，以利于股骨颈截骨面的测量。这一方法由 Judet 最早描述，但刚开始采用时术者容易迷失操作方向。作者推荐在髋关节脱位后再将股骨头复位，从股骨头中心远侧测量以准确确定股骨颈截骨面（图 8-23）。正确的截骨平面可通过最终 X 线确定，推荐在截骨前脱位和重新复位是因为这似乎能改善股骨侧的活动度，这对于后续操作是非常重要的。

截骨完成后，用取头器在股骨头端钻孔（图 8-24），将其从切口中取出（图 8-25）。

髋臼的暴露和准备

现在可以进行髋臼侧的暴露和准备。使用牵引手术台将股骨外旋大约 30°将股骨颈脱离术野（图 8-26）。用一把大而弯的 Homans 牵开器置于股直肌和髂骨前侧之间以暴露髋臼前柱，另一把 Cobra 牵开器在后侧置于关节囊和坐骨髋臼唇间。这不仅牵开后侧关节囊，还可以将股骨向后移位暴露髋臼。第二把 Cobra 牵开器可以顶到泪滴以暴露内下方（图 8-27），切除髋臼唇。

打磨髋臼

注意力转移到髋臼处。打磨髋臼可以根据术者的习惯在直视下进行（图 8-28）或在 X 线影像监视

第 8 章 前路微小切口肌间入路：单一切口

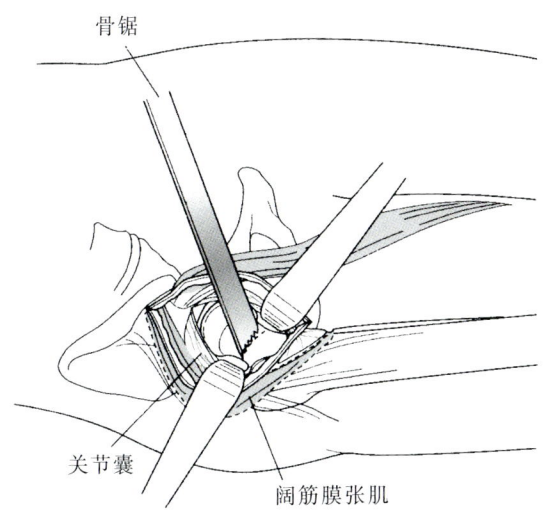
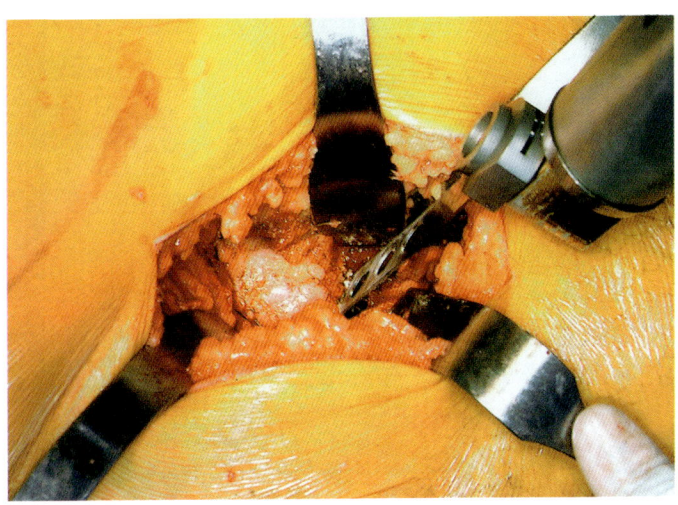

图 8-22　A. 股骨颈原位截骨。牵开器置于股骨颈周边以保护外侧的张肌和内侧的股直肌。B. 原位切除股骨头，术中显示。

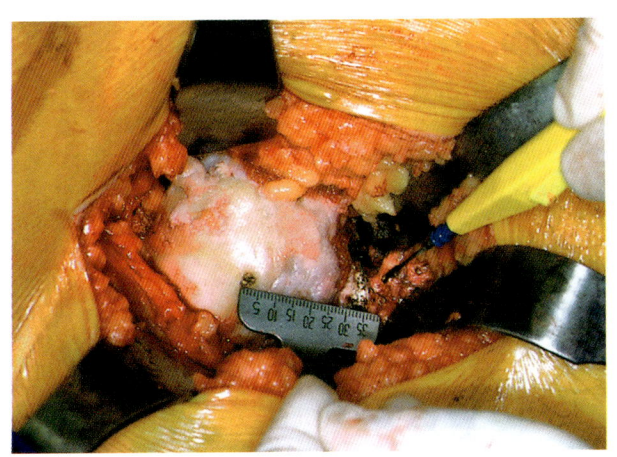

图 8-23　截骨面的测量。用尺子从股骨头中心点远侧测量截骨距离。

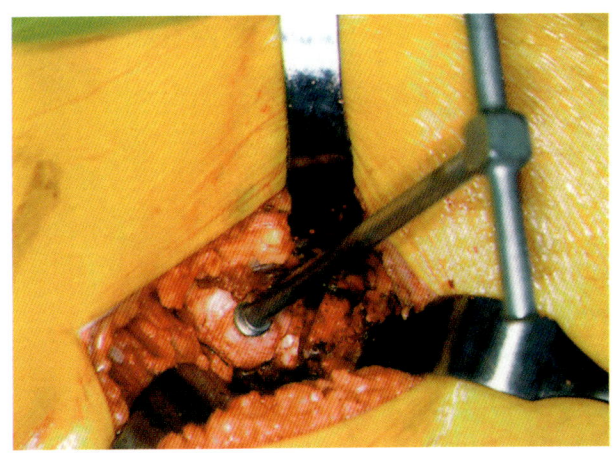

图 8-24　截骨完成后，用取头器在股骨头端钻孔取出股骨头。

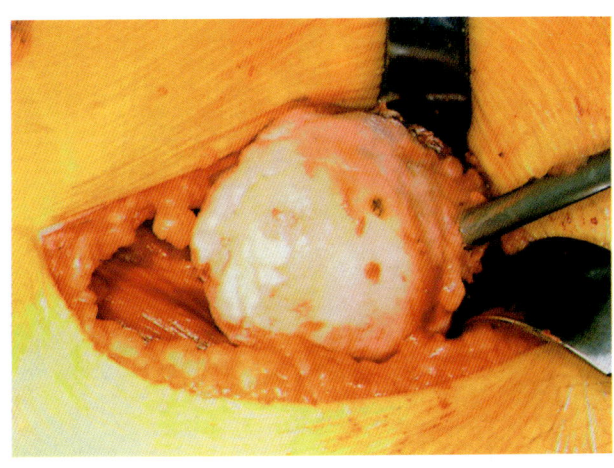

图 8-25　使用取头器将股骨头从切口中取出。

髋关节成形术——微创技术与计算机导航

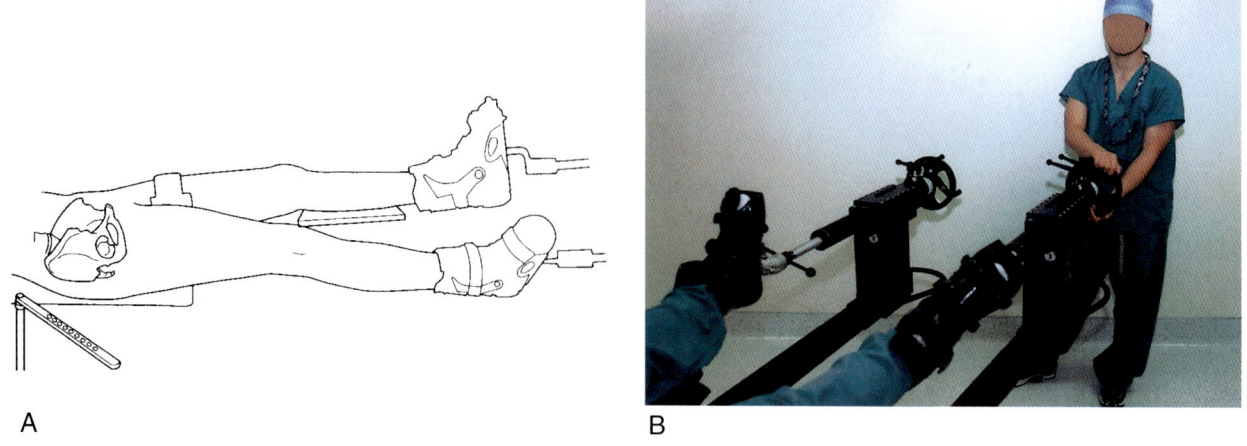

图8-26 A. 髋臼侧准备时下肢的位置。B. 髋臼侧准备时，髋关节处于中立位，足外旋30°。

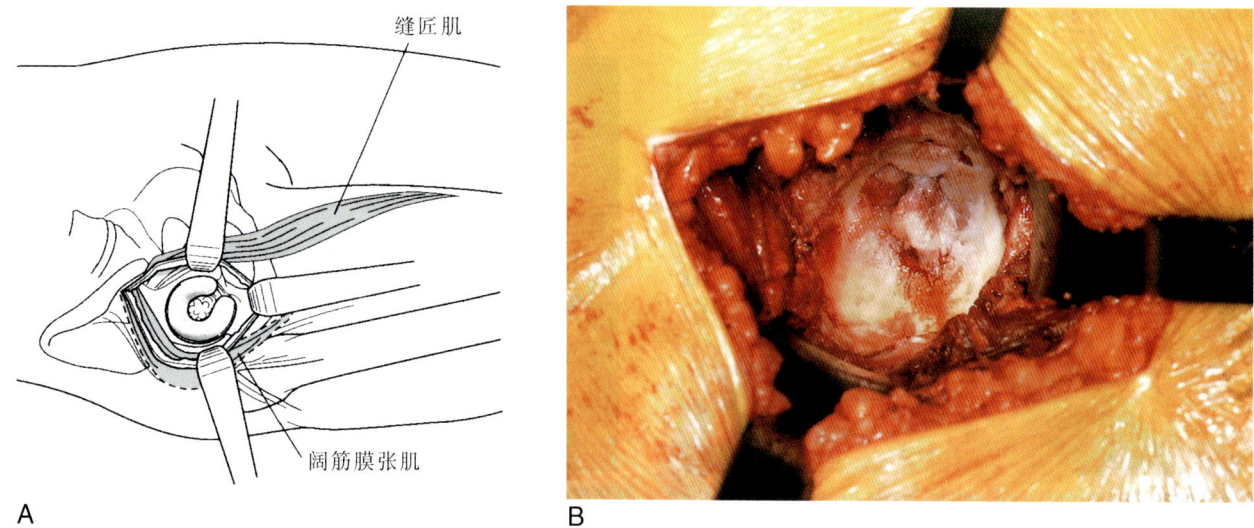

图8-27 A. 3个牵开器分别在前侧置于股直肌深面，在后侧沿坐骨的走行及切迹下部放置，以便暴露髋臼周缘。B. 髋臼周围清楚地被暴露。

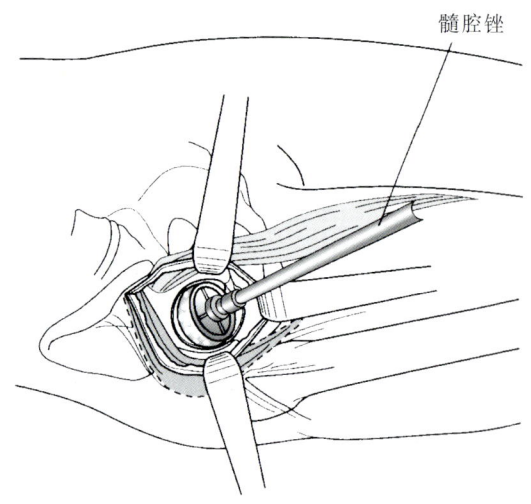

图8-28 牵开器和髋臼锉的位置。

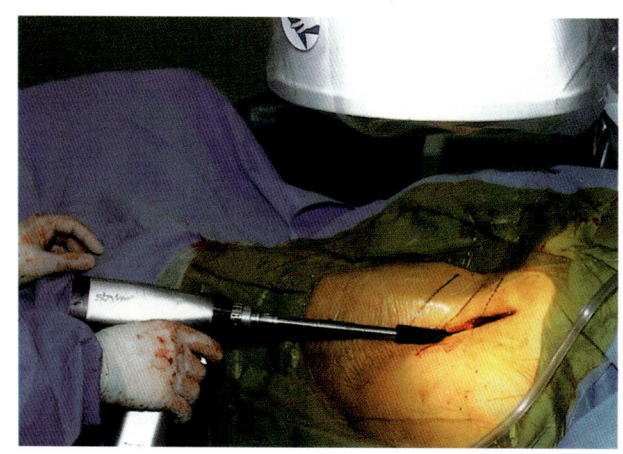

图8-29 在术中X线监视下打磨髋臼。

下进行(图8-29)。借助术中X线影像,术者可以随时观察评估以调整磨锉方向。髋臼锉磨锉应接近但不能超过Köhler线,正好位于泪滴的内侧(图8-30)。在直视下或通过X线检查髋臼锉覆盖髋臼的程度来确定合适的尺寸(图8-31),当髋臼锉接触前后柱时术者感觉转力矩的增加也能提供额外的信息。髋臼锉应磨掉残留的关节软骨和硬化骨以暴露出软骨下骨均匀出血的表面为宜(图8-32)。

放置试杯

在直视下或术中X线影像监视下放置试杯。精确定量前倾角比较困难,可以借助传统的机械导向器。在X线下显示椭圆形影像,通过辨认试杯外壳前后缘来确定前倾。实践证明,一个小而开放角度的椭圆形影像约为前倾15°~20°(图8-33),试杯的稳定性可以通过用力拉拽来检查。接下来用力打入真正的髋臼杯,对于选择无孔臼杯的病例在X线下术者很容易观察臼杯是否打到底,稳定性同样通过拉拽臼杯来检查(图8-34)。

重新放置Cobra牵开器清晰显露髋臼周围(图8-35),轻轻敲击臼杯边缘最终确定髋臼假体的稳定性。如果对稳定性有任何担心或发现有骨质疏松,可以轻松向上方髂骨拧入2枚螺钉,X线监视不是必需的但也可用来观察螺钉的位置。去除周围骨赘(图8-36)并安装内衬(图8-37)。

股骨侧暴露

股骨侧暴露需要更多使用PROfx手术台。首先,髋关节内旋10°显露股肌结节(图8-38),在切口中一个大的股骨拉钩置于股肌结节骨缘的远外

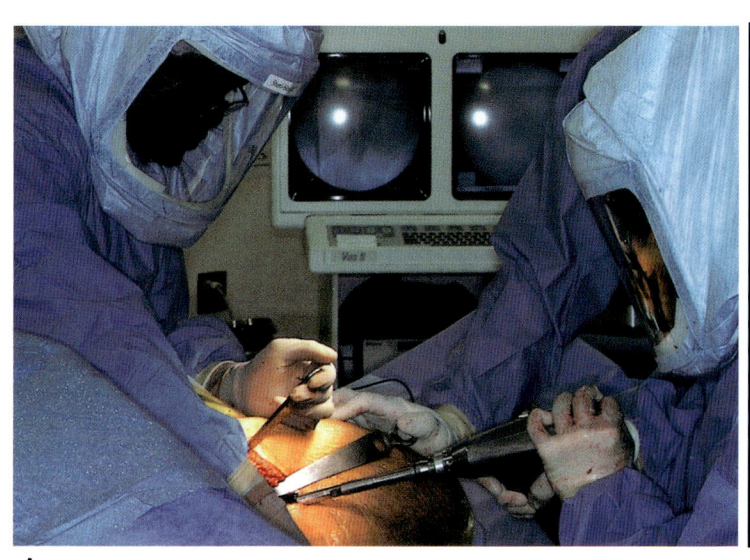
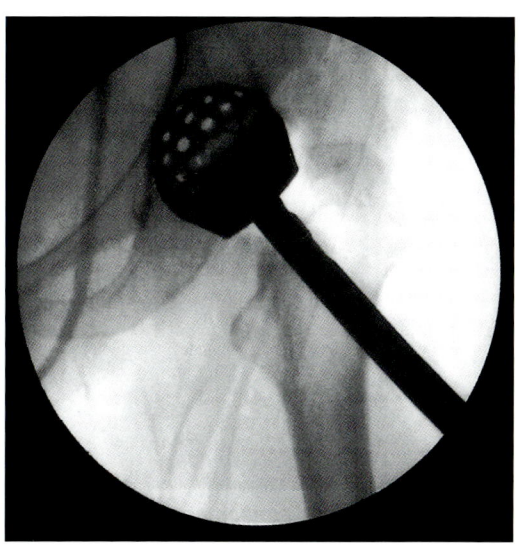

A　　　　　　　　　　　　　　　　　　B

图8-30　髋臼锉的X线影像。注意髋臼锉位于Köhler线内侧。

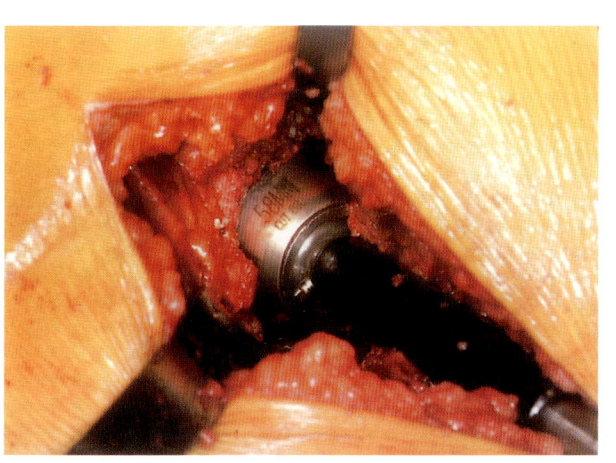
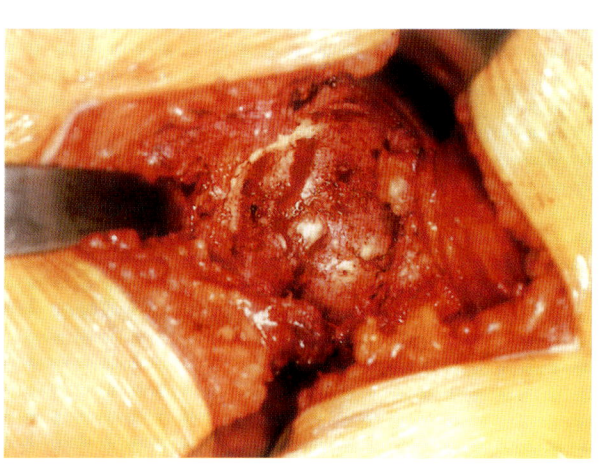

图8-31　直视下打磨髋臼的常规图像。　　　　图8-32　最终打磨完成后可见髋臼软骨下骨均匀点状出血。

髋关节成形术——微创技术与计算机导航

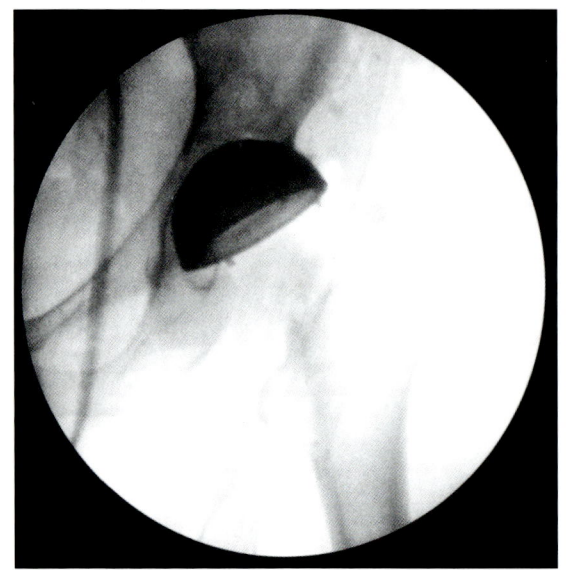

图8-33 X线观察髋臼侧假体的正确位置。

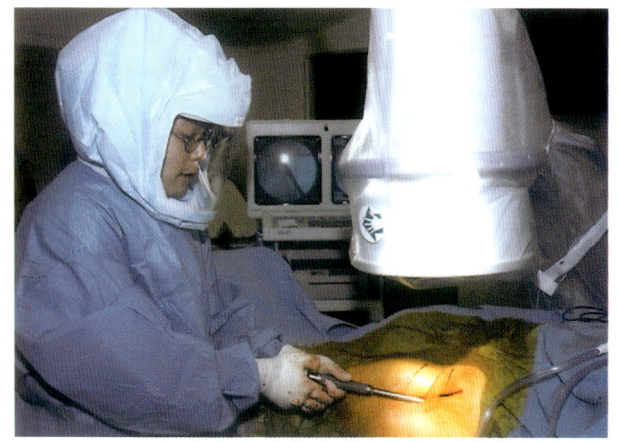

图8-34 "推-拉"试验检查髋臼假体的稳定性。

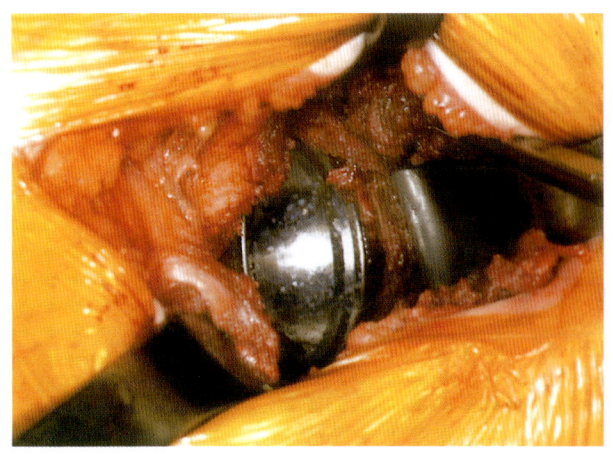

图8-35 根据骨标记线评估髋臼侧假体位置。

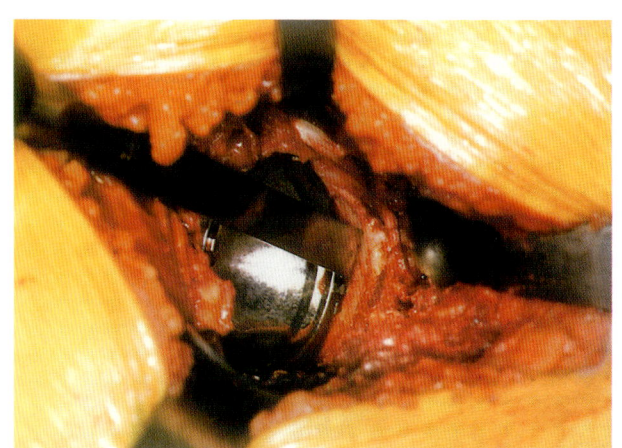

图8-36 放置内衬前去除周围骨赘

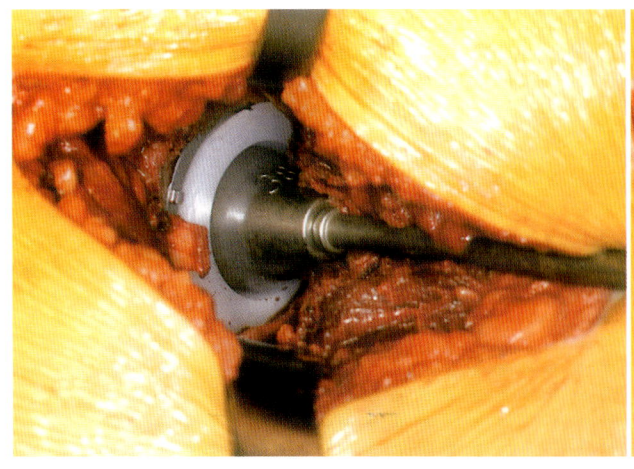

A   B

图8-37 A. 内衬的放置和安装。B. 完成髋臼侧假体的安装。

第 8 章 前路微小切口肌间入路：单一切口

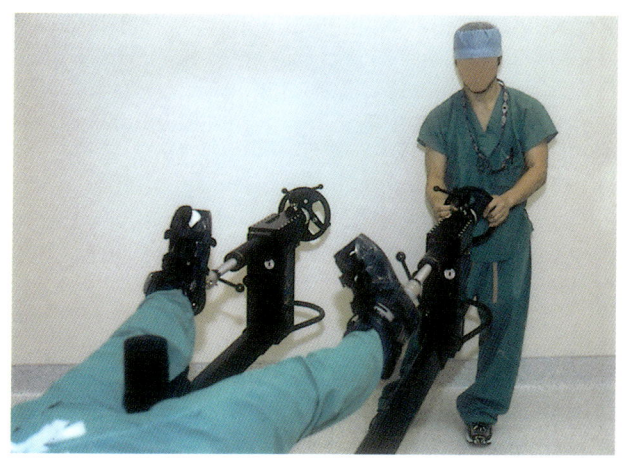

图 8-38　股骨侧准备，下肢内旋 10°暴露股肌结节。

图 8-39　股骨拉钩置于股肌结节远端的切口内。

侧端（图 8-39），在股骨拉钩基部连接一个可调节的支架安装在 PROfx 手术台上（图 8-40），这个装置又连接一个曲柄，可由手术台头端的麻醉医生控制（图 8-41）。旋转曲柄可升起或降低股骨拉钩，提供向上对抗股骨近端的牵引力使截骨面抬起暴露在切口外。使用足托将下肢保持后伸 40°、外展 10°、外旋 90°的位置（图 8-42）。所有的牵引必须去除以便放松股骨神经的张力，轻轻抬起近端的股骨拉钩使得股骨暴露在切口外（图 8-43）。

这样在前后位方向提供了一个轻松进入股骨髓腔的角度。对于强直性髋关节向前移动髋部比较困难，就需要松解后侧关节囊，但要维持外旋肌的完整（图 8-44）。可在髋关节逐渐外旋时，使用电刀沿着股骨截骨面后界切开，可以看见短小外旋肌的白色联合腱止点（图 8-45），注意避免损伤。

股骨侧的准备较髋臼侧复杂。胫骨不能被用来判定正确的假体柄旋转方向，作者是按照股骨颈后部截骨面来判定合适的前倾角的（图 8-44、8-45）。了解股骨颈弯向股骨平面的前方是非常重要的，为了能够直接插入股骨髓腔，髓腔锉必须从股骨颈后侧 1/3 进入（图 8-46）。作者推荐使用 Charnley 钻或类似钝头的棒状物打入，以确定正确的髓腔方向（图 8-47），用术中 X 线监视扩髓过程也是另一选择（图 8-48）。

作者使用的是带有改良扩髓柄的 Zweymüller 系统，这一系统基于由小到大系列地骨加压扩髓（图 8-49）。直角、扁平、锥形的 Zweymüller 假体柄完全由磨砂喷涂的钛合金制成，具有很好的耐久性（图 8-50）。为防止内翻插入，紧靠大转子内侧的外侧骨质可用咬骨钳或骨刀安全去除（图 8-51），从

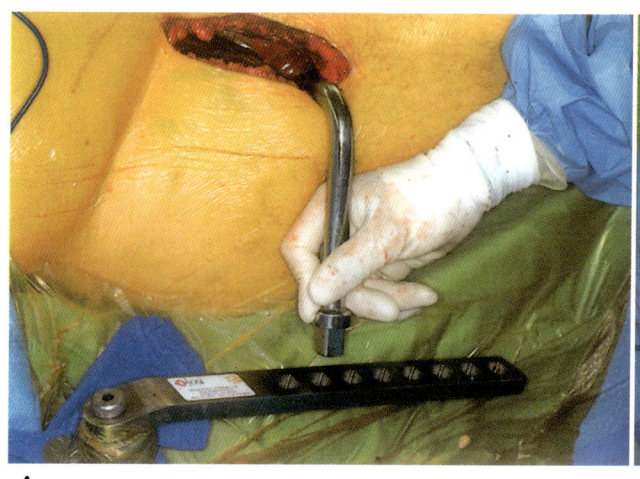
A

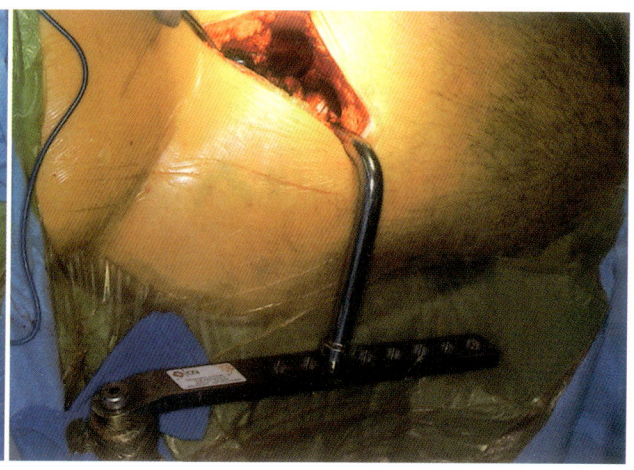
B

图 8-40　A. 股骨拉钩置于股骨近端周围并连接一个边条。B. 股骨近端牵引的最终位置及足托的实际位置。注意需要一定程度的后伸来暴露股骨近端。

· 183 ·

髋关节成形术——微创技术与计算机导航

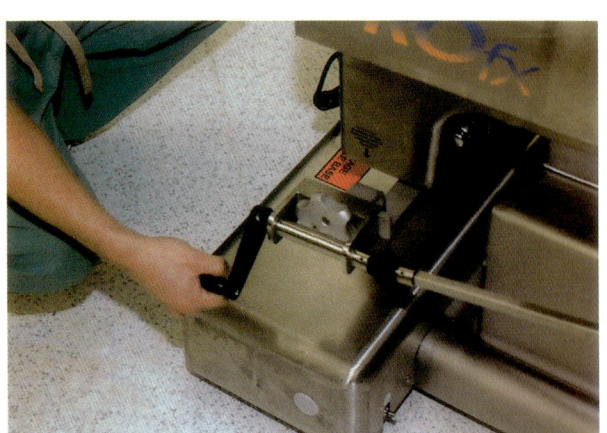

图8-41 曲柄连接于手术台的头端来控制股骨的上下移动。

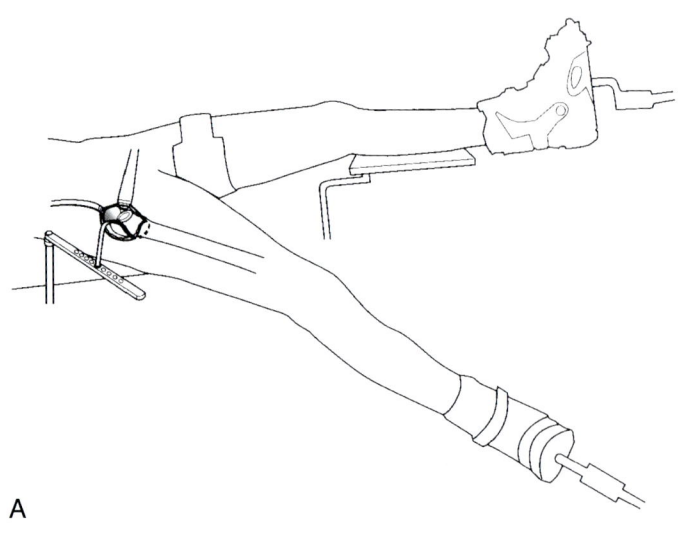

A

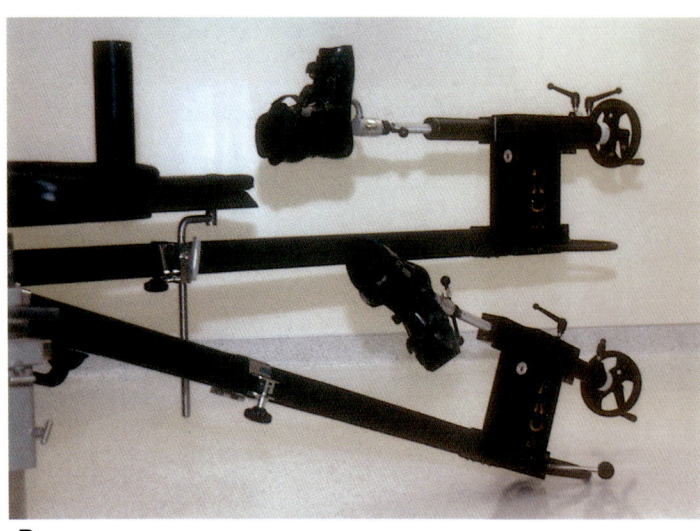

B

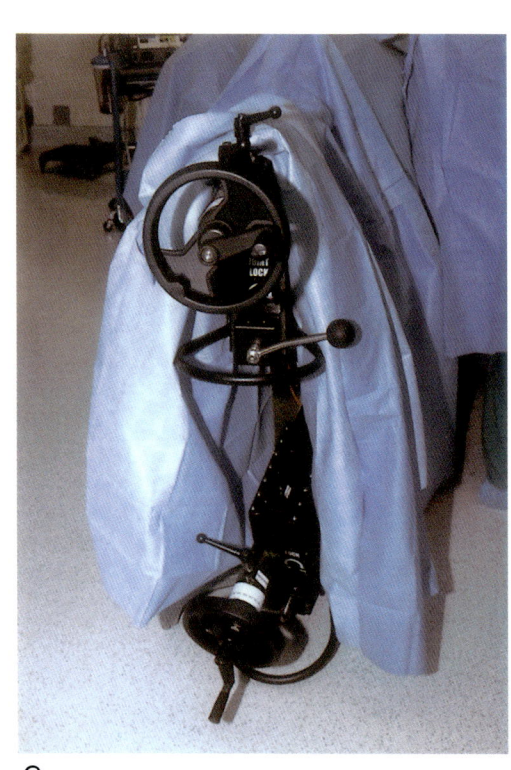

C

图8-42 A.股骨暴露时手术台的正确位置。此时髋关节后伸40°、外展10°、外旋90°。B.股骨侧暴露时手术床正确位置的术中照片，此时髋关节后伸40°、外旋90°、外展10°。C.术中足托的后端照片。

第 8 章　前路微小切口肌间入路：单一切口

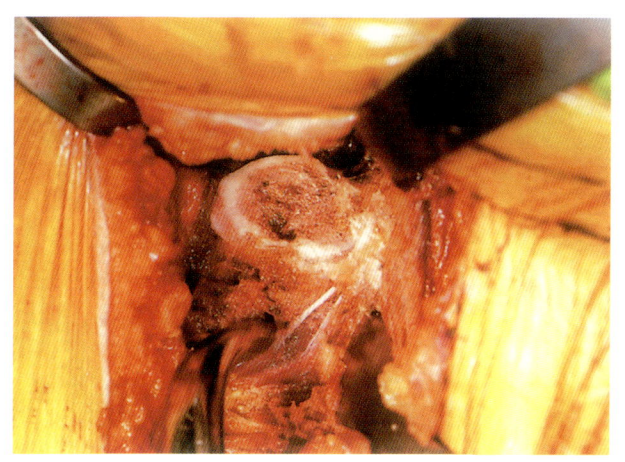

图 8-43　股骨由切口处抬起，注意截骨面的前后侧皮质。

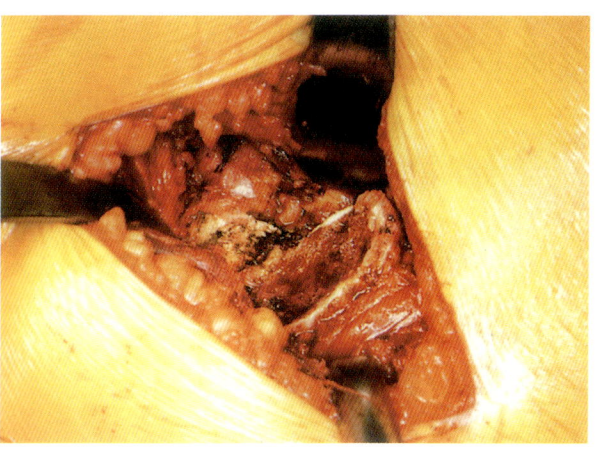

图 8-44　近端显露转子。松解上方和外侧关节囊，维持外旋位暴露股骨后侧。

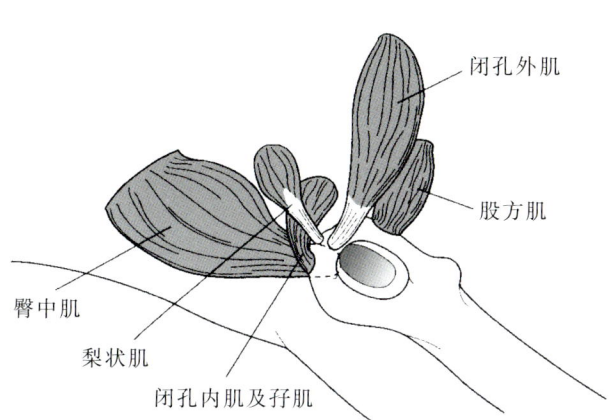

图 8-45　沿转子后侧的外旋肌止点。注意突出转子后侧的臀中肌位置。

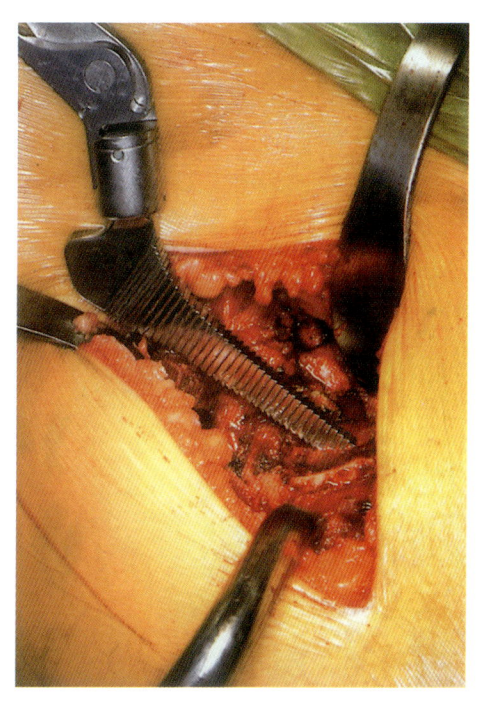

图 8-46　Zweymüller 髓腔锉直接插入股骨髓腔。

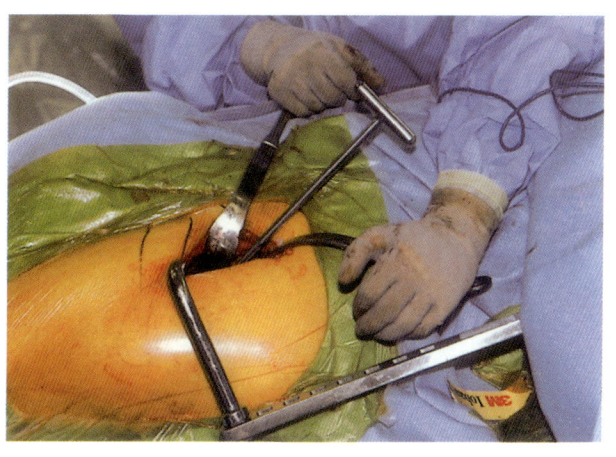

图 8-47　使用 Charnley 钻来辨认髓腔中心，这样可使股骨后外侧凿穿的发生率降到最低。

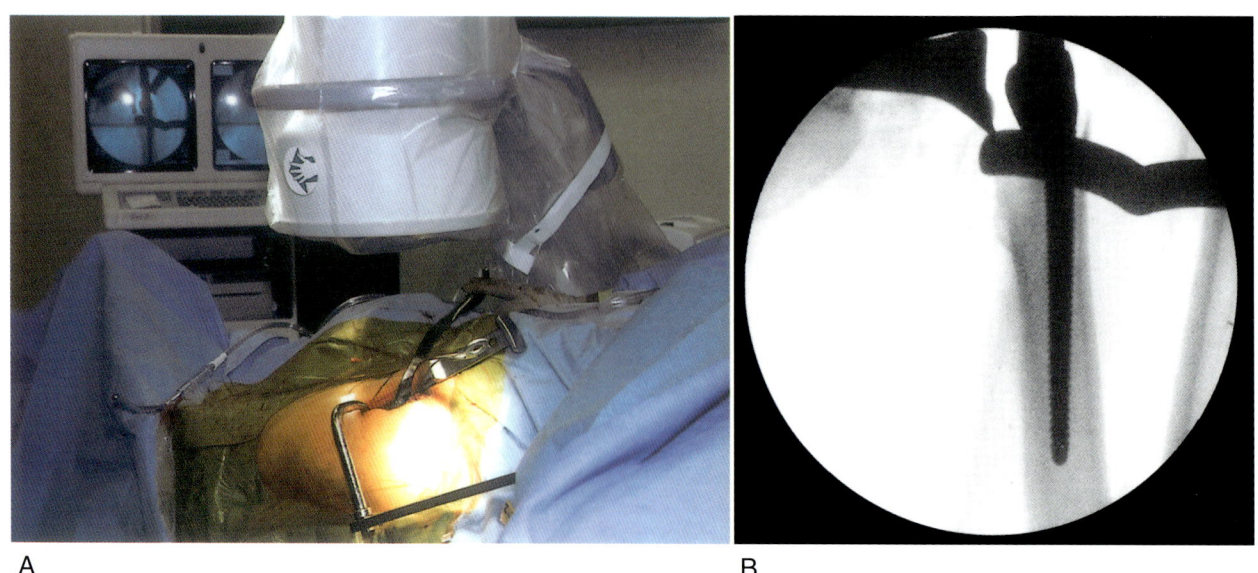

图 8-48 A. 术中使用 X 线判定假体柄前后位的正确位置。B. X 线显示假体柄位于股骨髓腔的中轴线。

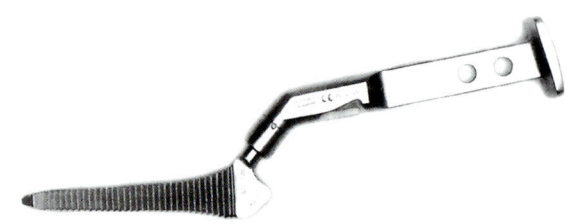

图 8-49 Zweymüller 髓腔锉连接偏位的打入柄。显示髓腔锉皱褶嵴线可使骨质加压。

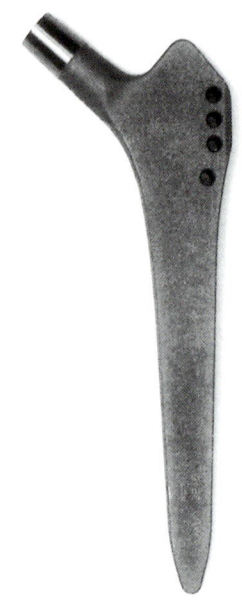

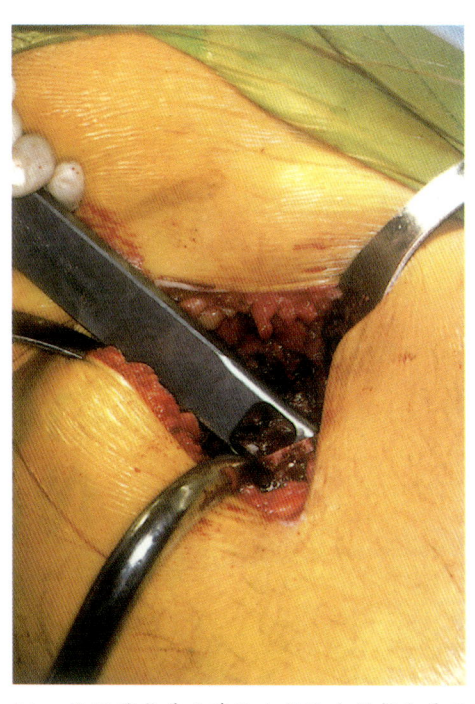

图 8-50 由磨砂喷涂钛合金制成的 Zweymüller 假体柄，显示假体柄直角、扁平并呈锥形。

图 8-51 使用箱式骨凿清除大转子内侧部分骨质以防止假体柄内翻植入。

最小号开始由小到大使用一系列股骨髓腔锉扩髓（图 8-52、8-53）。通过与术前模板对比以及术中持续重击打入困难的髓腔锉尺寸来判定股骨假体的型号，术中 X 线监视可以确定和调整合适的位置和型号（图 8-54），使其充分填充股骨髓腔。

试柄的插入

一旦股骨髓腔打入后就可试行复位。插入试柄，下肢自后伸外旋和内收位复位，复位时还可借助足托轻度牵引。髋关节在中立位和后伸位内外旋 180°画弧来评估髋关节的稳定性，因为前侧入路保留了后侧组织，则不需要常规检查屈曲位后侧的稳定性。如果希望检查，就需要将同侧下肢的牵引足托在手术台上松开，由台下助手在手术单下检查髋关节各个方向的活动范围。试行复位后，下肢重新固定在手术台远端。

下肢长度测量

此时是术中测量下肢长度的最好时机。增强影像用来显示耻骨联合和闭孔，我们主要观察双侧闭孔的尺寸和形状是否对等，骨盆是否水平（图 8-55）。对于体瘦的患者，观察到尾骨直接与耻骨联合重叠也是可能的。增强影像被用来显示观察对侧髋关节髋臼切迹，与坐骨结节的关系及股骨大、小转子（图 8-56）。这个影像可以保存和打印，并与术侧髋关节对比以确定位置是否一致，包括外展和旋转的程度（图 8-57）。小转子的位置和大小对于判定旋转非常重要，对比双侧髋关节影像来判定下肢长度和偏心距（图 8-58）。

下肢长度还可通过试模的头颈长度或更换不

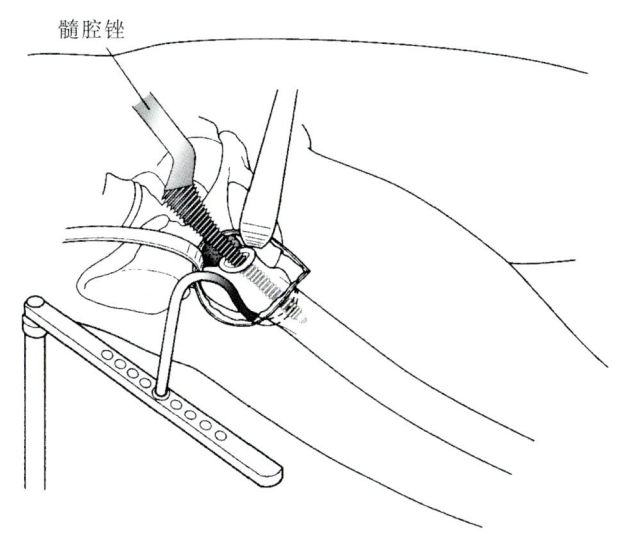

图 8-52　髓腔锉插入的正确位置及牵开器位置。

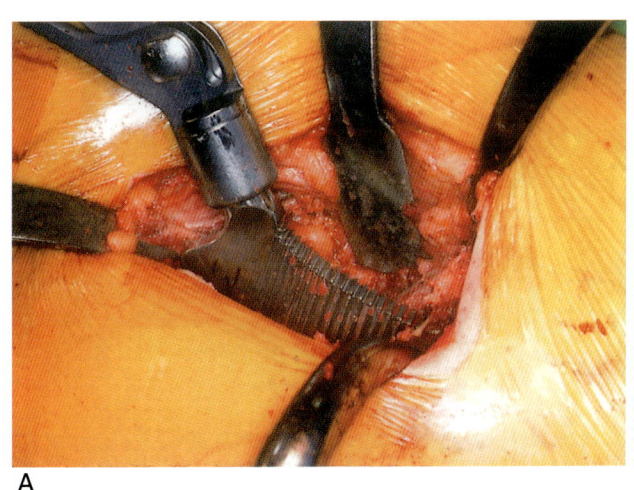
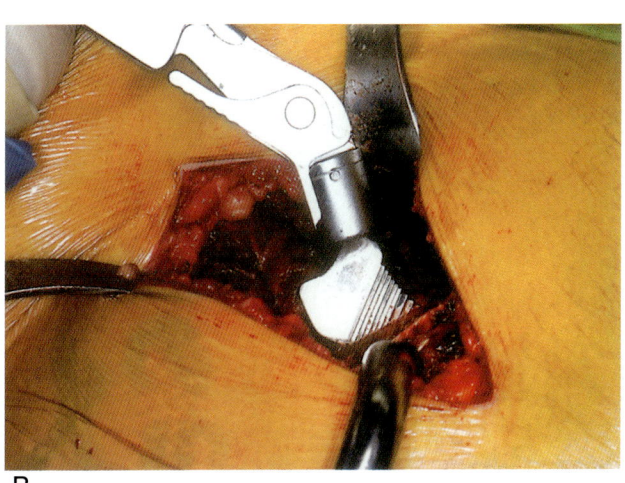

图 8-53　A. 按顺序对股骨髓腔进行扩髓。B. 打入的髓腔锉接近最后的位置。

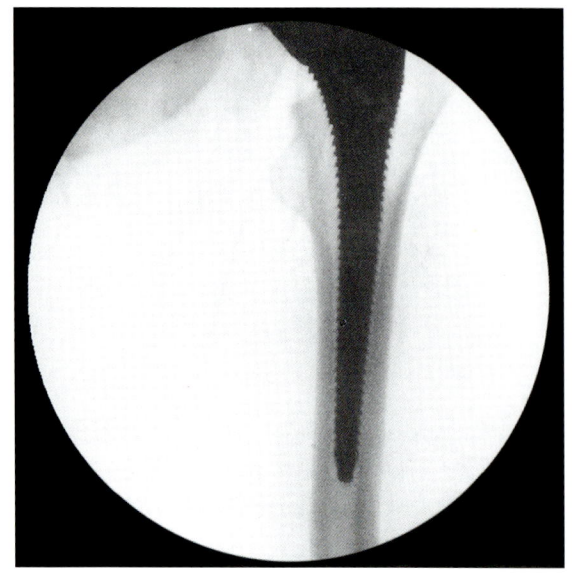

图8-54 术中X线确定假体柄的正确位置和型号,使其充分填充股骨髓腔。

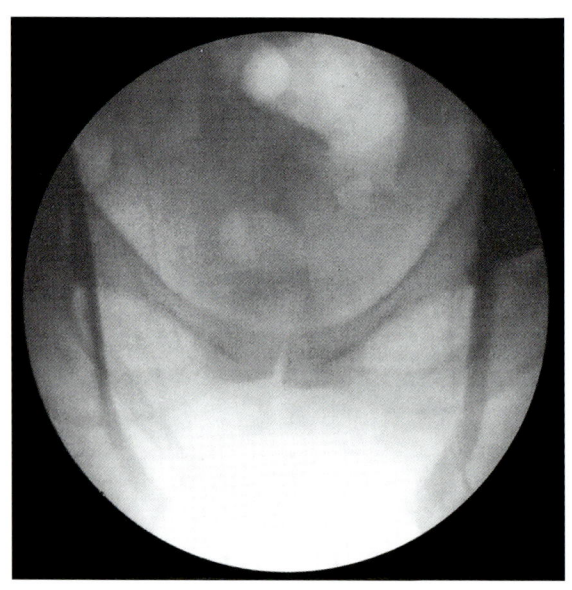

图8-55 术中X线显示闭孔位置来判定骨盆是否水平。双侧闭孔应显示大小和形状相同。

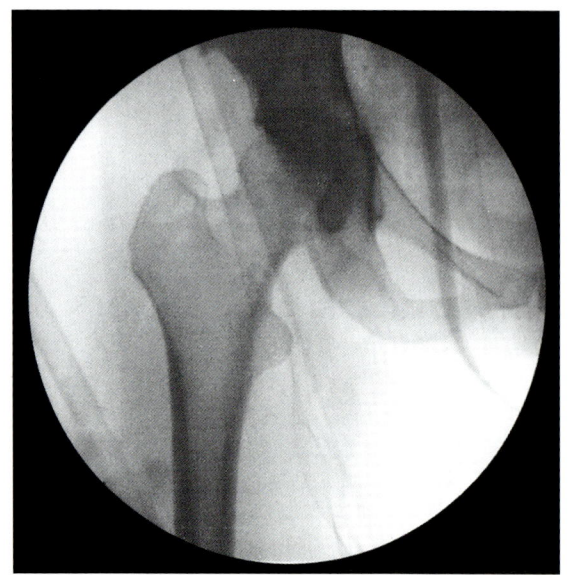

图8-56 对侧髋关节的X线影像用来作为模板。

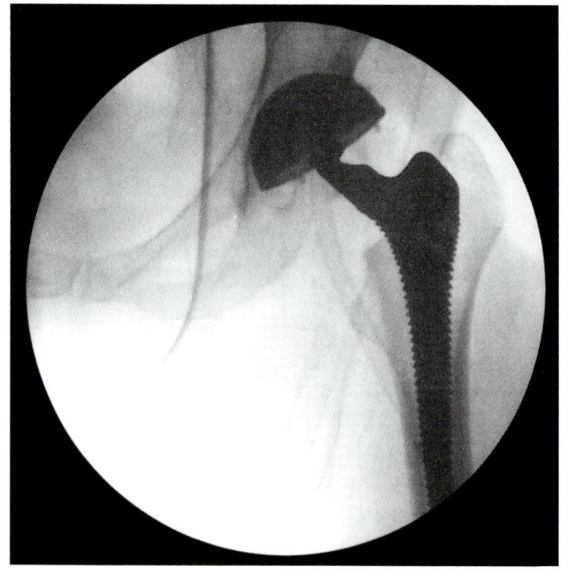

图8-57 术中透视观察试模的位置来检查下肢长度和偏心距。

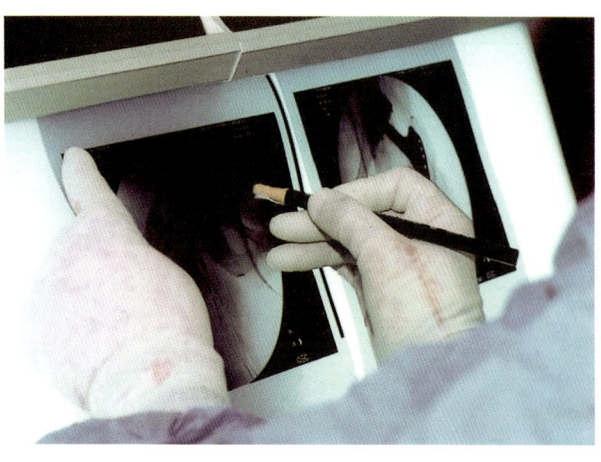

图8-58 术中对比双侧髋关节X线影像。

同大小型号的假体柄调整。Zweymüller 柄被设计可以连接不同大小的试模，减小型号同时减小了髋关节假体的长度和偏心距，反之亦然。如果下肢长度和股骨髓腔充填均满意，但偏心距需要增加，就可以选择扩展偏心距的 Zweymüller 柄（图 8-59）。Shenton 线被用来最终评估髋关节假体位置是否合适。

植入假体柄

一旦假体各部件被选定，Zweymüller 假体柄就可被植入股骨髓腔（图 8-60）。一个合适尺寸的 Zweymüller 假体柄可以用手将其长度的 3/4 推入髓腔（图 8-61），接下来轻轻敲击假体柄使其打入到稳定位置（图 8-62），术者同时要注意假体柄完全打入时敲击声音的改变。通过术中 X 线检查股骨头试模是否合适（图 8-63），一旦术者满意，就可放置真正的股骨头假体（图 8-64）并复位。最终 X 线透视检查（图 8-65）。

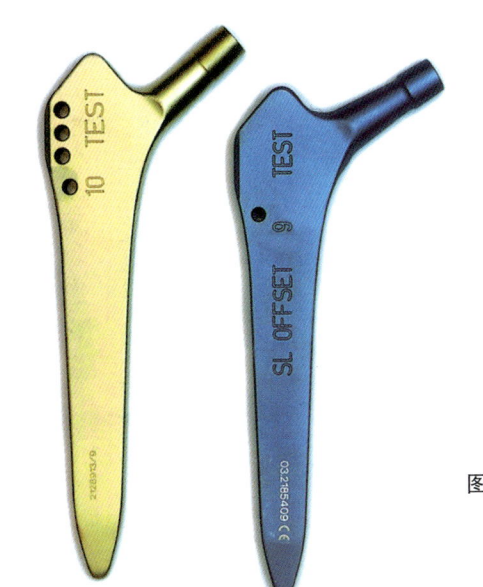

图 8-59　标准 Zweymüller 柄（左）和长偏心距 Zweymüller 柄（右）。

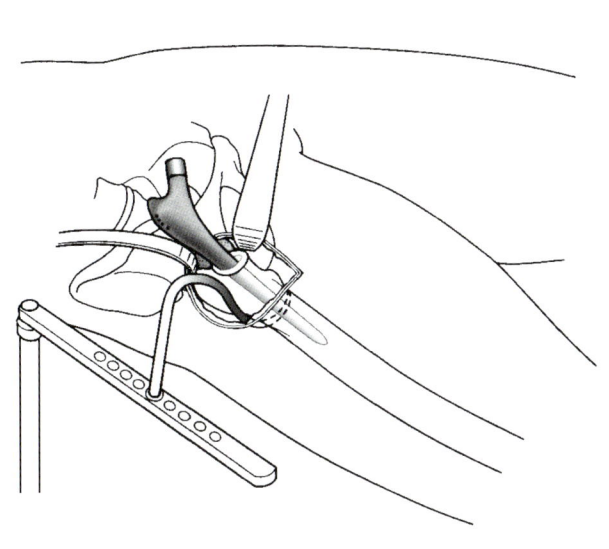

图 8-60　A. 股骨假体的打入。B. 真正假体柄的打入。

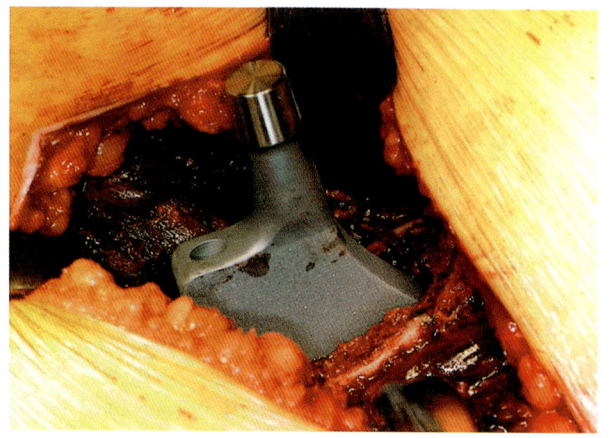

图 8-61 用手插入真正股骨假体的合适位置,股骨假体柄留在髓腔外的长度约为其长度的 1/4～1/3。

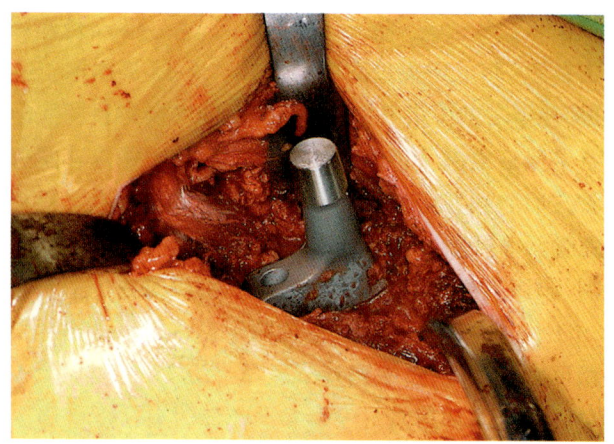

图 8-62 假体被牢固地打入到最终位置。

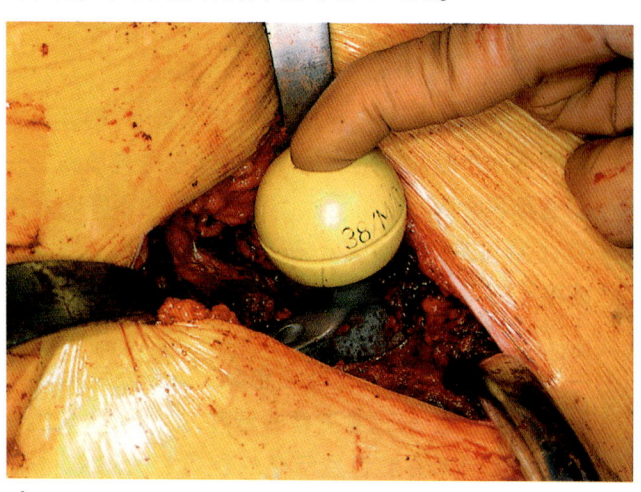

A

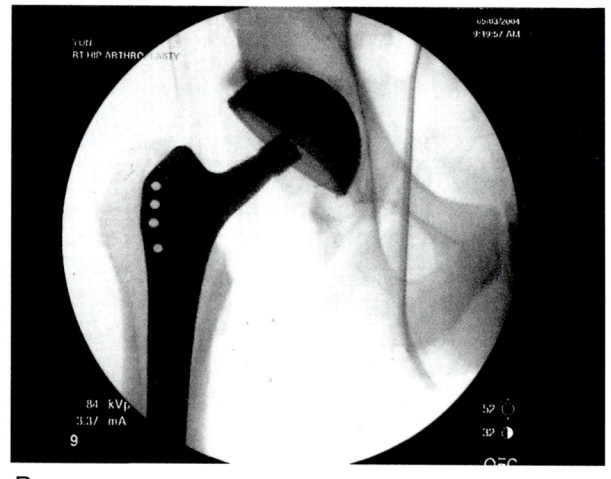

B

图 8-63 A. 试验股骨头试模。B. 复位后 X 线观察以确定正确的重建位置。

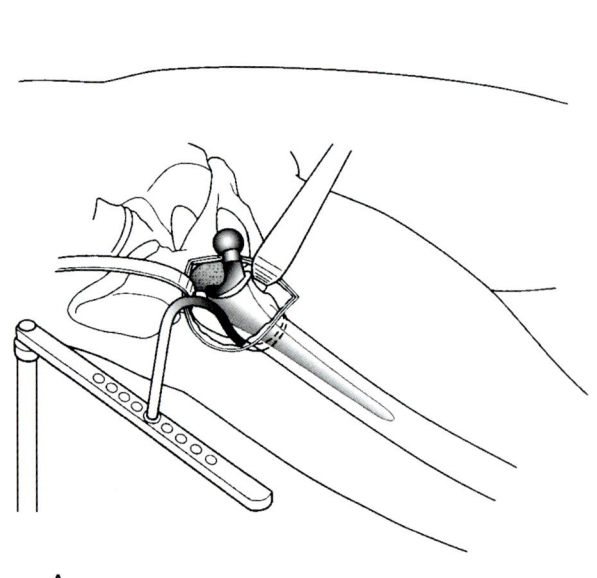

A

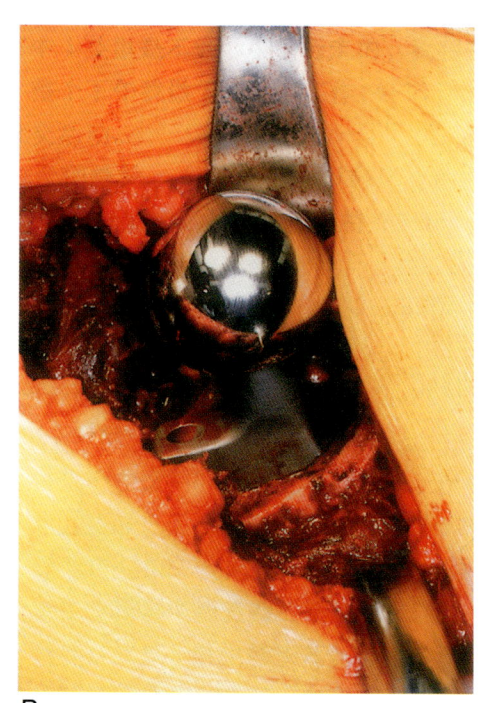

B

图 8-64 A. 安装真正的假体植入物。B. 安装真正的股骨头假体。

第 8 章 前路微小切口肌间入路：单一切口

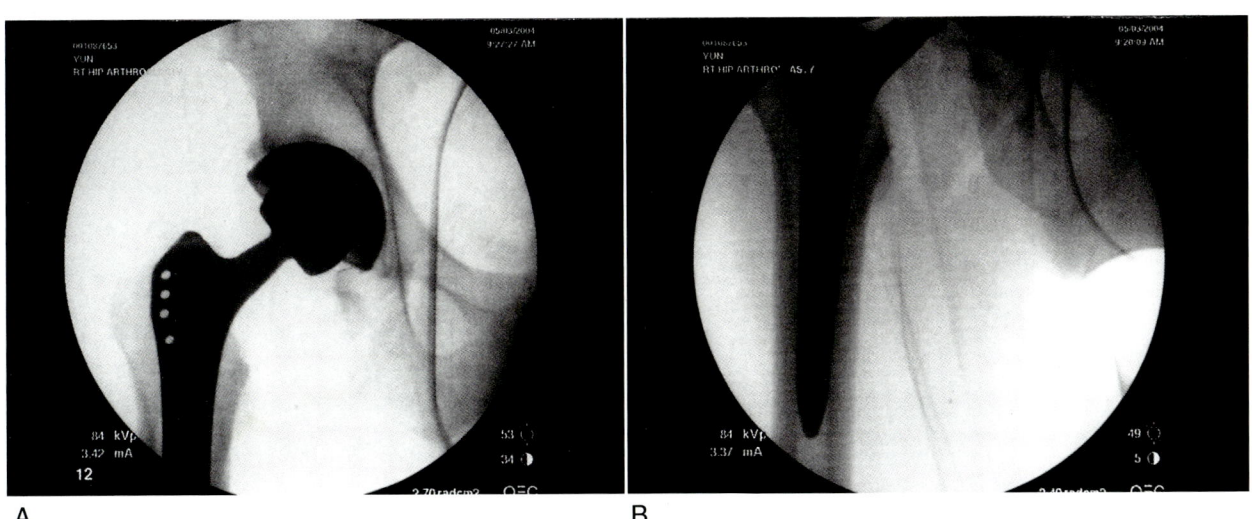

图 8-65 A. 术中股骨侧假体和髋臼侧假体的 X 线影像。B. 术中观察股骨远端 X 线影像以确定假体位置是否合适，是否存在凿穿或骨折。

闭合切口

闭合切口非常简单。借助关节囊标记重新对合并用 1-0 可吸收缝线缝合（图 8-66），阔筋膜张肌表面的筋膜层用 1-0 可吸收缝线连续缝合（图 8-67）。皮下组织用 2-0 可吸收线缝合，而皮肤用 3-0 缝线做皮内缝合。

足从牵引足托上取出，再次检查下肢长度确定是否相等（图 8-68）。术后离开手术室前拍摄骨盆正位和髋关节侧位片（图 8-69）。

● 术后康复

常规全髋关节置换术后的患者并不需要任何预防脱位的措施，无论是前侧入路或后侧入路。他们也不需要特殊抬高的坐便器，可以侧卧或平卧，术后自己穿鞋袜不受限。作者允许大多数患者在能耐受的情况下步行如厕时完全负重，不同术者对此看法不一。

对于物理治疗，患者可在手术当天或第 2 天在指导下行走锻炼。恢复的程度与患者个体的健康程度相关，对于单一关节疾病而全身状况好的患者，作者较快地要求他们在术后 24~48h 完成从助行器到双拐再过渡到手杖的过程。患者挂手杖出院，术后 2~3 周在指导下使用手杖户外行走锻炼。

在家中，患者根据康复计划锻炼股四头肌和髋外展肌肌力帮助行走。理疗师在术后 3~4 周进行 2~4 次家访以确定康复的速度，对于身体状况好的患者很少需要正规的门诊理疗。

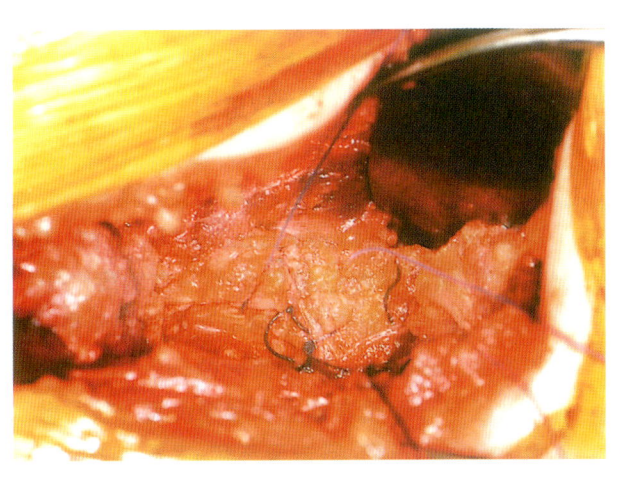

图 8-66 闭合关节囊，显示死腔被封闭。

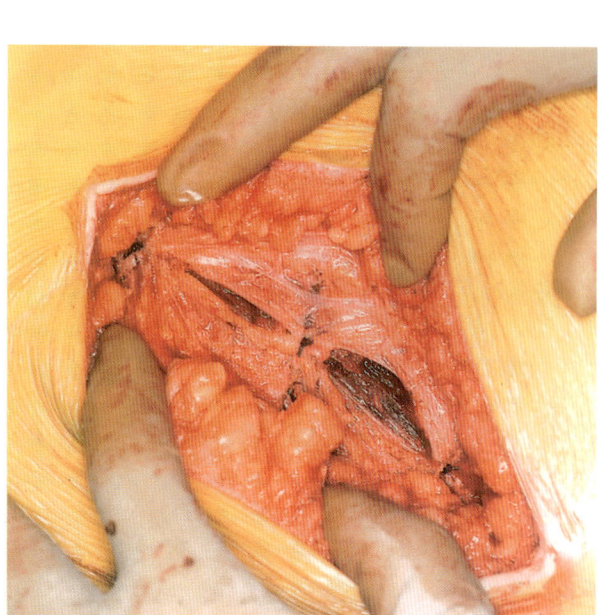

图 8-67　阔筋膜张肌表面筋膜的缝合。

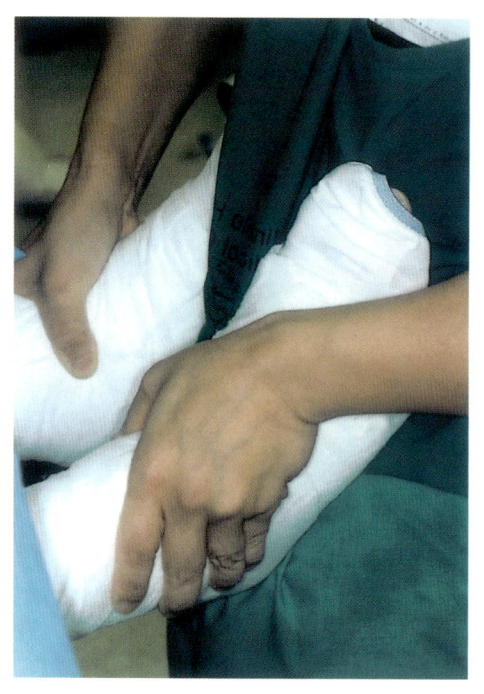

图 8-68　术中最后评估双下肢长度。

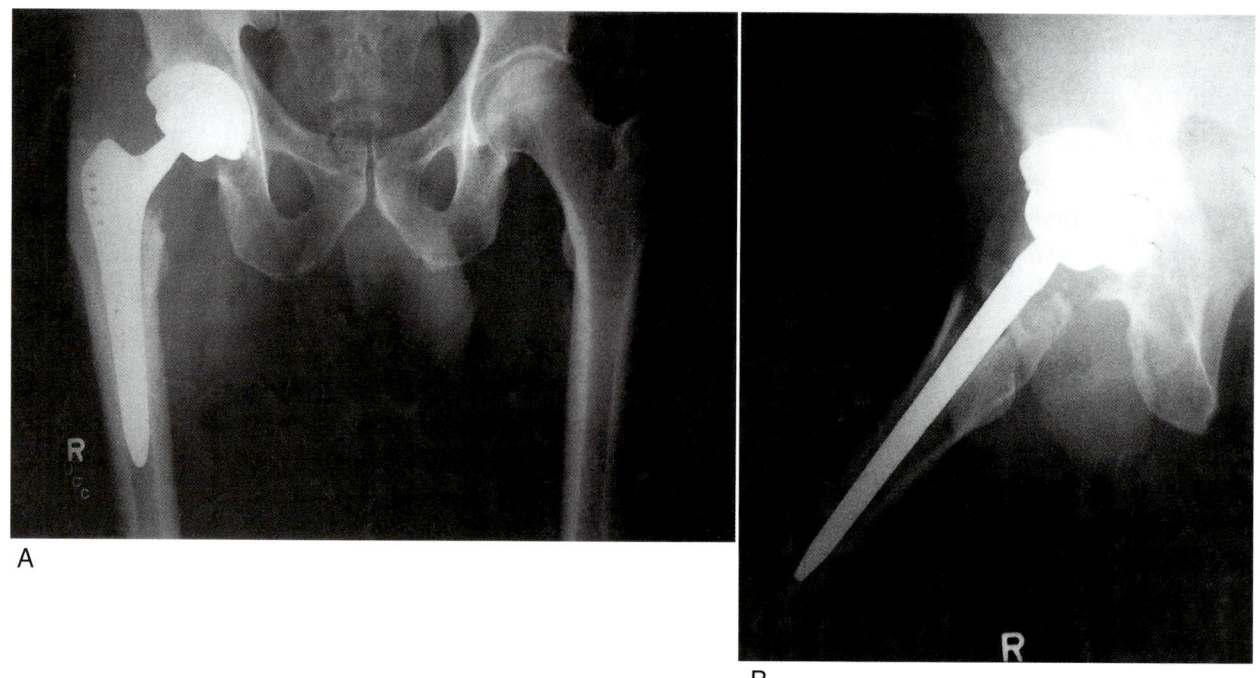

图 8-69　A. 前侧入路全髋关节置换术后骨盆正位 X 线片。B. 前侧入路全髋关节置换术后髋关节侧位片。

（范德刚 译　张明华 校）

Chapter 9

前外侧入路微小切口全髋关节置换

Anterolateral Approach for Mini-incision Total Hip Replacement *

RICHARD "DICKEY" JONES

* 参见 DVD 中 "前外侧入路全髋关节置换"

髋关节成形术——微创技术与计算机导航

●适应证

除后侧入路外，还可采用前外侧入路全髋关节置换。在美国，大约1/3的外科医生选择前外侧入路，其余的选择后侧入路。前外侧入路的优点包括：术后脱位率低，可以直接到达并看到髋臼[1-4]。如果没有计算机辅助导航系统，前外侧入路直接到达髋臼有利于更好地放置髋臼。

微小切口全髋关节置换是对已经建立的标准手术过程的改良。当医生逐渐熟悉微创全髋关节置换术后，手术切口长度将逐渐缩短。一些医生[5]认为需要经过在尸体上操作训练或指导后才能独立进行微创手术操作。作者认为，因为微小切口前外侧入路只是前外侧手术入路切口逐渐缩短，所以不需要特殊训练。如果遵循本章概括的原则，医生能很快掌握。

●手术技术

体位和切口

患者侧卧位，骨盆固定于手术台上（第3章）。患肢屈髋屈膝各30°，呈外展、内收及旋转中立位。术者站在患者的后侧，助手站在前侧。

触摸到大转子和股肌结节的界限后标记并画出切口（图9-1）。切口从大转子后上方近端1cm沿着股肌结节线到转子远端前方1cm。这个斜切口能在准备髋臼时较好地直接到达髋臼，切口长度大约8~12cm，根据大转子的尺寸而定。可以用Cobb骨膜剥离器，从髂胫束分离皮下组织和脂肪，使得皮肤与筋膜分离，创造一个移动的操作窗口。

暴露

患肢外展，远端用Richardson牵开器牵开以暴露筋膜，沿着手术切口切开筋膜，近端向大转子延长3cm（图9-2）。将Richardson牵开器前移以暴露臀中肌纤维，从前近端沿着纤维方向切开到大转子顶部，然后沿着大转子向远端做"L"形切开，将臀中肌从下面的臀小肌处掀开（图9-3）。臀中肌瓣用连锁Kessler缝合（5号Ticron）标记，以备关闭时重新附丽于大转子的肌腱袖。

将Richardson牵开器从臀中肌下移动，将前2/3的臀中肌向前牵开。用钝Cobra牵开器置于余下的臀中肌之下，完全暴露臀小肌（图9-4）。从上颈部上方髋臼处将臀小肌及深层的髋臼上覆盖股骨颈的关节囊一起切开作为单一的肌筋膜瓣，沿着大转子嵴向远端切开，直到股外侧肌（图9-5）。臀小肌的附着点在臀中肌附着点内侧1cm，必须予以解剖复位以防止术后跛行（图9-6）。暴露从股骨颈内下延长到小转子。在股骨颈下方和关节囊之间使用Cobb骨膜剥离器将有利于暴露。

臀小肌（关节囊肌筋膜瓣）用连锁Kessler缝合

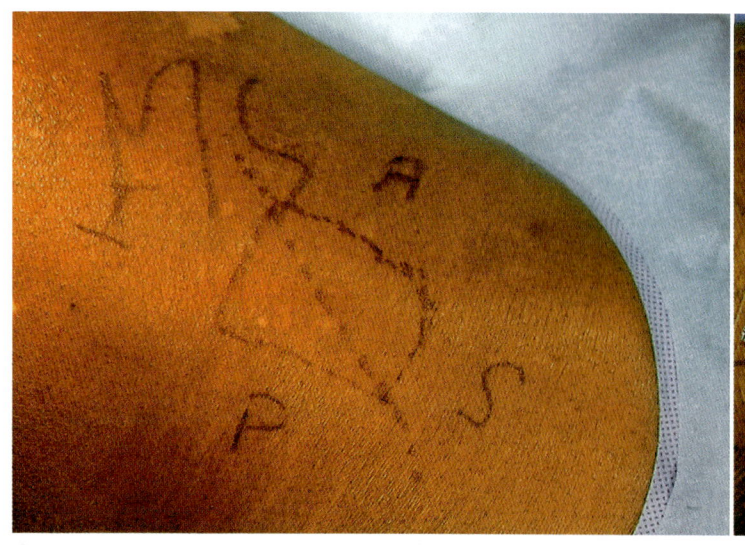
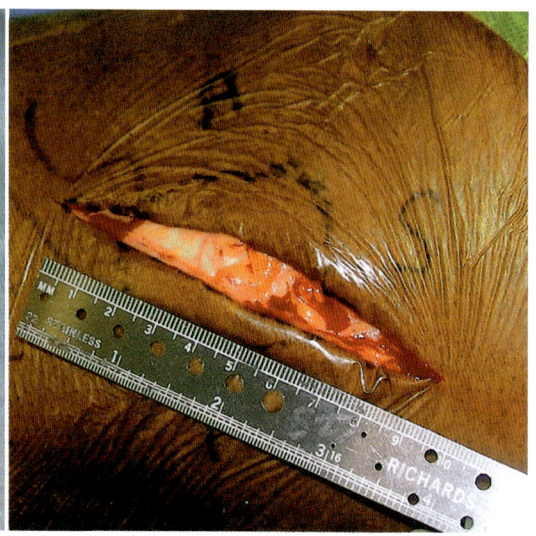

图9-1　A. 大转子显示在皮肤上的矩形框内。上、下、前、后边界均已标出。虚线是斜行切口自大转子后上方近端1cm延伸到大转子前下方远端1cm。B. 测量显示切口长8cm。

第 9 章 前外侧入路微小切口全髋关节置换

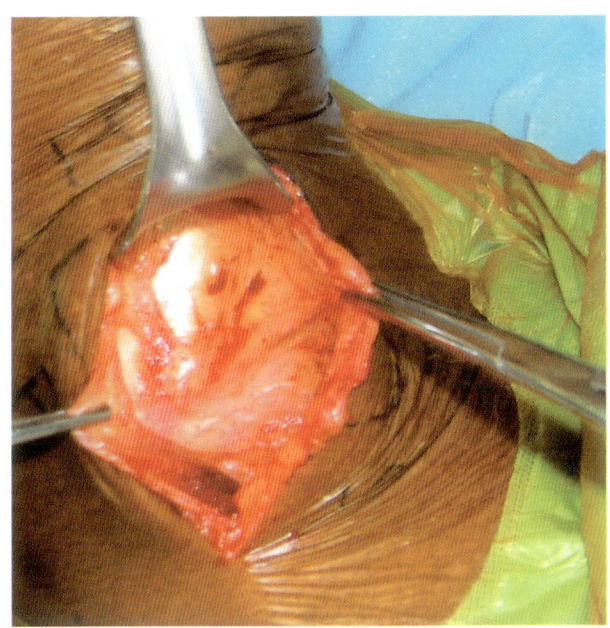

图 9-2 皮下脂肪已经从髂胫束分离。患肢外展,皮肤切口远端放置 Richardson 牵开器。髂胫束将沿着股骨和皮肤切口切开。

(5号 Ticron)标记,关闭切口时用一 Hewson 导线器和通过大转子处 3.2mm 钻孔重新附丽于解剖位置(图 9-7)。

把 Meyerding 牵开器放到臀小肌关节囊瓣下,向前牵开(图 9-8)。髋臼后部到前柱的关节囊(唇缘)被从髋臼上方剥离。将另一个轻便的牵开器或钝 Cobra 牵开器放到髋臼前部和髂腰肌肌腱之间(图 9-9)。

将一把特殊的髋臼上方牵开器沿着髋臼上缘插入以完全暴露髋臼。或者用一两根 Steinmann 针放到髋臼上缘做牵开和暴露。用 3.2mm 钻头平行于髋臼上缘牵开器(或者 Steinmann 针)钻入大转子,测量两者间的距离,以评估术前和术后下肢长度(图 9-10)。用美蓝标记测量点以便重建后识别。

截 骨

患肢屈曲、外展、外旋使股骨头脱位。必要时用骨钩将股骨头从髋臼拉出。这种屈曲、外展、外旋姿势将股骨头和股骨颈移入术野。截骨平面可以用股骨假体试模测量(图 9-11),或者从术前小转子上测量的位置来确定(图 9-12)。

股骨颈截骨后,取出股骨头,患肢 30°外旋置于对侧肢体上。

可用骨钩抬起股骨近端以触摸坐骨,将后路牵开器直接放到坐骨或者将坐骨挡到髋臼后柱的后面(图 9-13)。前面准备好的"移动皮肤窗口"可以随意牵开以暴露髋臼(图 9-14)。

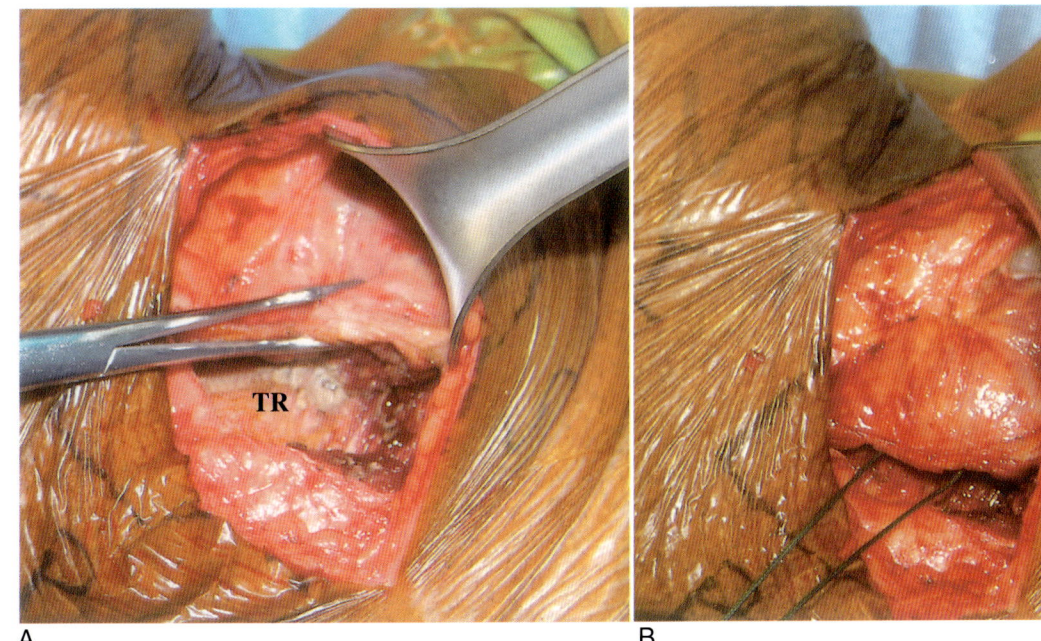

图 9-3 A. Richardson 牵开器牵开皮下组织暴露臀中肌前 2/3(钳夹部分)。臀中肌已经从近端(右)到大转子尖并沿着转子嵴(TR)切开,牵开后暴露下面的臀小肌。B. Richardson 牵开器留在前方和上方,用 5 号 Ticron 线连锁缝合标记臀中肌,以备稍后重新附丽到转子嵴。

· 195 ·

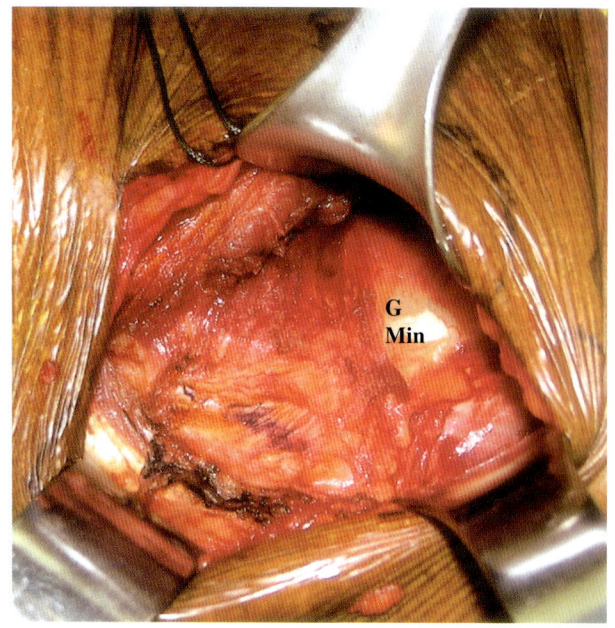

图 9-4 前上方 Richardson 牵开器(上)牵开臀中肌以暴露臀小肌(G Min)。Cobra 牵开器(右下)放在余下的 1/3 臀中肌肌纤维下面以完全暴露臀小肌。

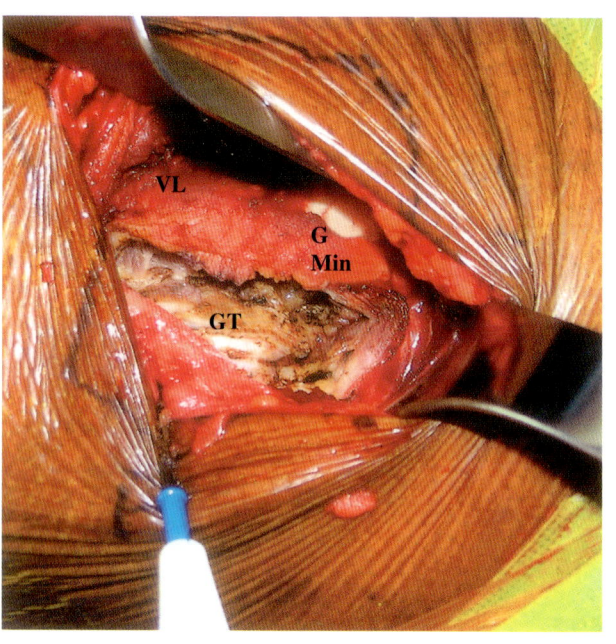

图 9-5 在臀小肌和关节囊上做"L"形切口,从股骨颈上面沿着臀小肌(G Min)止点右侧向下到大转子(GT),继续向远端分离至邻近的股外侧肌(VL)。

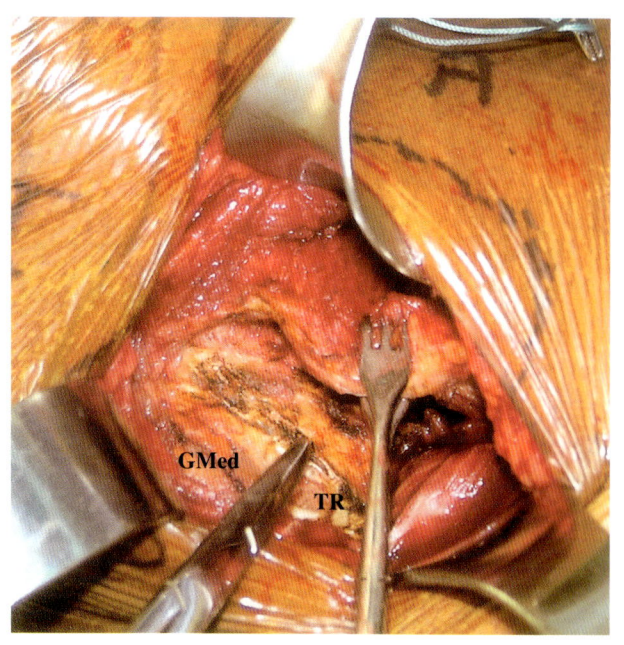

图 9-6 上方 Richardson 牵开器继续牵开臀中肌(G Med)。在臀小肌和关节囊瓣上放置一把 Leahy 钳。持针器指示着臀小肌到大转子的止点,位于转子嵴(TR)上臀中肌止点内侧 1cm 处。

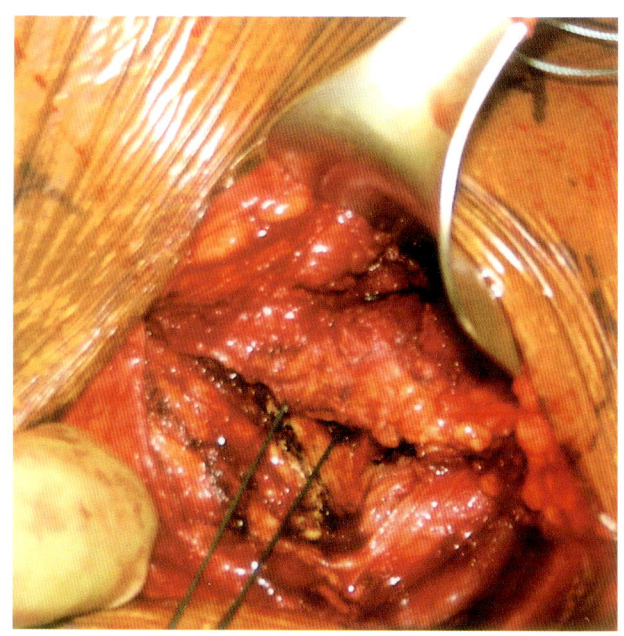

图 9-7 同上,前方 Richardson 牵开器牵开,臀小肌关节囊瓣用 5 号 Ticron 标记,以备重新通过钻孔附丽到大转子上。

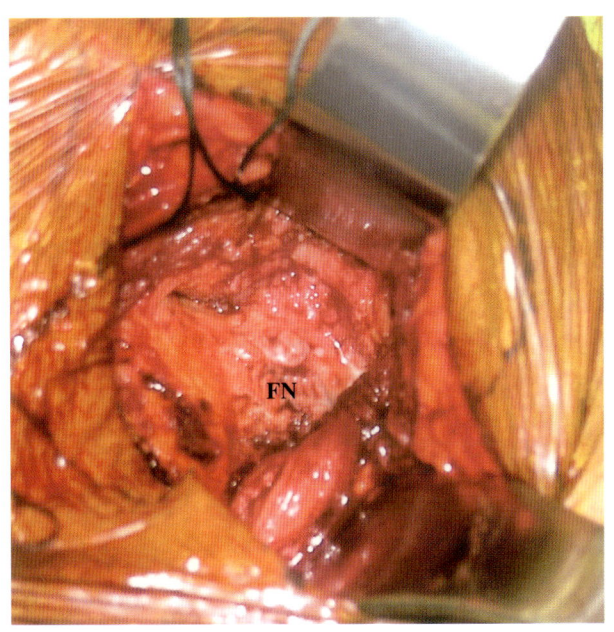

图9-8 前方Meyerding牵开器向前牵开臀小肌关节囊瓣暴露股骨颈(FN)。

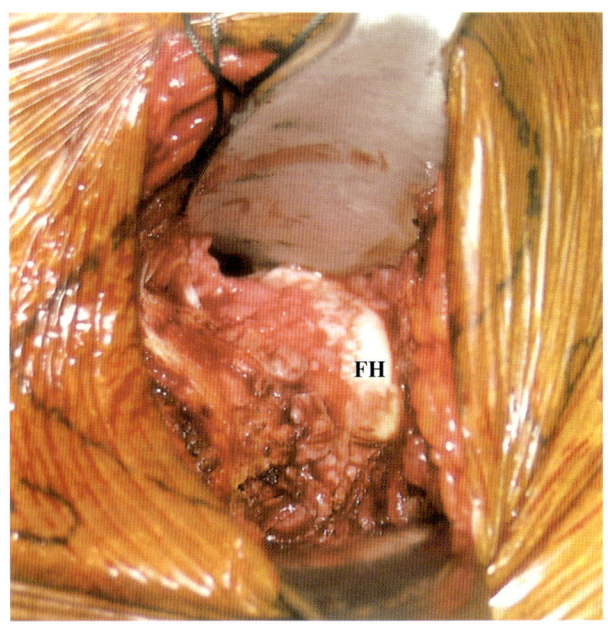

图9-9 前方钝Cobra牵开器放置在髋臼前方和髂腰肌肌腱之间,进一步暴露股骨头(FH)下半部分(右)。

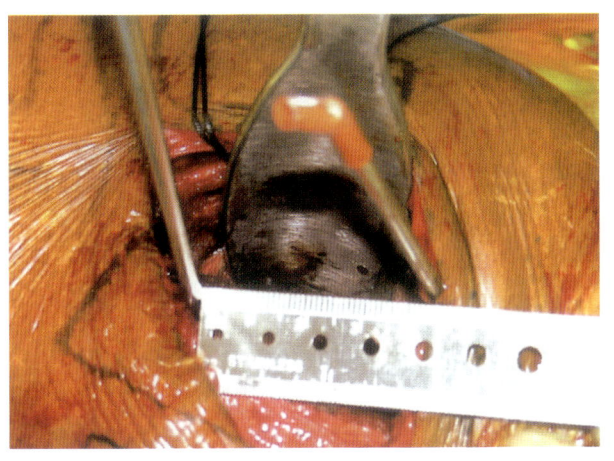

图9-10 2根Steinmann针固定于髋臼上翼和大转子。测量两者间的距离以帮助术中调节患肢长度。用电凝标记2个进针点,以便最后关节复位后再次检查患肢长度。

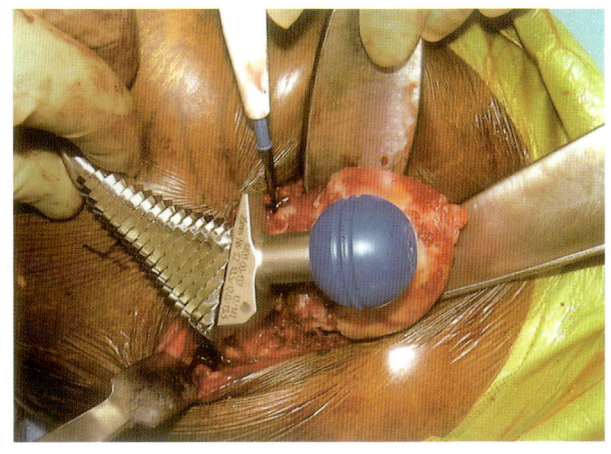

图9-11 试模置于股骨头上,确定股骨颈截骨平面。截骨后再次检查小转子远近端距离,与术前X线片比较,如图9-10。

髋臼准备及植入

准备髋臼时,术者应站到手术台前面,因为在这个位置可以很好地观察髋臼。做髋臼扩大,内侧终点为髋臼切迹(四边形板)的皮质骨。髋臼扩大器方向正对坐骨切迹,可以用一个手指放好。用Steinmann针做引导进行髋臼扩大。图9-15显示髋臼扩大器柄指向坐骨结节,用Steinmann针做引导。图9-16显示髋臼扩大器准备髋臼的近观。

置入髋臼试模以判断髋臼位置和匹配情况。髋臼倾斜度推荐为40°~45°。前倾角由瞄准臼窝中心至坐骨切迹之间的角度决定(图9-17)。用这个技术操作,前倾角平均为20°。取出试模,将真正髋臼假体按照选好的位置植入,并撬动敲击器柄检查其稳定性。植入假体之前,将黏结剂(骨水泥)放入骨性髋臼(图9-18)。如果需要立即稳定髋臼杯,则用螺钉固定,螺钉固定技术简单。然后将假体植入金属壳中。如果需要帽盖提供更多的稳定性,帽盖应当置于髋臼杯前外侧,帽盖顶点与髂前上棘一致(图9-19)。

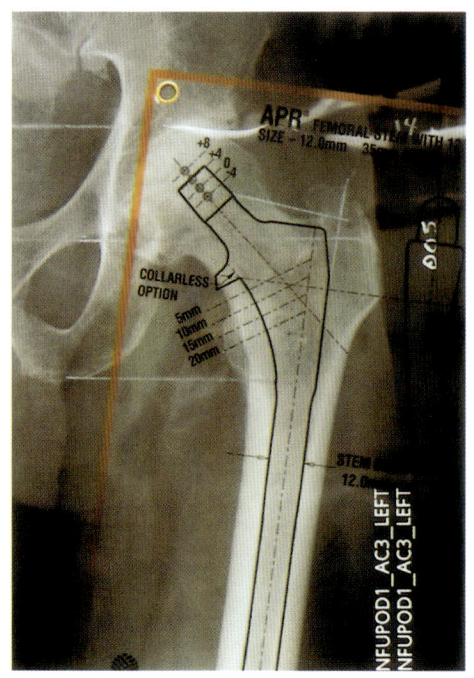

图9-12 APR股骨柄X线模板叠加在髋关节X线片上。模板按照中立或者0号头测量。本例中,股骨颈截骨点位于小转子近端上10mm,与用试模所做的临床检查近似,如图9-11所示。

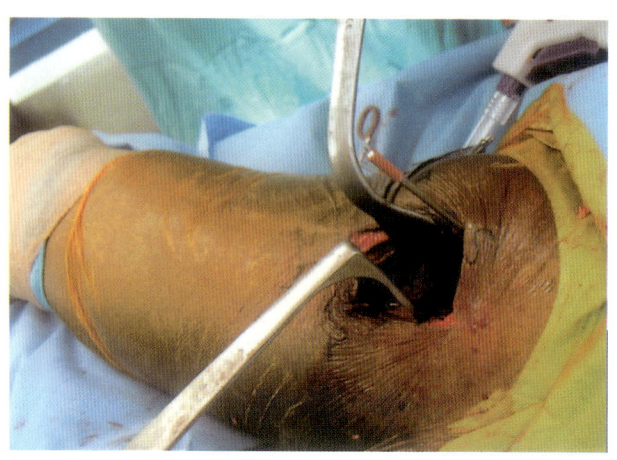

图9-13 患肢外旋30°置于对侧肢体上。已放置后方牵开器使坐骨挡到髋白后柱的后面。前方Cobra和后方牵开器就位,髋白即可被直视。Steinmann针在前方牵开器近端。

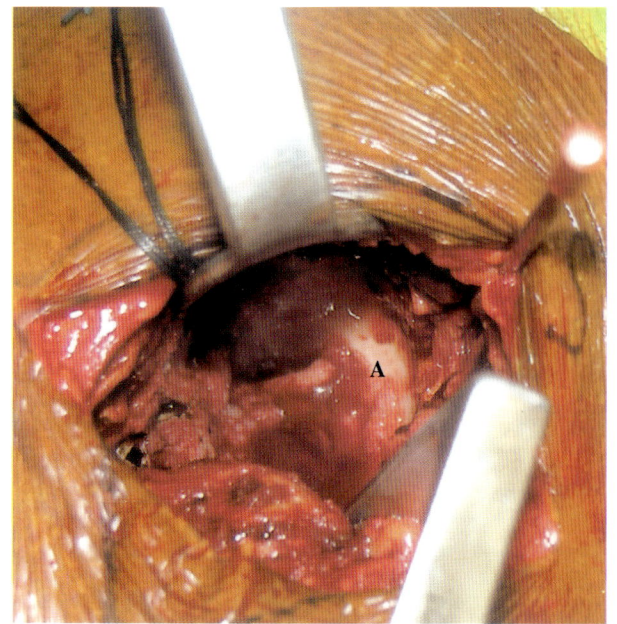

图9-14 前方牵开器(上)保留在前方髋白缘和髂腰肌肌腱之间。后方牵开器(下)向后拉开股骨,可以直视髋白(A)。髋白锉朝向坐骨切迹,这是个可靠的解剖标志,由此产生对髋白的20°前倾角。髋白向内扩大到髋白切迹(四边形板)的皮质骨。Steinmann针在上面。

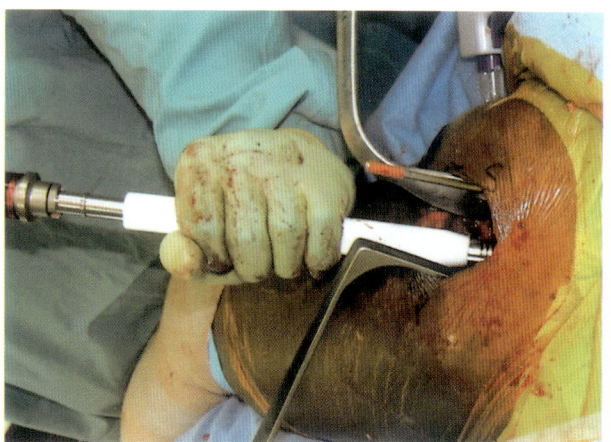

图9-15 髋白锉指向坐骨切迹。橡皮头的Steinmann针保证正确的前倾角位置。

第 9 章 前外侧入路微小切口全髋关节置换

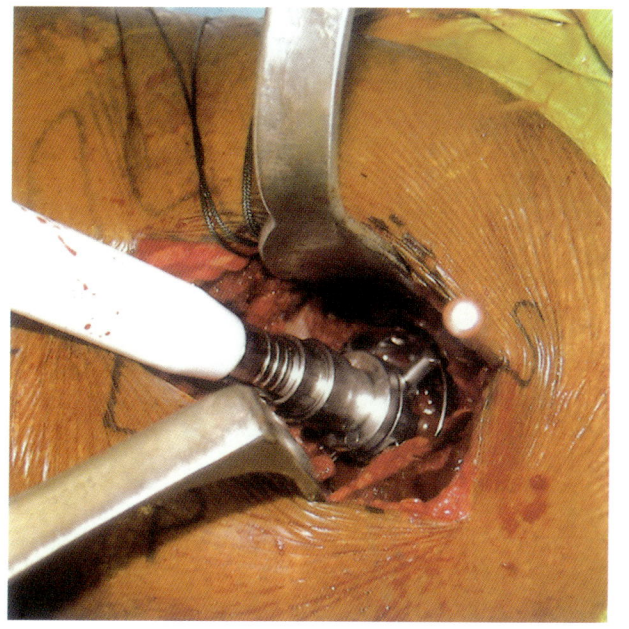

图 9-16 髋臼锉的前倾角由直接朝向坐骨切迹来决定,坐骨切迹可以用手指触及。前方牵开器(右)及髋臼锉上边的橡皮头的 Steinmann 针是坐骨切迹的可见标志。它同时拉开髋臼上缘组织。此图显示髋臼骨准备时容易达到髋臼。

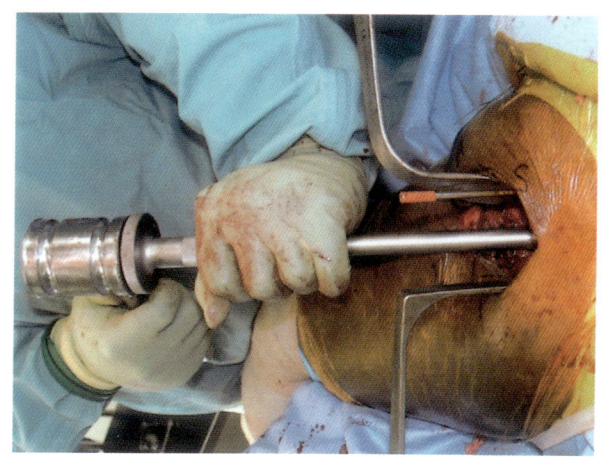

图 9-17 通过将长握柄指向坐骨切迹,试模和真正的髋臼组件被压入髋臼。

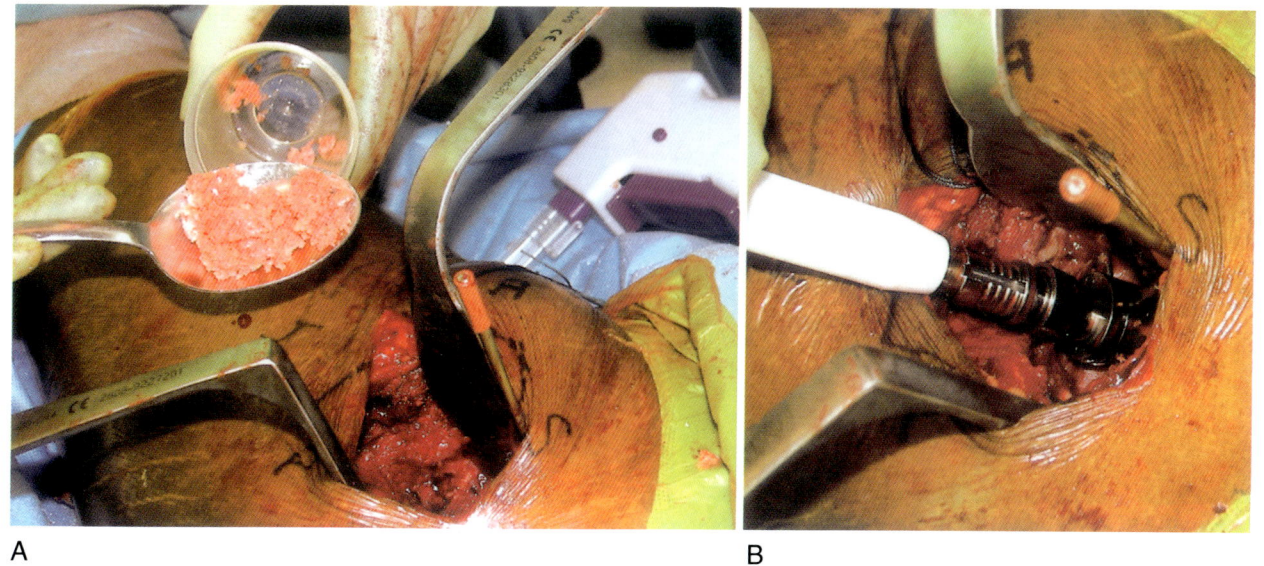

A   B

图 9-18 A. 从股骨头锉出的松质骨,用海绵脱脂后植入准备好的髋臼。B. 用光面髋臼锉或者正常髋臼锉伸入髋臼反转。此时髋臼锉指向坐骨切迹。

股骨准备及植入

术者站到手术台后面准备股骨。取出髋臼上方和后方的牵开器,前方的牵开器保留。患肢屈曲、外展、外旋,大转子和后侧筋膜间放置股骨颈提拉牵开器,以暴露股骨近端做扩孔和扩髓。这个牵开器必须安置在下肢中立位状态(防止损伤坐骨神经,图 9-20)。放好这一牵开器后,将患肢摆放于屈曲、外展、外旋位(图 9-21)。

直视下进行股骨扩孔(图 9-22)和扩髓(图 9-23)。最后使用的髓腔扩大器作为试模,安装头(颈)

· 199 ·

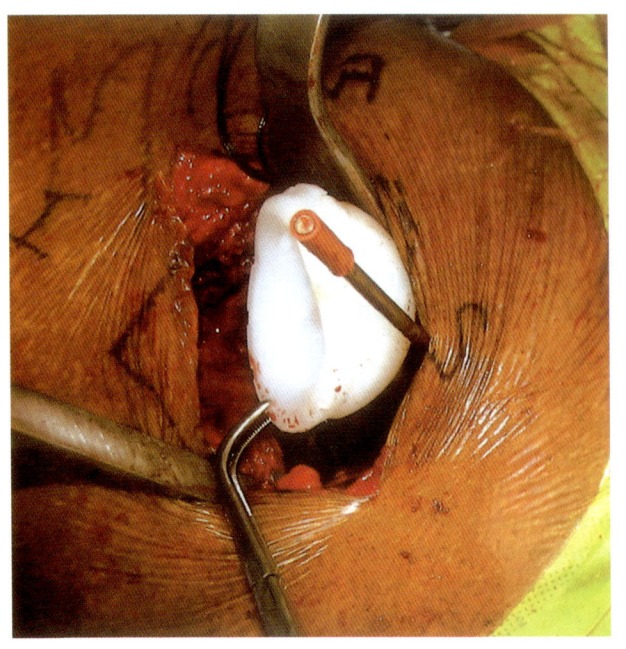

图9-19 安放一个已有10°帽盖的聚乙烯髋臼组件,帽盖朝向前外,左髋为10~11点位置,右髋为1~2点位置。

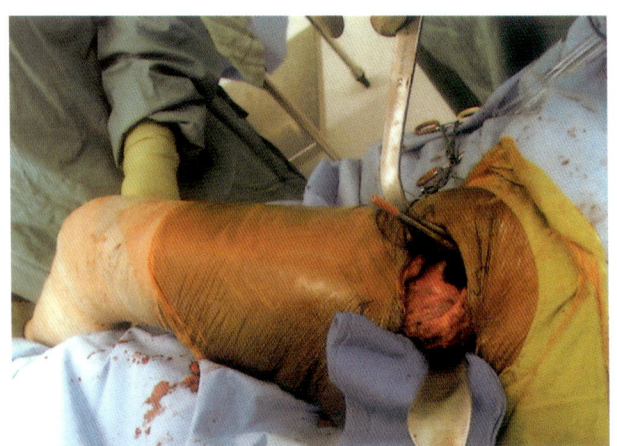

图9-20 为了保护坐骨神经,患肢置于中立位,股骨颈提拉牵开器放在大转子后方(伤口下右侧)。牵开器在蓝色纱布上。

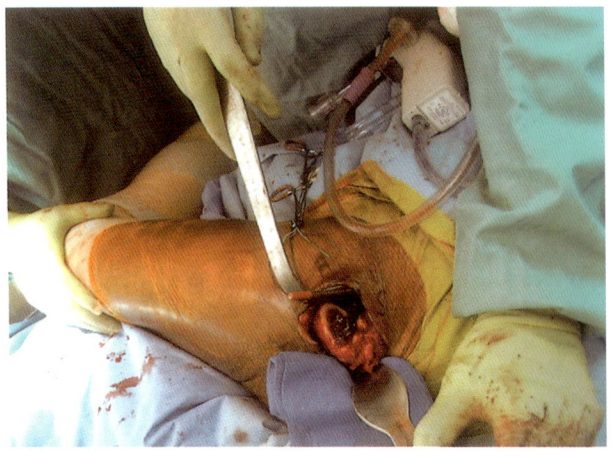

图9-21 患肢由助手摆放到屈曲、内收、外旋位置。这样在伤口中央可以直接到达股骨颈。

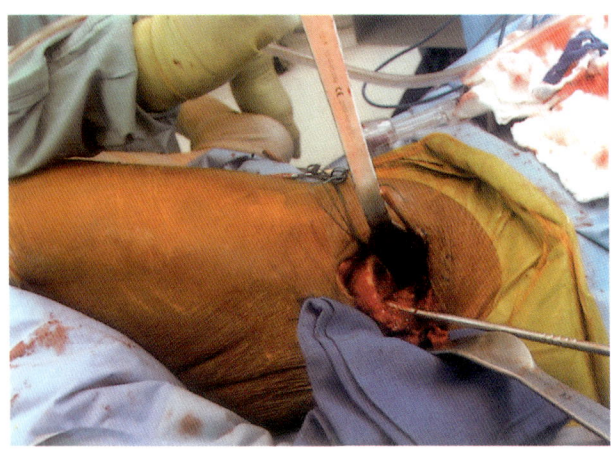

图9-22 在股骨颈近端直视下做股骨扩髓。

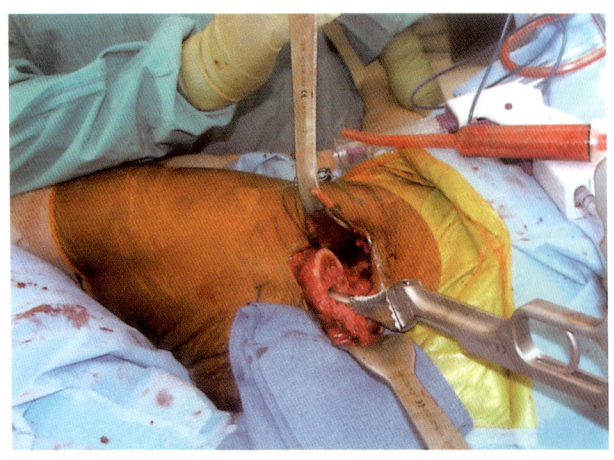

图9-23 扩髓到适当尺寸后,股骨扩髓完成。注意只有一个助手维持患肢处于屈曲、内收、外旋位置并维持前方牵开器在原位以维护视野。用长柄牵开器可以做到。

附件,复位到髋关节。放回髋臼上方牵开器,还原大转子钻芯,测量患肢长度(图9-10)。髋臼后和大转子的测量点已经用电凝器或美蓝标记出来,所以定位针的位置就明确了。最后选择股骨头长度,通过检查试模复位后的稳定性来确定。取出大转子钻芯和髋臼上牵开器。将股骨近端再次放入伤口内,患肢置于中立位,安放后方牵开器(保护坐骨神经,图9-20)。取出股骨试模,将真正的股骨柄植入股骨颈截面的相同水平(图9-24)。

闭 合

取出所有牵开器,冲洗伤口。将臀小肌(关节囊瓣)经钻孔重新附丽到原来的解剖位置(图9-25)。臀中肌用先前备好的缝线(5号 Ticron)重新附丽到转子嵴(图9-26)。皮下组织用2-0可吸收缝线缝合。用2-0 Monocryl 缝线做皮内连续缝合,可获得良好外观效果(图9-27)。

● 总 结

前外侧入路微小切口手术是进行全髋关节置换的极佳选择,因为较小切口缩短了为假体植入而达到股骨和髋臼所需要切断、分离或者松解的肌肉的长度。为这一操作而设计的器械提高了手术效

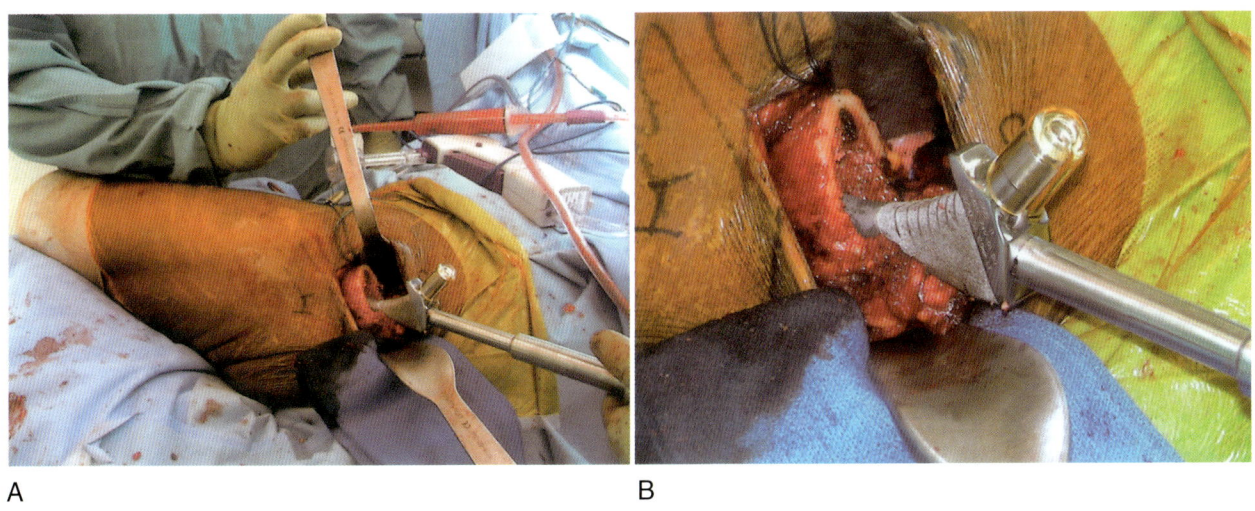

图9-24　A. 安放了正确尺寸的股骨组件。领部应当密切接触股骨距以达到最大限度的稳定。B. 股骨柄插入近观。

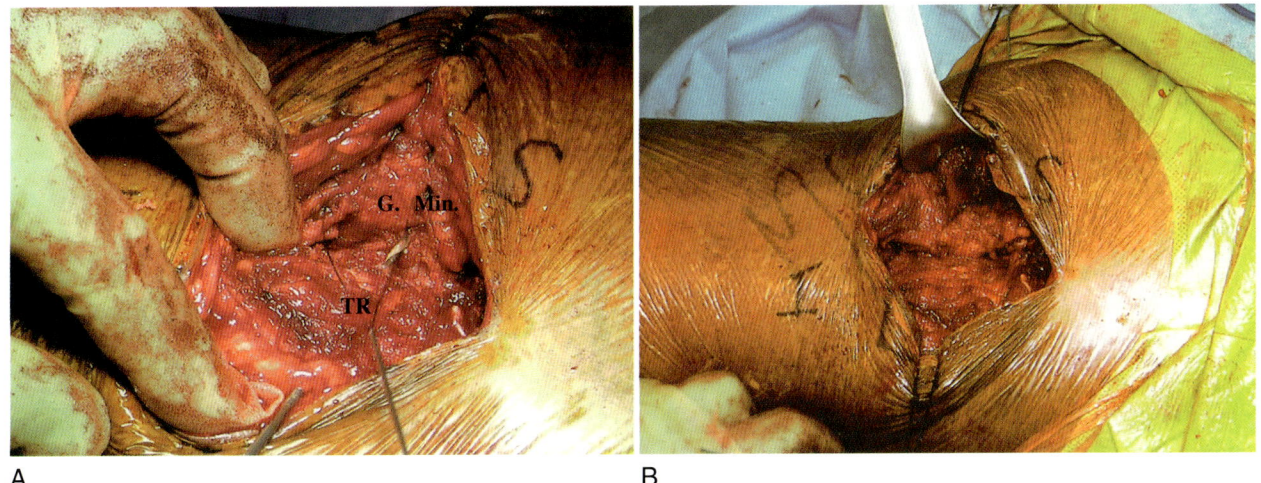

图9-25　A. 臀小肌(关节囊瓣)(G Min)重新附丽到原位转子嵴(TR)内侧1cm处,用Hewson导线器穿过钻好的骨孔。重新附丽时将患肢置于外展位。置于折叠的手术单或Mayo架上。B. 臀小肌瓣已经被重新附丽。

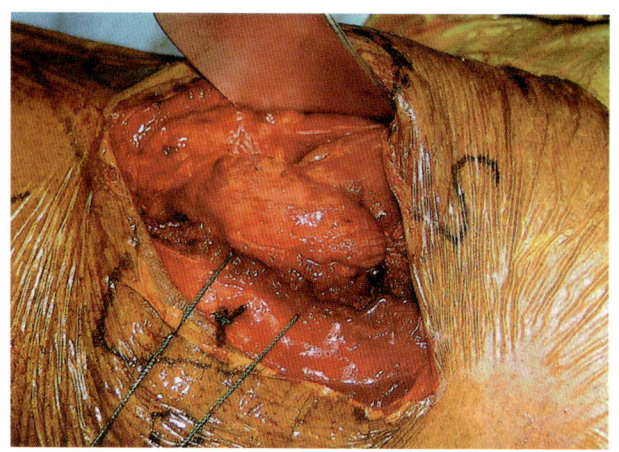

图9-26 将臀中肌直接缝到转子嵴。在底部两根长线之间可以看到已经附丽到钻孔的臀小肌(关节囊瓣)。

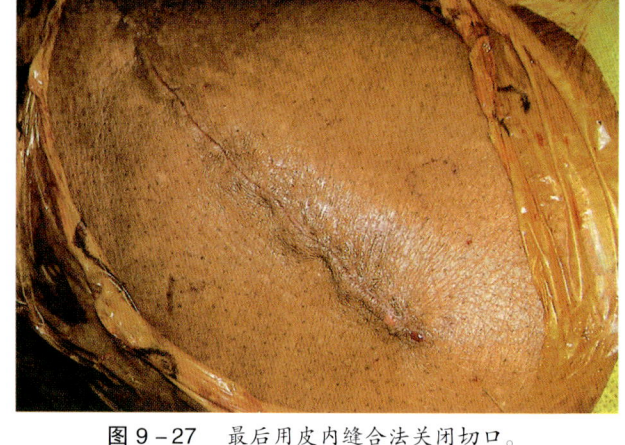

图9-27 最后用皮内缝合法关闭切口。

率,只需一名助手操纵患肢,使手术易于操作,无须较大切口。然而,如果需要更多的暴露,这个手术入路也可以延长,为了安全地重建髋关节,则不必犹豫延长切口。

参 考 文 献

[1] Barber TC, Roger DJ, Goodman SB, et al. Early outcome of total hip arthroplasty using the direct lateral vs. the posterior surgical approach. Orthopaedics, 1996, 19: 873-875

[2] Hardinge TR. The direct lateral approach to the hip. J Bone Joint Surg Br, 1982, 64: 17-19

[3] Hedlundh U, Hybbinette CH, Fredin H. Influence of surgical approach on dislocations after Charnley hip arthroplasty. J Arthroplasty, 1995, 10: 609-614

[4] Mulliken BD, Rorabeck CH, Bourne RB, et al. A modified direct lateral approach in total hip arthroplasty: a comprehensive review. J Arthroplasty, 1988, 13: 737-747

[5] Mears DC. Development of a two incision minimally invasive total hip replacement. J Bone Joint Surg Am, 2003, 85: 223-224

(范德刚 译 周勇 校)

Chapter 10

常规全髋关节置换翻修手术原则

Principles of Routine Revision Total Hip Replacement

"无序是自然法则
有序是人类梦想"
—— HENRY ADAMS

本章将描述常规全髋关节置换翻修手术的原则，为那些需要实施此类手术但缺乏经验的外科医师提供指导。成功的翻修手术可以使患者在日常生活中没有明显疼痛并能独立行走，反之则对患者生活有负面影响。所以，将复杂的翻修手术转至具有实施髋关节翻修手术丰富经验的手术中心或外科医师那里去非常重要。复杂的髋关节翻修手术涉及各种情况，如感染、髋臼骨盆失连续性、严重的骨盆骨丢失、与股骨固定良好的股骨假体尖端周围骨折及严重的股骨近端50%骨质溶解等。Paprosky[1]系统可以较好地判定骨丢失情况，在这个分类系统中，复杂的翻修手术可被定义为涉及大多数重度骨丢失的手术。

翻修手术具有创造性和挑战性，且每个病例都各不相同。因此，与初次手术不同，施行这些手术没有绝对的、程序化的原则。但有些原则必须遵循，有些技术方法则可以简化操作过程。本章介绍的方法适用于每个翻修手术，但操作程序则有赖于不同术者的判断。

本章依据作者施行翻修手术的过程编写。首先描述暴露技术，然后讨论股骨（之后是髋臼）的准备及假体再植，最后介绍恢复及康复训练的情况。应用部分介绍了1例保留股骨假体的髋臼翻修病例。

● 暴露技术

作者首选后方暴露。对于髋臼和股骨均翻修者，做长切口（见第3章）。仅髋臼翻修者，可做较短切口（见稍后的单纯髋臼翻修病例），其长度根据髋关节的僵硬程度、术者的经验及股骨向髋臼前方牵开的难易程度而定。如果需要充分暴露髋臼，切口可以延长。

最常见的髋臼翻修术是因为骨质溶解或假体磨损。作者对几乎所有发生此类并发症的患者均采用简单处理，即只更换髋臼内衬和股骨头假体。极少数情况下，对骨质溶解性缺损采用骨移植。如果进行骨移植，需要在髋臼上方的髂骨上做一个骨窗（稍后介绍）。

如果已经在同一个后方切口进行过两次手术，另一个后方切口将影响髋关节后方组织的完整性。通常外旋肌群经过两次手术将不复存在，瘢痕组织常存在但很薄弱。并且，如果后关节囊在翻修时被切除，将遗留后方缺损，可能需要经过很长时间才能形成新的关节囊瘢痕组织——如果能够形成的话。所以，对于经过多次手术的患者，选择前方延长切口可能更好一些（稍后介绍）。第二个选择是做Mallory肌肉切开手术，作者认为这是前路翻修手术的最佳途径。但就像多次后路切口一样，多次前路切开也会带来问题，如可能影响到臀中肌的完整性，并肯定会引起臀中肌和臀小肌萎缩，从而导致永久性跛行和影响髋关节肌肉的稳定性。

如前所述，翻修手术会带来许多损伤，但如果明智地选择手术方法并很好地运用手术技巧，手术结果并不一定差。然而，由于多次手术和较大的肌肉损伤导致的翻修术后患者髋关节无力很常见。尽管简单翻修术的结果可能类似于初次手术，但复杂的翻修手术则不然。根据作者经验，对于需要笼或环以便行髋臼重建的患者而言，2/3存在社区行走受限（行走2个街区受限）[2]。要想获得较好的翻修手术效果，最重要的因素之一是重视软组织结构，使其能在术后发挥正常功能。

后方暴露

翻修手术后方暴露的基本原则是制作一个后方的瓣，以便在完成手术后覆盖后方结构。这个后方瓣通常容易制作。将臀中肌腱向近端牵开以形成瓣，这和采用后方长切口时的操作一样，可以用弯的Homans髋臼牵开器或2号牵开器来完成（图10-1）。从小转子水平将转子后面的组织切开，游离大转子，并沿着臀中肌肌腱切至大转子尖上2~3cm，创建出一个瓣。大转子上5cm是臀上神经，支配臀中肌（图10-2）。所以切口不要超过大转子尖上2~3cm，以免牵开器或其他器械损伤臀神经。

将软组织从大转子、股骨颈、假体和髋臼后方剥离，就形成了后方的瓣（图10-3）。首先放置一个4号牵开器到髋臼后上角牵开瓣；为此，一定要将瓣从髋臼骨后上方剥离。第二个牵开器置于小转子周围并将瓣向远端牵开。为了活动股骨，可能需要将此瓣向远端延长到臀大肌肌腱甚至部分大收肌。牵开此瓣，可见致密的关节囊瘢痕组织包裹着金属股

第 10 章 常规全髋关节置换翻修手术原则

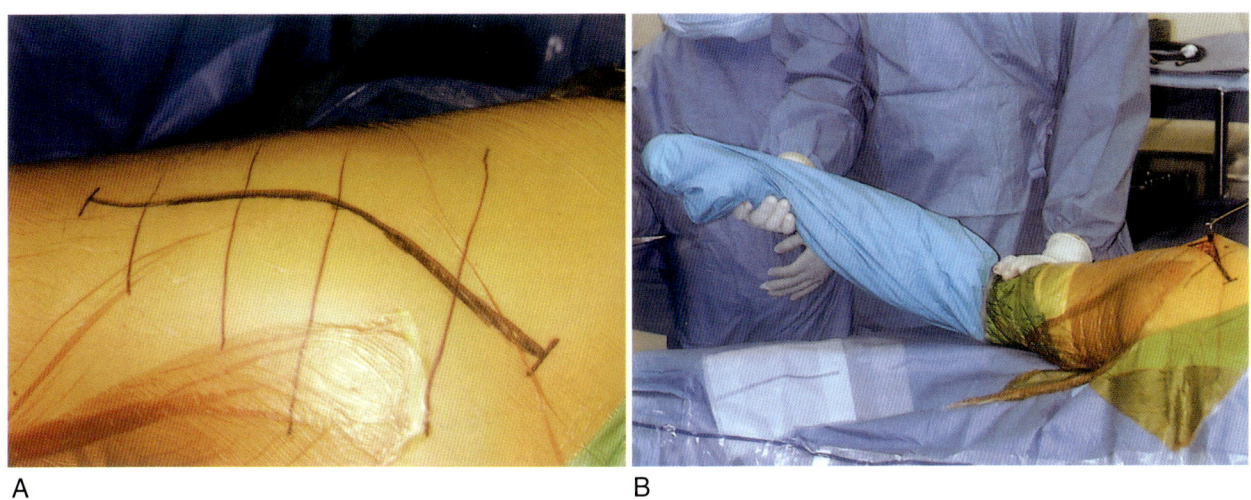

图 10-1　A. 尽可能用原切口以防止皮肤坏死。在髋部用原切口不像膝部那样重要，但如果用新切口可能发生坏死。如果旧切口宽，应当考虑切除原切口并做皮内缝合。B. 做切口时，患肢置于健侧肢体上，用 Homans 牵开器向前拉开前皮瓣以帮助暴露。

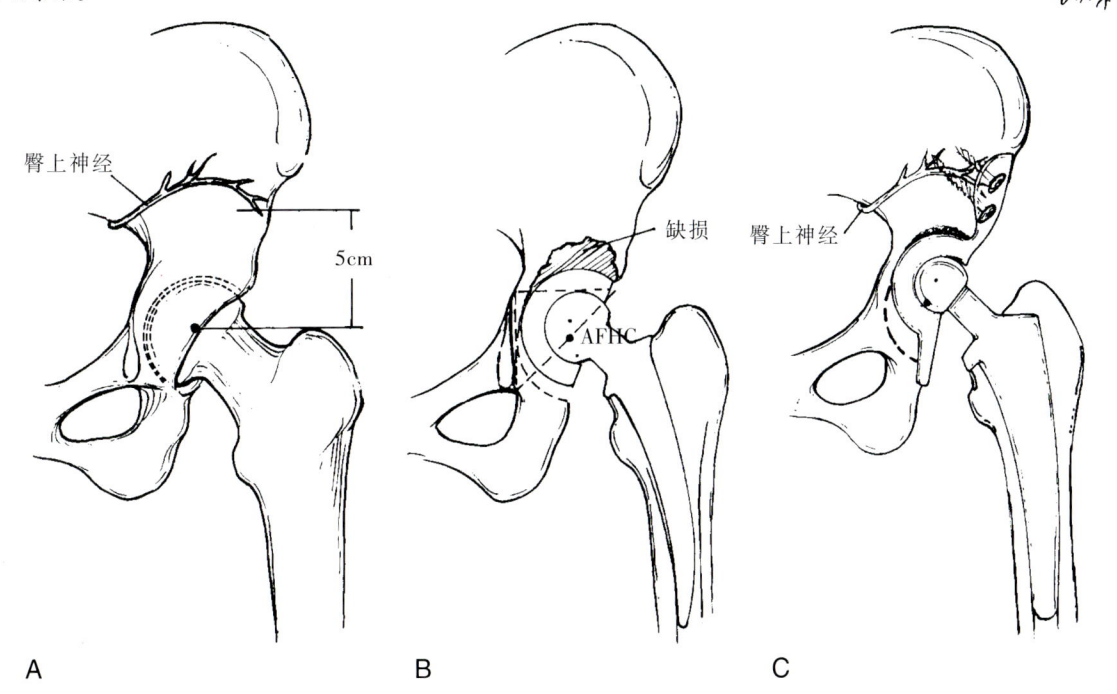

图 10-2　A. 臀上神经在大转子尖上方 5cm 处。当翻修手术涉及髂骨时必须识别这个位置。B. 翻修手术中，髂骨经常有骨缺损延伸向臀上神经的方向。髋臼内虚线所画三角代表 Ranawat 三角，由此上方可以了解骨缺损的范围。C. 当采用骨移植或金属环来重建髋臼时，任何用螺钉固定到髂骨上的延伸部分都可能危及臀上神经。AFHC＝股骨头解剖中心。

骨颈和头（图 10-4）。在此处需切开形成一个关节囊瓣，以便在关闭伤口时用于修复。

后方途径暴露髋臼

首先，要切除髋关节内髋臼后上角的瘢痕组织，其覆盖着髋臼杯和股骨头后上方（图 10-5）。之后，用 Bovie 电刀和尖刀切除前上象限软组织，暴露髋臼杯的前上缘（图 10-6）。这一步在髋关节复位时比较容易做到；如果在切除这些组织前髋关节为脱位，则髋关节将保持僵硬，股骨头金属假体将影响暴露。髋关节复位状态下，沿着髋臼内下方切除软组织。用 Bovie 电刀和尖刀切除后下象限软组织。最后，尽量切除前下象限的软组织（图 10-7）。

现在将髋关节脱位，使用专用器械（楔形取出

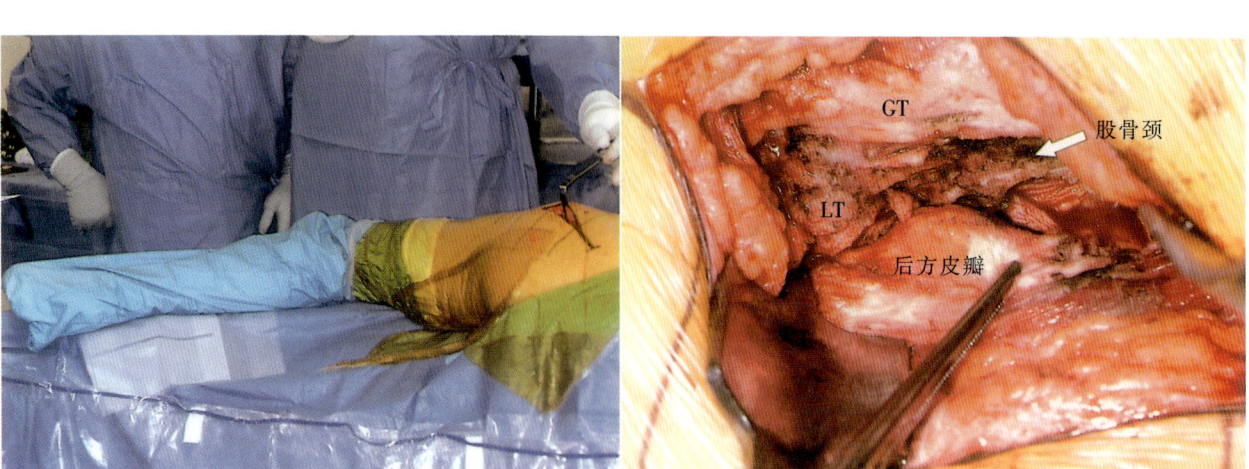

图 10-3　A. 切到髋关节后方时,患肢内旋 30°,膝关节向后推以放松后方组织。B. 通过切开大转子(GT)上的组织已形成后方皮瓣:从小转子(LT)水平,沿着股骨颈(箭头),到髋臼上方水平。

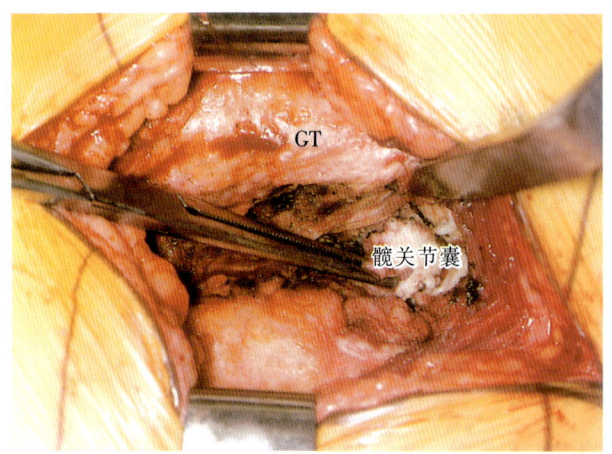

图 10-4　覆盖金属股骨头和颈的组织是瘢痕化的髋关节囊。尽量向前切开形成关节囊瓣,以便关闭伤口时修复。GT = 大转子。

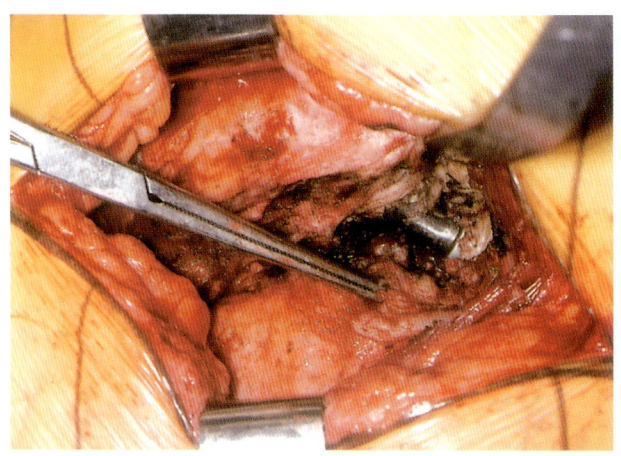

图 10-5　用 Kocher 钳夹住关节囊瓣,可以看到覆盖髋臼后上方的瘢痕组织。

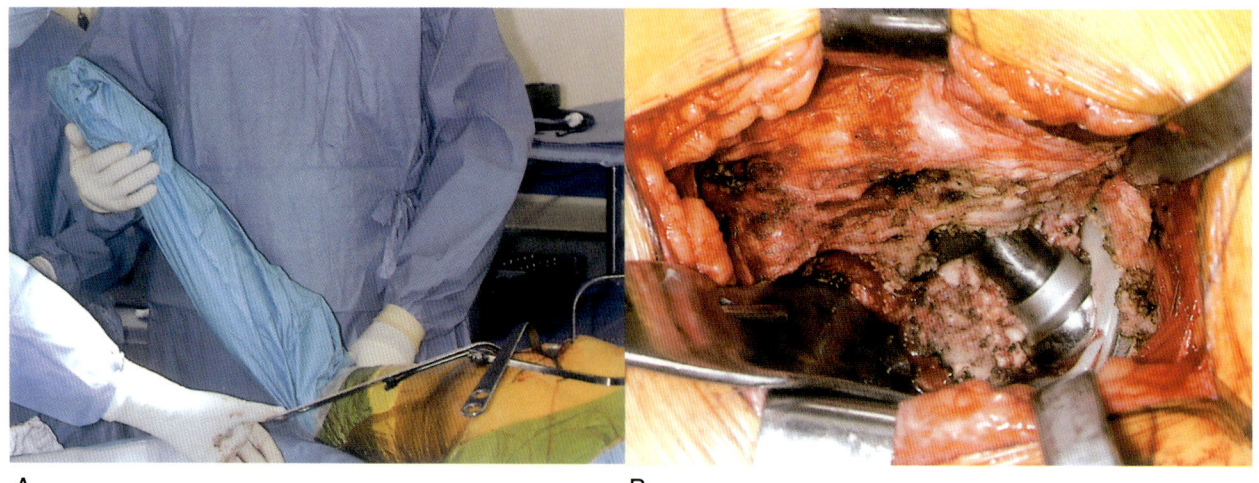

图 10-6　A. 患肢继续内旋,以膝部做支点,以便膝部仍在健侧肢体上并向后推以放松后方组织。B. 覆盖髋臼杯上方和后上方的瘢痕已经去除,留下前上方和下方瘢痕组织。

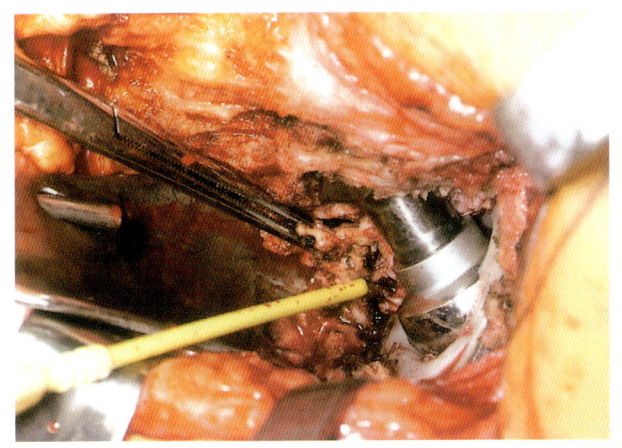

图 10-7　前下象限瘢痕组织用 Bovie 电刀去除。

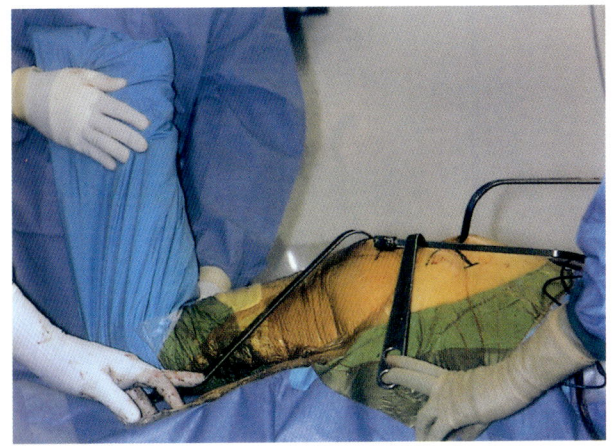

图 10-9　患肢置于 90°内旋位置，仍旧在健侧肢体上。

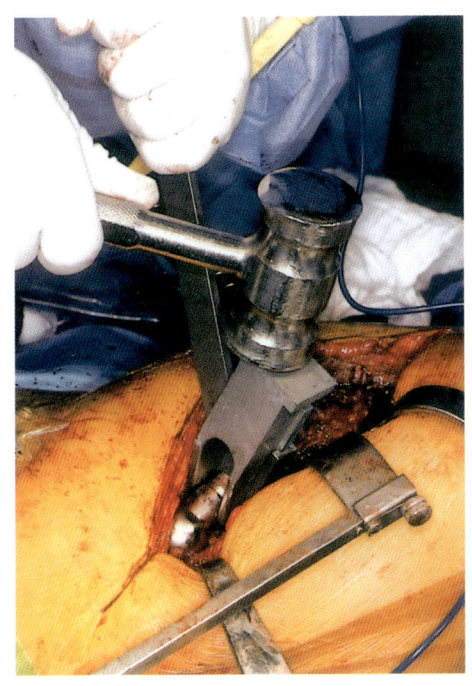

图 10-8　金属股骨头从假体柄上取出。

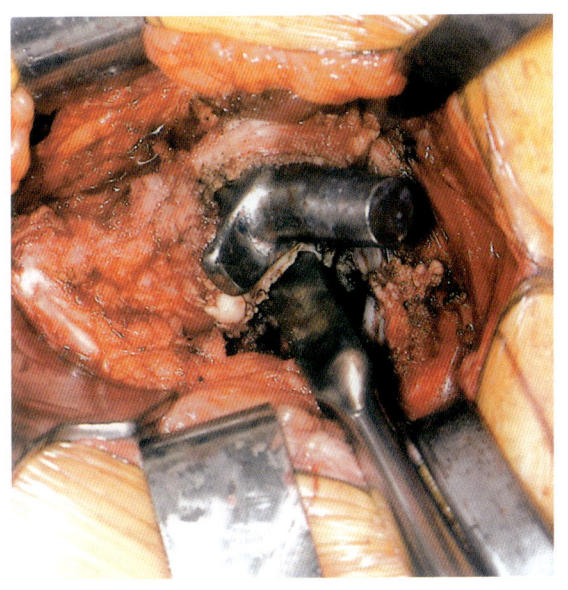

图 10-10　用骨刀切除附着在股骨颈前方的组织。

装置）取出股骨头假体。这个器械可以用于任何品牌的髋关节假体，楔入并分开股骨头和股骨颈（图 10-8）。取出股骨头后，可达到股骨颈前方以及髋臼内侧和股骨颈前方之间的瘢痕组织。将牵开器放到小转子附近牵开后瓣。将患者置于手术台中间，患肢置于对侧肢体上，最大限度内旋（患者位于手术台边时不能内旋患肢）（图 10-9）。

金属颈前方的瘢痕组织必须从股骨前方和大转子前方切除，以便将股骨牵到髋臼前方。如果暴露充分，这些瘢痕组织可以用 Bovie 电刀切割；否则最好用骨刀切除。将一把锋利的骨刀沿股骨颈前方放置，借助骨锤敲打切开这些组织（图 10-10）。骨刀也可以切割那些附丽于大转子前面的组织，形成一个股骨颈前方的、沿着大转子前面的组织瓣。

股骨颈前方瘢痕组织松解后，股骨颈通常从伤口里向上、向外伸出（图 10-11）。此时，股骨彻底松解，可以将"蛇形"牵开器插入。牵开器置于髂骨上并锤击固定于位。牵开器应相对于股骨颈基底部牵开，而不是相对于假体关节接合面（图 10-12）。不要划伤股骨颈斜面上的关节接合面；如果不阻挡髋臼视野，用纱布或止血海绵覆盖此面。"蛇形"牵开器向前牵开股骨时，患肢从内旋变为外旋，平放到手术台上（图 10-13）。患肢放平后牵拉股骨至髋臼前方，这样就能看到整个髋臼。

前面的瘢痕组织必须沿着髋臼前缘切除（图 10-14），最好用 Bovie 电刀。另外，在瘢痕组织内下

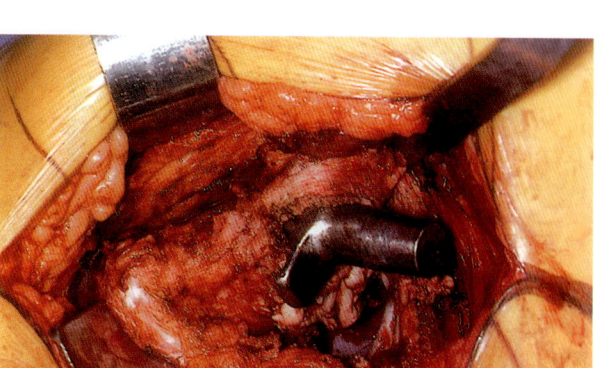

图10-11　金属股骨颈向上伸出伤口。

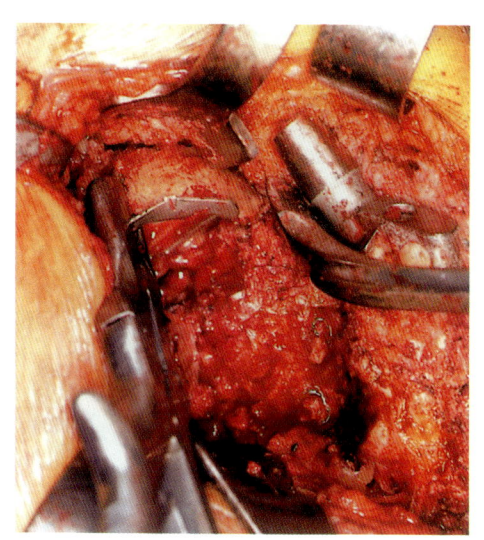

图10-12　"蛇形"牵开器将股骨组件从股骨颈向前牵开，但不是从股骨颈斜面。用咬骨钳从髋臼中取出金属环。

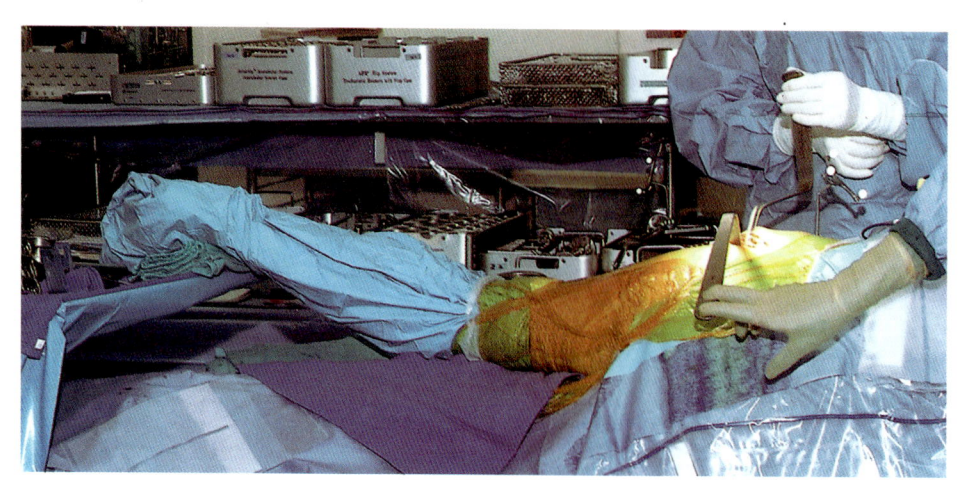

图10-13　患肢从内旋位平放到手术台上，或者将患足放到Mayo支架上。

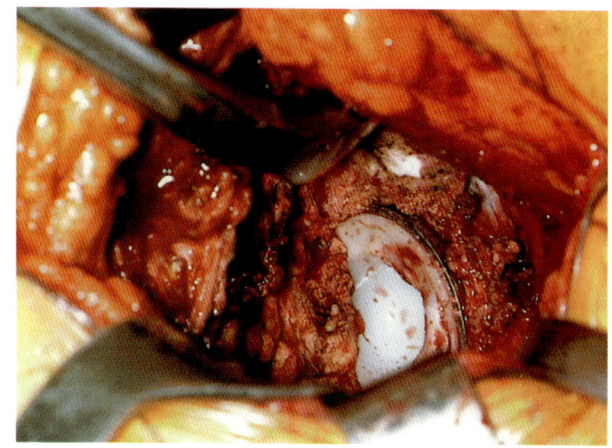

图10-14　需要切除以完全暴露髋臼组件的髋关节囊瘢痕组织，呈现在髋臼杯前方和前下方。

方做切口，以便在髋臼切迹的皮质骨上放置7号牵开器，牵开器桨状板依靠着坐骨牵开后方组织（图10-15）。至此髋臼暴露完成。

后方途径暴露股骨

在包括股骨的翻修手术中，暴露髋臼之前应当先取出股骨假体。这样做简化了髋臼暴露和股骨前牵的过程。在暴露髋臼之前是否需要为新的股骨柄准备股骨，由术者决定。作者通常在暴露髋臼前就准备股骨，因为觉得这样效率更高。

将髋关节脱位后，取出金属股骨头，用Bovie电刀和咬骨钳去除股骨近端周围的瘢痕组织。用咬骨钳很容易从股骨去除骨质溶解组织。通常，任何残

第 10 章 常规全髋关节置换翻修手术原则

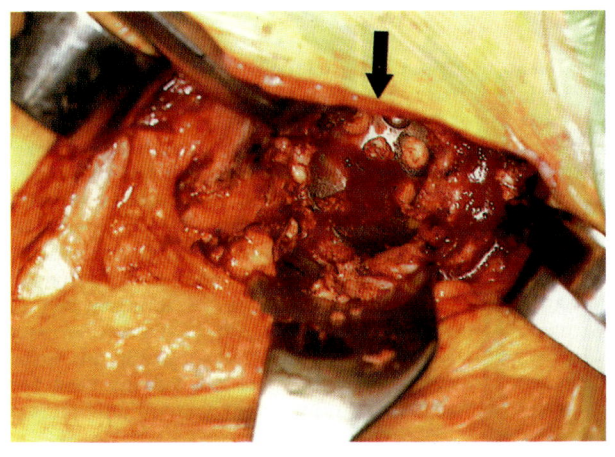

图 10-15 箭头指向髋臼杯。伤口底部可见 7 号牵开器，其尖部顶着髋臼切迹，桨部坐在坐骨上。

余的股骨颈都是源于骨质溶解的坏死组织，最好去除掉（图 10-16）。如果股骨颈近端没有坏死，作者通常用电锯去除之。将股骨颈切到小转子水平，可以很好地暴露股骨假体柄最近端，简化去除操作。几乎所有的翻修假体都是按照无股骨颈骨性支撑来设计的，所以切除股骨颈对翻修假体再植入或固定没有影响（图 10-17）。

股骨前方的瘢痕组织有时不容易达到。这时，可以用骨刀切割并松解（图 10-18）。重要的是，股骨假体柄近端周围的所有软组织和骨组织都必须去除；这能有效减少取出股骨假体柄时股骨干骨折的几率。如果股骨假体柄很松，能够被拉出来，这对术者很有利，但实际上一般不是这样。通常，组织已

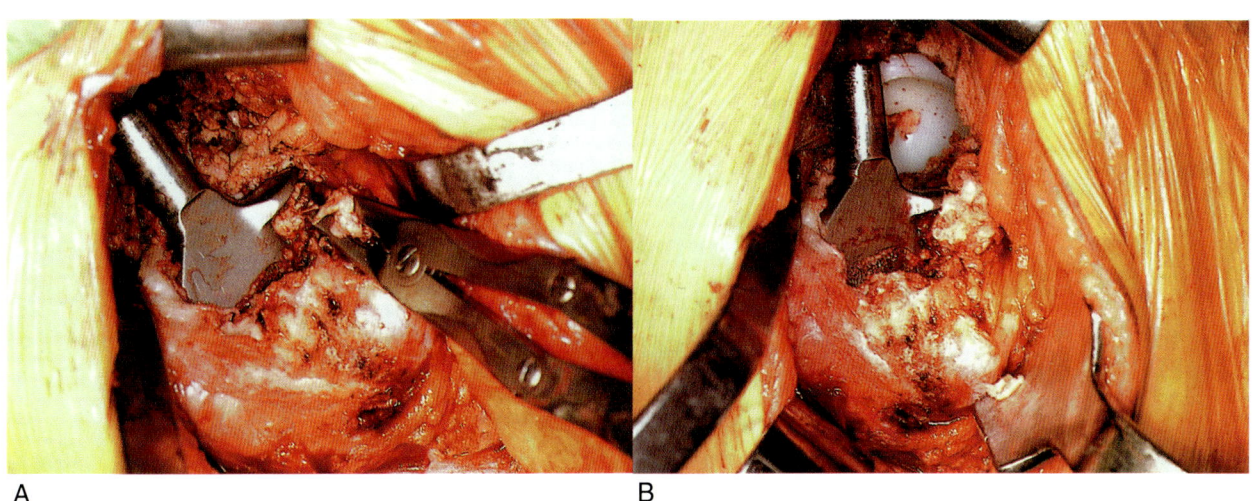

图 10-16 A. 坏死组织，包括股骨颈周围死骨，用咬骨钳去除。B. 去除坏死组织后暴露近端多孔涂层。

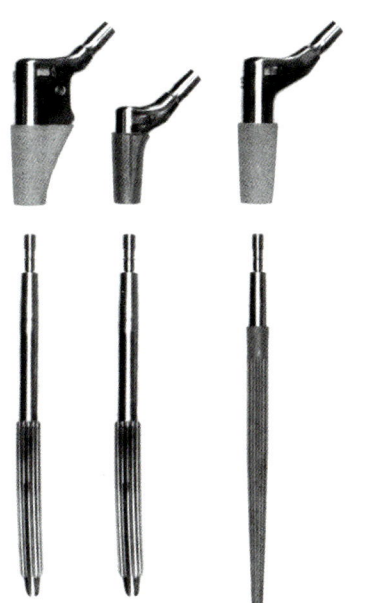

图 10-17 翻修假体提供了近端股骨颈长度，不需要任何来自股骨的支撑。图示 Zimmer 翻修假体（ZMR）有近端节段，发挥作用与骨支撑无关。

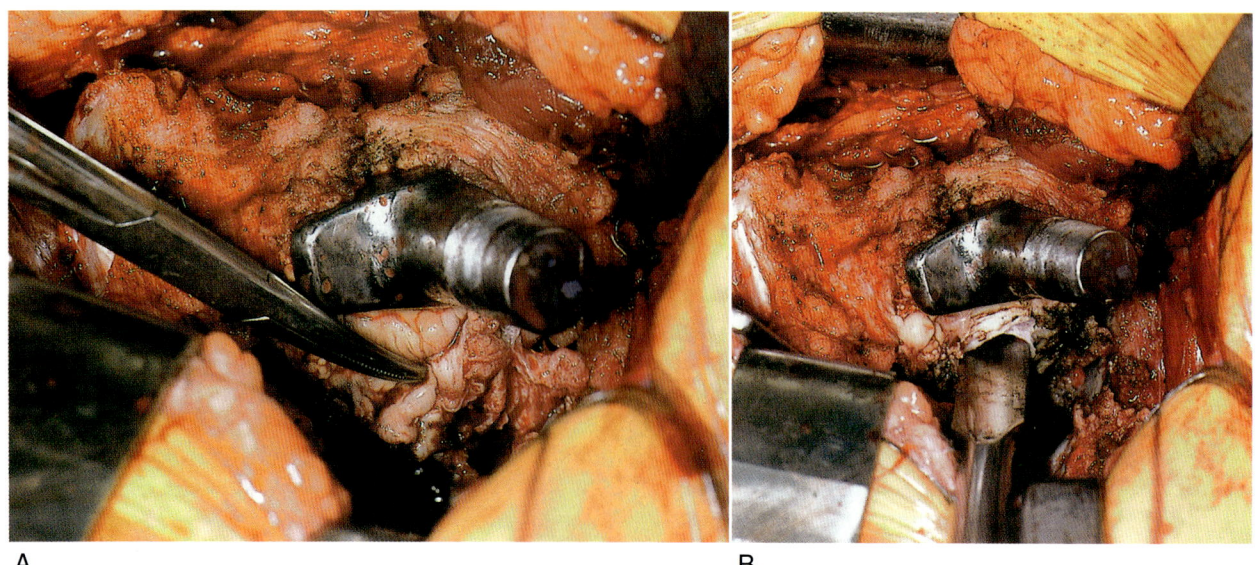

A   B

图 10-18　A. 前方瘢痕组织附着在髋臼前方和股骨颈前方之间。B. 骨刀是切除和剥离这些组织最有效的工具。

长入股骨周围的缝隙，或者假体柄下沉楔入到股骨里，需要清除骨与软组织后才能将其安全取出。

无骨水泥假体柄取出　关键是将沿着假体近端外侧（转子床）的骨或水泥完全清除，以便取出股骨假体而不造成转子骨折（图 10-19）。假体柄从股骨腔抽出时，经常移向外侧。所以，如果骨或者水泥没有从股骨外侧去除，将对大转子基底部产生压力，造成骨折。这一并发症将削弱患者的最佳临床效果。一般情况下，治愈这种类型的大转子骨折几乎不可能——转子骨已经因骨质溶解而变薄，为大转子重新附丽的钢索或钢丝固定已无可以利用的骨质（图 10-20）。目前有一些转子固定器械，它们可以依靠股骨干，用一个钩拉住转子，但使用这些器械将延长手术时间并增加手术复杂性。所以，强调在抽出股骨假体柄前彻底清除其外侧并非言过其实。

如果术者认为股骨假体外侧很难清除，或者假体柄下沉较深，抽出时会危及转子，应当用延伸滑槽法实施控制性转子切除（见后）。延伸滑槽法能修复转子和外侧股骨，愈合机会很大。在翻修的情况下，控制性去除大转子总比转子骨折好。

股骨植入物可以用取出器械取出。如果没有取出器械可用，而植入物有领，可以将骨膜剥离器放到领下，用做杠杆将假体顶出（图 10-21）。如果假

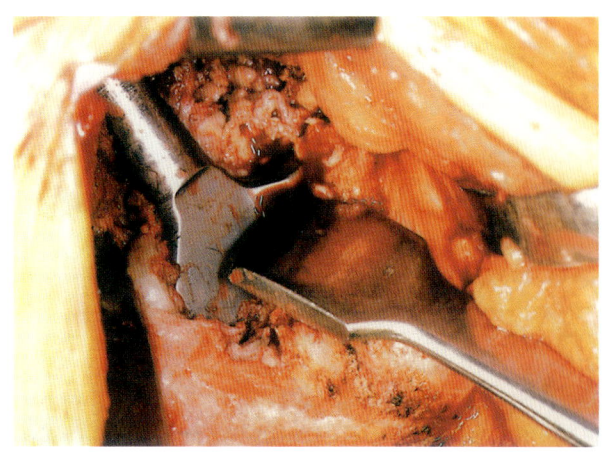

图 10-19　假体外侧的所有组织（和骨水泥，如果有）都清除干净，以便将假体拔出（用骨膜剥离器）而不危及大转子。

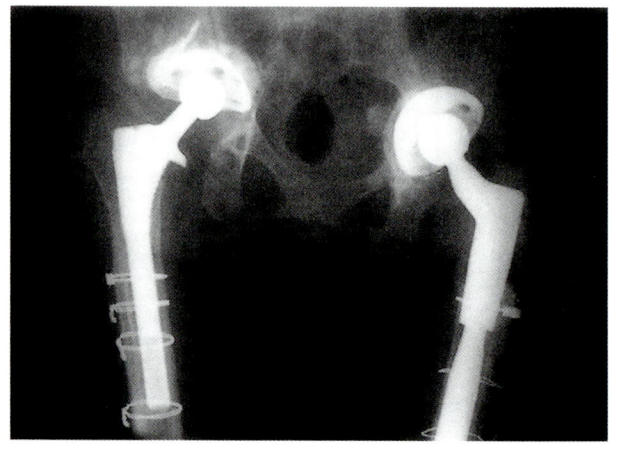

图 10-20　这例患者左髋关节的 X 线片显示重新附丽大转子很困难。大转子没有愈合到股骨，只是紧贴着假体，因为所有钢丝都必须依靠假体的金属部分。

第 10 章 常规全髋关节置换翻修手术原则

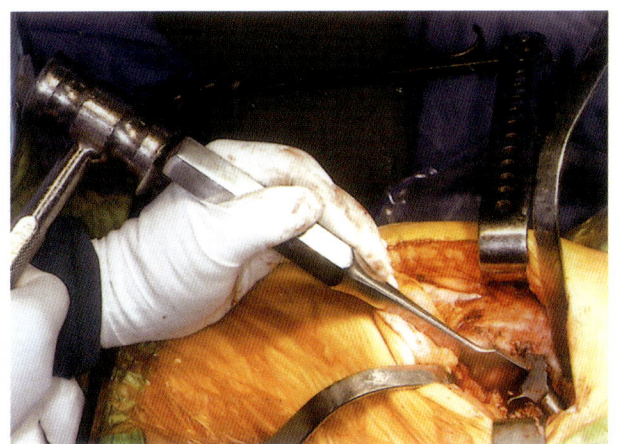

图 10-21 用骨膜剥离器沿纵轴方向从股骨中撬出假体。

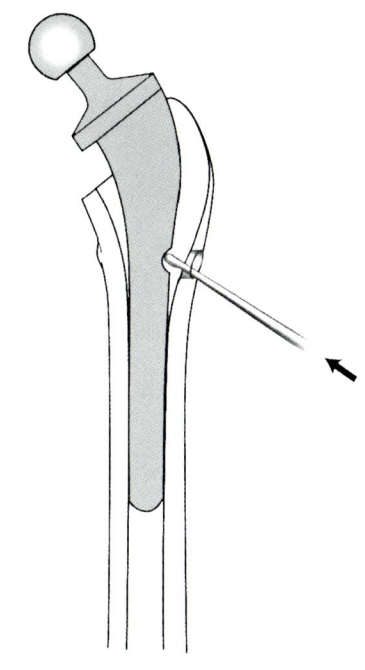

图 10-22 可以在股骨转子远端用磨钻打一个小的骨窗。用钻头在假体金属柄上磨出凹陷,然后用工具向近端锤击假体。如果需要,当假体被顶起时,可以继续在假体柄上磨出凹陷。箭头指示锤击力的方向。

体没有领,可以利用 Anspach 磨钻在假体上磨个凹陷,然后用工具伸入凹陷中,将假体向股骨近端顶出。有时,磨出这样一个凹陷需要在股骨大转子下前外侧开个窗(图 10-22)。

取出植入物的其他方法包括使用延伸滑槽法或股骨开窗(图 10-23)。在股骨大转子下股骨前外侧面可以开任何长度的窗。其优点是能够保持近端转子的完整性,而不用考虑转子愈合的问题。缺点是如果术者没有保护,骨窗的远端骨干可能发生骨折。要阻止这种骨折,术者应当在骨窗远端围绕股骨干放置一根钢索;这将给股骨干提供一个有力的环箍压力,以防止骨窗一角向股骨干远端延伸,这种情况大部分表现为螺旋骨折。通过骨窗的操作结束后,应当先将骨窗关闭并用钢丝固定,再进行扩髓和股骨假体柄重新植入。如果不关闭骨窗就进行扩髓和植入假体,股骨将进一步变薄弱,发生骨折的风险相当高。

如果假体外侧能很容易地从转子部骨床和股

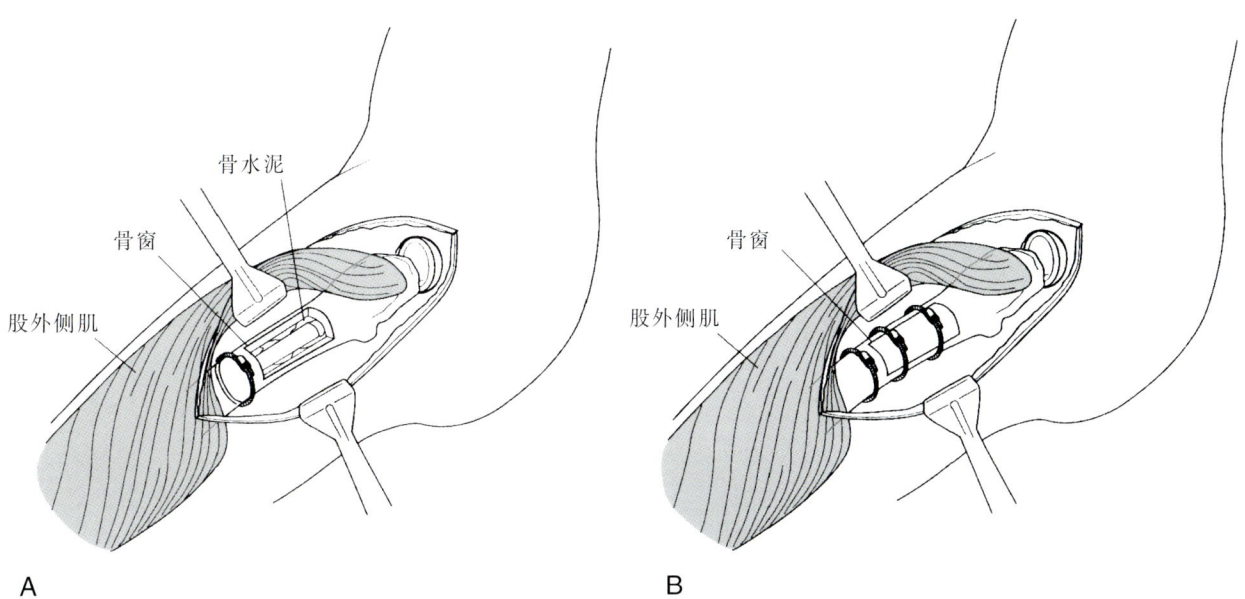

图 10-23 A. 在股骨前外侧开骨窗。首先用钻或磨钻在股骨上打孔,以便用锯切开骨窗。电锯切割时要倾斜,以便切下的骨块复位后能保持稳定。B. 骨窗已经被复位并用两根钢丝固定。

骨近端外侧游离出来，骨窗可以代替延伸滑槽法。如果无骨水泥假体外侧有牢固的骨性固定，就应该做延伸滑槽，因为此时植入物不能被拔出。

骨水泥假体柄取出 对于骨水泥型假体，骨窗通常用于在从股骨近端取出近端水泥后去除远端水泥或水泥塞子。

一旦骨水泥型假体柄取出后，必须将股骨髓腔中残留的骨水泥清除掉。近端水泥可以用为此特制的骨刀清除（图10-24）。远端水泥尤其是远端的水泥塞子难以清除。作者使用的是LINK公司（Hamburg, Germany）生产的骨水泥钻。在骨水泥中钻孔并逐渐扩大，然后用一个钩子或带倒钩的工具将远端骨水泥从股骨近端拉出（图10-25）。必须注意不能钻出股骨外侧，而应当正穿过远端水泥。如果钻透股骨并错误地扩大，必须拉开股外侧肌暴露骨缺损部位。作者遇到这种情况时，通常将缺损扩大为窗，通过该窗清除骨水泥；然后关闭骨窗，用钢丝固定，完成股骨准备。然而大多数情况下，钻头都

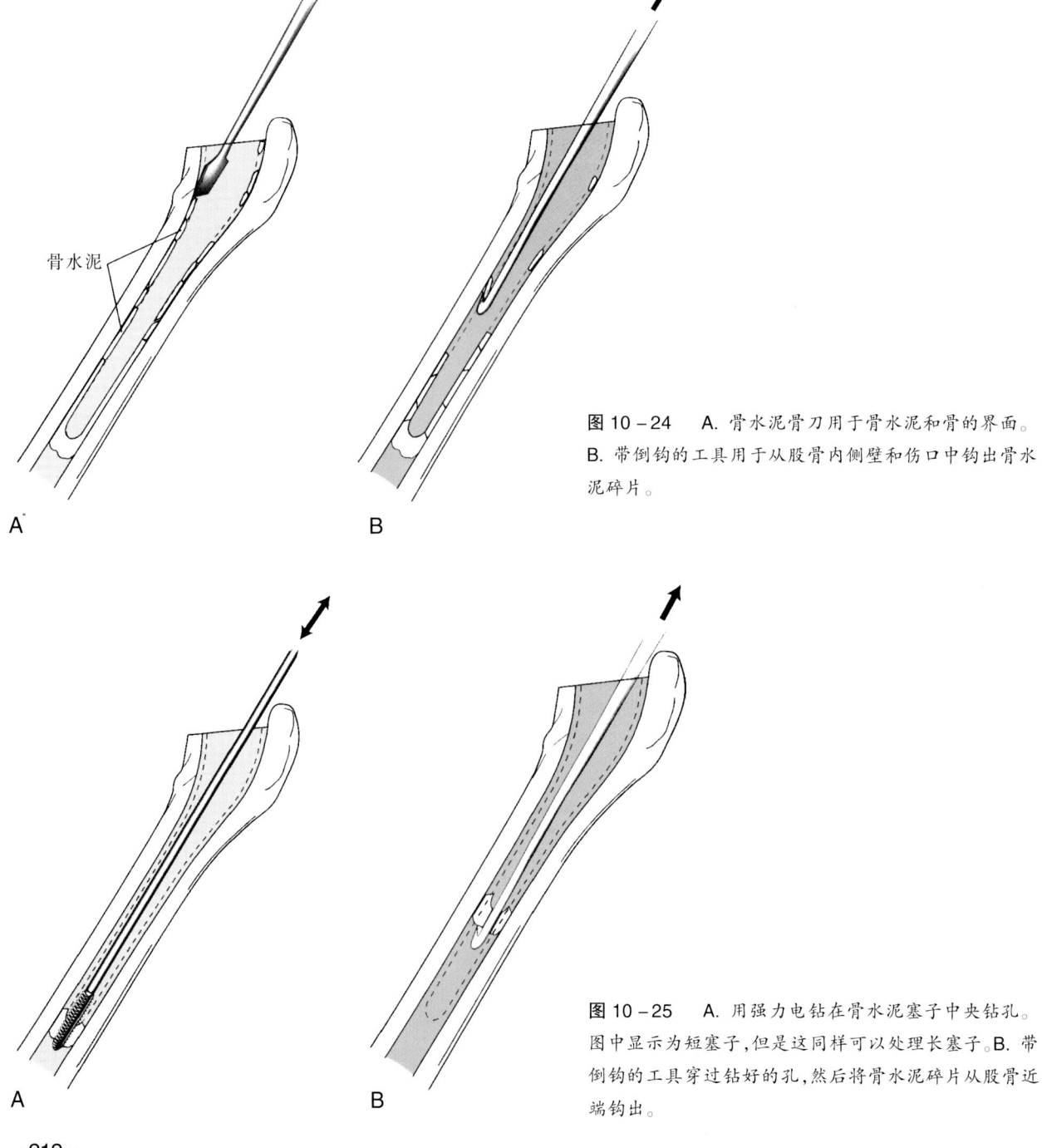

图10-24 A. 骨水泥骨刀用于骨水泥和骨的界面。B. 带倒钩的工具用于从股骨内侧壁和伤口中钩出骨水泥碎片。

图10-25 A. 用强力电钻在骨水泥塞子中央钻孔。图中显示为短塞子，但是这同样可以处理长塞子。B. 带倒钩的工具穿过钻好的孔，然后将骨水泥碎片从股骨近端钩出。

第 10 章 常规全髋关节置换翻修手术原则

穿过骨水泥柱并维持在股骨髓腔内，从而有效清除骨水泥。

当无骨水泥型假体或者骨水泥和假体柄从股骨取出后，用髓腔锉和扩大器处理股骨干，为新的假体柄准备股骨。这一过程应根据所选择的假体因人而异。但不论用哪种无骨水泥型假体，髓腔锉与股骨干接触应当超过7cm，以利于假体柄稳定的旋转固定(见后"假体柄植入")。

前方滑槽和前方延伸滑槽

延伸滑槽技术应当为每一个计划进行髋关节翻修手术的术者所学习和运用。前方滑槽和前方延伸滑槽技术很有效，能显著提高髋关节翻修手术暴露的多样性(见"全髋关节置换翻修手术简单技术")。

这项技术最初由Wagner描述，之后由Engh推广到全美国[3]。Paprosky报道了运用此技术的结果，显示延伸滑槽几乎达到完全治愈的效果[4]。根据作者的经验，延伸滑槽能为翻修手术提供充分暴露，其对于植入物已很好地固定于股骨髓腔内的情况是必需的。骨长入固定或骨水泥固定良好的股骨植入物最好用延伸滑槽法取出，按需要尽可能延长股骨滑槽到股骨峡部水平。为固定新的翻修假体，保留至少7cm长的股骨峡部至关重要，所以延伸滑槽的远端必须与之相应。如果假体远端固定超过此水平且为骨长入性的，则应切断假体，并运用环钻技术(见后"股骨准备"，并参见"全髋关节置换翻修手术简单技术")取出更远端的假体柄。如果股骨峡部平面以下仍有骨水泥，应当用钻、磨钻、钩等取出，如前所述。保持股骨峡部远端的完整性，为新的植入物提供了更稳定的结果和更有把握的固定。

滑槽技术需要将股外侧肌充分拉开，以便横行切断股骨。对于单纯转子部前方滑槽，在股肌结节水平切断，股外侧肌和臀中肌保留在大转子上。多数情况下，股骨侧面的一部分仍保留在大转子上，以便单一骨片(如大转子和股骨外侧5~7cm)被拉起。保留5~7cm股骨侧面使得整个骨片更容易用两根钢丝固定到股骨干侧面。因为经常会出现没有可放置钢丝的干骺端骨质以致无法重新附丽于大转子的情况，侧面延伸滑槽为钢索或钢丝固定提供了方便。

滑槽延伸到股骨峡部时，向远端牵开股外侧肌(图10-26)。从后侧面切至选择好的股骨横断水平。然后横断股骨，形成一个2~3cm宽、可拉起的外侧骨片。骨外侧肌应当仍然附丽于横断平面的近端骨片和远端股骨上。如果担心滑槽远端的股骨强度，应当在横切处远端的股骨干周围加用钢丝(图10-23)。

对于骨水泥型植入物，延伸滑槽通常切在股骨前面，只简单地锯过水泥柱即可。这样就可以抬起延伸滑槽的骨片，到达全部残余水泥并清除之。远端水泥用钻、磨钻和钩等清除。

对于无骨水泥型植入物，大号植入物可能不允许用锯切开股骨并抬起骨片段，这就需要用骨刀游离前方股骨。先用锯尽可能地切割前方骨质，余下的骨质用骨刀向近端延伸(图10-26)。前方皮质用骨刀切开后，将骨刀插入断端后方切割，骨片段就从无骨水泥型植入物上抬起。关键是，如果这个骨片段连着大转子床和股骨近端，应用高速磨钻做点式接触分离。否则，从前方拉起延伸滑槽片段将可能导致转子从骨干段骨折或形成转子碎片。这些并发症将导致术后臀中肌无力，因为转子骨稳定性很差。

在延伸滑槽片段被抬起后，骨长入型植入物就可以取出。可能需要再次使用点接触磨钻来处理股骨髓腔内的骨性固定物。分离股骨假体内骨性固定

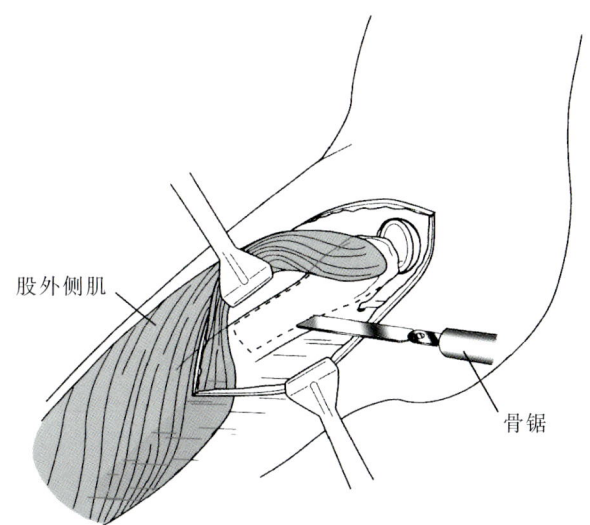

图 10-26　股外侧肌向前拉开以充分暴露股骨，以便形成延伸滑槽。用电锯从大转子远端到峡部近端锯开股骨，然后横断形成宽约2~3cm的骨槽，根据股骨大小而定。尽量用锯在股骨前面开槽，但是完成前方切开还需要用骨刀。

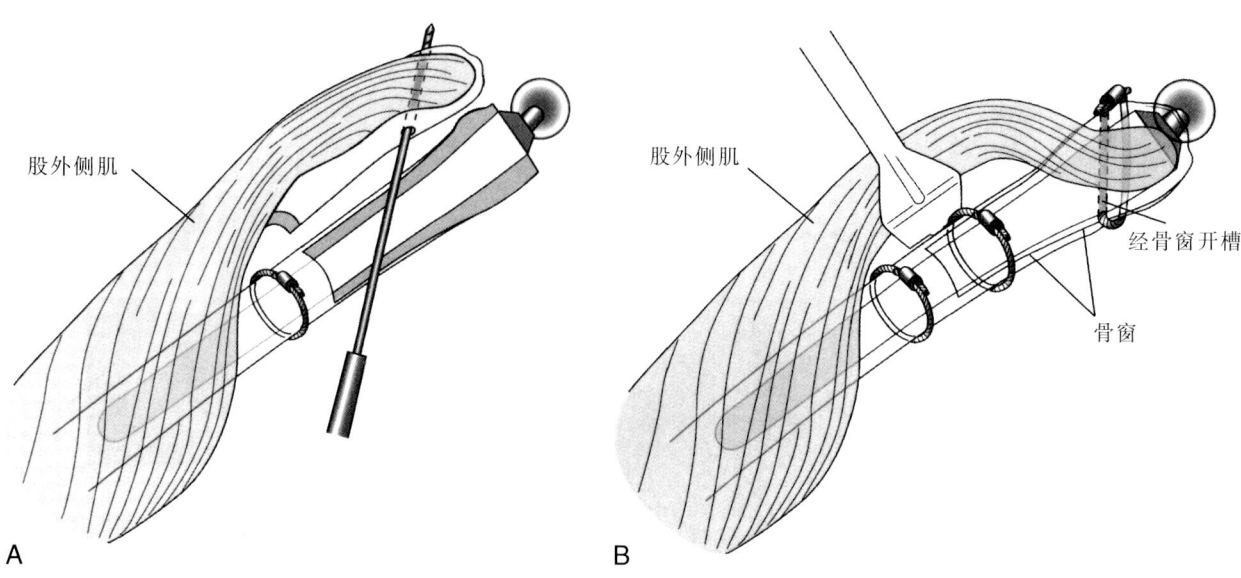

图 10-27 A. 一个钻孔通过大转子,用来穿过固定股骨滑槽骨块的钢丝。可以看到滑槽远端的钢丝,用来防止滑槽尾端发生骨折。B. 延伸滑槽复位到股骨并用近端和远端钢丝固定。滑槽远端可见预防性钢丝。

的好办法是,沿着假体内穿过 Gigli 钢丝,长度到达滑槽水平。如果植入物固定到滑槽远端,就必须用 Anspach 碳石合金钻切断,并用环钻松解远端。

关闭延伸滑槽 新的假体植入到股骨后,延伸滑槽复位,钢丝固定(图 10-27)。如果股外侧肌与骨片段近端大部分保存完整,通常只需要用钢丝固定骨片段远端。翻修手术中修复股外侧肌和保持患肢长度均帮助骨片段复位。如果股外侧肌从骨片段近端分离,则需要 2~3 根钢丝维持固定、复位直到骨愈合。所以,使用钢丝的数目需根据附丽于骨片段近端的股外侧肌数量而定。

有一项技术可以提升大转子稳定性和增加臀中肌张力,即切断近端骨片段的部分远端(图 10-28)。缩短近端骨片段然后将其复位到远端骨片段的切缘位置,可改善转子和肌肉的功能。通常可以从远端切除的骨只有 1~2cm,因为这已是可以提升并保持断面接触的最大量。这项转子提升技术并非多数髋关节所必需,但是当需要增加臀中肌张力以提供更好的肌肉功能和更好的髋关节稳定性时可能有用。提升大转子的另一个原因是避免其在髋关节重建后的活动范围里对骨盆造成撞击。在一些病例中,植入物复位后改变了髋关节的力线,导致发生骨撞击,术中提升转子就可以避免这种情况发生。

转子骨不连翻修手术的暴露

有些髋关节置换术后发生转子骨不连(图 10-29)。大部分情况下,大转子已经形成不连接的骨块多年。不连接的骨块常被瘢痕组织包裹,牵向近端,所以将大转子重新附丽到股骨近端的成功几率近乎为零。大转子骨经常为坏死的(这也可能是重建常常失败的原因之一)。留着的不连接的转子片段将会使患者感觉到有一种"咔嗒"声或者是一种活动或滑动感,导致其没有原因的恐惧,以为髋关节发生了半脱位。最好的选择是切除大转子。切除时要仔细,不能破坏臀中肌-股外侧肌悬带。切断骨块后患者的功能可能提高,因为臀中肌张力有所改善。大转子的切除也使翻修手术中暴露髋关节更加容易。

暴露髋关节后,确认大转子骨块(图 10-30)。清除任何影响看到该骨的软组织(图 10-31)。这要在髋关节复位状态下进行,以便金属股骨头和颈不影响大转子的暴露。开始切除大转子最简单和最快的方法是使用高速磨钻(图 10-32)。骨块被减小变薄后,使用锐骨刀在骨-肌交界处操作,将更容易从肌肉附丽处分离(图 10-33)。骨刀也可以游离磨钻没有除掉的碎骨。这些骨可以用咬骨钳和高速磨钻清除掉(图 10-34)。当转子骨全部清除后,就容易达到整个股骨近端和髋关节。股外侧肌-臀大肌悬带保持完整并向前牵开(图 10-35)。准备髋臼时,向前牵开股骨组件,这在没有大转子的情况下

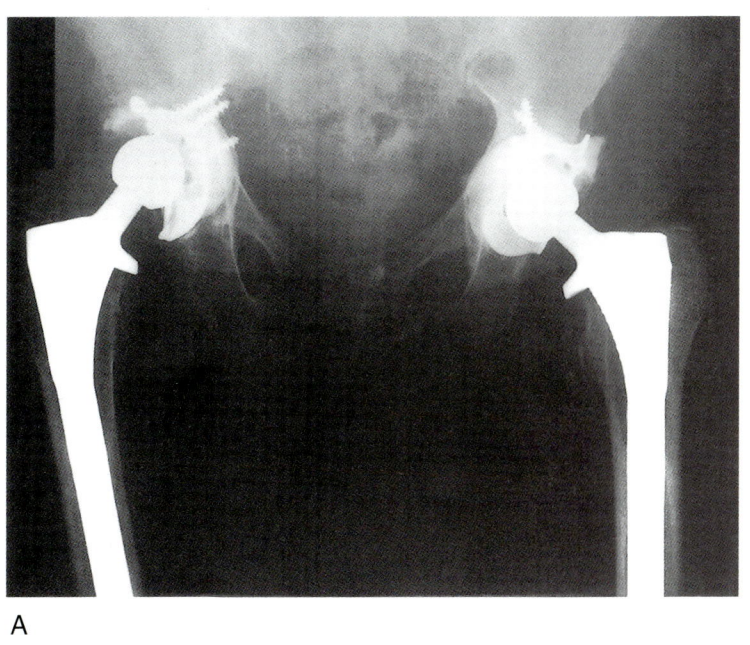
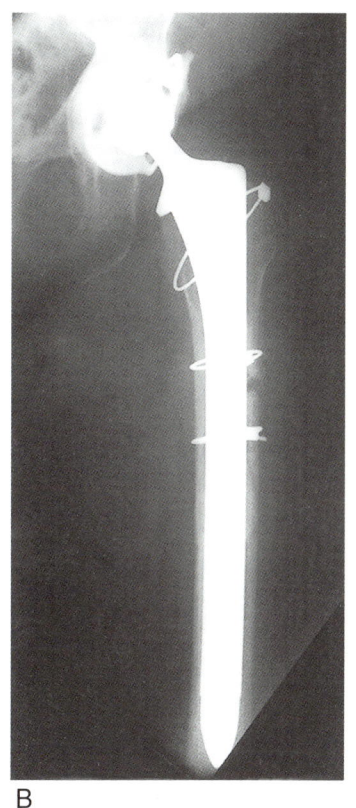
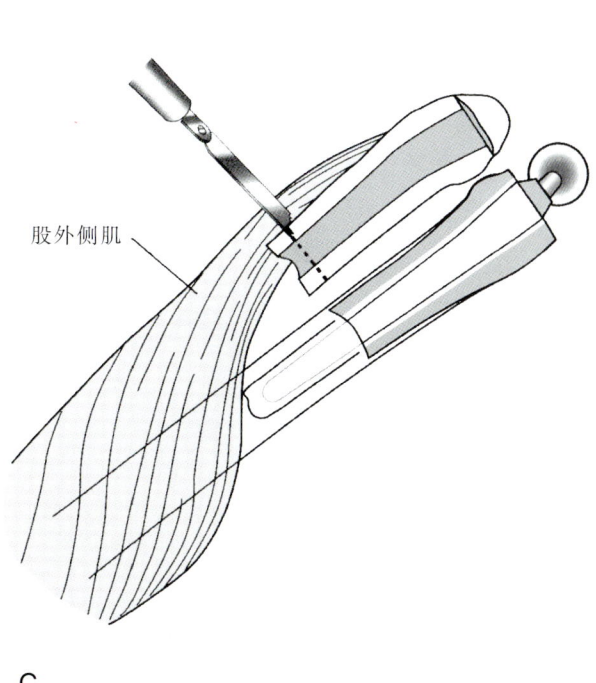

股外侧肌

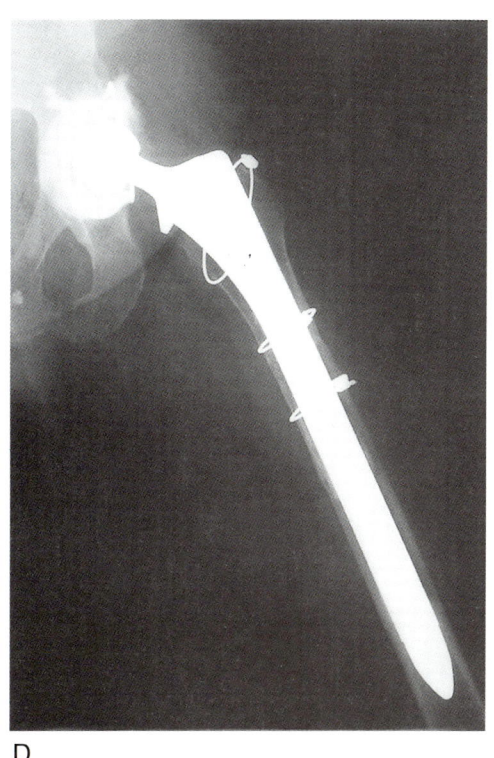

图 10-28　A. 术前 X 线片。此患者的左髋关节因为召回的 Sulzer 杯导致的化学性疼痛而进行股骨假体柄翻修。髋臼已经过翻修。假体柄没有松动，用环钻切断后取出远端（图 10-49）。B. 延伸滑槽已经被修复，近端滑槽的远端被去掉 2cm 以提高大转子。远近端骨块之间出现缝隙。翻修假体是 AML Solution（DePuy, Warsaw, Ind.）。C. 用骨锯从滑槽远端切除 1～2cm 是可能的，然后将滑槽复位并关闭之，如图 10-27A 和 B 所示。D. 术后 1 年 X 线片显示，原来在滑槽近端和股骨干之间的缝隙已经愈合并被骨填充。出现假体的骨长入型固定，远端涂层的点焊接和近端骨量减少可证明这一点。

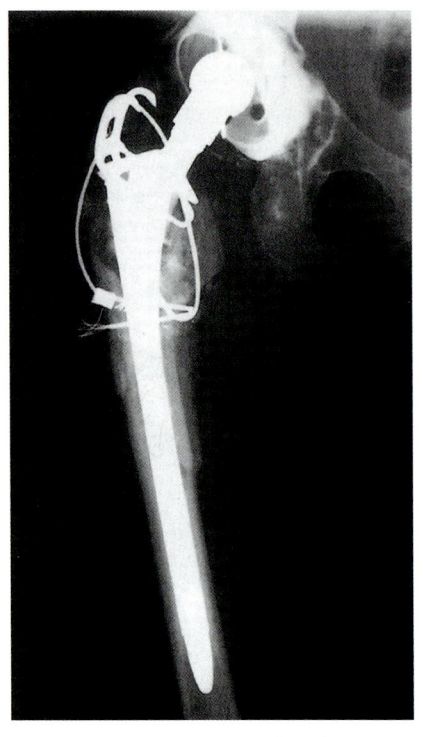

图 10-29 转子已经向近端移位,骨块在转子钩下面。钢丝因为不能承受不连接的转子间骨块向近端移位而断裂。患者因为髋臼结构松动和移位而进行翻修手术。取出这种大转子骨块的过程如图 10-30 ~ 图 10-34。

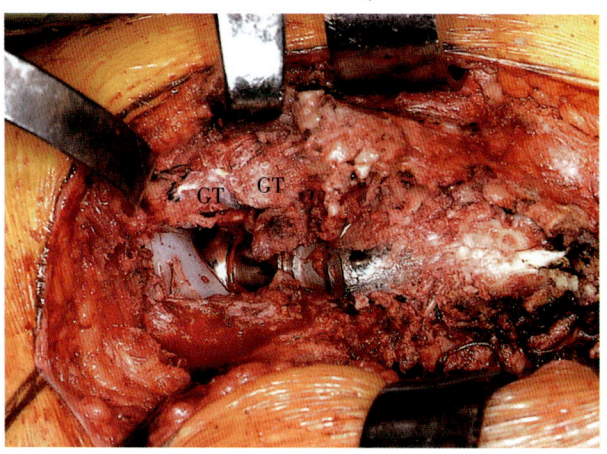

图 10-30 大转子骨块已在图中标明。这种大转子骨的位置,尤其是瘢痕化的,给保留股骨组件时暴露髋臼带来困难。GT = 大转子。

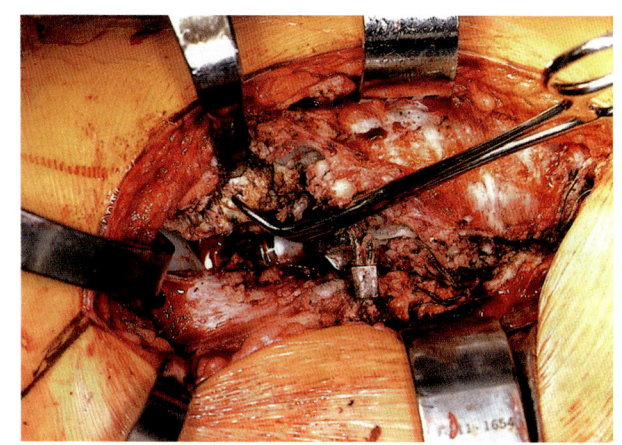

图 10-31 大转子上面的软组织已经被清除。

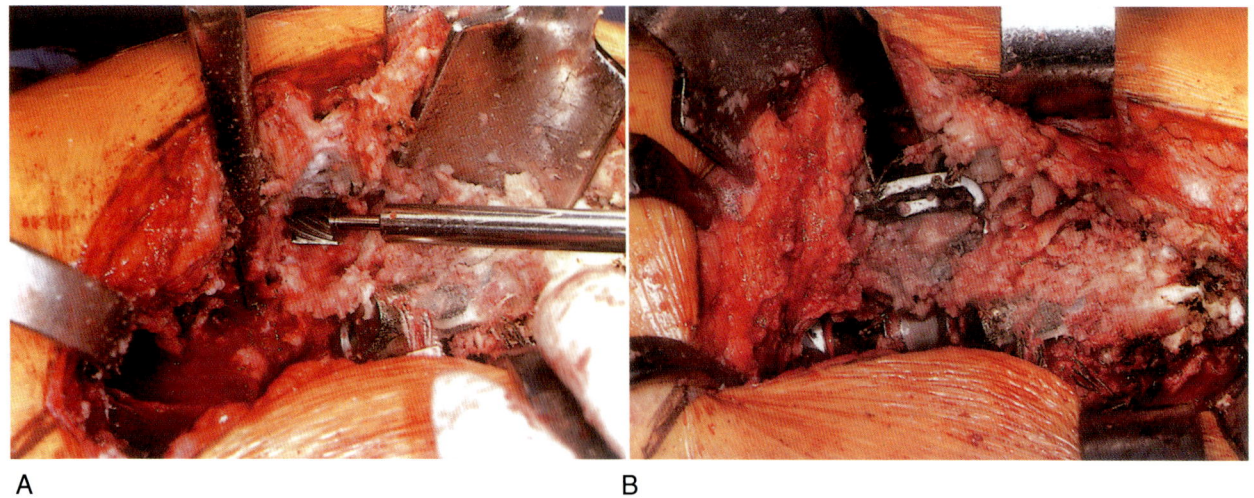

图 10-32 A. 用高速强力磨钻处理大转子骨,保留臀中肌-股外侧肌悬带。B. 大部分大转子骨已经被清除,转子钩已经从钢丝系统中暴露并容易取出(图 10-29 的 X 线片)。

第 10 章 常规全髋关节置换翻修手术原则

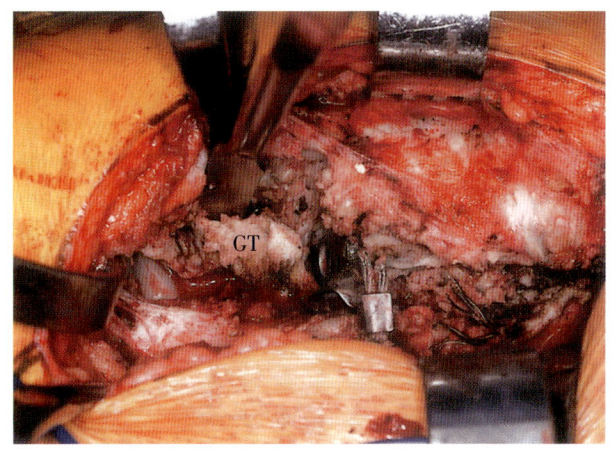

图 10-33 剩余的大转子骨块 (GT) 可以用锐骨刀从附着的软组织游离。

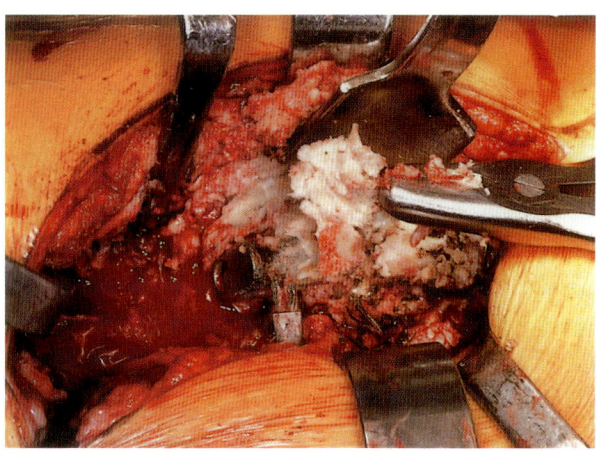

图 10-34 剩余的骨块从附着的软组织游离后,就可以用咬骨钳彻底取出。

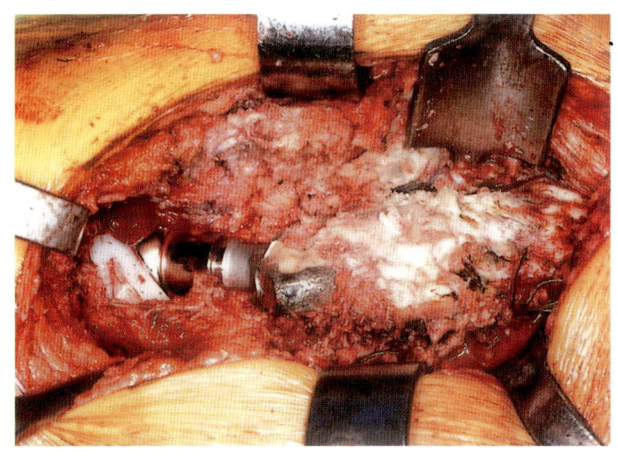

图 10-35 转子骨块完全取出后,可见沿着髋关节前方的完整的臀中肌-股外侧肌悬带。股外侧肌已经被从股骨牵开以进一步活动股骨。

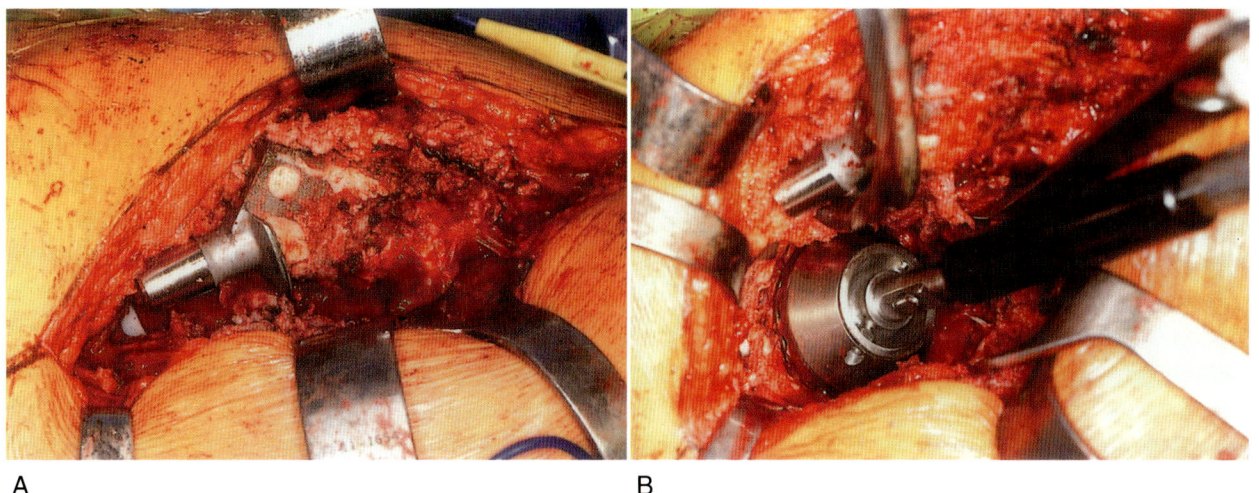

A B

图 10-36 A. 活动股骨组件,脱位并取出股骨头。所有股骨近端周围的坏死组织都已经被切除,肌袖在前方。B. 股骨现在很容易向前牵开以准备髋臼。

很容易完成（图10-36）。髋臼或股骨重建完成后，复位髋关节，修复后关节囊和肌肉到前方肌肉瓣，以减少髋关节周围死腔并保持肌肉悬带张力（图10-37）。术后X线片应当确认大转子骨块消失（图10-38）。

转子缺失会影响行走能力。图10-39是术前X线片，显示一个向近端移位的、不连接的大转子。术后X线片显示转子骨块缺失，一个制约性的内衬已经被骨水泥固定到髋臼窝中（图10-40）。步行一个步态周期（足跟着地—足趾离地—足跟着地）产生一个很小的倾斜（图10-41～10-43），这将增加肌肉疲劳，通常发生在步行一个半街区时。所以，这些患者不像那些髋关节解剖正常者那样有耐力。然而，转子骨不连患者经过转子骨块切除术后能获得有限但满意的步态，依作者的观点，比保留骨块患者的步态要好。

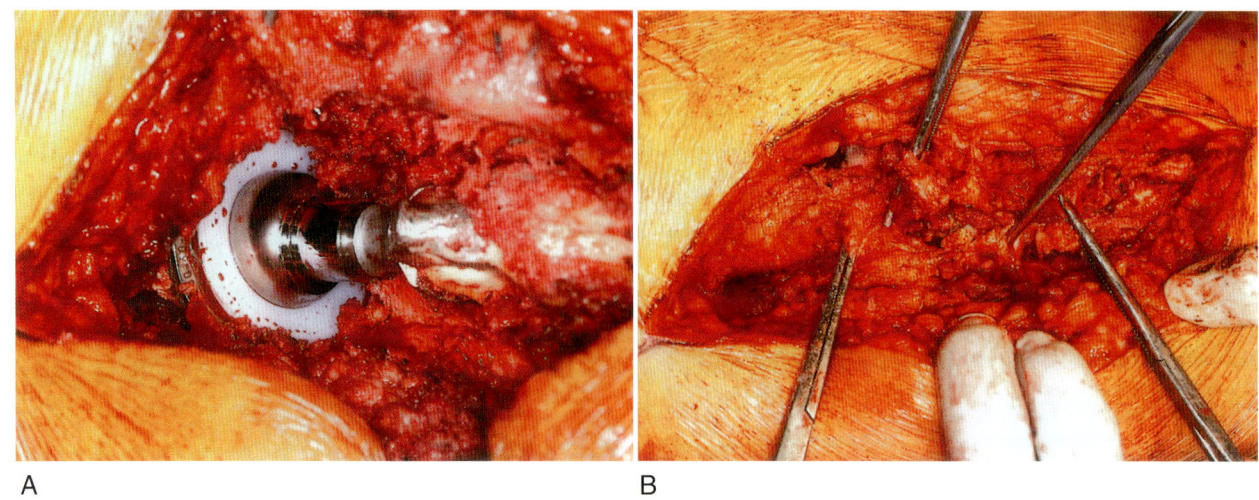

图10-37　A．髋关节已经重建，可以关闭后方肌瓣到前方肌瓣。可见前方肌瓣在股骨颈前方。髋关节组织的活动性可以与图10-30相比较，后者为取出大转子骨块之前。B．后方肌瓣和前方肌瓣已用Kocher钳夹紧，说明通过减少死腔可获得完好的缝合。

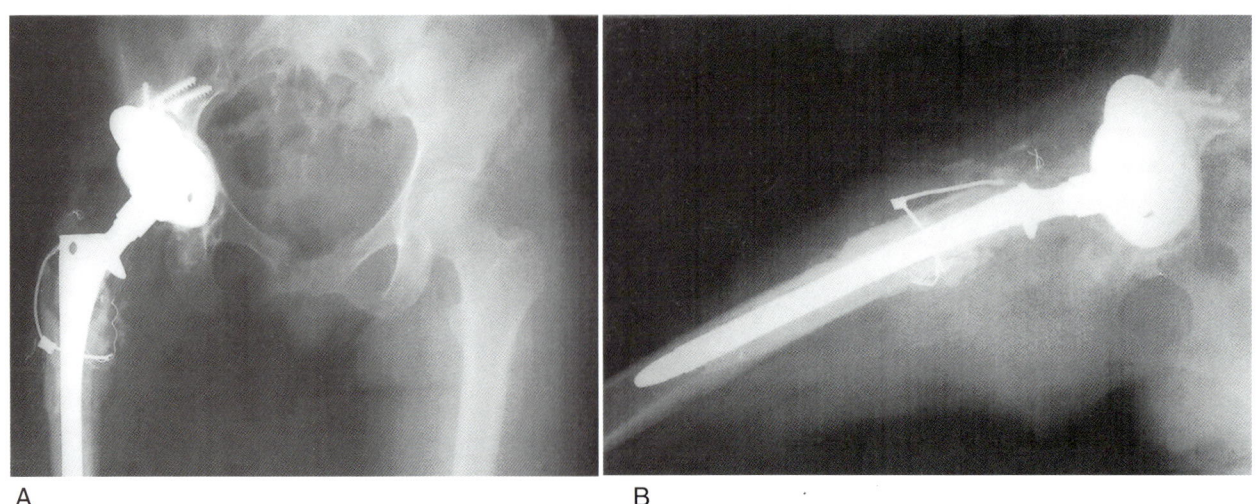

图10-38　A．重建的髋臼前后位骨盆X线片显示大转子骨块缺失。并非所有的断裂钢丝都被取出，因为其在伤口中看不见。B．侧位X线片显示大转子骨块缺失。

第 10 章 常规全髋关节置换翻修手术原则

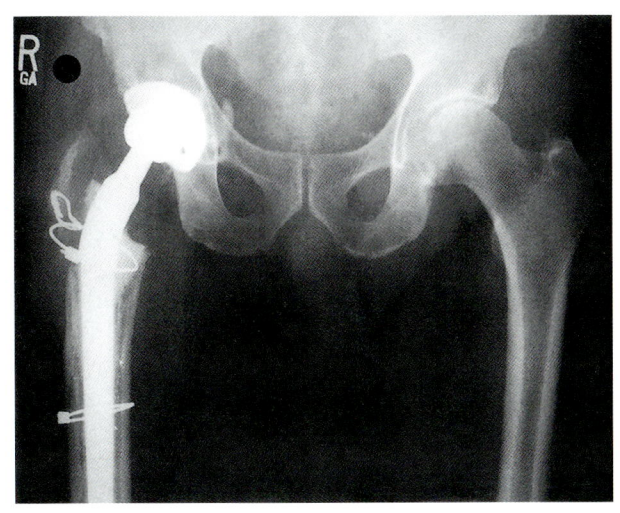

图 10-39 1 例患者大转子骨不连和脱位的术前 X 线片。

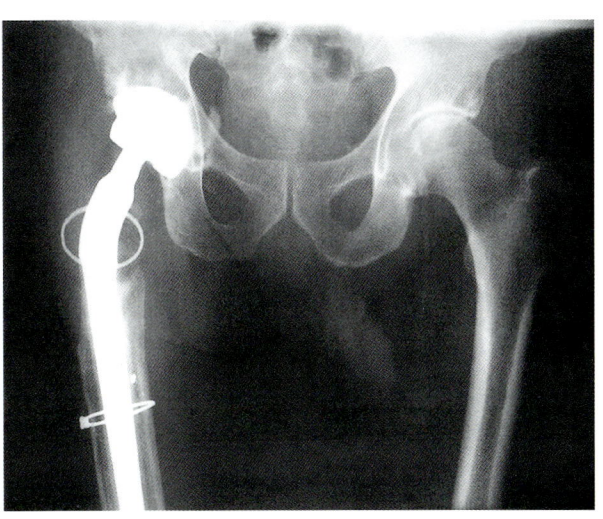

图 10-40 术后 X 线片显示植入了一个制约性内衬以便为髋关节提供机械稳定性，该关节软组织平衡已受损。大转子骨块已经取出。制约性内衬的金属圈已经脱出并向远端的股骨假体柄移位。股骨头仍然在塑料内衬内。

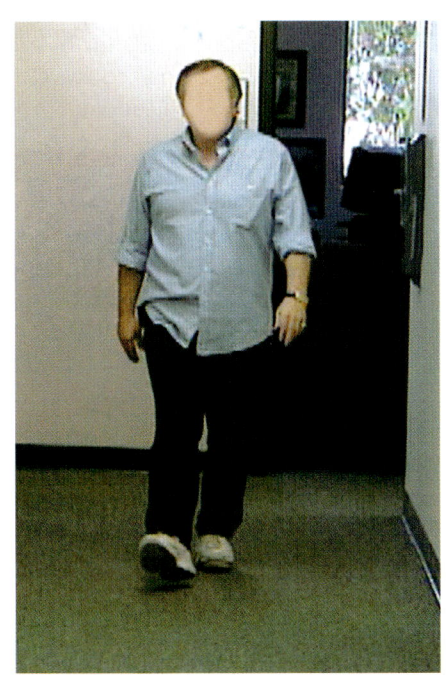

图 10-41 患者行走一个步态周期，其 X 线片图示于 10-39 和 10-40。观察右肩的水平，这是外展肌无力的最好证明。照片摄于足跟着地前，显示右肩只有轻微下降。

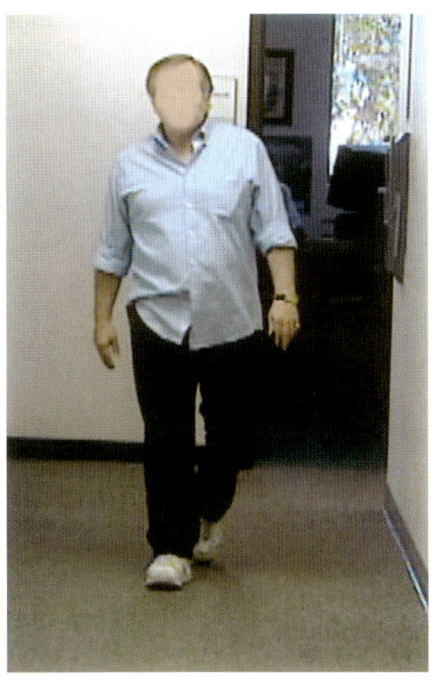

图 10-42 当体重完全压到右腿时，右肩倾斜加重，但不显著。

髋关节成形术——微创技术与计算机导航

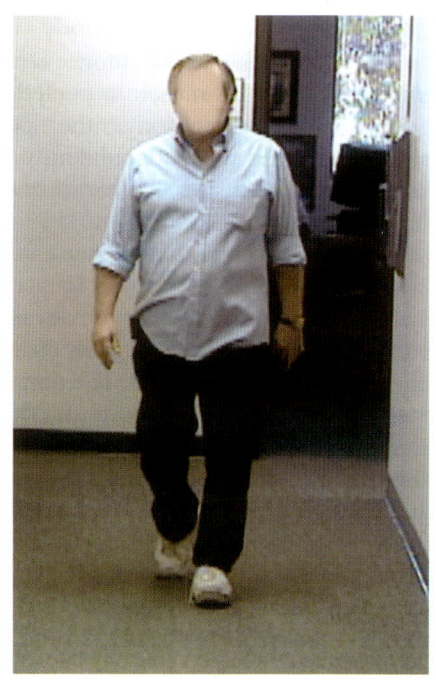

图 10-43 当脚尖离地时，右肩几乎水平。观察右前臂在此步态周期中也一直在摆动，这意味着患者始终没有控制使其静止以保护右侧。

肌肉的保存

成功的翻修手术的最重要特征之一是保存髋关节和下肢肌肉的功能。根据作者的经验，翻修手术后疼痛最常见的原因是肌肉功能不足。效果最差的病例是肌肉功能全部丧失，可能发生在臀中肌。臀上神经邻近髋臼上方，是翻修手术后臀中肌功能显著丧失的原因之一（图10-2）。因为许多髋臼组件向上移位，该神经可能距离髋臼重建操作范围太近。当然，如果在髂骨上做"7"形骨移植或者使用钢板和螺丝钉，该神经就很危险。这就绝对要求术者确保所有操作均在臀中肌骨膜下进行。

Jacquelin Perry 医生是作者在美国加利福尼亚州 Downey 市 Rancho Los Amigos 医院工作时共事的一位骨科运动学家，作者从他那里认识到肌肉功能的重要性。作者进行的步态研究逐步表明：手术或许能获得显著的X线片改善，但患者的临床功能却很差。发生这种情况最常见的原因是肌肉不能正常工作或迅速疲劳而造成的严重功能丧失。肌肉功能差的患者还会因肌肉疲劳而出现更多夜间肌肉酸痛。作者意识到，获得满意的植入物位置和固定通常比保存肌肉功能更容易。

术者了解患者术前的肌肉功能非常重要，这样便于准确估计术后预期效果。在翻修之前，髋关节通常因髋臼向近端移位或者股骨假体下沉而短缩。髋关节短缩超过3个月臀中肌功能将丧失至少50%，而手术后该肌肉功能要恢复至步态分析研究中的"正常"则需要1年时间。即使首次全髋关节置换术后，臀中肌达到正常功能也要1年的时间。如果术前有明显的臀中肌（或外展肌群，包括臀中肌和臀大肌上份）无力，应当告知患者可能会有持续跛行和耐力有限。

翻修手术中最常受损的肌肉是臀中肌、臀大肌和股外侧肌。臀中肌可因后路途径过分劈开肌肉而损伤。臀小肌可因前路途径过分或不正确劈开肌肉而损伤。粗暴牵拉也可损伤这些肌肉，比控制性地切断损伤更常见。

已经切断过两次以上的肌肉对损伤更敏感，而且，基于已造成的客观损害，这些肌肉比预想的更容易萎缩。所以，对于复杂的翻修手术或多次翻修的患者，用延伸滑槽的暴露比直接前方或直接后方暴露要明智。延伸滑槽暴露可以保护肌肉，代之以切断股骨。骨无论切断多少次均可自行良好修复，而肌肉则对多次损伤愈加敏感。所以，延伸滑槽途径可能被选用以保护肌肉，而不仅仅是因为容易准备股骨。

肌肉保存技术

臀中肌 保护臀中肌需要了解其神经支配。臀中肌受臀上神经支配，髋关节正常位置时，臀上神经位于大转子尖上方5cm的肌肉内。有时因翻修手术转子被提高，大转子尖本身就在正常位置上方5cm。所以在设计翻修手术时，术前应当依据正常大转子尖的位置计算臀上神经的位置（图10-44）。如果需要将植入物或植骨紧贴到髂骨，保护臀上神经就极为重要。该神经损伤将导致臀中肌完全性的神经性坏死，引起患者永久性的显著跛行和疼痛。

臀大肌 臀大肌是髋关节第二重要的外展肌（仅次于臀中肌），最常因过分向近端劈开而造成损伤。这样操作还会损伤支配臀大肌上头的臀下神经，造成患者永久性跛行，即使臀中肌功能完好。臀大肌和臀下神经的联合损伤导致外展肌群耐受力差，造成步态周期中跛行以及仅步行一个半街区后就出现疲劳和疼痛。无论如何都不应该切断整个臀

第 10 章　常规全髋关节置换翻修手术原则

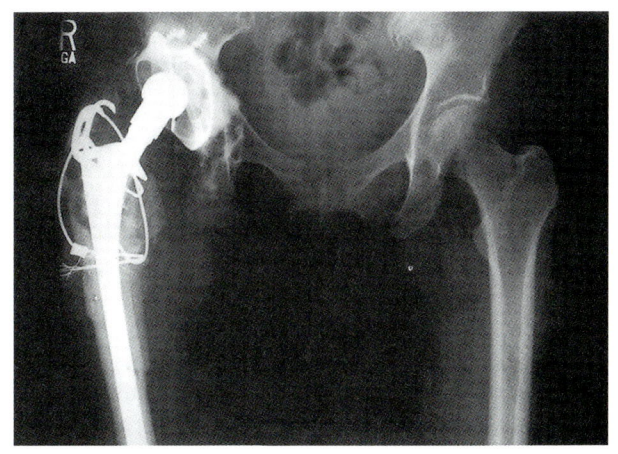

图 10-44　髋臼结构已经向上移位，如这张 X 线片所示的 3 区及断裂的螺钉。这个近端移位意味着髋臼上缘就在臀下神经的水平（与左髋关节的髂骨水平相比较，臀下神经就位于患侧上方髋臼软骨下骨的上面）。当髋臼组件发生这种较大的近端移位时，可能导致无法修复的神经损伤。所以，如果术前患者有明显跛行，应当告知术后跛行仍会存在。

受到刺激（和收缩），从而引起术者注意，避免神经完全损伤。臀大肌的分离应当仅限于足够髋臼暴露所需（图 10-45）；没有必要向近端完全劈开。

股外侧肌　（见"全髋关节置换翻修手术简单技术"）。暴露股骨干的最佳方法是尽可能减少对股外侧肌的损害。这意味着要用骨膜剥离器将股外侧肌自后方从骨间膜向股骨前方剥离。当肌肉从骨间膜剥向前时，可以看到血管穿支，分别钳夹、切断和电凝止血，以减少伤口和肌肉内出血（图 10-46）。为了将肌肉向前牵开，牺牲这些血管是必要的，这样做的好处是控制性地将失血管化肌肉和肌肉内出血的数量最小化，因为肌肉内出血会进一步破坏肌纤维。骨膜剥离器可以在肌肉后方显示血管。用两把止血钳夹住血管并从中间切断。电凝处理两个血管断端以防止出血，然后将肌肉向股骨前方牵开以暴露股骨干。这个操作适用于股骨全长。通常遇到的第一个血管位于小转子下 7cm。股骨上的操作完成后，应将股外侧肌缝合到骨间膜的肌床上。作者在股外侧肌紧贴骨间膜前

大肌（这将威胁臀下神经）；臀大肌只能用 Bovie 电刀顺着肌纤维方向劈开。如果用 Bovie 电刀，神经将

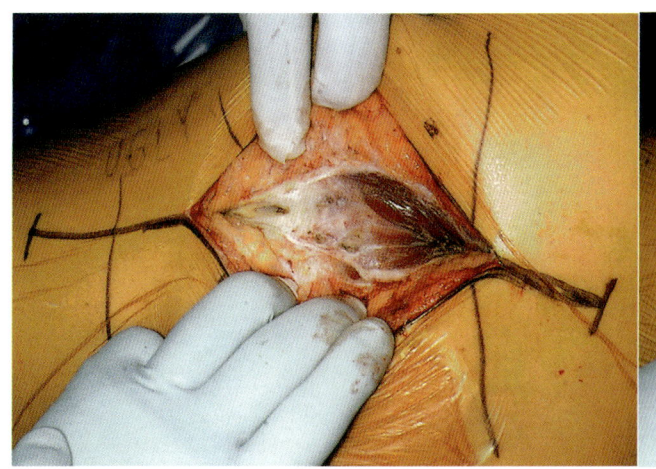

A

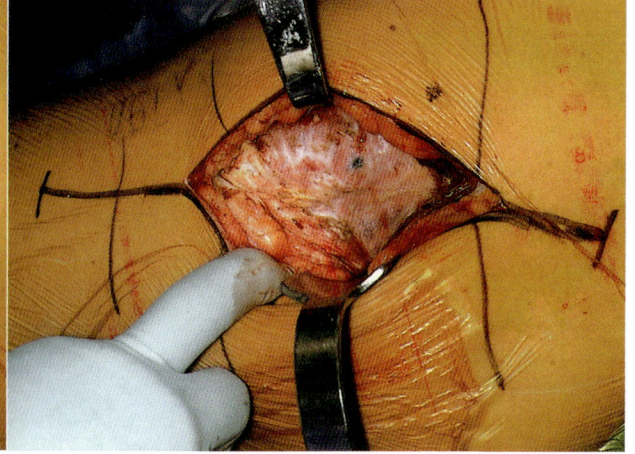

B

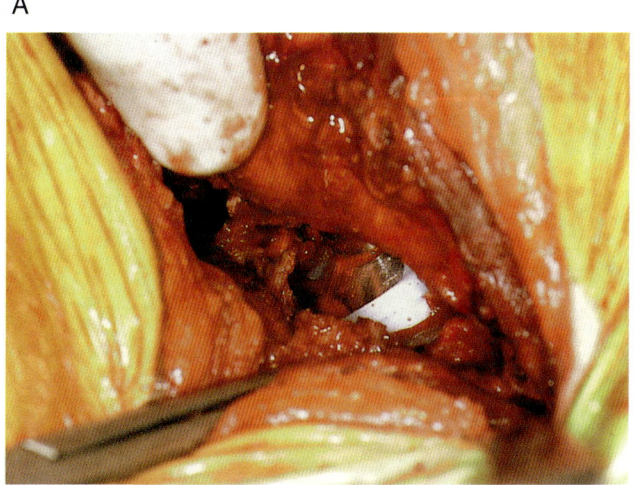

C

图 10-45　A. 将髂胫束向远端分开，臀大肌向近端分开。此肌肉的质量可以从颜色和质地来确认。用 Bovie 电刀轻轻分开此肌肉，不做任何超出暴露需要的分离。B. 伤口右侧，可见切开的臀大肌。将该肌肉向前后分开以暴露髋关节后方。蓝点标志大转子。C. 髋关节后方结构已经被切开，可见臀大肌上缘就在皮下脂肪下面。将臀大肌抬到髋臼上缘的上方，这恰好是暴露所必需的范围。

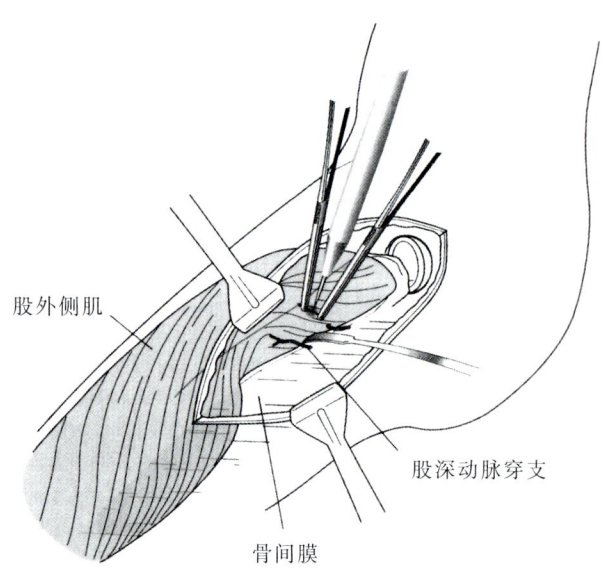

图 10-46 用骨膜剥离器将股外侧肌从骨间膜剥开,以暴露穿支动脉。将穿支动脉钳夹后用 Bovie 电刀切断。断端做电凝处理。这样可以向前牵开肌肉而没有过多失血、肌肉损伤和坏死最少(见"全髋关节置换翻修手术简单技术"中此法的动态介绍)。

的筋膜处做切口以便缝合修复。这使得仍有一些肌肉附丽在骨间膜上。当股骨上的操作完成时,所有坏死肌肉均明显可见:颜色发黑发紫,与正常肌肉的颜色和纹理比较外观粗糙。用大咬骨钳清除所有坏死肌纤维。这将显著降低此处的感染风险及组织引流。这项技术通过防止可能的大量肌肉损伤,优化了股外侧肌的术后功能。

● 股骨准备

取出植入物

取出植入物的起始步骤已经在前面的暴露章节中叙述。如前所述,股骨近端的所有软组织和坏死骨必须清除干净。如果股骨颈骨质没有坏死,作者一般采用电锯从接近小转子的水平切开以暴露植入物近端的大部分。对于一些微孔表面植入物,这样能充分暴露植入物表面的骨性固定,可以用附有尖磨钻的高速电钻松解,以便将股骨植入物取出。即使磨钻不能破坏足够的骨性固定以取出植入物,它也能清除假体外侧转子部及股骨近端外侧,方便安全地开骨窗或者做延伸滑槽,而没有转子骨折的危险。有人提倡使用非常薄的可弯曲骨刀破坏股骨近端骨性固定,作者不赞成此做法。骨性固定一旦成熟,就有坚固的皮质骨结构;因此,作者认为强有力的磨钻是去除骨性固定更为有效和安全的工具。

如果磨钻全长仍不能松解植入物,剩余的植入物必须用前述的方法暴露。必须暴露股骨,并用肌肉保护技巧翻开股外侧肌。然后做延伸滑槽或开骨窗,破坏骨性固定,取出植入物。

通常植入物都有取出装置,以便将其从股骨拔出。如果没有取出装置,可以把夯具、骨膜剥离器等放在围领下(如果有围领),将植入物从股骨髓腔中撬出来(图 10-47)。另外一个办法是用碳石合金钻在金属假体上磨个凹陷,然后用工具伸入凹陷中将假体向近端击出(图 10-22)。

如果植入物是骨长入性的,且骨性固定超过了股骨峡部水平,可能需要将假体切断,近端和远端分别取出。这个方法最初是为 AML(Anatomic

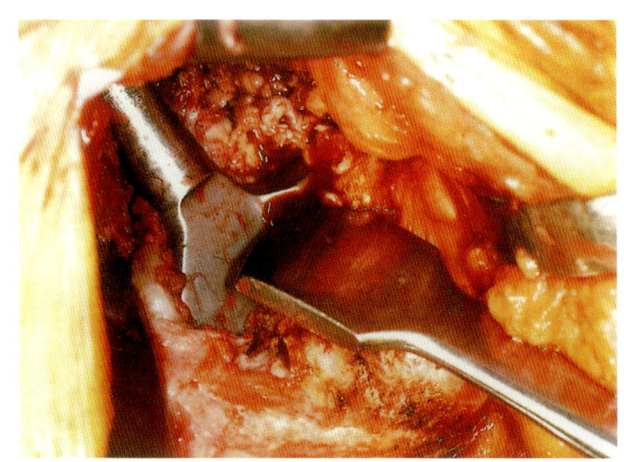

图 10-47 将骨膜剥离器放到股骨颈领下,以便沿纵轴方向将假体柄撬出。

Medullary Locking, Depuy, Warswa, Ind.）假体设计。近端假体用延伸滑槽暴露。在滑槽的远端（应当位于股骨峡部近端），将假体柄用碳石合金磨钻切断（图10-48，见"全髋关节置换术翻修手术简单技术"）。

近端柄取出后，用环形切割工具将远端假体柄和股骨之间的固定切开（图10-49）。在金属和骨的界面，环锯被引导着钻向远端（图10-50）。应当选用适当尺寸的环锯，并且因其容易变钝，每个尺寸应准备至少2个。

一旦环锯破坏了金属和骨之间的固定界面，远端金属杆就很容易取出。然后扩髓处理股骨峡部和股骨远端，为新的植入物做准备。新的植入物就位后修复延伸滑槽（图10-27）。

去除骨水泥

只要有可能，就应当在不破坏股骨完整的管状结构的情况下从股骨近端清除骨水泥。但是，如果有长的骨水泥"尾"或者还有骨水泥牢固地结合入股骨，则无法完成上述操作。此时，最好选择延伸滑槽。

清除骨水泥从仔细清除股骨近端开始。所有包绕股骨颈皮质骨边缘的纤维组织都应清除。如果股骨颈皮质骨因坏死而消失，坏死骨和组织也应当清除（图10-16）。这样做的目的是暴露骨水泥和股骨间的界面，以便更有效地使用骨水泥骨刀。

骨与骨水泥之间的界面清楚后，可以先用直骨刀将水泥从骨分离开。近端骨水泥碎成不同大小（图10-51），这取决于骨与骨水泥之间固定的程度

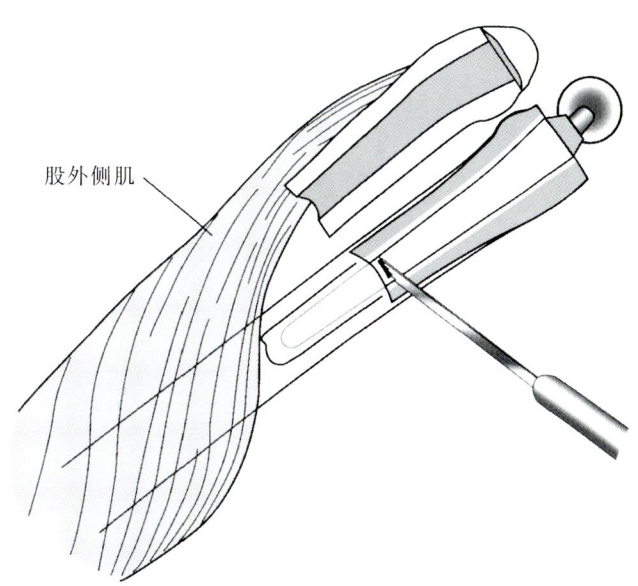

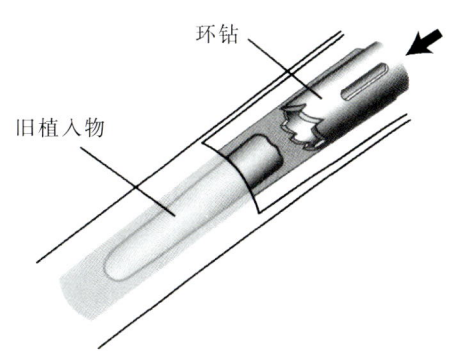

图10-49　将环形切割工具置入以切割远端假体柄和股骨之间的界面。

图10-48　在延伸滑槽远端用碳石合金磨钻切断股骨假体柄。

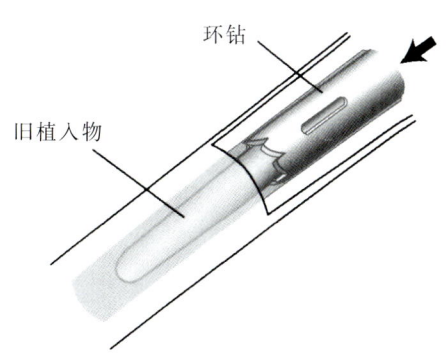

图10-50　环钻钻入界面以破坏之，以便股骨假体柄从股骨取出。

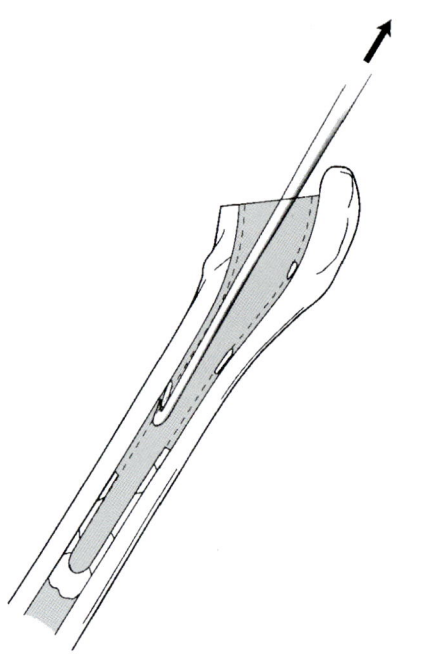

图 10-51 骨水泥柱用骨刀打碎，碎片使用带倒钩的工具从近端取出。

(固定得好则碎片小)。如果 X 线片显示沿着水泥柱全长有一条连续的透亮线，说明股骨内的骨水泥有可能随着股骨假体柄一起取出(图 10-52)。有时变松动的骨水泥柱不随着假体柄出来，只是因为骨水泥的边缘阻挡拔出。这时，用骨刀去除近端干骺端和骨干骨水泥，就可以将整个远端骨水泥柱连同水泥塞子拔出。

当大块骨水泥柱不能被拔出时，术者必须耐心地用骨刀去除干骺端和近端骨干骨水泥。首要条件是骨水泥和骨之间的界面必须显示良好，但是当骨水泥柱沉入骨干或操作遇到骨干弯曲处时，骨与骨水泥之间的区别就不太容易看到。此时，术者不得不决定是使用骨水泥清除系统，还是在股骨上开窗(如前所述)以清除骨水泥。

为了清除远端骨水泥，作者倾向于使用 LINK 骨水泥清除系统的钻和磨钻。当通过骨水泥塞子的中央孔钻通后，用钩子或带倒钩的工具将骨水泥从股骨内壁拔出(图 10-25)。一旦股骨内壁没有骨水泥，就可以为新的植入物做准备。

清除新皮质

骨长入型或骨水泥型植入物取出后，在固定表面和原来股骨皮质间有个界面。这就是新皮质，因为它像一层皮质骨围绕着假体柄的固定表面，常常有放射状的松质骨小梁附着到原来的骨皮质(图 10-53 和 10-54)。

取出植入物后，股骨里的新皮质清晰可见(图 10-55)，应当将其破坏，为新的植入物准备的新的固定表面必须在原来的股骨皮质上。如果新的植入物是无骨水泥型或骨长入型，清除新皮质有助于正确涂料；保留新皮质会导致疼痛和植入物最终松动。对于骨水泥型植入物，不清除新皮质将导致固定不良和植入物很快松动。如果不能彻底清除新皮质，至少也要制造粗糙面以便与新的植入物产生一些机械性交锁。新皮质的内表面非常光滑，骨水泥无法长入其中。

清除纤维组织

纤维组织形成于股骨髓腔中，包着松动的植入物(图 10-56)。松动的无骨水泥型假体取出后，首要的是清除所有的纤维组织，以便皮质骨可用于新的植入物固定。尽管这些纤维组织可以用刮匙清除，作者推荐高速磨钻。将磨钻沿着骨内膜表面以顺时针方向轻轻移动(以使整个表面都做清创)，术者就能很容易地将纤维组织从股骨内松解并清除。为了确认股骨髓腔清除干净，可以用有伸缩装置的工具或长的刮匙再次沿骨内膜圆周做清理，以保证所有纤维组织已经去除(图 10-57)。

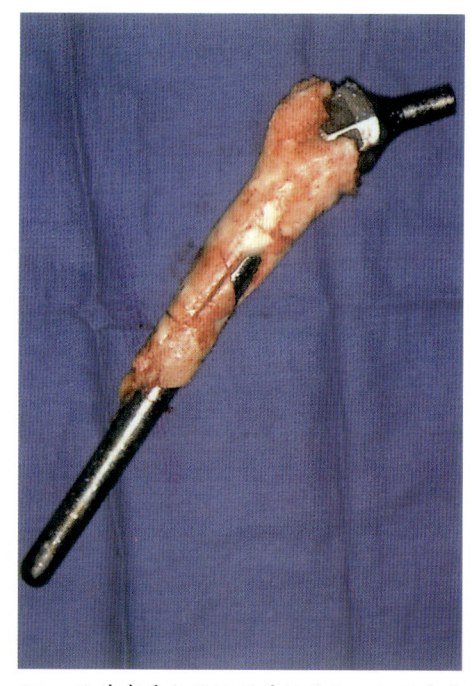

图 10-52 附着有骨水泥的股骨假体柄。当 X 线片上见到完全的骨水泥-骨界面时可以出现这种情况。

第 10 章 常规全髋关节置换翻修手术原则

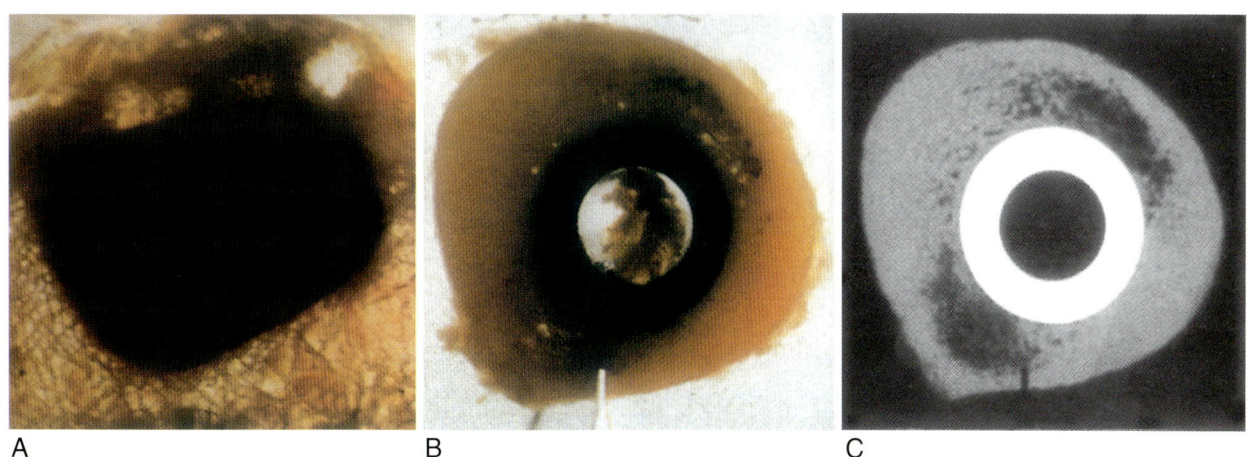

图10-53　A. 尸体解剖的植入物标本的组织学显示，新的皮质骨已经形成并且紧密附着到股骨假体柄，区别于原先的股骨皮质。股骨水平就在小转子上方。新的皮质是紧邻黑色金属假体柄的黑棕色片层。松质骨从黑色假体柄周围的皮质骨放射状生长到原先的干骺端皮质。B. 为达到骨附着固定而经磨砂处理的股骨假体柄远端的尸检情况，可见假体柄和股骨皮质之间的紧密结合。C. 图10-53B的组织学切片的显微X线片。白色的环是假体柄。在7~12点位置之间（假体柄的左边）有一层附着到假体柄的皮质骨。松质骨从这层新皮质骨向周围放射并附着到原先的皮质骨上。

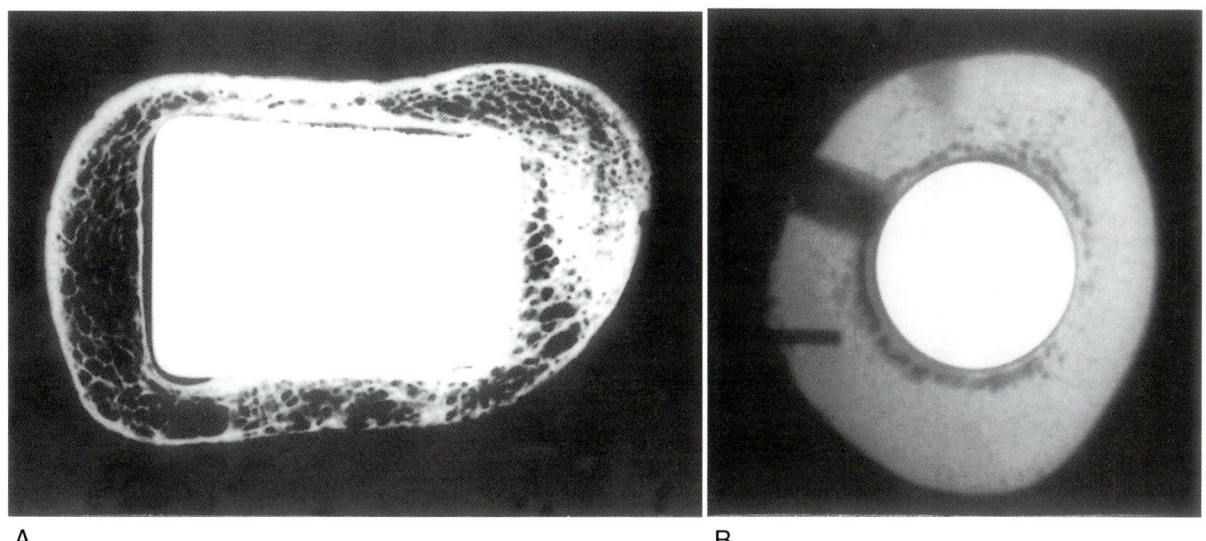

图10-54　A. 图10-53 A的组织学切片的显微X线片。可见新皮质包绕着白色的金属假体柄。左边（假体柄外侧）只有光滑的金属，没有骨附着到假体柄，但有新皮质骨。新皮质骨和皮质骨通过松质骨小梁连接。B. 另外一个假体柄的显微X线片可见股骨干内是光滑的（非粗糙表面）。光滑的假体柄周围的新皮质骨清晰可见，有松质骨小梁从新皮质到皮质骨。已经用此尸体解剖标本做了切片以供研究。

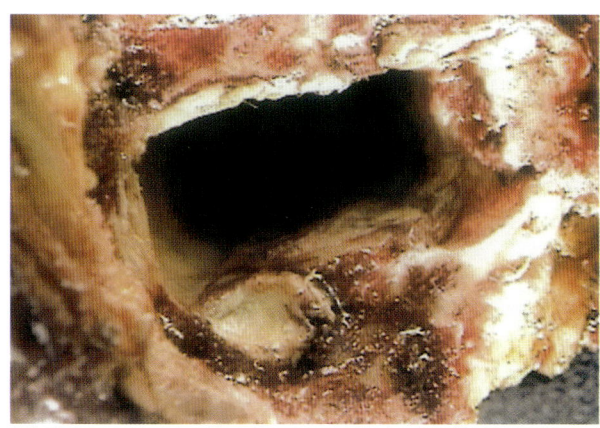

图10-55　术中照片可见取出假体柄之后留下的新皮质骨。这些皮质骨必须用高速磨钻或骨刀清除掉，以便新的假体柄植入后接触股骨皮质。新皮质骨形状很像使用过的植入物（此例取出的植入物是矩形的，所以邻近植入物形成的新皮质骨也是矩形的）。

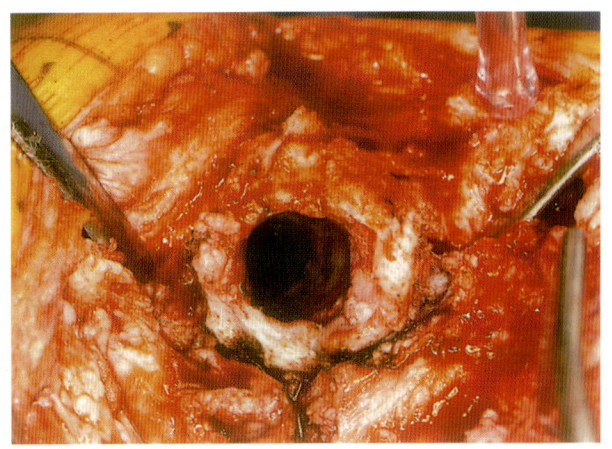

图 10-56 取出松动的股骨组件后,可见股骨髓腔内表面分布着纤维组织。

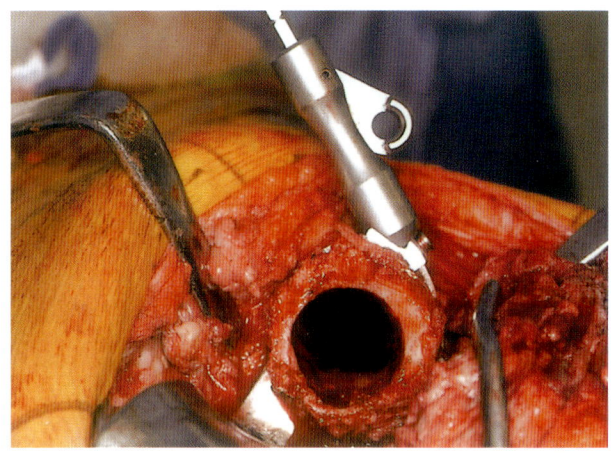

图 10-57 纤维组织清除后的股骨髓腔外观(与图 10-56 比较)。

髓腔扩大

几乎所有的翻修假体都允许远端固定,如 Zimmer 翻修假体(ZMR)柄(Warsaw, Ind.,图 10-58)。将股骨髓腔扩大以确定假体柄的正确尺寸(图 10-59)。扩髓时可使用软组织保护装置以防止软组织损伤(图 10-60)。ZMR 柄是锥形的全涂层假体,以便达到与骨干的长距离固定。这种锥形减少了柄的僵硬程度,并且允许假体全长植入而不必破坏前方皮质。必须保留股骨峡部,以确保几乎所有的翻修假体(包括 ZMR)最初的旋转稳定性。为获得满意的稳定性,髓腔扩大器与股骨干的硬性接触要达到 7cm 以上。假体柄的植入为良好的骨长入固定提供了很长的表面(图 10-61)。假体柄的调制性使得其近端能够被放置于正确的前倾和偏心距位置(图 10-62)。

翻修假体柄固定到股骨干已经获得持久耐用的效果。假体柄有不同的品牌,都遵循相同的远端固定的原理;有些是整体的,有些是组块的。作者选择翻修假体的要求就是能提供骨干固定。

假体柄植入

股骨髓腔扩大后,等髋臼重建后才最终植入假体。如前所述,作者在准备髋臼前先准备股骨,部分原因是习惯,部分原因是翻修手术开始暴露时必须决定取出股骨假体的暴露方式(例如延伸滑槽或开窗)。对于作者而言,在髋臼重建前完成股骨准备最有效率。如果股骨假体非常松动,可以用手从股骨中拔出,那么准备股骨或髋臼的顺序就无所谓先后。实际上,在这种情况下先暴露和重建髋臼可能更好,因为去除髋臼周围软组织可能也有助于活动股骨近端。

无论先完成股骨准备还是髋臼准备,翻修手术的最后一步是股骨假体植入。这一过程应当很简单——将假体锤击进植入位置即可,因为一旦股骨准备完成,远端固定柄就可以直接植入。唯一可能发生的并发症与假体尺寸不正确有关。如果假体太小太松动,术者应当更换正确尺寸的假体柄,而不要考虑其价格。如果假体柄太大,骨干发生了纵向骨折,通常只需用钢丝捆绑股骨,以便在骨愈合过程中提供环箍压力支持。如果是复杂骨折,如长螺旋骨折,则必须在手术结束前做修复。这可能需要放

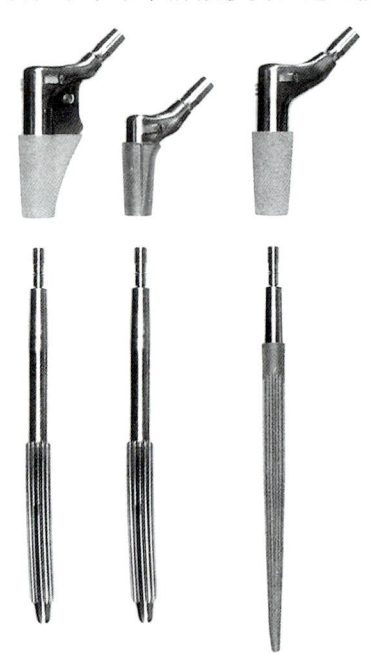

图 10-58 Zimmer 翻修假体(ZMR)柄。

第 10 章 常规全髋关节置换翻修手术原则

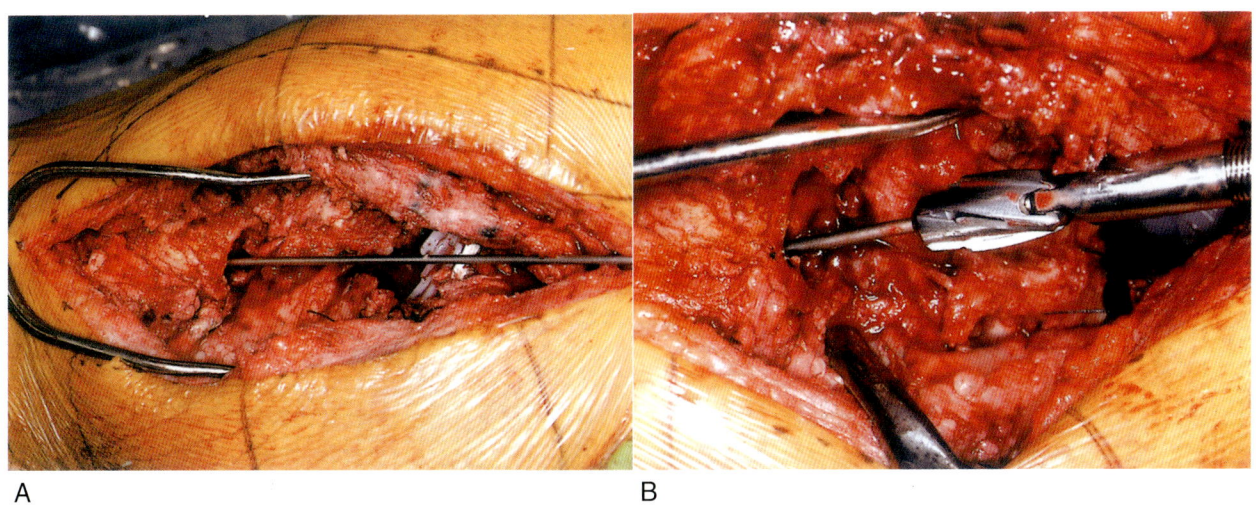

图 10-59　A. 将可弯曲髓腔扩大器的导丝放入股骨髓腔。观察股骨近端丢失的量,可通过髋臼杯的位置证实。B. 可弯曲髓腔扩大器通过股骨髓腔,在此过程中使用导丝保持髓腔扩大器在髓腔中央的位置。

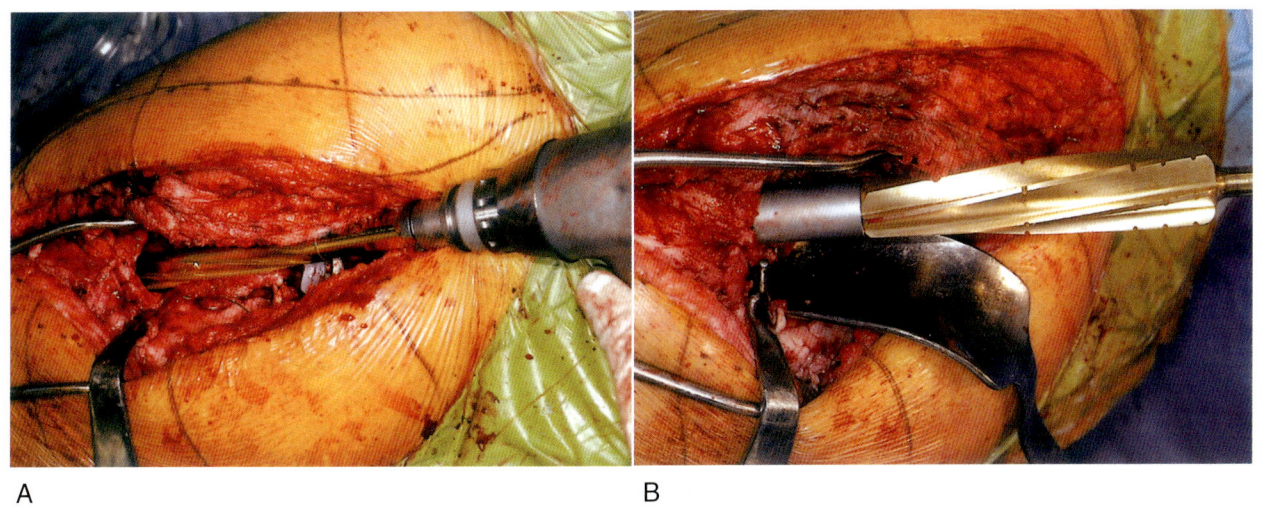

图 10-60　A. 使用髓腔扩大器处理股骨,准备安装 ZMR 柄。B. 使用套筒保护软组织,防止髓腔扩大器造成损伤。

置钢板、骨条移植并钢丝固定,或者钢丝或钢索捆绑固定股骨(图 10-63)。

如果发生骨折,术者必须决定处理骨折时假体留在原位,还是先将假体取出来,待修复骨折后再植入。绝大多数情况下,最简单也最有效的方法是将假体留在原位并处理骨折。处理方法无异于任何其他骨折治疗,只是假体柄的存在可能会阻碍钢板螺丝钉固定。这时可以用单皮质螺丝钉或钢索捆扎固定的钢板。不过根据作者的经验,钢索捆扎固定的失败率似乎很高,所以除非术者确信钢板固定已经足够,否则应当加用石膏外固定。钢板长度应当保证在骨折范围上下至少有 4 枚螺钉,尤其是用单皮质螺丝钉时。

当用骨条和钢丝固定骨折时,最常用两个骨条——一个内侧、一个前外侧。这个方法并不困难,只需要选择合适长度的移植骨,非常小心地将钢丝绕过股骨后方并直接贴在骨面上,以免包住动脉血管。骨条的长度应当保证在骨折范围上下至少有 2 根钢丝或钢索固定。

● 髋臼准备

髋臼翻修可能是全关节置换中最有创造性的手术。一旦植入髋臼假体而假体松动或移位,髋臼骨就会出现几种不同的几何形态。髋臼通常比第一次手术时要大,这意味着要用较大的金属髋臼杯,

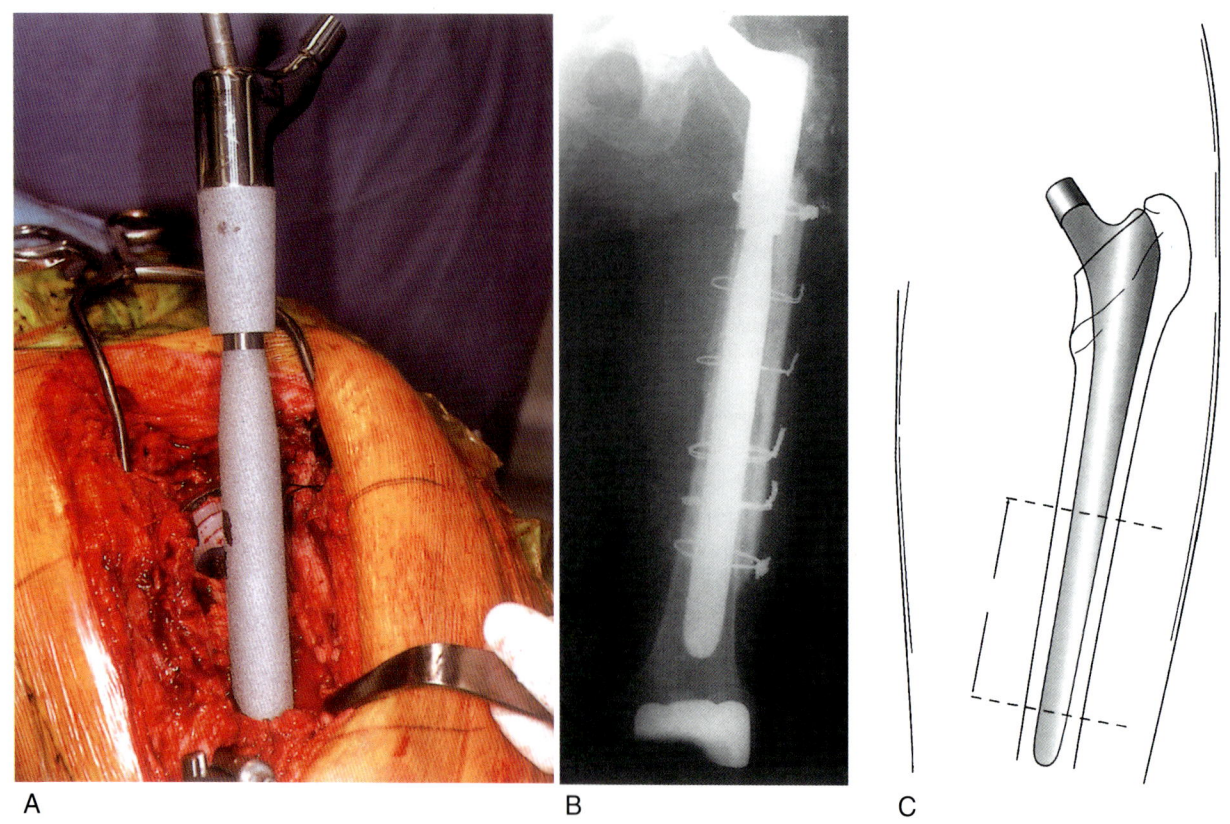

图 10-61 A. 多孔的 ZMR 柄的长固定表面。B. ZMR 柄在股骨的位置如 X 线片所见,显示接触范围至少 7cm 长。C. 图解说明翻修假体柄的握持段应至少有 7cm 通过股骨峡部。

几乎肯定要用螺钉来固定金属杯。大号半球状髋臼杯(通常指杯的直径为 65~81mm)可以用来处理大的骨缺损。就目前的材料而言,关键是使用用尽可能大的头来配合这些大髋臼杯。即使 44mm 的股骨头装在 81mm 杯中,也可能引起金属股骨颈对杯缘的撞击,而当更小的杯与尽可能大的股骨头装在一起时,通常可以避免撞击。用大号髋臼杯与 28 或 32mm 股骨头的唯一原因是在残留的股骨假体组件上有固定的整体头。

髋臼翻修可以单独进行,保留股骨组件;或者与股骨组件翻修一起进行。如果股骨组件要翻修,应该在髋臼翻修前,以简化髋臼暴露。如果股骨组件要保留,则必须进行髋臼翻修,以使保留的股骨组件不影响髋臼的顺利重建。

最常见的翻修原因之一是骨盆骨质溶解或髋关节塑料组件磨损。这种翻修需要更换塑料组件和股骨头,有时需要翻修髋臼杯。手术可以在不影响股骨假体柄的情况下单独进行。单纯髋臼翻修手术方法应当为所有关节手术医师所了解,每位进行全关节置换手术的医师都应当能够单独胜任。本章节提供了一个单纯髋臼翻修的个案报道,详细介绍了向前牵开股骨组件以暴露髋臼组件的必要技术方法。在个案报道中介绍了去除髋臼周围软组织瘢痕的方法后,本章节其余部分重点集中在简化取出和再植入髋臼组件的方法技巧上。这些技术集中在直接髋臼翻修。对复杂髋臼翻修(如有严重骨缺损或髋臼骨不连)所需要的技术,感兴趣的有经验的术者可参看 Wayne Paprosky (Rush Presbyterian Hospital, Chicago, Ill.) 和 Alan Gross (Toronto)的著作。

单纯髋臼翻修手术的个案报道

图 10-64 中患者双侧髋关节的骨盆已经发生骨质溶解。右侧髋关节已经置换了新的股骨头和塑料插件。左侧髋关节将进行同样的手术。作者通常不用骨移植方法处理这些患者的髋臼骨缺损。

如果要进行髋臼骨移植,必须在髂骨上开窗,残腔中的纤维膜需清除掉以便移植骨与宿主骨融合(骨残腔范围通常比 X 线片上的大且通常比预料的更靠后)。移植方法如图 10-65 所示。因为使用

第 10 章 常规全髋关节置换翻修手术原则

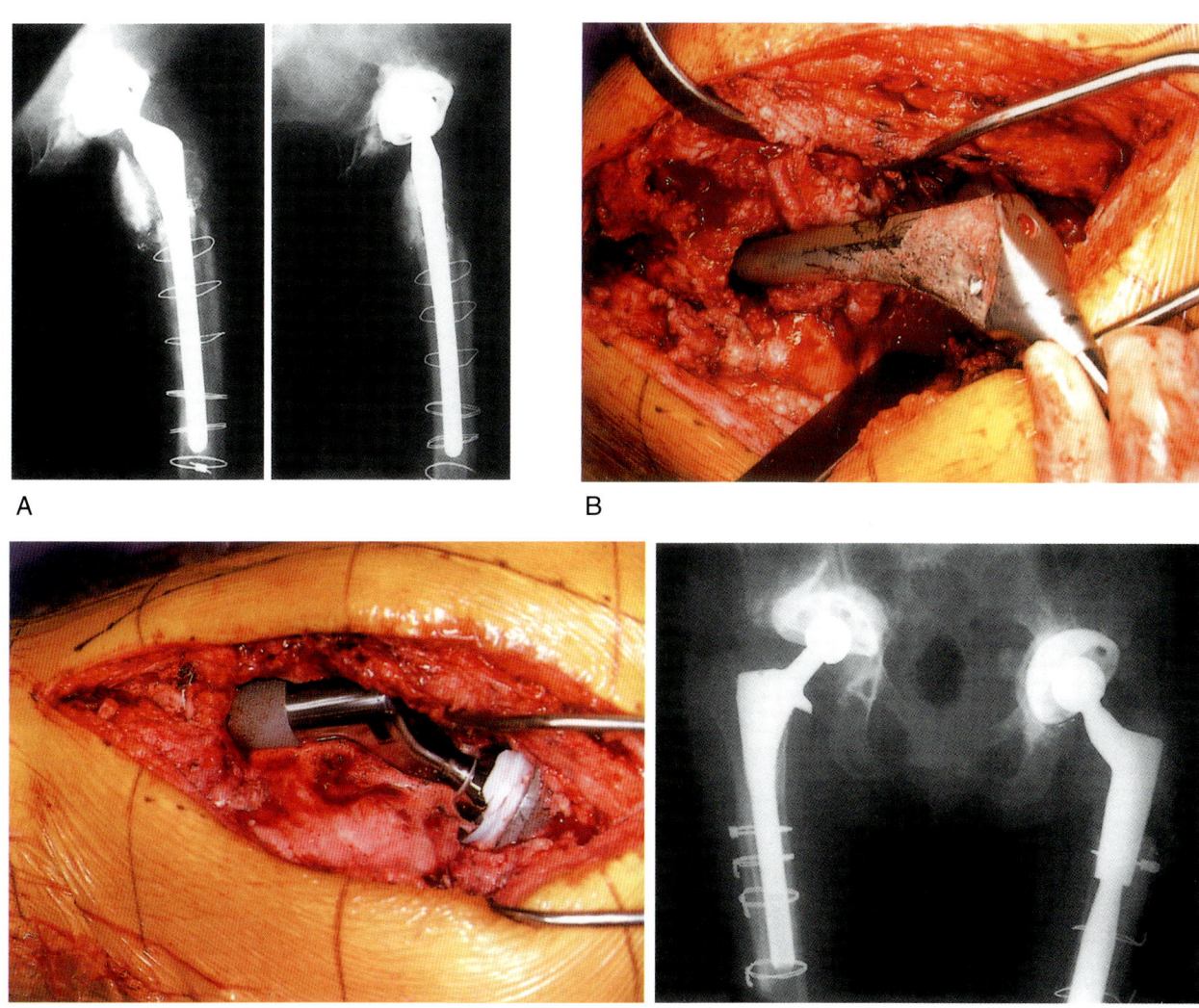

图 10-62　A. 一个松动假体柄的术前 X 线片，近端股骨有坏死。B. 松动的股骨假体柄可以轻松地从远端股骨取出，因为坏死的近端股骨是唯一可以起到固定的骨。C. 因为其强度和几何形状，翻修假体柄可以取代丢失的近端股骨骨质。很明显没有任何结构可供大转子重新附丽。D. 翻修假体柄植入后的 X 线片。此患者的大转子骨块留在原位，但是术者判断其应当被切除掉（图 10-30～图 10-34）。通常，作者会切除此骨块，原因见文中所述。

的移植材料是羟基磷灰石颗粒，骨移植的部位容易看见。依作者观点，这些移植骨没有机会融合到髋臼杯上，作者并不期望这些移植骨结合到残腔中。这些移植骨唯一可能的作用是加强骨对髋臼杯的支撑作用；然而，如果髋臼杯有足够的固定表面以很好地发挥功能，那么显然骨支撑已足够。如果髋臼杯的固定或骨对髋臼杯的支撑不足以承受其要承担的力量，则髋臼杯将变松动，这种情况将在手术中被发现，髋臼杯将被翻修。所以，移植骨对髋关节置换的寿命没有很大好处。作者相信没有什么移植骨可以阻止将来髋臼杯固定的丧失。所以，作者施行这些手术时不做开窗和骨移植。

单纯髋臼翻修的切口不需要像传统手术切口那么长。所以，原切口不必要全部打开（图 10-66）。做切口时患肢置于对侧肢体上，屈髋屈膝 30°～40°。这充分放松了髋关节软组织，以便切开皮肤、筋膜和臀大肌。用小 Homans 牵开器牵开伤口前方皮瓣，便于术者用手牵开伤口下缘，暴露以分离组织至髋关节（图 10-67）。打开阔筋膜张肌远端，并向近端延长到臀大肌（图 10-68）。这些组织打开、分离、牵开后，就可看到髋关节后方，有初次手术后形成的瘢痕组织附着在大转子后方。患肢内旋 30°～40°（图 10-69）；这将大转子旋向前，离开坐骨神经，可以较好地接近大转子后方，使得后方组织

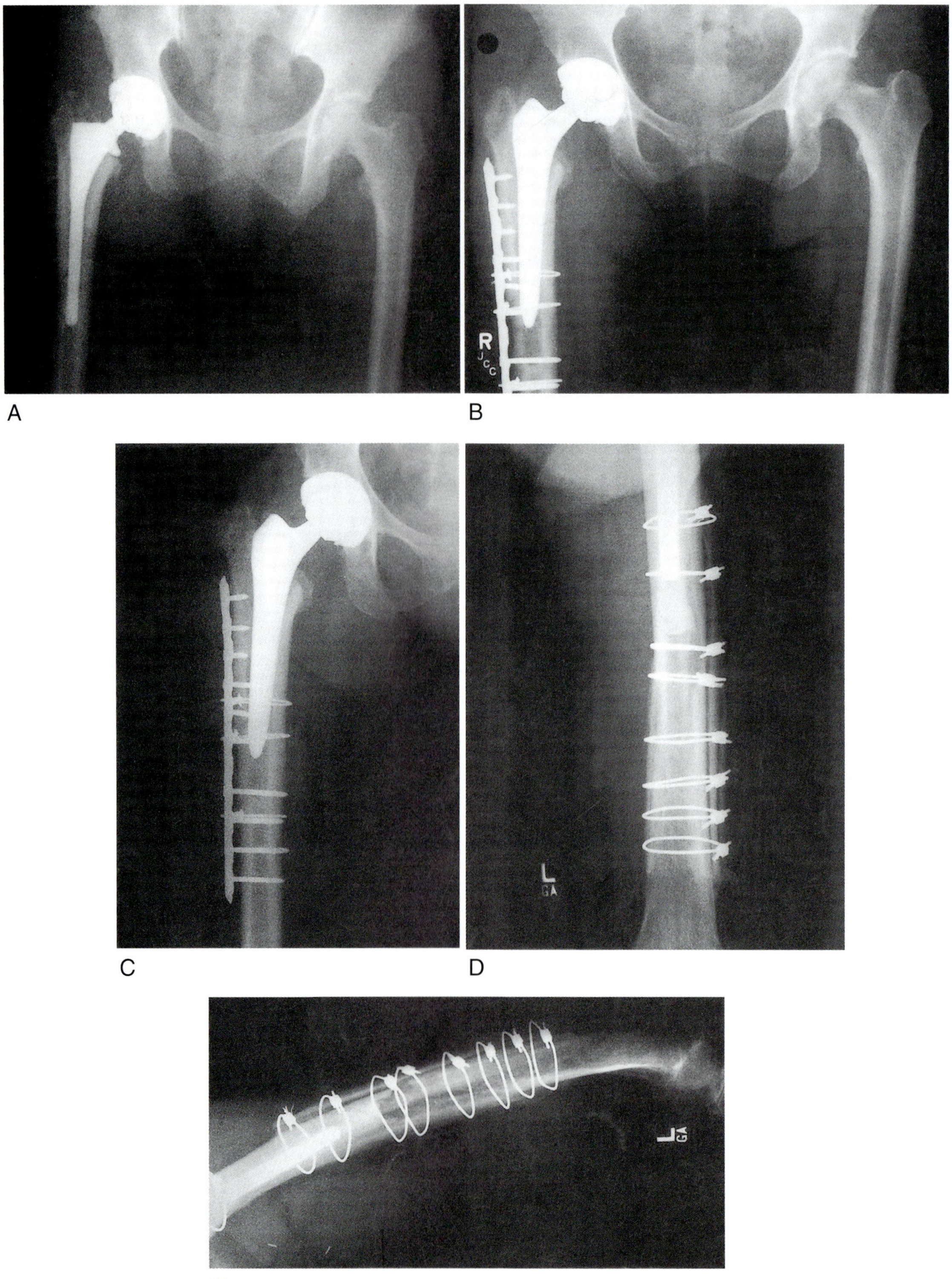

图10-63　A. 植入假体柄过程中发生了术中骨折。从X线片明显可见大转子劈裂，侧位片可见骨折向远端延伸到假体柄尖端上方。B. 为了稳定骨折，先放置了一块钢板，然后近端用钢丝及单皮质螺钉固定。骨折愈合，但植入物出现松动。进行第2次手术，用Alloclassic假体柄替换了APR假体柄，新的假体柄匹配更好并可以在不取出钢板的情况下植入。这张X线片是钢板固定1年和假体柄翻修6个月后所拍。患者没有疼痛和跛行。C. 前后位X线片显示修复股骨用的钢板全长，远端用螺钉固定，近端用单皮质螺钉和两根钢丝固定。两根钢丝之间可见骨折愈合。D. 股骨干前后位X线片显示钢丝固定了一个骨条。此股骨内、外侧皮质完整，证明在骨水泥柱远端修复骨折。E. 同一股骨侧位X线片显示前方骨皮质条和钢丝固定。股骨骨折愈合。

第 10 章 常规全髋关节置换翻修手术原则

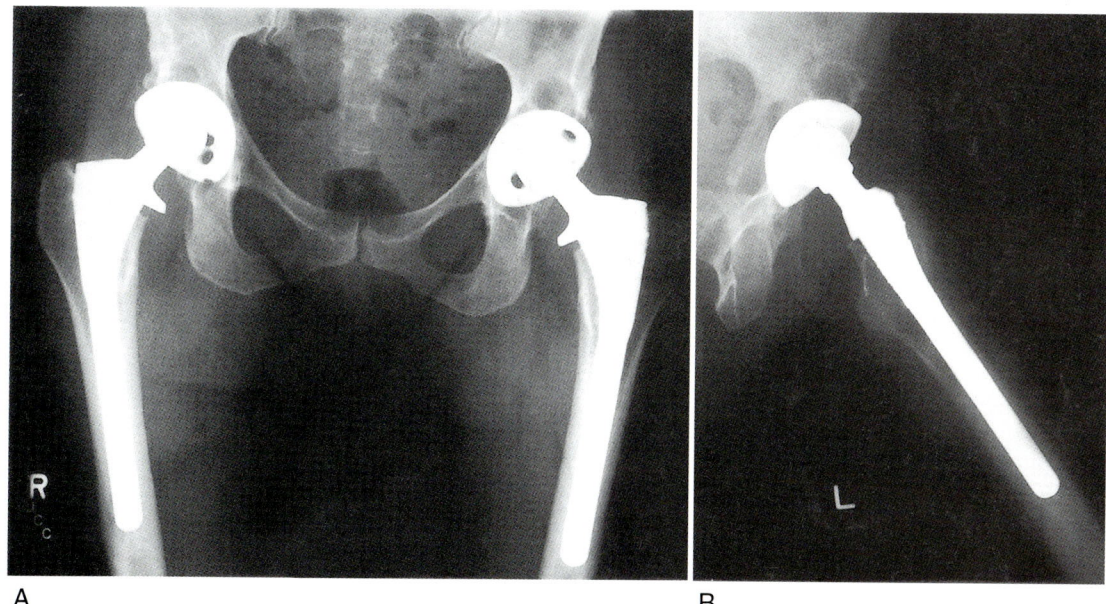

图 10-64 A. X 线片显示双侧髋关节骨质溶解,双侧髋臼杯严重磨损。右髋关节先行手术,左髋关节手术图解见后。B. 左髋关节侧位 X 线片显示上方和内后方骨质溶解。

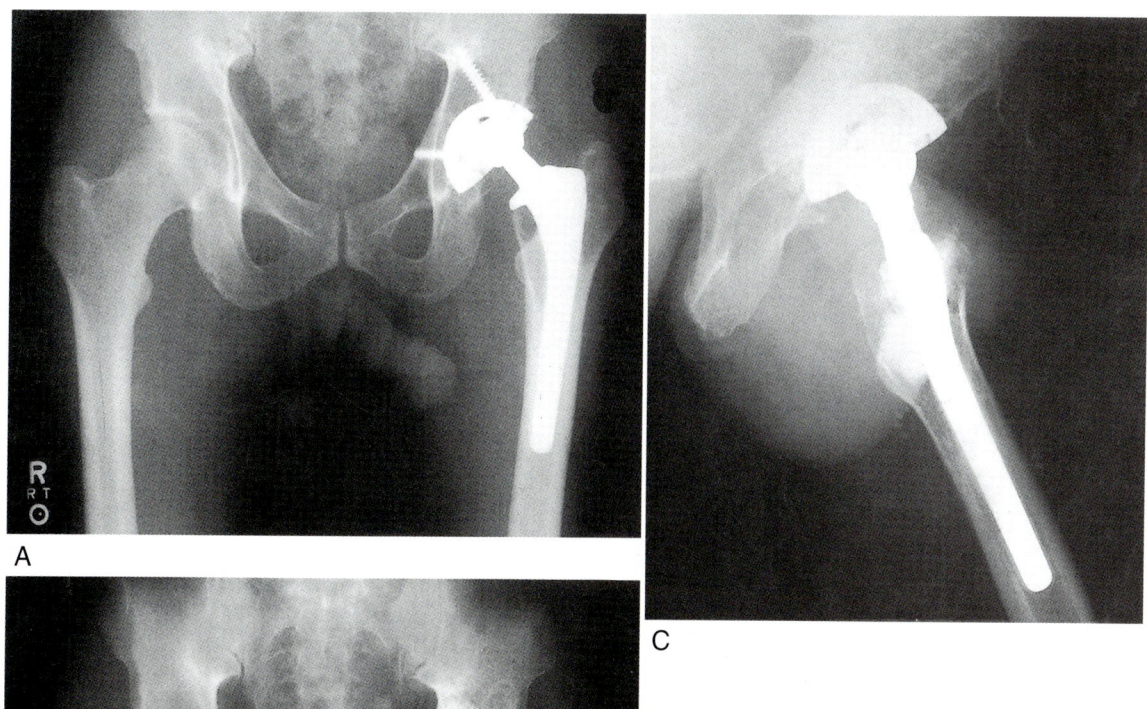

图 10-65 A. 髋臼周围可见严重骨质溶解,髋臼杯塑料内衬严重磨损。当内上方出现大片骨缺损时,如该 X 线片所见,提示骨质溶解范围显著向后延伸。转子和股骨内侧也有骨质溶解。B. 术后,羟基磷灰石颗粒填充骨缺损。这些颗粒使髋臼和股骨的缺损范围清晰可见。股骨内侧骨质缺损没有移植。其组件牢固固定,所以没有更换。C. 术后侧位 X 线片显示填充着移植材料的髋臼和股骨缺损。可见髋臼内后侧缺损范围。

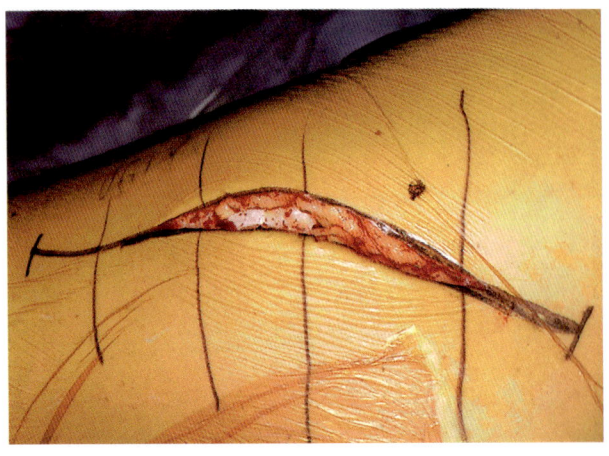

图 10-66 对于单纯髋臼翻修,不需要完全切开原有的长切口。

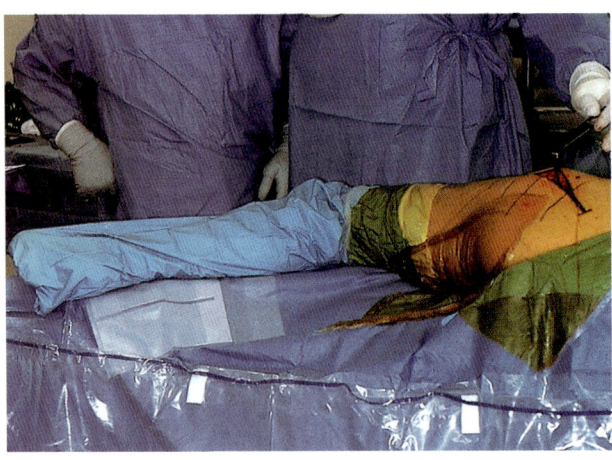

图 10-67 牵开前方皮瓣以方便切开后方结构。

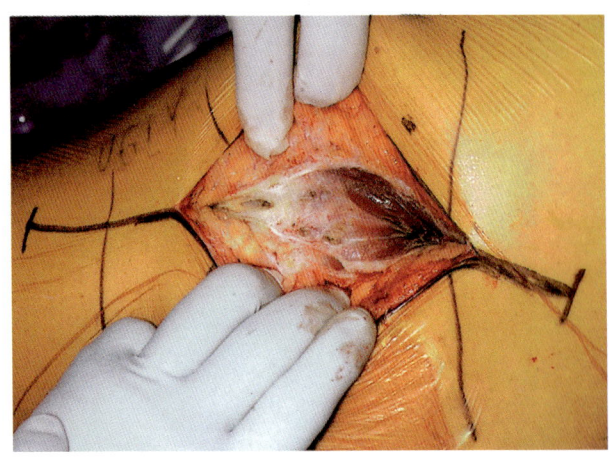

图 10-68 阔筋膜张肌和臀大肌已经切开以暴露大转子。

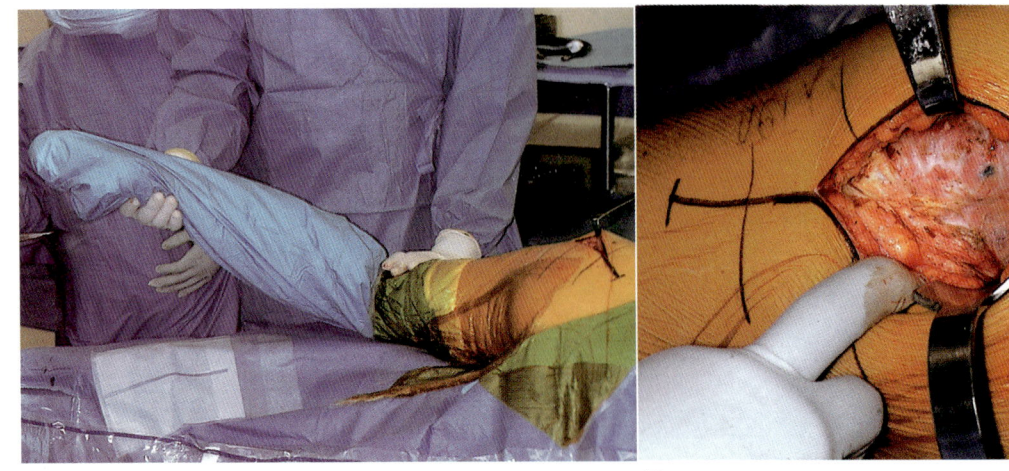

A   B

图 10-69 A. 患肢内旋,将膝关节放在手术台中间,以便易于达到后方结构,将转子向前牵离坐骨神经。B. 维持患肢位置,转子旋向前(蓝点),瘢痕可以方便地从大转子切除。

瓣较容易从大转子和股骨切下来。后方皮瓣从臀大肌腱水平切开,至牵开的臀中肌肌腱下面的臀小肌(图 10-70)。这个后方皮瓣可以整个牵开以暴露股骨颈和髋关节囊瘢痕,手术结束时其将用来关闭髋关节后方。然后切开髋关节囊,做成一个后方关节囊瓣,手术结束时也用于缝合(图 10-71)。

然后按象限切除髋关节内的瘢痕。用牵开器保护组织并暴露要切除的瘢痕。首先,切除后上象限的瘢痕,清除髋臼组件上缘和后上缘(图 10-72)。此处清理完毕,患肢进一步内旋(图 10-73)。然后清除后方和后下方瘢痕组织(图 10-74)。切除这些组织时,患肢继续内旋而髋关节不脱位。达到最大内旋位置时,可以看到前下方瘢痕组织并切除之(图 10-75)。切除前下方关节囊瘢痕之后,将髋关节脱位,患肢屈膝 90°,取出股骨头(图 10-76)。一旦取出股骨头后,股骨颈就伸出伤口外(图 10-77)。前方瘢痕或关节囊越紧张,金属股骨颈伸出伤口越少;前方瘢痕越松弛,金属股骨颈伸出伤口越多,越容易将股骨牵至髋臼前方(图 10-78)。最后暴露髋臼必须完成这个前方牵引。

将髋臼"蛇形"牵开器尖端打入髂骨做杠杆,向前牵引股骨及其组件。要做到这一步,需要先松解前方瘢痕或关节囊。如果瘢痕紧张,难以达到,作者一般将患肢极度内旋,在小转子周围放置牵开器,从小转子切断 50%~60% 的髂腰肌肌腱,这样就能达到股骨颈前方。可以用 Bovie 电刀沿股骨颈前方切开组织,但这可能达不到充分松解。最好是用骨刀切除沿着股骨颈前方的组织,然后松解股骨到髋臼前方的范围(图 10-79)。要用快骨刀切除组织,其优势是可以沿着整个股骨颈前方切割而无须术

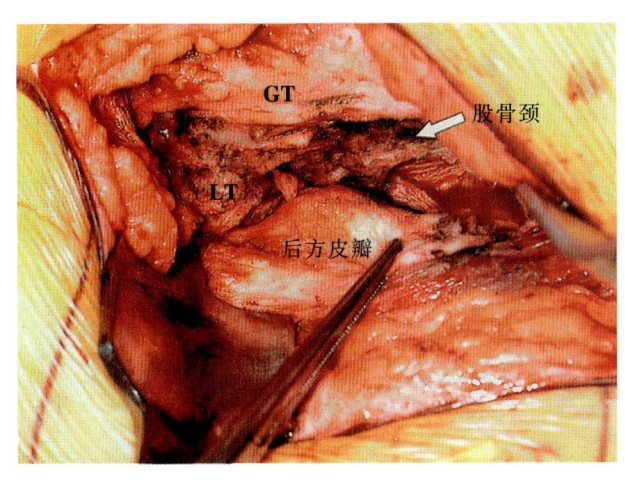

图 10-70 从小转子(LT)到髋臼上缘翻开形成后方皮瓣。手术结束时修复此皮瓣。GT=大转子。

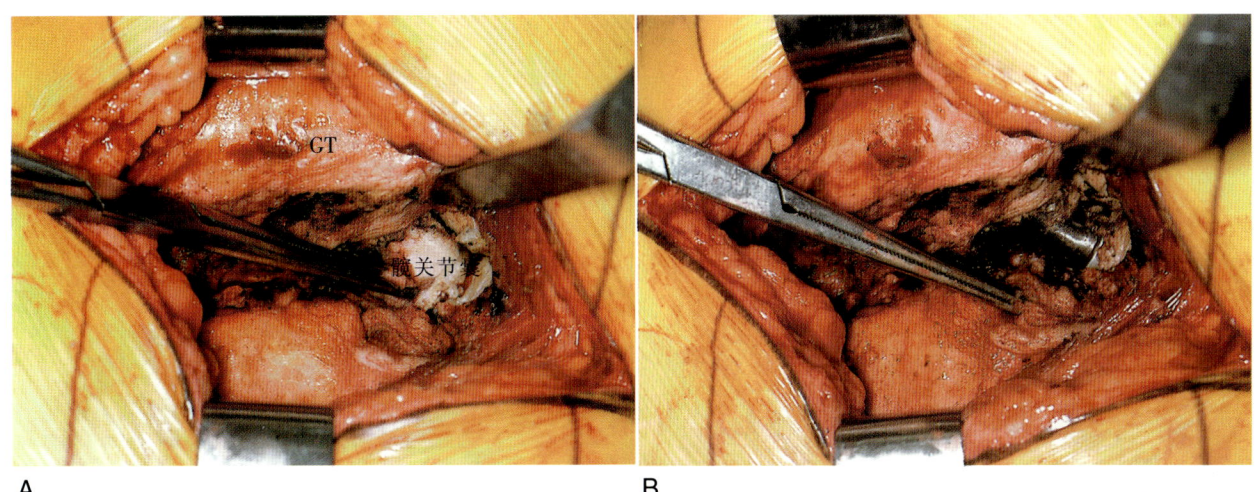

图 10-71 A. 后方皮瓣下面是髋关节置换后形成的瘢痕化髋关节囊。B. 髋关节囊切开以形成可以在手术结束时修复的后方瓣。此瓣用 Kocher 钳夹住,暴露置换的髋关节。髋臼杯后上方和上方有瘢痕。GT=大转子。

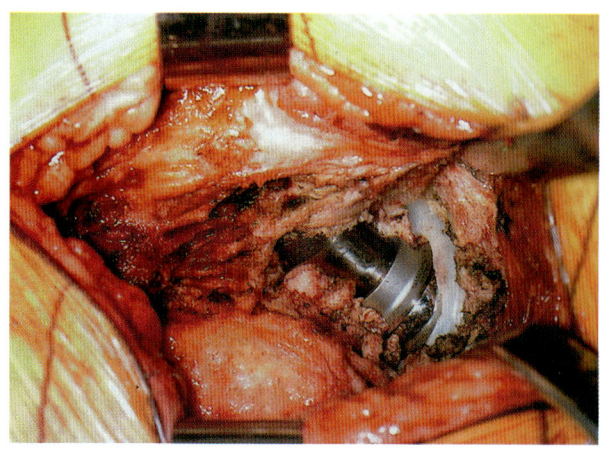

图10-72 后上方和上方瘢痕已经切除,暴露髋臼杯塑料内衬。在1~2点位置有撞击现象,如图所见塑料发生变形和变色。

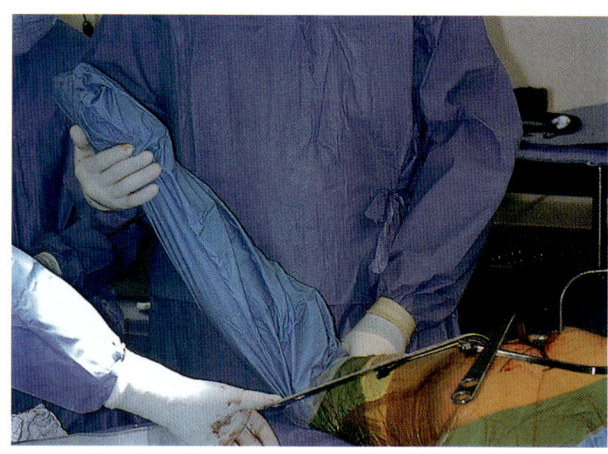

图10-73 打开髋关节囊,切除部分瘢痕组织,髋关节动度增加,可以进一步内旋以暴露覆盖髋臼杯的残余瘢痕组织。

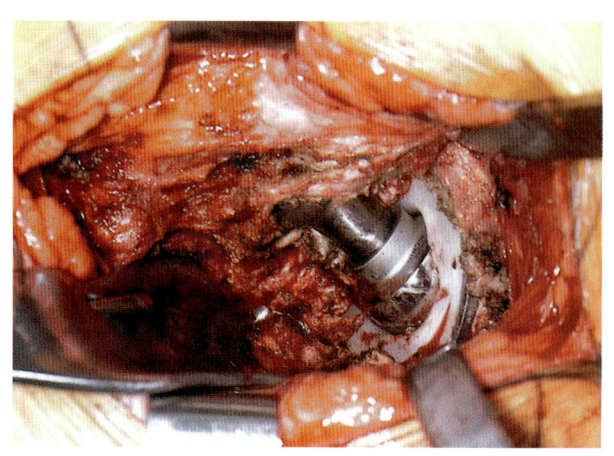

图10-74 维持患肢在图10-73中的位置,切除髋关节囊后下方和下方瘢痕组织。

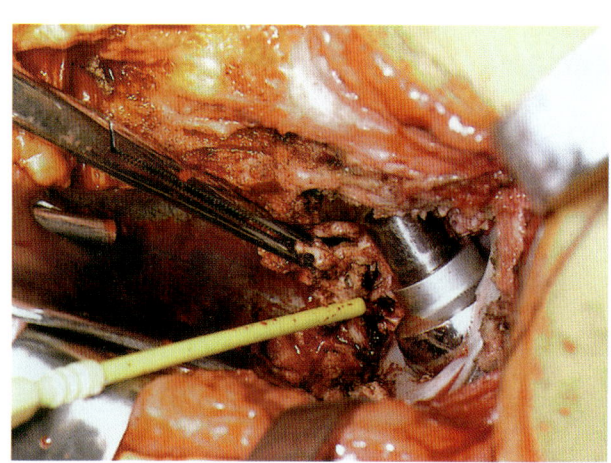

图10-75 用Kocher钳夹住髋关节囊前下方瘢痕并切除之。

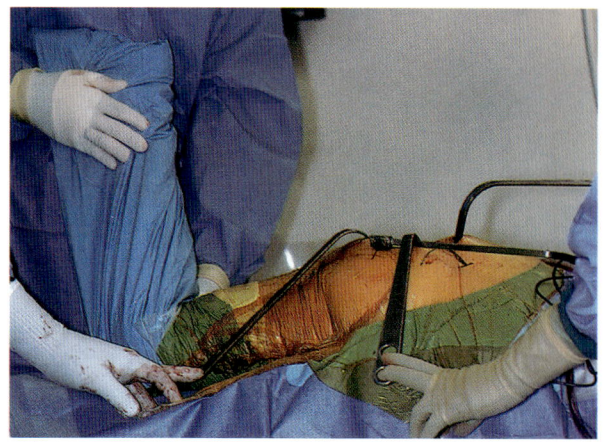

图10-76 患肢变为90°内旋,仍然置于对侧腿上。

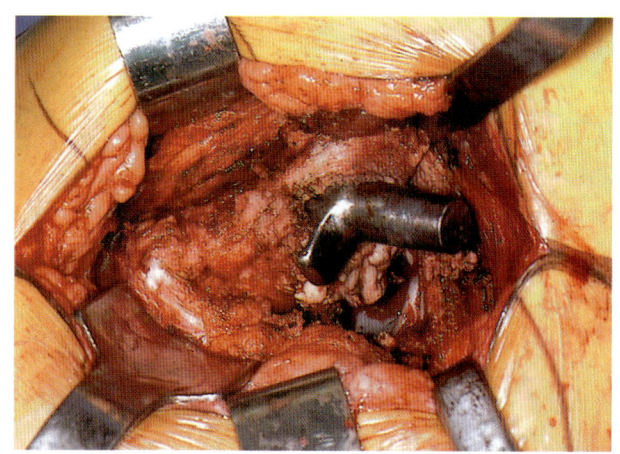

图10-77 金属股骨颈伸出伤口外,提示关节囊前方不再限制其位于伤口深部。

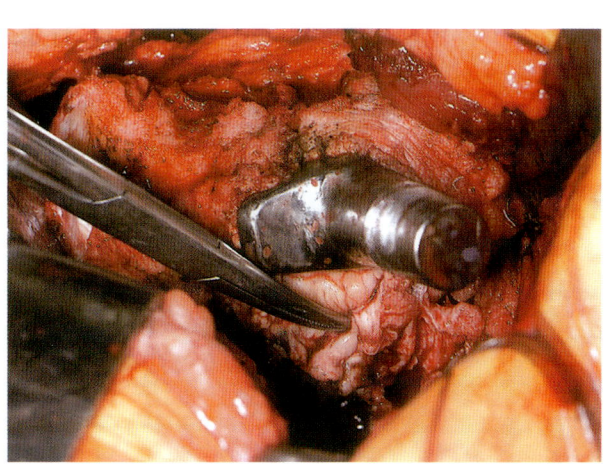

图 10-78　前方瘢痕容易看见。瘢痕位于髋臼前方、内侧和股骨前方之间。

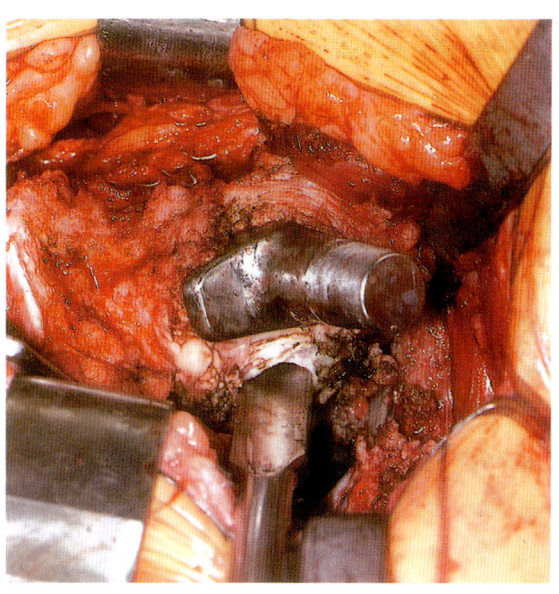

图 10-79　用骨刀切关节囊前方并将其从股骨颈剥离。

者直视下操作。其次，可以用骨刀剥离其经原有瘢痕切开的股骨颈前方组织。Bovie 电刀没有骨刀的长度和强度，起不到骨刀的作用。

前方瘢痕切除后，可以用"蛇形"牵开器将股骨完全牵至髋臼前方。牵开器要顶在金属股骨颈的底部而不是关节斜面上（图 10-80）。前方和下方瘢痕都需要切除以完全暴露髋臼组件，这一步现在容易做到。塑料插件用钻和螺丝钉技术取出（见后"植入物取出"）。瘢痕组织去除后，髋臼组件的稳定性可以通过以下方法检验：敲击顶在金属杯边缘的工具，确定是否有髋臼组件的活动（图 10-81）。牢固固定的髋臼组件声音独特，近似响铃。

一旦确定金属髋臼组件固定牢固，就要准备一个新的塑料内衬。如果新的塑料内衬能简单地机械锁定入金属杯，只需清除髋臼内和髋臼边缘的瘢痕组织。如果新的内衬需要用骨水泥固定到髋臼，就需要采用后面讲述的水泥技术（见后"黏固内衬到金属杯"）。本例患者植入了一个新的 Durasul 髋臼内衬（Zimmer, Warsaw, Ind., 图 10-82）。成功安装髋臼和金属股骨头后，复位，做全范围活动以确信没有撞击且稳定性良好。然后关闭伤口。首先将髋关节囊翻到臀小肌切缘，与第一次髋关节置换一样（图 10-83）。然后将后方皮瓣缝合到大转子后面，筋膜和肌肉层缝于其上。本例手术的术后 X 线片如图 10-84。

髋臼翻修技术

前面的个案报道讲述了按象限编组切除髋臼周围的瘢痕组织。本章节首先假设这些瘢痕组织已经清除，股骨组件或保留或取出。此处讨论取出髋臼组件、准备骨床和骨质缺损再植入所必需的技术。

取出植入物

股骨被牵到髋臼前方后，清除任何覆盖骨长入型植入物塑料内衬或骨水泥型髋臼组件塑料边缘的瘢痕组织（图 10-85）。暴露出塑料的边缘后，可以用钻和螺钉技术将内衬从金属杯中取出。进行此操作时，用 4.5mm 钻头穿过塑料达到金属杯。重要的是，钻头达到金属而不进入金属杯的螺孔。这确保钻入螺钉时，钉尖也顶到金属杯，持续拧螺钉，压力会将塑料内衬反向顶出。钻塑料时会产生螺旋的塑料碎片，均应用扁桃体钳从伤口取出（图 10-86）。将一枚 6.5mm 螺钉拧入空洞中，对于大多数塑料内衬，这一枚螺钉可使锁定装置解开，内衬从金属杯中退出（图 10-87）。对于一些新的锁定装置（如"聚集型"杯对 Durasul 或 Metasul 内衬），则需要一根以上螺钉才能起到分离作用。对于 Durasul 内衬，通常需要 2 枚螺丝钉且互相呈交叉状，以便向外的杠杆压力以接近 90°角度发挥作用（这种方法几乎每次都成功）。对于金属对金属插件，钻必须以几乎垂直的角度穿过塑料周边，以解除锁定装置。

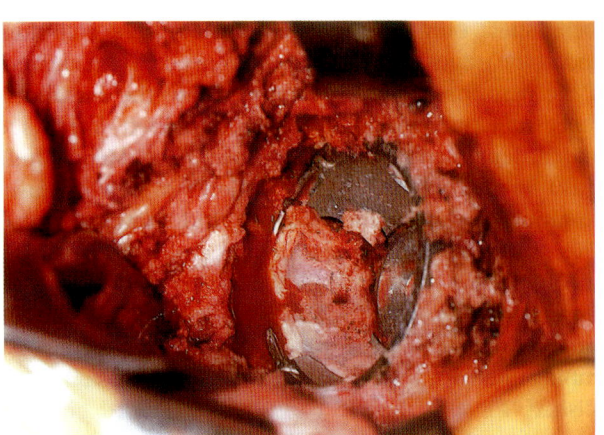

图 10-80　股骨牵到髋臼前方，完全暴露髋臼。

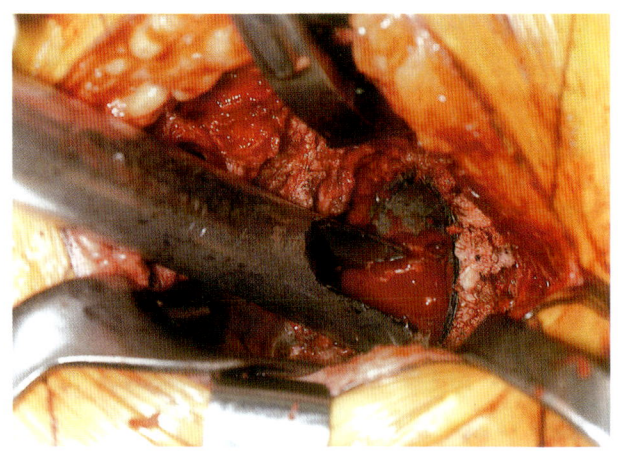

图 10-81　用金属工具敲击髋臼杯缘以确认其牢固固定。如果髋臼杯没有活动，且工具发出清脆的声音，则髋臼杯牢固固定。

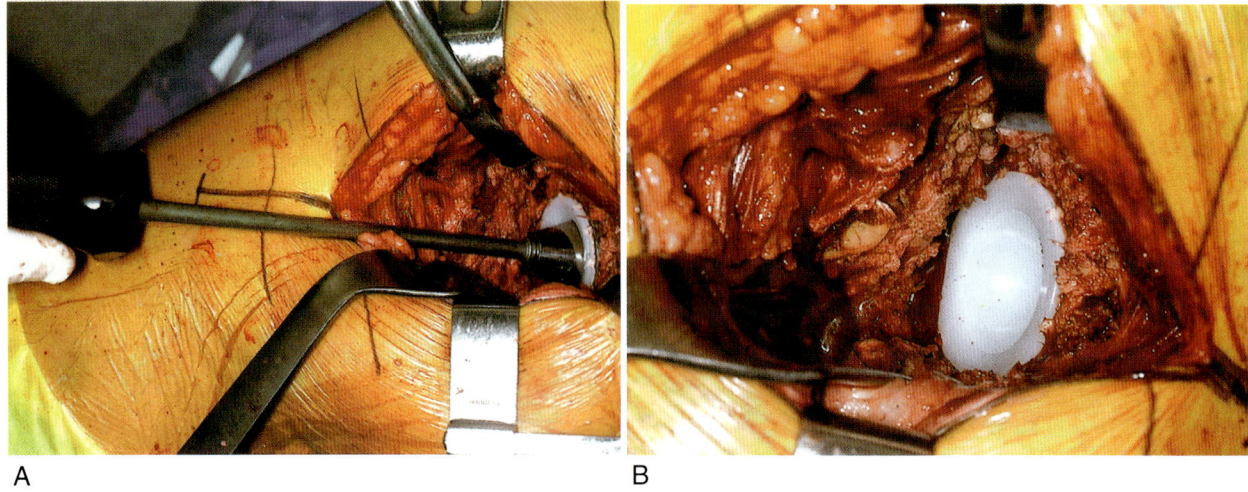

图 10-82　A. Durasul 内衬用骨水泥固定到金属杯中。保持对内衬的压力直到水泥变硬。B. 清除所有多余的骨水泥，但存在于内衬交错结合面的骨水泥除外，其有助于固定。

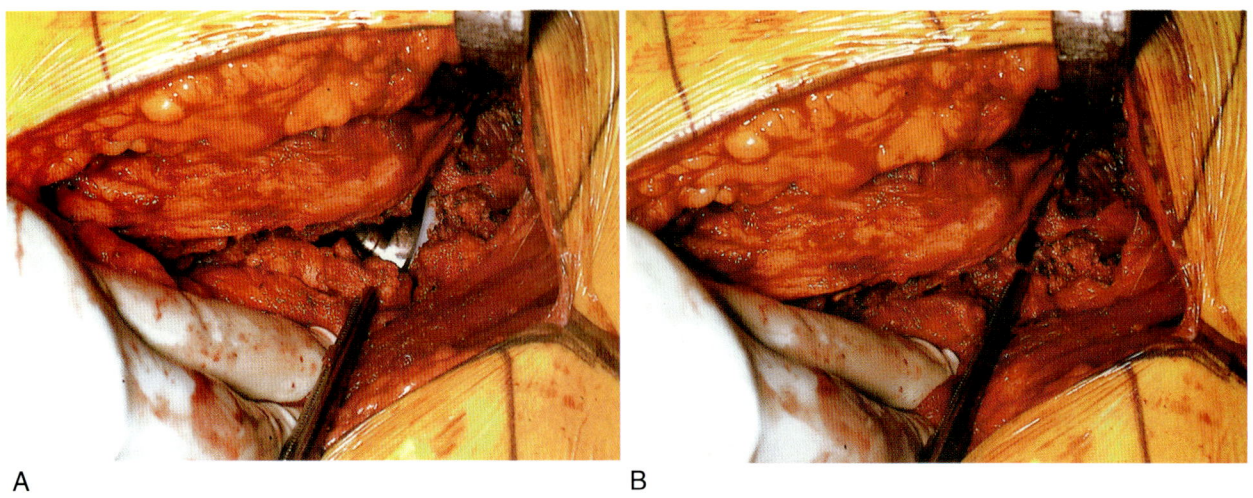

图 10-83　A. 保留的后关节囊瓣用 Kocher 钳夹住，将其向前拉到臀小肌的边缘。B. 关闭后关节囊，缝合到臀小肌前方。

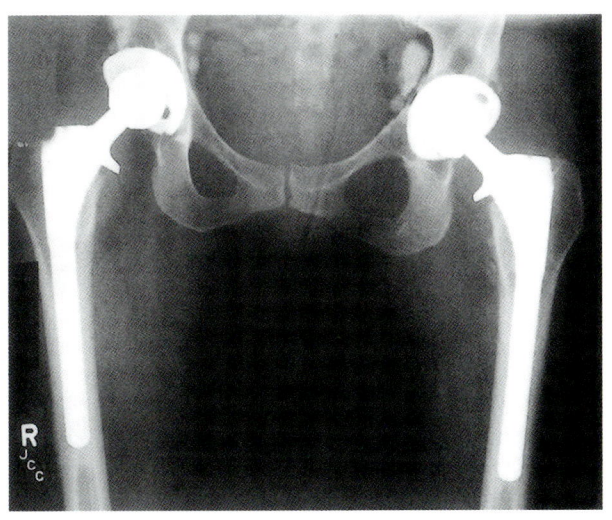

图10-84 术后X线片显示Durasul内衬已经用骨水泥固定到位，骨水泥经过骨性缺损部位突入骨盆。双侧髋关节都已经重建，右侧髋关节也有一些骨水泥突入骨盆。

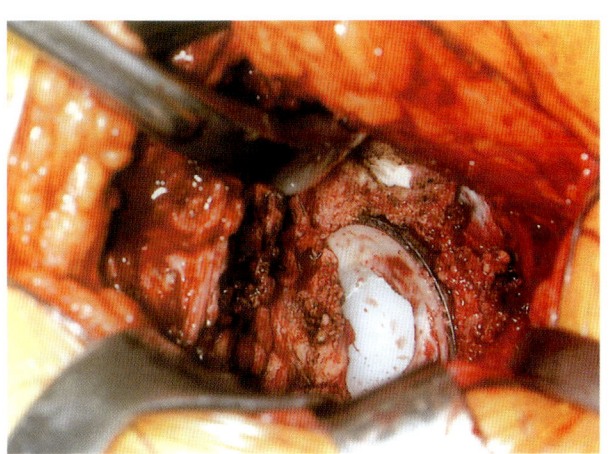

图10-85 覆盖髋臼前方的关节囊瘢痕必须清除。

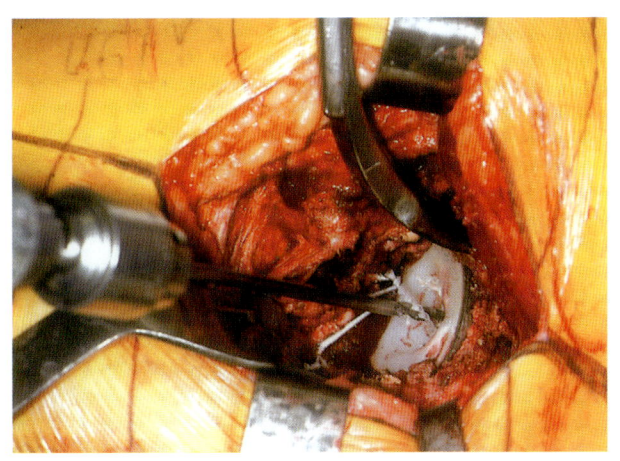

图10-86 钻头穿过塑料内衬直至碰到金属杯。这会产生螺旋形塑料碎片，必须从伤口中清除。

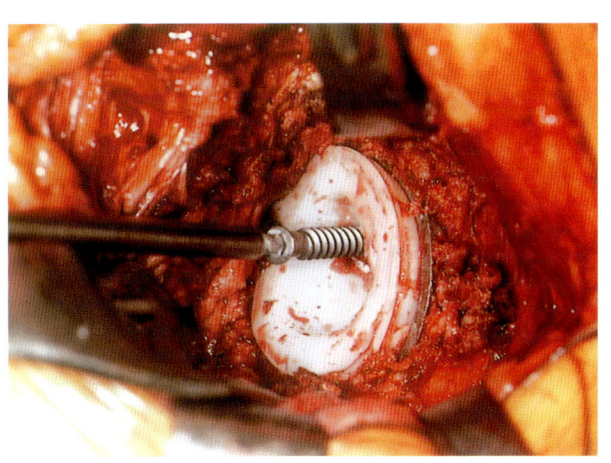

图10-87 插入螺钉，直到锁定装置解开，塑料内衬从金属杯中退出。

对于Metasul，通常需要在塑料金属界面垂直打入2枚螺丝钉以松开内衬。塑料内衬从金属杯中松开后，用咬骨钳夹住螺钉头部并扭转，塑料内衬就能从金属杯中取出（图10-88）。

在几乎所有的第一代和第二代传统的聚乙烯假体中，金属杯与塑料内衬间都有一条缝隙，以便后者安装入前者，使锁定装置发挥作用。这个缝隙可导致金属髋臼杯中出现纤维膜（图10-89）。这些纤维组织必须去除，以便看到螺钉头及清除任何妨碍髋臼杯接触到下面骨质的纤维组织。通常使用高速磨钻、刮匙或咬骨钳完成操作。目前使用的大部分假体的塑料内衬与金属杯间非常紧密，消除了任何较大的缝隙。

为取出金属杯，必须暴露其边缘以便骨刀插入金属与骨的界面。接着，必须暴露所有螺钉孔以确保所有螺钉已经取出（图10-90）。通常用高速磨钻很容易去除金属杯内和边缘的瘢痕组织；此外，也可用骨刀、咬骨钳或手术刀。高速磨钻能轻易迅速地找到金属-骨界面，因为其可以把覆盖在杯上的瘢痕组织"卷走"（图10-91）。一旦金属杯的边缘全部暴露出来，在杯的边缘和骨（或骨水泥）之间插入骨刀，捣碎固定，取出金属杯（图10-92）。Zimmer有个去杯装置，有不同型号的骨刀，可以沿圆周碎裂金属杯和骨之间的固定（图10-93）。有时只用这套工具就可以取出金属杯，但有时还需要使用长的弯骨刀以完全将金属杯从骨分离。关键是杯顶和

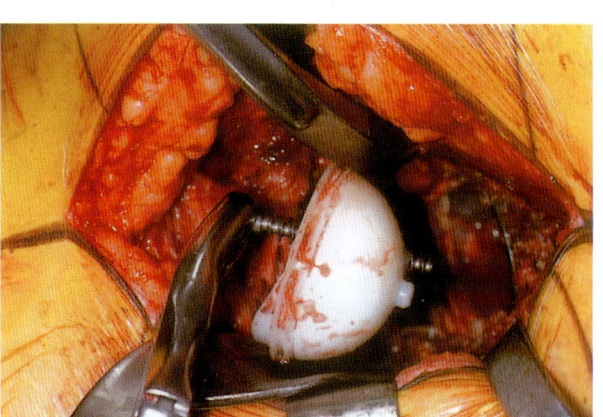

图10-88　用咬骨钳夹住螺钉并扭转，就可以将松脱的塑料内衬从伤口中取出。

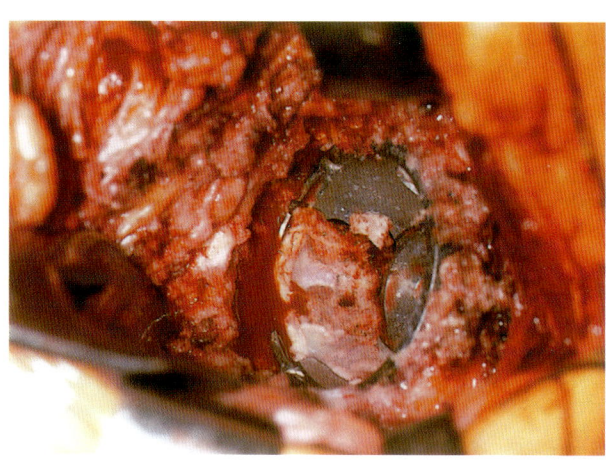

图10-89　髋臼杯内常存在纤维膜，必须清除。最简单的办法就是用高速磨钻清除。

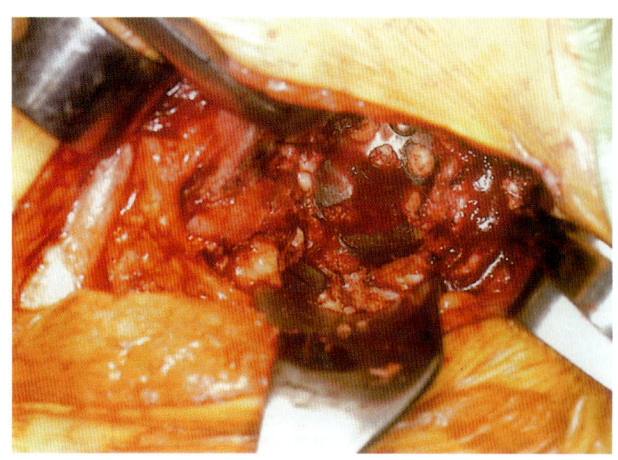

图10-90　取出内衬后，髋臼杯边缘和内部的瘢痕组织都必须清除，以便植入新的塑料内衬。

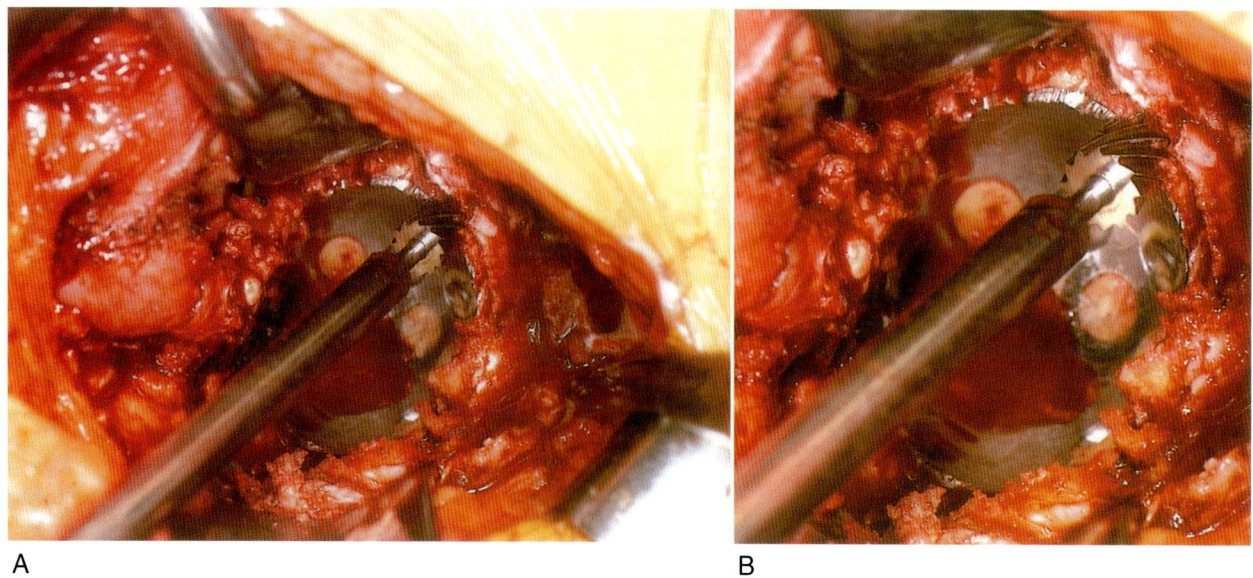

A   B

图10-91　A. 用强力磨钻清除髋臼金属杯边缘的瘢痕，准备锁定或用水泥固定新的塑料内衬。B. 放大观察磨钻清除髋臼杯边缘。

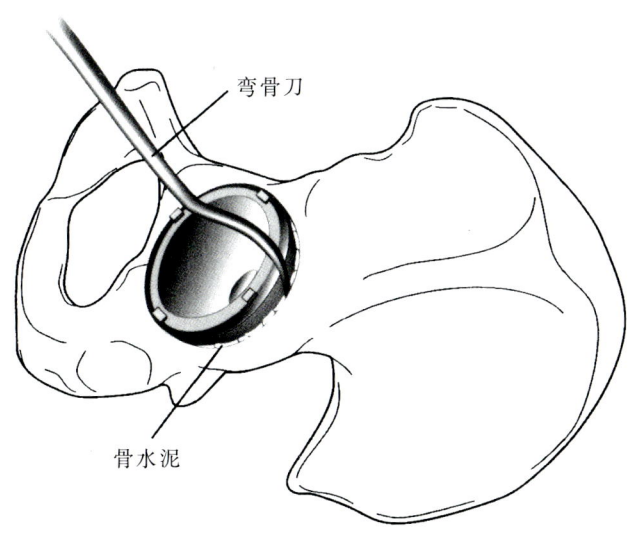

图 10-92 骨水泥骨刀插入金属杯和骨（或金属杯和骨水泥）之间的界面，破碎固定以便取出金属杯。

3区（髋臼切迹的皮质骨）附着的骨必须分离。通常，1区和2区的骨容易到达并与杯分离，取出杯时常带着骨性髋臼内侧壁，留下不稳定的边缘和大的内侧骨缺损。去杯工具有助于防止这些，因为它以圆周方式切骨。长的弯骨刀也有助于沿圆周松解固定。因此，在从髋臼扭转取出金属杯之前，术者必须使用切割工具处理3区的骨质。

取出金属杯中的髋臼组件（由一个环或笼组成或者只有一个聚乙烯整体结构）可用以下方法。髋臼组件通常是松动的，所以将其取出比取出固定的金属杯（如前所述）容易。因为经常有螺钉穿过金属环，在取出环之前需先将水泥型聚乙烯与环分离（图10-94）。这个顺序与取出金属半球骨长入型杯的顺序相似。覆盖在髋臼组件塑料表面的纤维组织用高速磨钻去除（图10-95），然后确定水泥型聚乙烯杯与金属笼之间的界面。将骨刀插入水泥-金属界面，以便从金属笼中拔出聚乙烯（图10-96，也见图10-94）。一旦聚乙烯从组件中取出，金属杯就可以取出。首先，暴露所有穿过金属环的螺钉，如金属杯部分所述。用高速磨钻去除螺丝钉头上的水泥或纤维组织，然后取出螺丝钉。如果螺钉折断，金属环可以在不取出断钉的情况下取出。如果螺钉头磨平（与金属杯或环平齐），可能需要用带高速磨钻的碳石合金钻破坏螺钉。然后可以从髋臼骨中取出杯或环，螺钉剩余的部分可以分别取出。当松解螺钉固定和骨水泥-骨界面之后，金属环与下面的髋臼骨

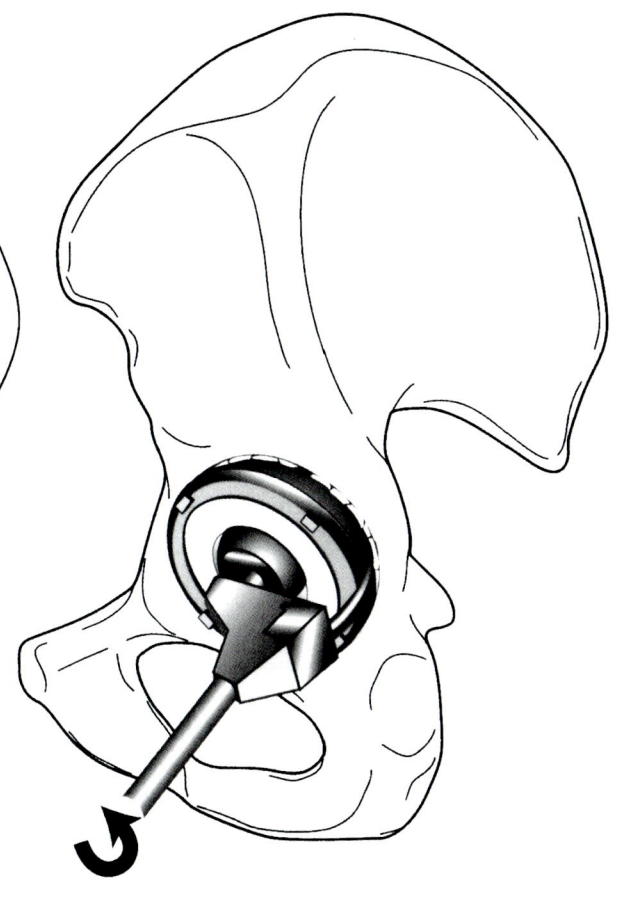

图 10-93 将去杯工具固定到与塑料内衬匹配的股骨头。每个尺寸的髋臼杯都有相应尺寸的取出工具。工具固定后，弧形刀片就刚好安装在金属杯和骨的界面间。有两套刀片，术者应当先用短的然后用长的。这样可以沿圆周破碎固定，最大限度减少取出髋臼杯时带出髋臼骨质的风险。

分开，就可以用咬骨钳扭转并提出来（图10-97）。

如果螺钉仍牢固地固定在髋臼骨床中，可以用取钉工具取出。也可以用高速笔尖磨钻轻易取出，因为该工具可以在螺钉和骨之间造成一个界面，使得螺钉可以简单地扭转拔出。此方法为作者首选，因为已经用高速磨钻清除过髋臼周围，更换钻头、松动螺钉、从骨中取出螺钉都很方便。

植入物从失效的髋臼结构中取出后，术者要对剩余的骨质及其几何形态进行评估。大部分情况下，髋臼内有大小不等的骨质缺损（图10-98）。如果缺损形状接近半球形，最简单的重建方法是使用一个半球形翻修髋臼组件，包括巨型杯。髋臼骨准备完成后，植入这种髋臼杯的方法与第一次植入髋臼组件的方法相似。如果髋臼呈长方形（上下径大于内外径），必须决定是填充上方骨缺损并使用接

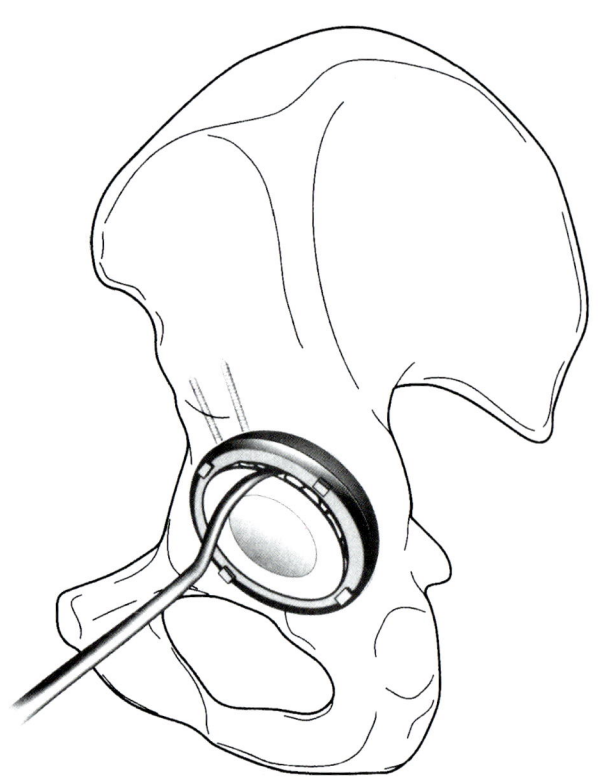

图 10-94　用骨刀从金属壳或环中分离水泥固定的塑料内衬。

近正常旋转中心的髋臼杯，还是向上安置髋臼杯并使用加长股骨颈、头组件以恢复肢体长度。作者几乎总是选择前者，方法叙述如下。

髋臼骨的准备

清除所有覆盖在剩余髋臼骨表面的纤维组织。如果夹有纤维组织，将不能对新的骨长入型假体形成骨固定或者在植骨与宿主骨间形成骨融合。去除纤维组织最方便的方法是用高速磨钻轻轻钻遍所有髋臼骨（图10-99）。作者依象限分组清除纤维组织（如前所述）。

用高速磨钻取出最厚和体积最大的纤维组织后，用髋臼锉清除剩余部分并将髋臼扩大以容纳新的髋臼杯。在这里使用髋臼锉时，术者要决定是否能使用半球形髋臼杯。如果髋臼锉能达到髋臼骨的圆周形边界，就可以植入半球形髋臼杯（图10-100）。再植入的半球形髋臼杯往往露出部分金属，因为髋臼骨的几何形状不能达到完全覆盖髋臼杯。与第一次植入的髋臼杯一样，未覆盖的最大区域将是后上方（图10-101）。对于翻修髋臼杯，重要的是髋臼杯的前上角必须被覆盖，且髋臼杯不能侧

偏。这些原则与第一次植入假体的原则是一样的，可参见第5章。作者如今做半球形髋臼杯翻修均使用螺钉，尽管作者曾做过许多不用螺钉的翻修并介绍过该方法[5]。这种无螺钉技术可以用于非常牢固的压合固定。然而，翻修髋臼的骨质与第一次髋关节成形术时并不一样，髋臼组件活动或移位的风险要高许多。作者根据个人临床中遇到的不用螺钉固定的翻修髋臼杯失固定的情况，认为至少需要2枚螺钉来加强经过初步固定的髋臼杯。

翻修手术中应用计算机辅助确定前倾角和外翻角非常有用，因为很难像第一次手术中那样用同样的工具确定髋臼组件的方向。第一次髋臼重建时，有容易确认的骨性标志，髋臼形状也容易为术者控制。翻修手术涉及一些骨性标志的破坏，而且髋臼形状在很大程度上超出了术者的控制。所以，髋臼杯位置的正确固定更加困难，尤其是加用螺钉时。有些翻修手术必然要接受不太理想的髋臼组件。如果术者知道髋臼的确切位置不太理想，可以用带帽盖的内衬提供更多的机械保护以对抗脱位。翻修手术诸多问题之一是脱位，而脱位的主要原因之一是术者对髋臼位置的控制能力有限。计算机辅助对于髋臼的最终位置给予了更多控制并提供了更多信息，有助于在必要时用内衬来校正髋臼位置。

矩形髋臼骨缺损的重建

矩形髋臼骨缺损的准备工作与半球形缺损一样。清除纤维组织，髋臼锉处理髋臼形状以容纳新的假体。如果计划做骨移植，通常使用股骨远端，这部分可以提供足够的体积以填充上面的缺损。通常这被称为Paprosky"7"形移植，其使得皮质骨条顶着髂骨并用经髂骨螺钉固定（图10-102）。如果移植骨很好地填充了上面的缺损并可以用螺钉固定到髂骨，可以不用髂骨翼。不用髂骨翼可以防止一些影响臀中肌的神经损伤。如果需要骨移植填充大部分髋臼骨缺损，应当用骨水泥将髋臼杯固定到移植骨中（图10-103）。如果移植骨覆盖髋臼组件上半部分而下半部分可以接触正常髋臼骨质，作者只用骨水泥固定接触移植骨的髋臼杯部分，保留与正常髋臼骨接触的髋臼杯多孔涂层表面部分，允许骨长入固定（图10-104）。这很像目前用于楔状金属小梁的技术（见后）。

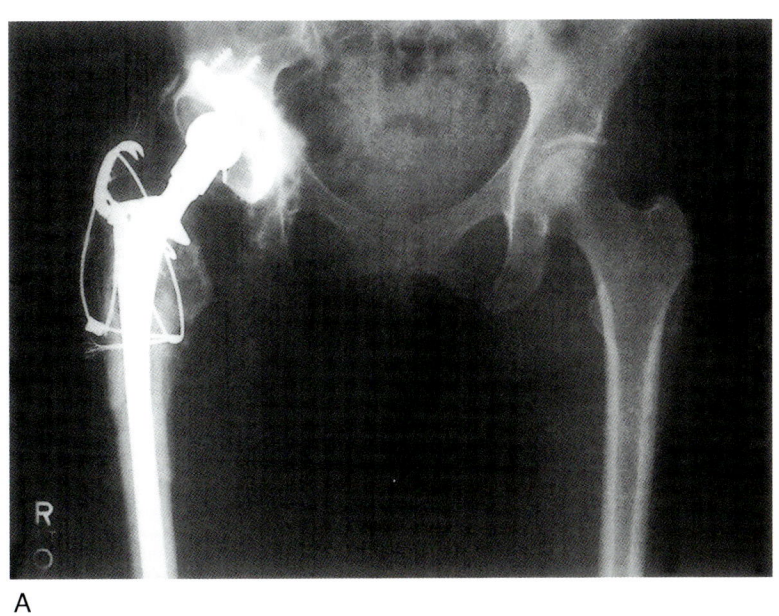

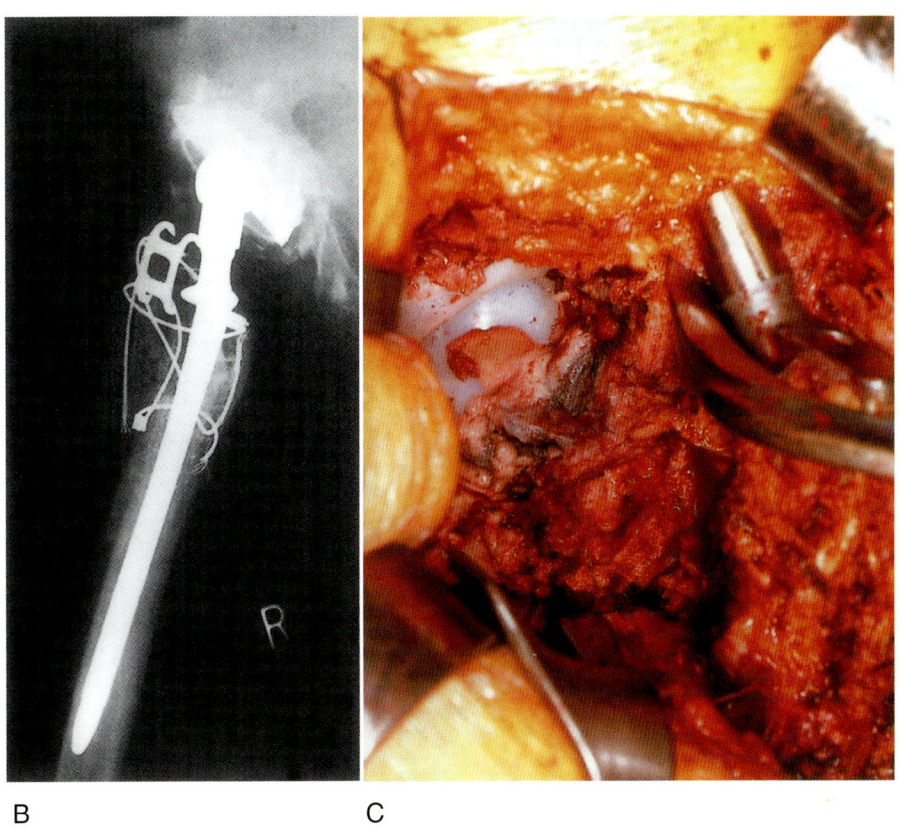

图10-95　A. 金属Muller环内骨水泥固定塑料内衬的髋臼结构。在X线片中，1区可见骨水泥和骨之间的界限，髋臼结构已经松动。B. 侧位X线片显示3区间隙，提示髋臼结构移位。C. 股骨被牵到前方后可见纤维组织覆盖着塑料内衬。

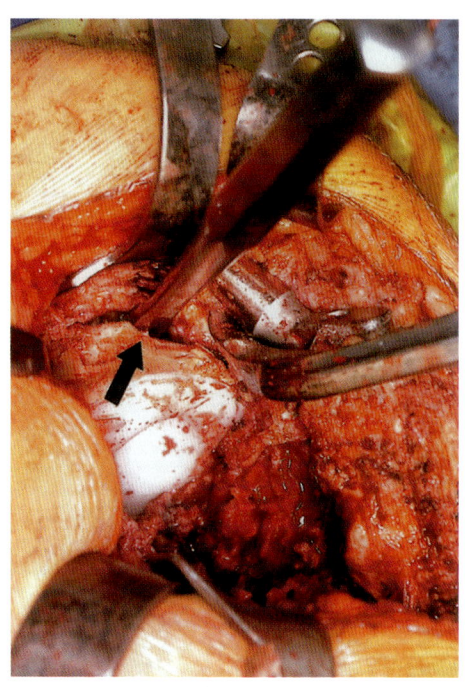

图10-96 用骨刀在骨水泥-骨界面松动水泥型固定（箭头）的术中照片。

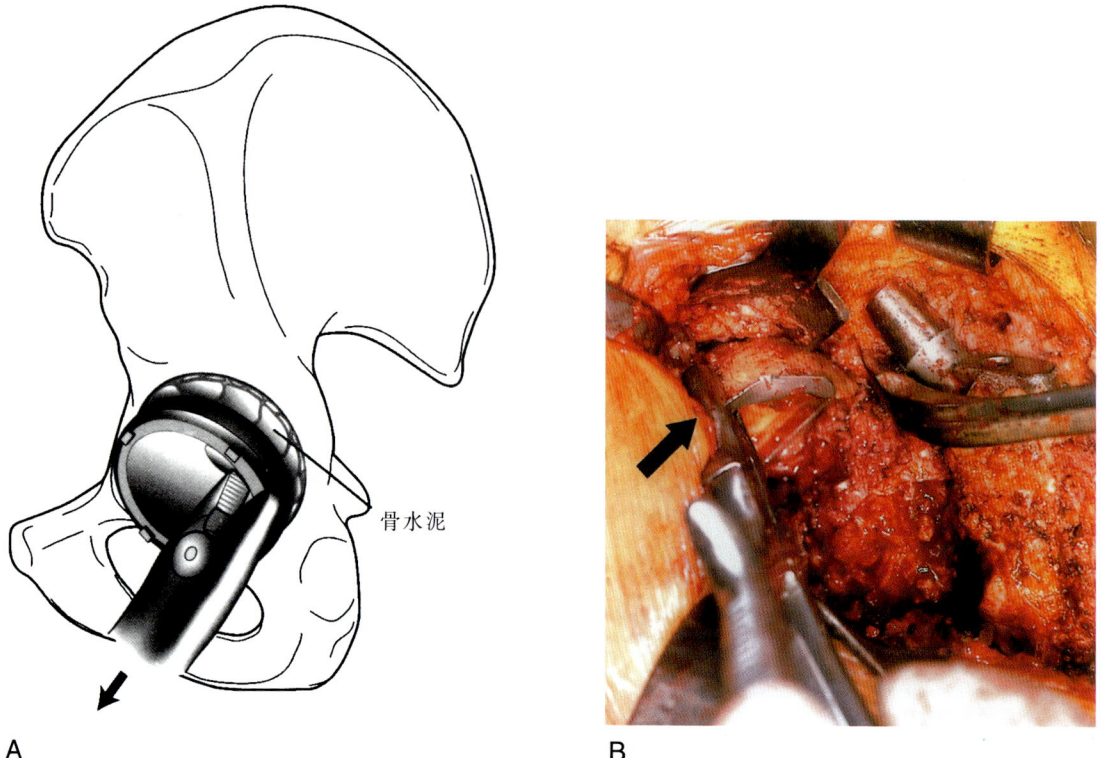

图10-97 A.图解水泥破碎后，用咬骨钳将金属杯从骨水泥床中旋转取出。B.骨刀松解固定后，用咬骨钳将金属环和水泥从髋臼床（箭头）旋转取出的术中照片。

第 10 章 常规全髋关节置换翻修手术原则

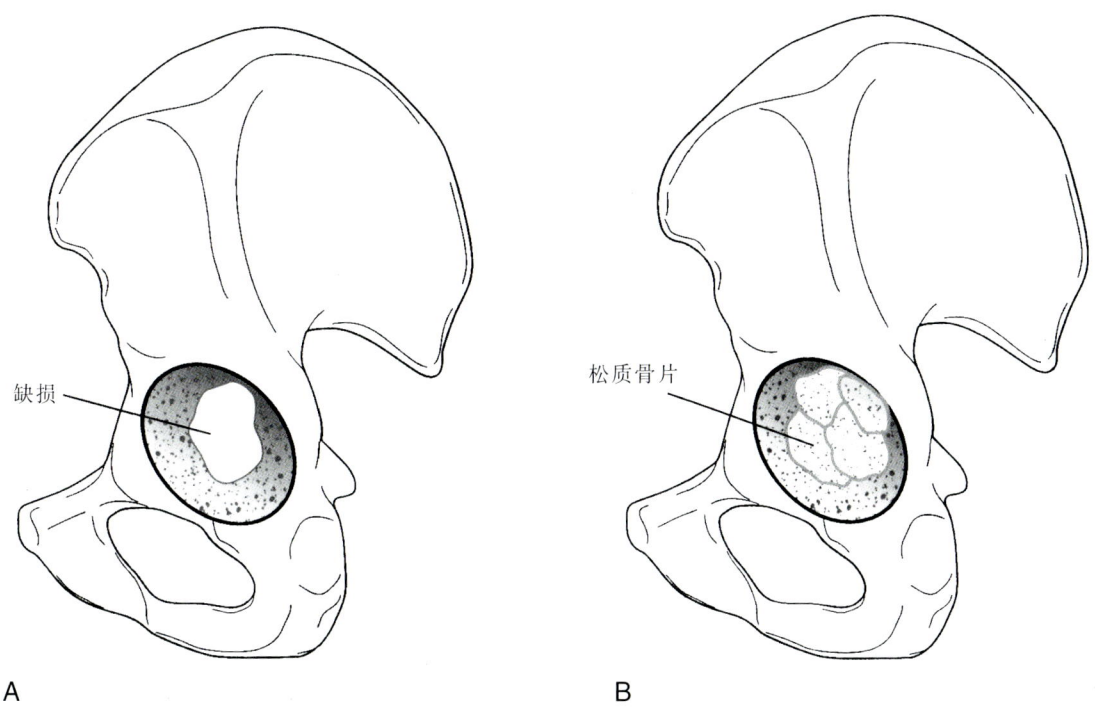

图 10-98　A. 图解说明髋臼内壁骨缺损，周围臼壁完整。对这种类型的缺损，通常可以成功地运用半球状髋臼杯。B. 骨缺损部位可以用同种异体松质骨填充。中央的移植骨可能不愈合，但是周围则能与缺损边缘愈合，从而为髋臼杯顶部提供更坚固支撑。并非绝对需要使用骨移植。

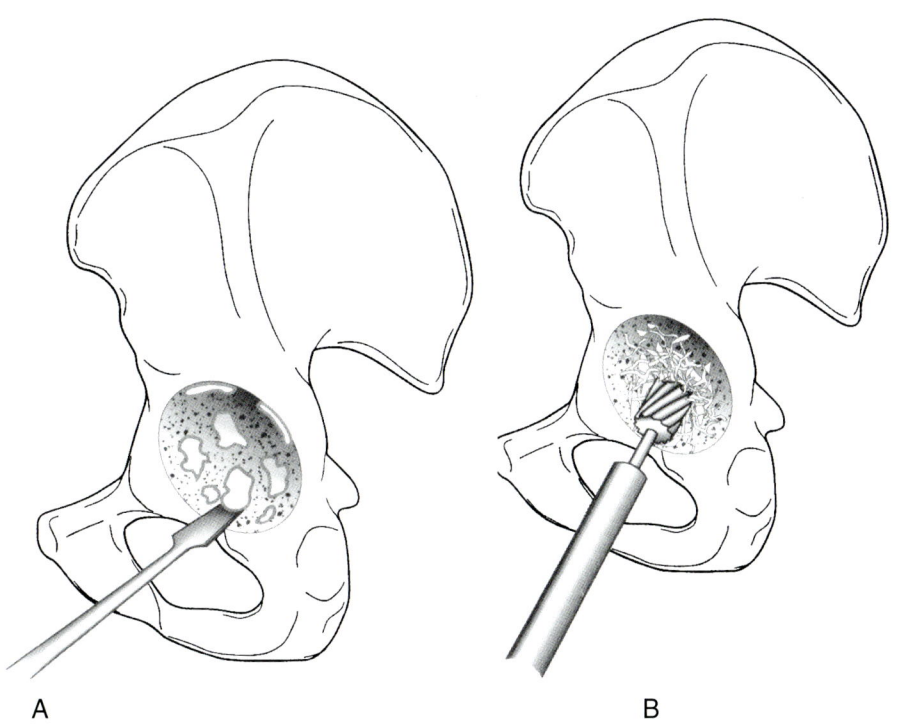

图 10-99　A. 所有松动的骨水泥碎片或死骨都应当用骨刀从髋臼中清除。B. 高速磨钻是清除或至少松动贴在髋臼骨床上的纤维组织的最好工具。如果有一层厚髋臼膜（常与松动的骨水泥型聚乙烯髋臼杯同时存在），可以用刮匙清除大部分纤维组织，然后用高速磨钻清除剩余部分，余下干净的骨性表面以便长入多孔性髋臼杯。

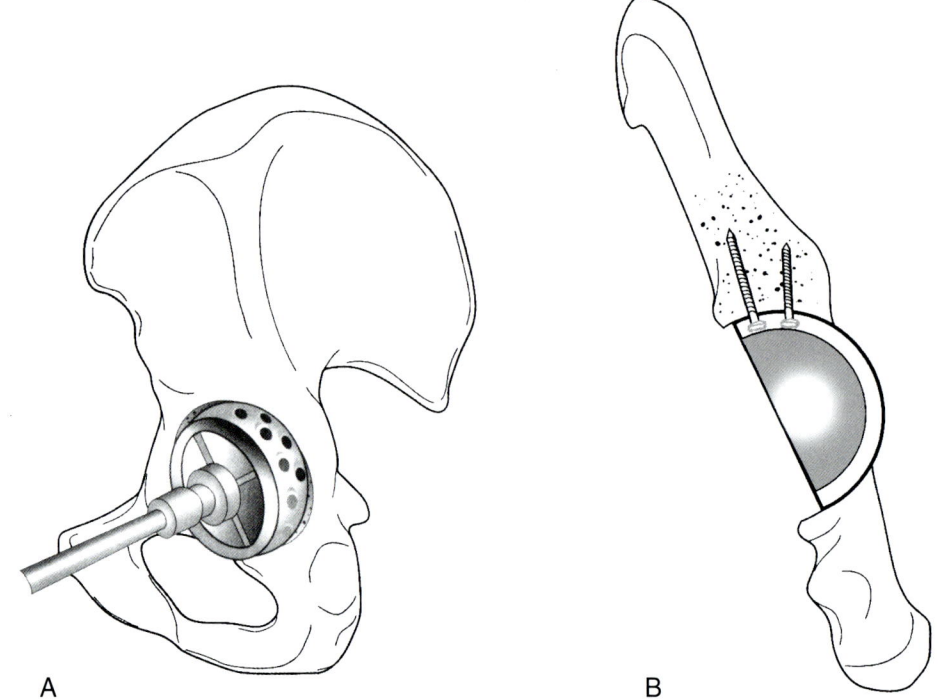

图10-100 A.如果髋臼锉可以达到髋臼的整个周边,应当用半球形髋臼杯(有时为巨型杯)做重建。B.髋臼周边可能因旧髋臼杯的移位而扩大,所以为了达到髋臼周边而选择的髋臼杯尺寸可能导致髋臼顶部突入骨盆。这是可以接受的。臼顶只是顶着髂肌。达到髋臼周边的稳定匹配比臼顶的突入更为重要。应当用螺钉加强这种压合固定。

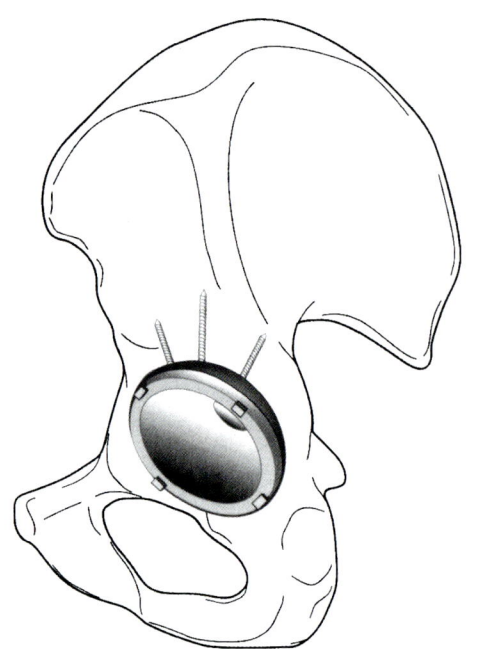

图10-101 翻修髋臼杯的标准应与初次手术一样。前上边缘应当与髋臼对齐,但是如果髋臼有较多骨质缺损,则髋臼杯前表面可能高出骨质。在这种情况下,髂腰肌肌腱应当从小转子处缩回或松解,如果暴露过程中没有这样做的话。髋臼杯的后上边缘通常有部分金属暴露。

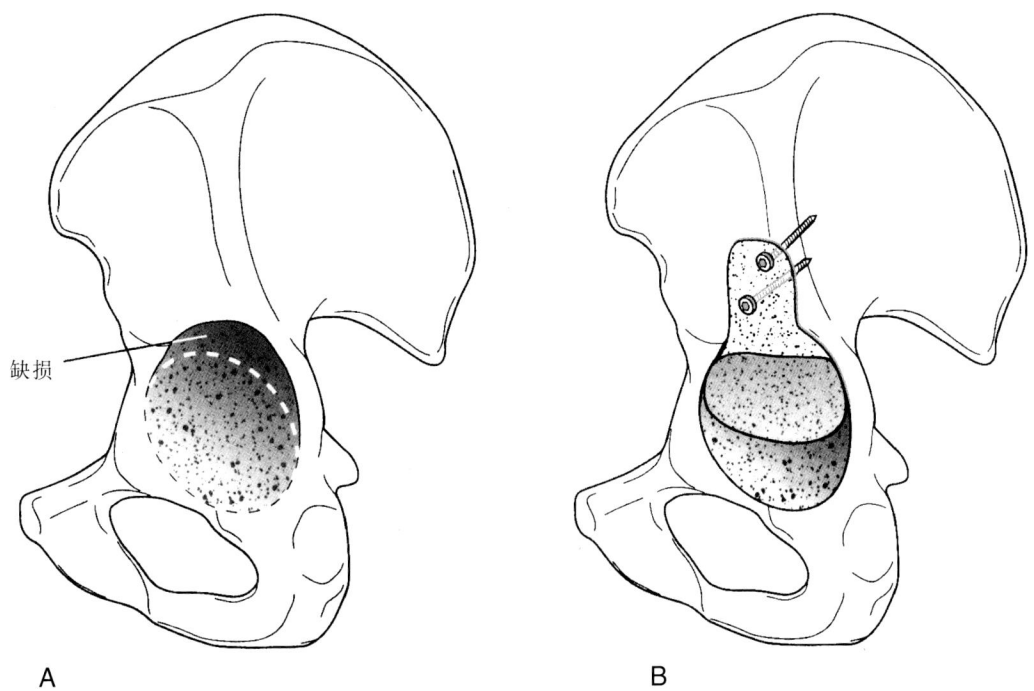

图 10-102　A. 髋臼的前后径明显小于上下径。这意味着将有一个用半球形髋臼杯甚至巨型杯不能弥补的上方缺损。在这种情况下，缺损必须用骨移植或金属填充。B. 缺损已经用修成"7"形的同种异体的股骨远端填充。这样做是有利的，因为移植骨的髋臼部分并不总是能获得良好的螺钉固定，而且螺钉位于该处可能会影响髋臼杯的位置。

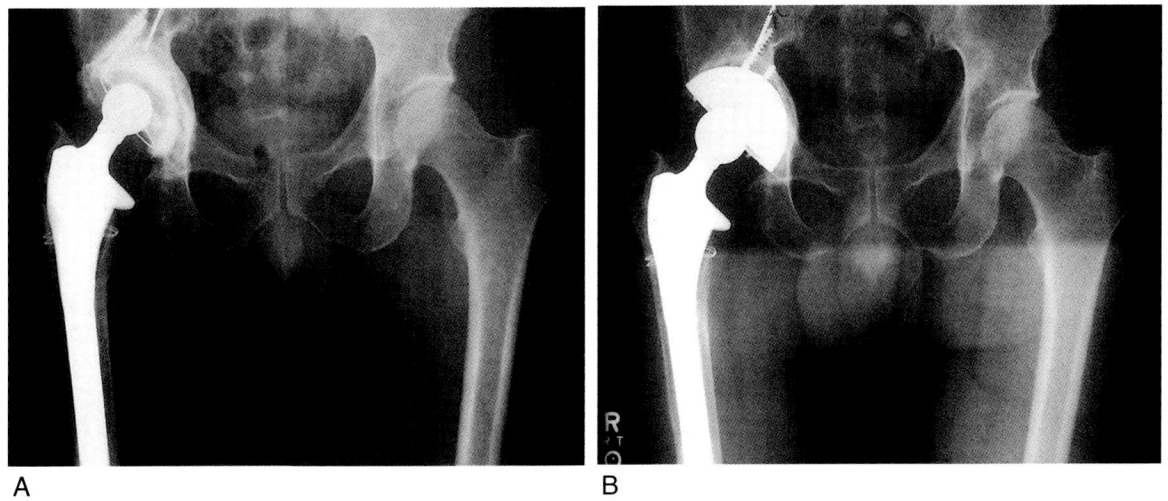

图 10-103　A. 经上方骨移植重建的髋臼内骨水泥型髋臼杯的术后 10 年 X 线片。B. 采用多孔涂层的巨型半球形髋臼杯翻修这个松动的骨水泥型髋臼杯。前突形内衬用来恢复腿的长度和偏心距。

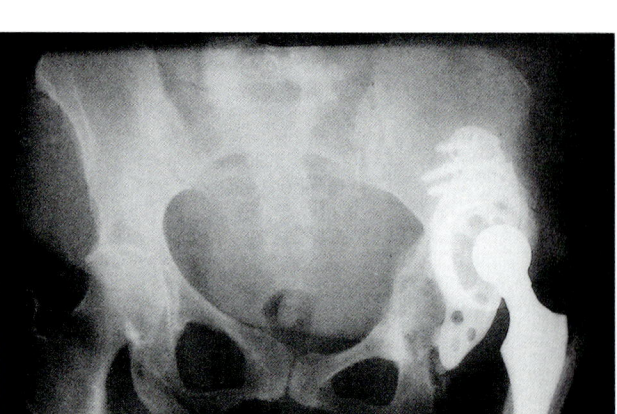
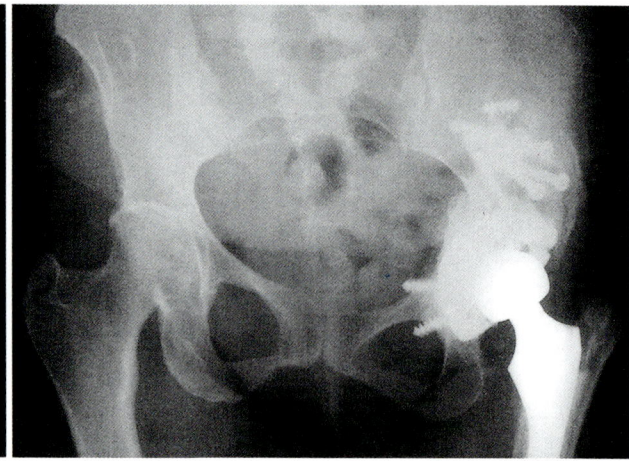

图 10-104　A. Burch-Schneider 笼已经移位,翻修将会遗留大的上方缺损。B. 上方缺损用修成"7"形的同种异体骨移植重建。髋臼内有良好的宿主骨,但在髋臼杯的上部和移植骨之间无法固定,所以使用了骨水泥以提供牢固固定。这将减少髋臼杯的微动,促进髋臼杯其余部分的骨长入固定。这与作者依靠金属楔状物固定水泥型髋臼杯的原理相似。

可以用髋臼锉处理上方骨缺损,进行造形和扩大,使其成为半球状表面(图 10-105)。如果计划骨移植,可以用反向髋臼锉处理移植骨,使其大小形状与处理过的髋臼骨缺损相匹配(图 10-106)。这造成移植骨与骨接触面增大,允许一些移植骨压合到髋臼,简化了螺丝钉固定。可以先用高速磨钻修整移植骨的形状,它可以有效去除多余骨质,与髋臼锉相比对固定的移植骨的压力较小。最终的半球形髋臼用半球形髋臼锉来做成。

楔状金属小梁和杯

作者已经用金属小梁植入物取代了骨移植,认为金属楔状物的耐久性要好于尸骨移植物。尸骨移植物可以在与宿主骨接触的地方形成骨皮质融合,但是移植骨永远也不会完全转换成宿主骨,总会出现移位(图 10-103)。

使用金属楔状物也需做同样的髋臼准备:清除纤维组织,用锉处理上方缺损。插入适当尺寸的金属楔状物试模,以检验髋臼杯的固定及与宿主骨表面的接触(图 10-107)。然后,将合适尺寸的半球状髋臼杯压入髋臼骨床,接近正常旋转中心水平。选用的金属楔状物要使得半球状髋臼杯前后压紧固定,其目的是代替缺失的上方边缘骨接触(图 10-108)。

选择了植入物的正确尺寸后,将金属楔状物植入上方缺损部位并用螺钉固定(图 10-109)。处理好髋臼骨,以便髋臼骨对半球状髋臼杯产生骨性固定。骨水泥置于髋臼杯和金属楔状物之间。它为此界面提供一些固定并减少其间的磨损性动度(图 10-110)。非骨水泥型金属杯按照预定的前倾角和外倾角植入。髋臼杯不要求完全与金属楔状物对齐;骨水泥可以阻止这两个不精确对合界面间的动度(图 10-111)。髋臼杯必须保持正确的前倾角和外倾角,以提供髋臼和股骨间的良好匹配,以及在

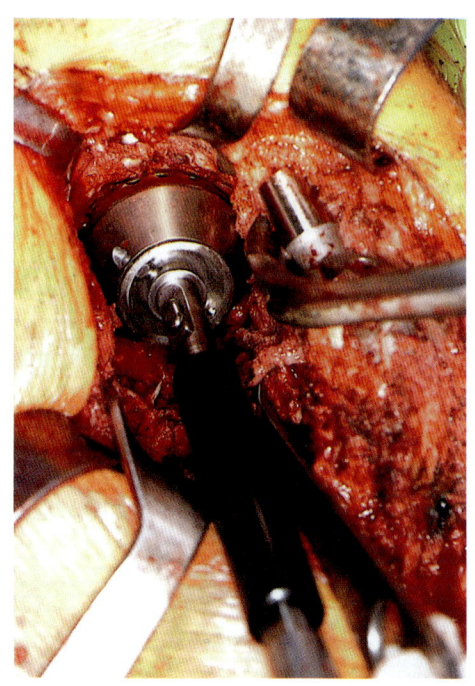

图 10-105　用髋臼锉修整上方骨缺损,以便移植骨能与其尺寸相匹配,并为移植骨和宿主骨提供大的接触表面。

第 10 章 常规全髋关节置换翻修手术原则

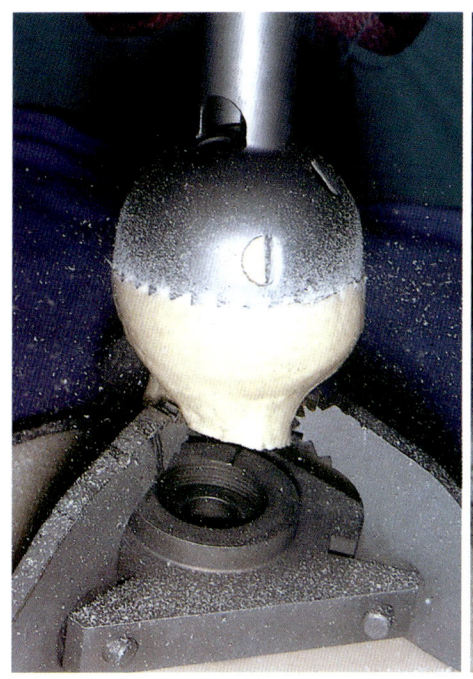 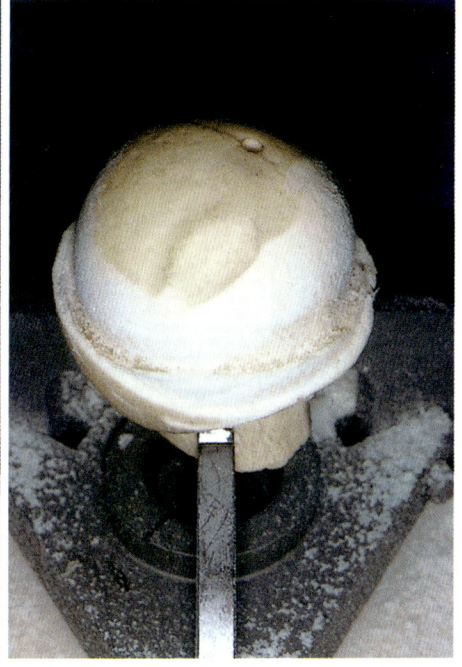

图 10-106 A. 用反向髋臼锉修整股骨移植物，以使其与髋臼锉所决定的髋臼缺损尺寸相匹配（见图 10-105）。移植骨的尺寸与髋臼缺损相匹配，导致二者之间有合适的接触表面。B. 股骨头已经被锉成与髋臼缺损尺寸相匹配的形状。通常还有一个骨性边缘，必须用咬骨钳或高速磨钻去除。

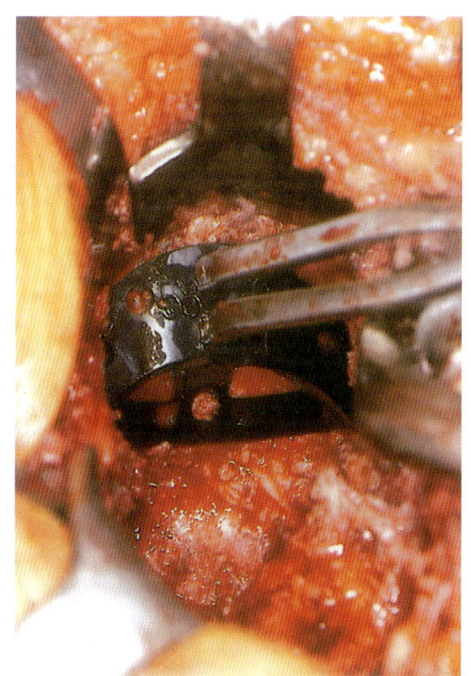

图 10-107 金属小梁组件中的楔形试模被用来确定最佳匹配。楔形试模的尺寸应当与髋臼锉修整过的尺寸一致。

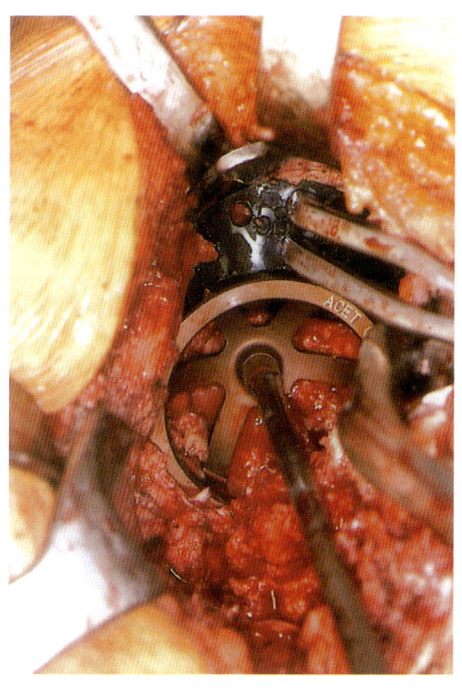

图 10-108 金属楔形试模放到位，将髋臼杯的试模压入以确定压合所需尺寸。这种匹配应当与髋臼周边完整时一样；所以，前后匹配与上下匹配要协调。不要求楔形试模的边缘与金属杯的边缘达到一致；髋臼杯可以前倾和外倾以达到正确位置。

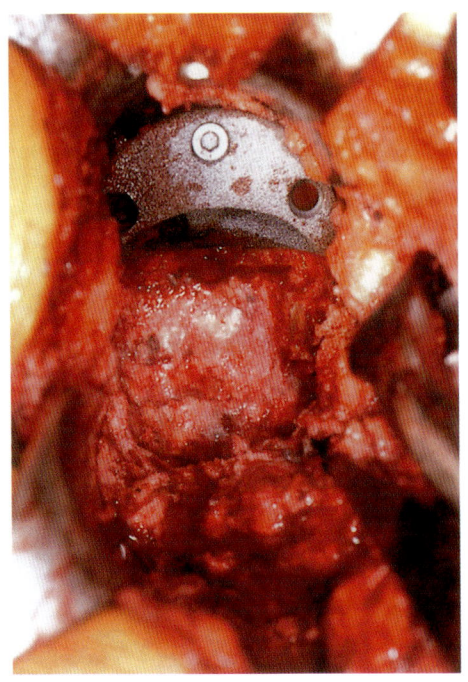

图 10-109　金属楔状物压入上方缺损,并用尽可能多的螺钉固定到髂骨。

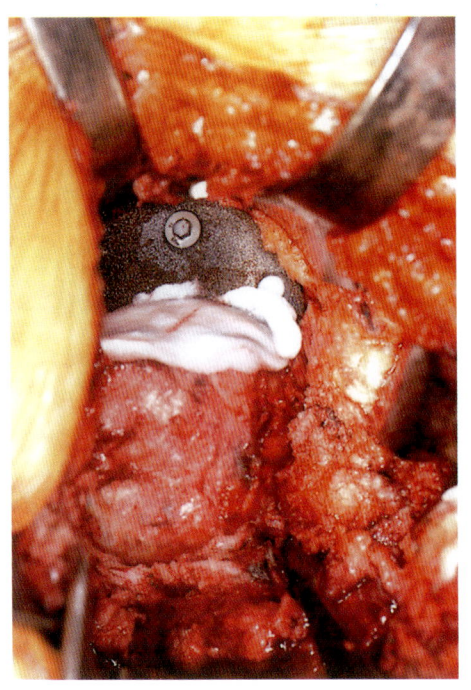

图 10-110　骨水泥置于金属楔状物的尾端表面,这里将是楔状物与金属杯之间的界面。

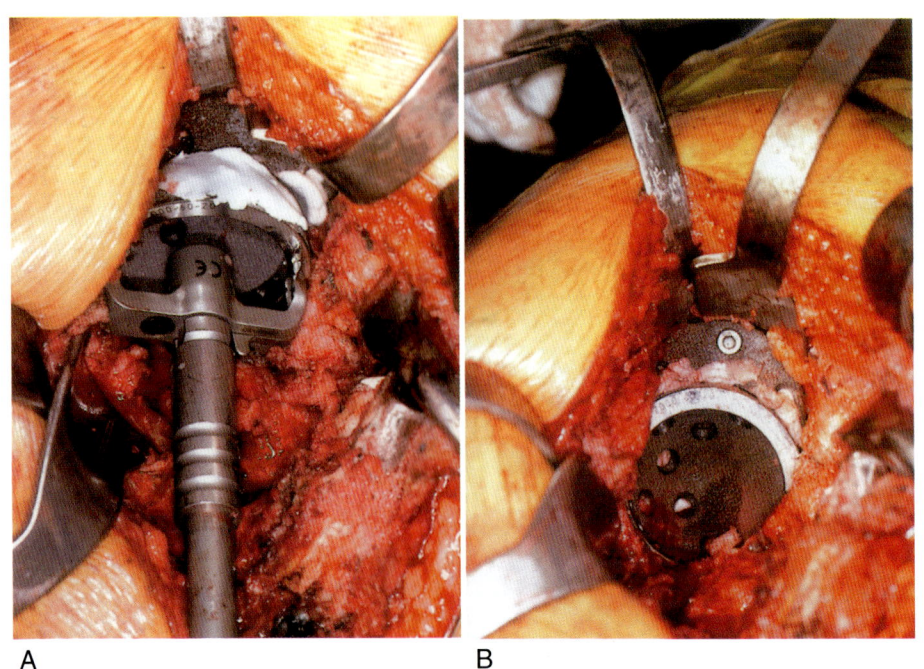

图 10-111　A. 植入金属杯,如同将其植入完整髋臼一样进行。髋臼杯上表面的骨水泥将与楔状物的下表面结合。髋臼植入工具使术者可以很好地控制髋臼杯到正确位置。从结合界面挤出的骨水泥应尽量彻底清除,但是从多孔表面出来的骨水泥难以清除。B. 髋臼杯已经植入,并且在位于下方的骨和上方的楔状物之间达到良好的压配。骨水泥已经固定,在楔状物和杯之间的界面上有突出的骨水泥。最好用骨刀或高速磨钻清除这些骨水泥,因为这些骨水泥会随时间推移而破碎,在关节表面形成游离体。

髋关节置换的运动范围内的良好稳定性（图10-112）。金属髋臼杯的螺钉孔允许在必要时附加螺钉固定。由于前述原因，作者推荐使用2枚螺钉。内衬用骨水泥固定到金属髋臼杯中（图10-113）。这里有骨水泥交错凸起的表面，使得固定结构非常安全、可重复且经久耐用。塑料内衬的边缘与金属杯匹配对齐，这是耐久性的最高标准之一（图10-114）。

金属髋臼杯平面测量能提供杯的前倾和外倾的信息（见第7章）。计算机系统可以用来保证髋臼杯的位置。确认髋臼杯位置使得术者能选择正确的内衬，防止出现撞击。选择尽可能大的股骨头也是最明智的选择。

加用制约性内衬

翻修手术中最好的植入物加附件之一是制约性内衬。它能显著降低翻修术后脱位的发生率，因为它能为那些有严重软组织损伤的患者提供机械保护以防止脱位。

对于那些有髋关节静态（关节囊）和动态（肌肉）软组织严重损伤的患者，只有两种制约以防止脱位。第一种是生物性制约，但不能指望对那些髋关节周围肌肉没有功能或已经多次手术的患者起作用。多次髋关节手术后，关节囊不能形成牢固的结构（这也是对经多次翻修手术的患者做延伸滑槽的一个重要原因）。第二个稳定的途径是机械性制约，这就由制约性内衬提供。作者使用Osteonics制约性内衬已经获得相当成功（Osteonics, Rutherford, N.J.）；然而，一个缺点是它有一个抬高的唇会增加撞击。目前，作者使用Epsilon制约性内衬（Zimmer），因为它有一个经过修整的聚乙烯边，保证了髋关节的活动范围并减少了撞击的危险(图10-115)。

当金属髋臼杯（保留的旧金属杯或新植入的金属杯）固定到髋臼后，将制约性内衬试模放入金属杯（图10-116）。如果即将把制约性内衬用骨水泥固定到金属杯，选择的尺寸应当使得塑料内衬的周边与金属杯的边缘对齐。内衬不能太小以免陷入金属杯或在顶住金属边时产生活动，也不能太大以免塑料从金属杯中突出，还不能与金属杯有角度以免增加或减少前倾角。内衬试模的尺寸不好确定，除非金属杯中和周围的所有软组织都清除干净。

选择好正确尺寸的内衬后，活动髋关节以正确定位修整区域，最大限度防止撞击(图10-117)。通常将塑料内衬上缘放置到金属杯的12点到2点位置之间。在髂骨上用亚甲蓝或Bovie电刀做标记，以便在骨水泥固定时容易确定上缘顶点。

当制约性内衬用在新植入的髋臼组件中时，髋关节必须保护至少3个月。与非制约性内衬相比，

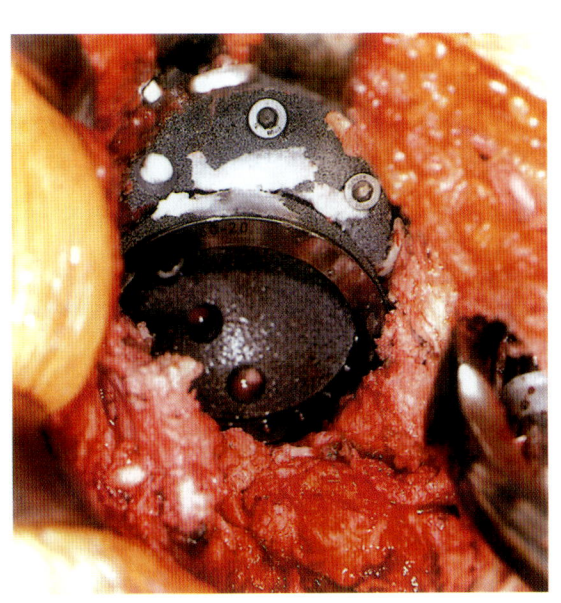

图10-112　髋臼杯不必完全匹配楔状物。杯的正确外倾和前倾比楔状物和杯边缘间的匹配更重要。

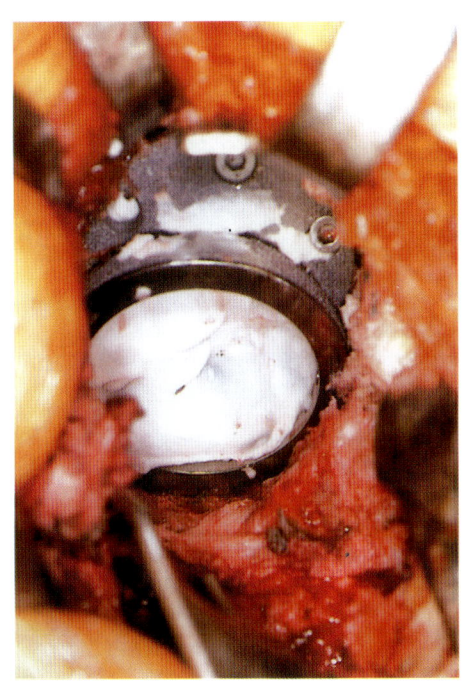

图10-113　内衬用骨水泥固定到髋臼杯中。

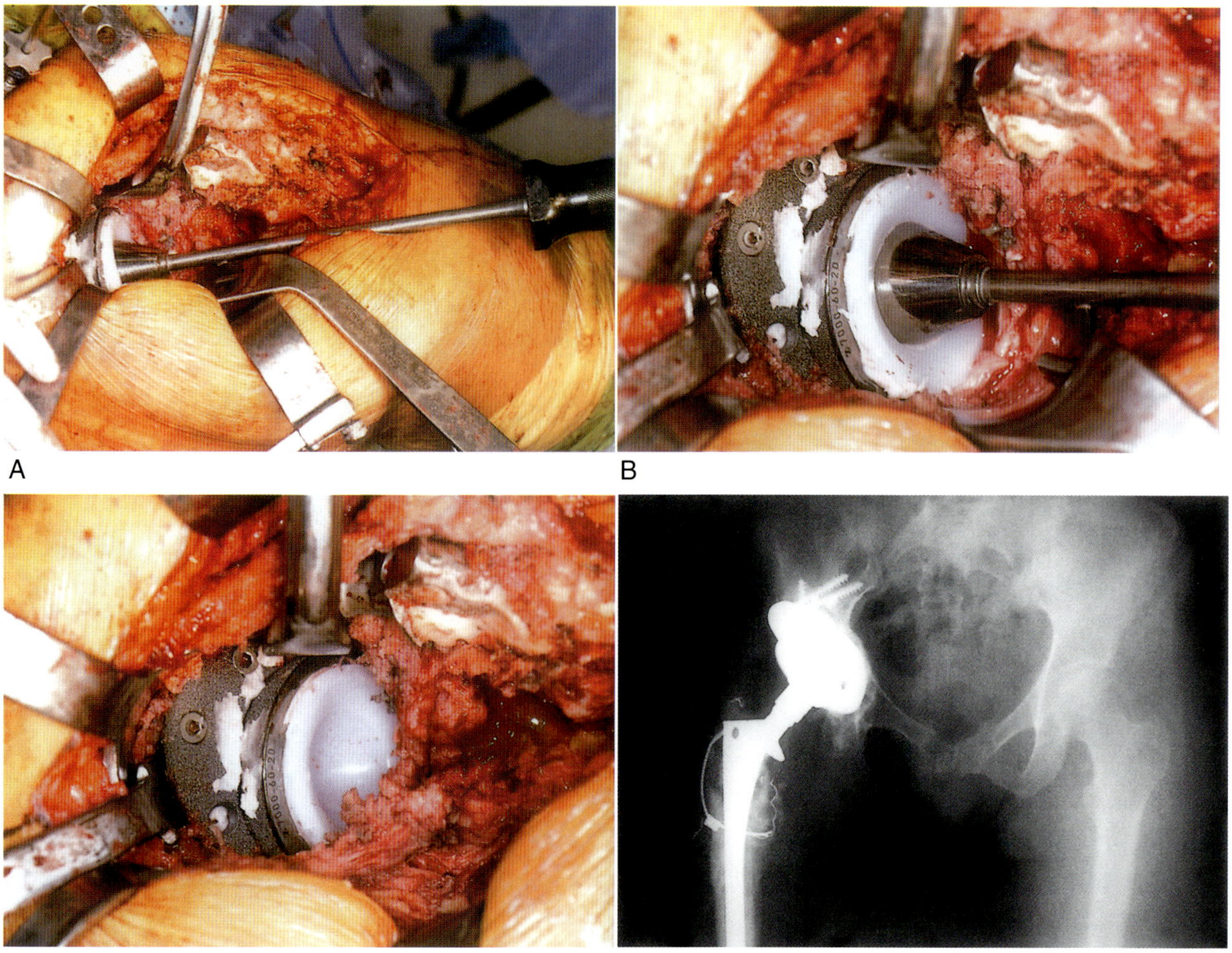

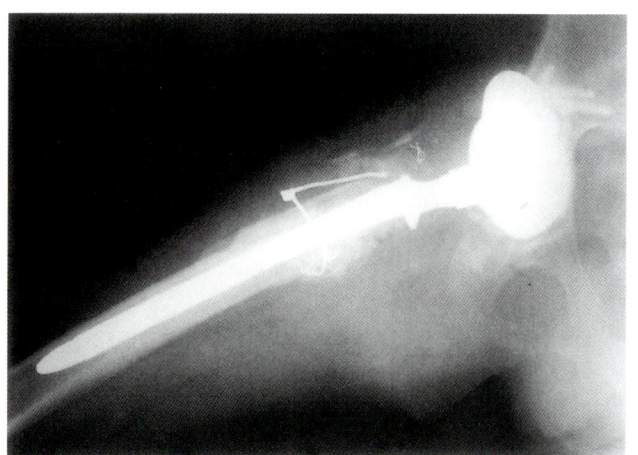

图10-114　A. 内衬压入金属杯。大部分在压入过程中挤出的骨水泥已经被清除。B. 维持内衬在金属杯中的位置直到骨水泥变硬。塑料插件的周边应当与金属杯的边缘平齐。C. 骨水泥已经固定，可以清楚地看到塑料内衬的周边与金属杯的边缘平齐。这时，所有多余的骨水泥可以用骨刀或磨钻清除。D. 术后X线片显示金属楔状物上方，髋臼杯位于解剖位置。可以看到通过楔状物的螺钉。还有前一次手术的螺钉的断裂碎片。E. 侧位X线片显示髋臼的重建，髋臼杯与宿主髋臼骨和上方楔状物完美匹配。

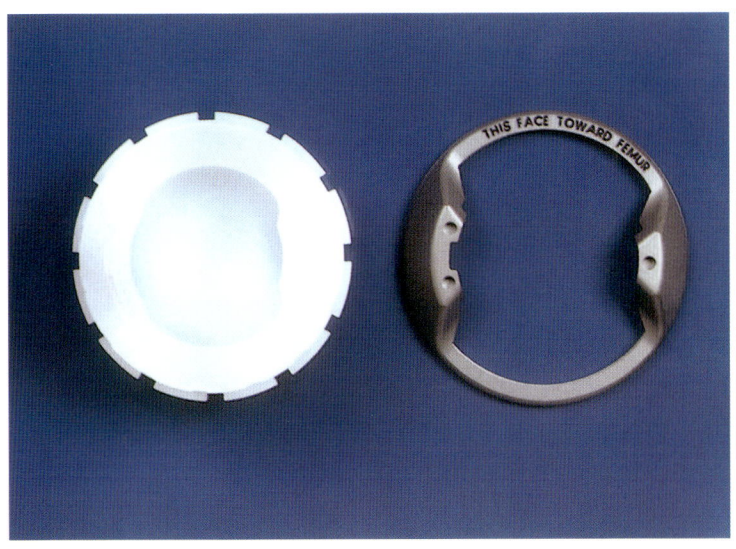
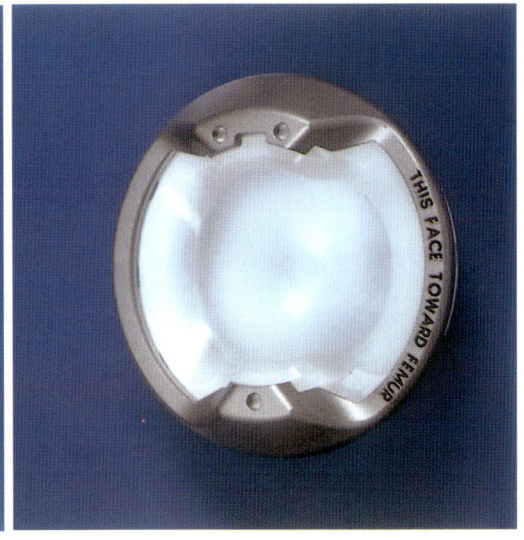

图 10-115　A. 制约性内衬的两部分：带有凹凸的塑料件，增强锁定的金属环。B. 装配好的制约性内衬显示金属环在突出的塑料件上的位置，有凹凸边的内衬能增加活动范围而不发生撞击。

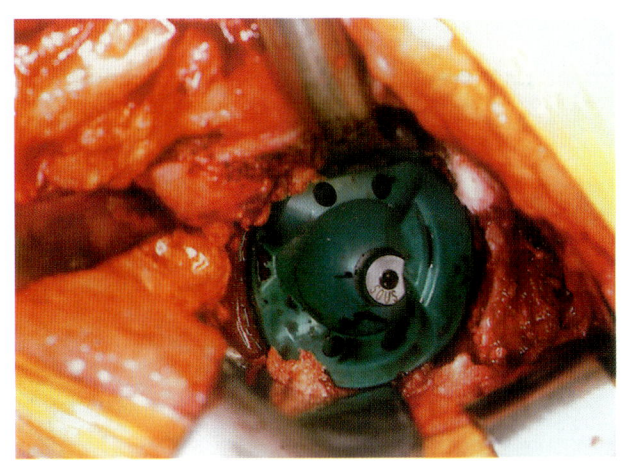

图 10-116　制约性内衬试模放到位，凹凸边置于适当位置以减少撞击的风险。内衬试模在金属杯中的正确位置应当用亚甲蓝或 Bovie 电刀做标记，以确保内衬锁定或骨水泥固定时，仍在相同位置。

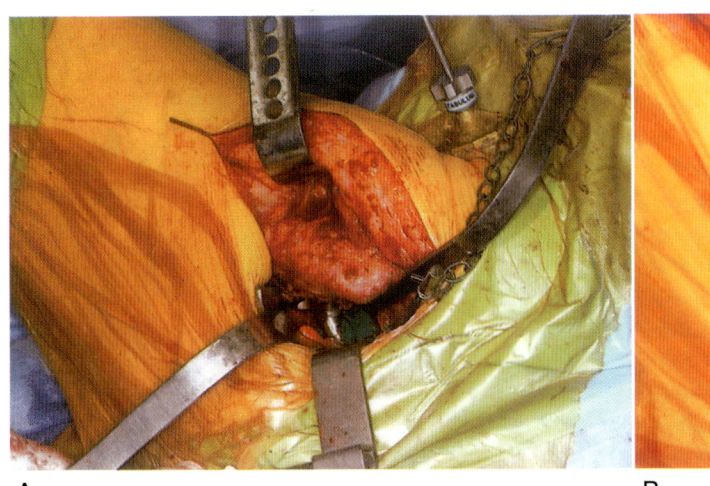
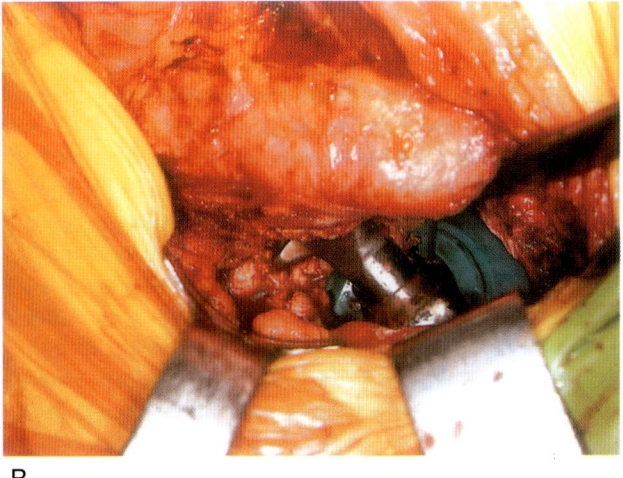

图 10-117　A. 患肢变为屈曲和内旋、伸展和外旋。照片显示患肢在屈曲和内旋位时金属股骨颈在内衬修整区域内，提示这个髋关节的制约性内衬的位置良好。B. 放大观察髋关节屈曲、内旋时金属股骨颈位于内衬修整区域内。

制约性内衬的界面会承受更多的扭转压力,使内衬很快松动。作者喜欢用石膏管型固定至少6周,扶双拐几乎不负重活动共3个月。如果确信患者完全依从且其清楚地了解后果,可以不用石膏管型,只需扶双拐几乎不负重活动3个月。术者必须做出选择,但是宁可失之保守以保护患者及手术结果。

骨水泥固定内衬到金属杯

准备好将内衬固定到金属杯后,混合骨水泥。用4.5mm钻头清除螺孔中的软组织,以使骨水泥能在内衬和金属杯之间紧密交错填充(图10-118)。另外,聚乙烯内衬背面应当用高速磨钻打磨成粗糙面(图10-119)。这个内衬背面不应有深沟槽,但是粗糙面使得骨水泥固定更好。

骨水泥应当在流体状态时装入金属杯。通常内衬的尺寸不会在内衬与金属杯之间留下多少骨水泥的空隙。术者无法控制内衬与骨之间的骨水泥厚度是1mm、2mm还是4mm。因为制约性内衬和金属杯经常来自不同厂家,尺寸的选择往往依据内衬与金属杯的匹配程度,并不考虑骨水泥的厚度。所以,如果骨水泥过黏,内衬将不能完全紧贴固定于金属杯,髋臼结构就不完美。冲洗球可以用来将骨水泥压入螺钉孔(图10-120)。冲洗球必须非常湿以免与骨水泥粘住。然后将内衬压入金属杯。骨水泥将从内衬和金属杯之间挤出来。此外,将内衬边缘与金属杯边缘对齐非常关键。对于制约性内衬,打入工具的直径必须小于内衬头的尺寸,以免工具锁入内衬。例如,如果股骨头是32mm,就用28mm打入器(图10-121)。将金属-塑料界面边缘的骨水泥清除干净。骨水泥聚合期间用打入器维持内衬位置,直到骨水泥变硬(图10-122)。

骨水泥固定制约性内衬到金属杯最困难的问

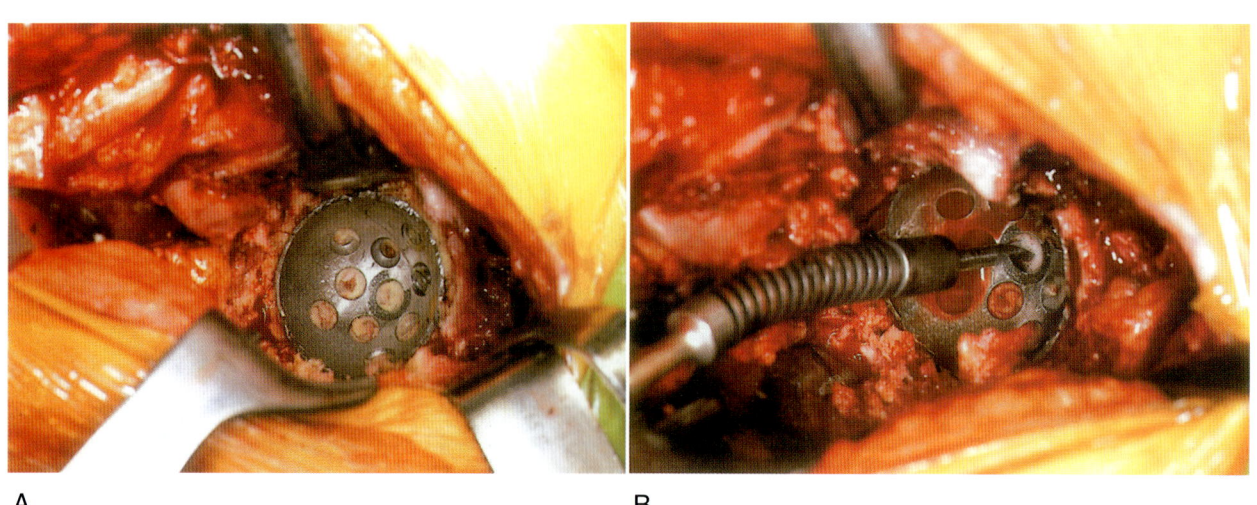

A   B

图10-118 A. 髋臼杯周围和内表面的所有瘢痕组织已经清除。螺钉孔仍然有组织堵塞,必须清除以便骨水泥固定内衬。B. 用4.5mm钻头清除髋臼杯螺丝孔中的组织。

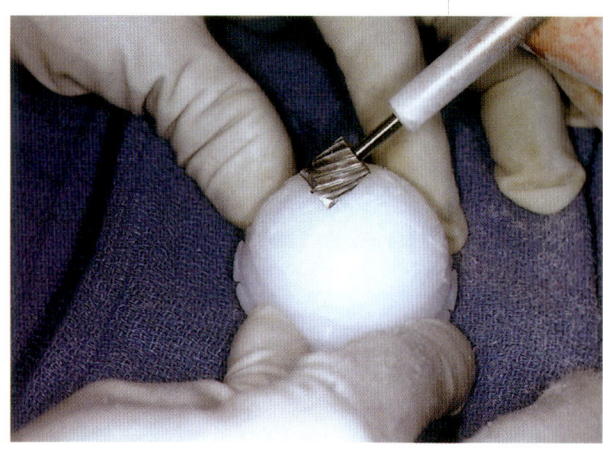

图10-119 用强力磨钻打磨聚乙烯内衬表面,使其变得粗糙,以便用骨水泥固定内衬到金属杯时,骨水泥与塑料之间形成机械交锁固定。

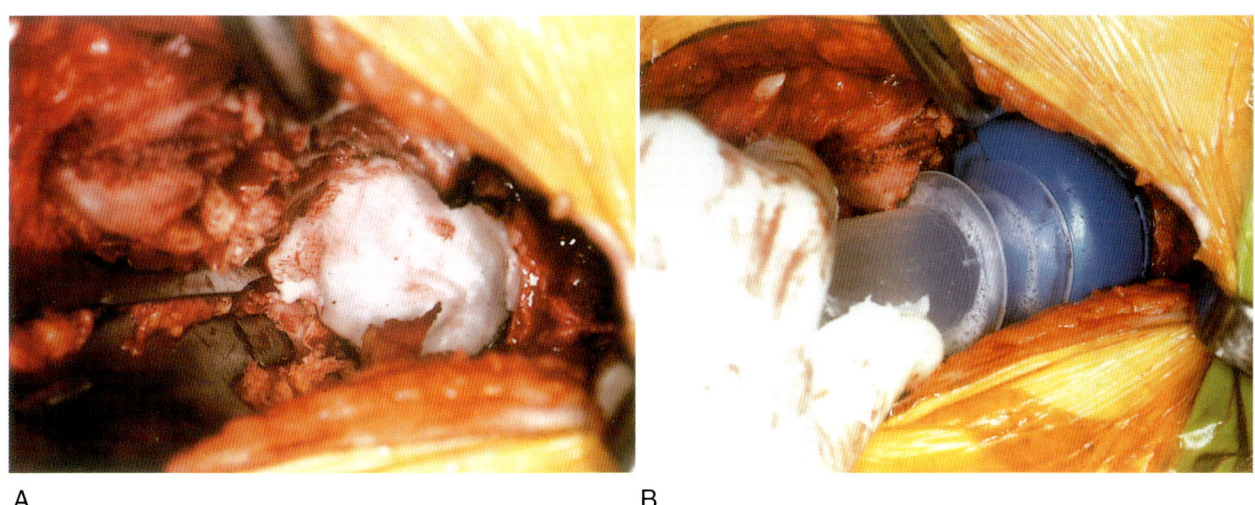

图 10-120　A. 骨水泥已经填入金属杯。不能在水泥黏稠的状态下插入塑料内衬，否则很难将塑料边缘完全置入金属杯的边缘内。B. 可以用冲洗球将骨水泥压入螺钉孔。用骨水泥固定塑料内衬到金属杯时不必如此，但是用骨水泥固定髋臼组件到宿主髋臼骨时就有作用。

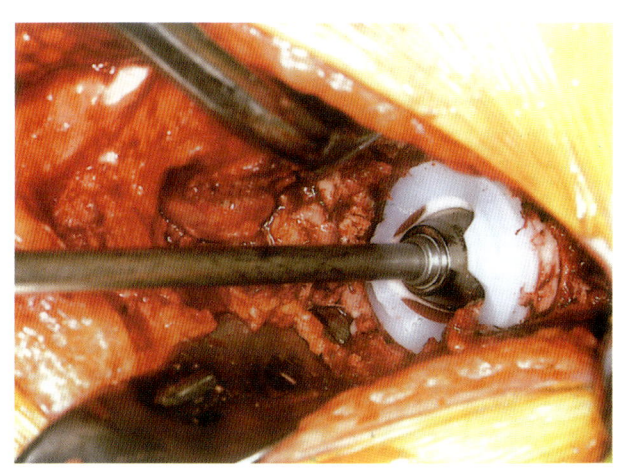

图 10-121　制约性内衬用骨水泥固定到金属杯中，突出的塑料内衬位置如同试模位置，以保证相同的活动范围。应使用直径稍微小于内衬内径的打入器（如 32mm 内衬使用 28mm 打入器）。如果使用相同尺寸的打入器，可能会将其锁入塑料内衬内。

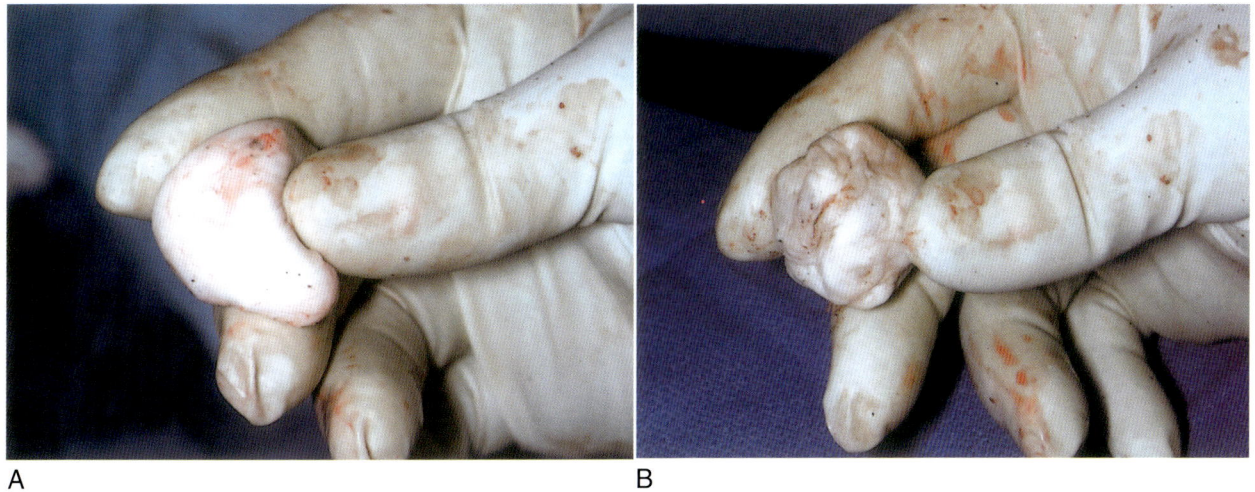

图 10-122　A. 维持内衬位置直到骨水泥变硬。这可以通过不断地捏骨水泥来判断；如果还能捏出凹痕，说明骨水泥还没有聚合。B. 当骨水泥不能捏出凹痕时，固定即完成。

题之一是彻底清洁金属环的锁定装置。一种工具能够很简单地将金属环顶着内衬边缘以便将其锤入位置（图10-123），但是如果锁定装置中有骨水泥，将不能锁定。所以，在骨水泥凝结时，术者必须极其认真地清洁锁定装置。通常有必要取出打入器，以便看到整个锁定缘。然而，即使费力清洁之后，有时金属环还是不能锁入位置。如果是这样，作者就切断并取出金属环，因为此时髋关节已经复位到制约性内衬中。如果将髋关节从制约性内衬中脱位，将削弱塑料的锁定装置，而这是目前仅有的制约。所以，用碳石合金钻切断并取出金属环，没有金属环的塑料锁定装置一样能获得固定（图10-124）。作者已经成功地使用制约性内衬，即使少数病例不能使用金属环。

作者认为，过去10年间内衬翻修最大的技术进步是用骨水泥固定内衬到金属杯。作者已经很多次使用此技术，避免了取出金属杯（这将需要患者遭受髋臼全部翻修）。在保留的髋臼杯中使用此技术，患者可以立即行走，完全负重，功能非常好，恢复非常快。即使股骨组件已经翻修过，也可以很快恢复负重，因为限制负重通常是用于翻修术后保护髋臼的。

作者自20世纪90年代早期应用此项技术以来，只有1例骨水泥型内衬失败的病例，发生在作者第一次采用骨水泥固定内衬时。从这个病例作者认识到，塑料内衬的边缘必须与金属杯的边缘对齐。当骨水泥固定内衬到金属杯的原则被严格遵守时，髋臼结构的耐久性就明显地优于先前使用的机械锁定机制。金属髋臼杯的设计者表示对骨水泥固定聚乙烯内衬到金属杯很有信心，并将其作为一种固定方法。

●康复技术

翻修手术后的康复训练需要保护髋关节和大腿的骨与软组织。第一次手术后，患者可以立即完全负重，因为骨很强壮且手术对骨和软组织的损伤得到了良好控制。翻修手术后，髋臼骨和（或）股骨很薄弱，软组织的损伤也比第一次手术大。术者告知患者翻修术后的预期与第一次手术差别很大非常重要。第一次手术后，许多患者可以在1个月内完全恢复功能。翻修手术后，他们可能6个月都不能完全恢复。

负　重

几乎每个翻修都需要限制负重至少6周，这意味着要使用双拐或助步器。对老年患者或平衡差的患者推荐使用助步器，以更好地防止跌倒和更多损伤。年轻、体健、活动多的患者需要使用拐杖以满足功能需要。无论使用哪种辅助装置，最初6周允许

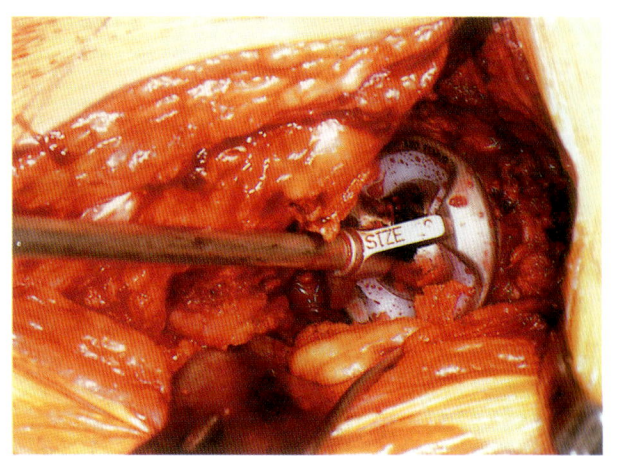

图10-123　用工具帮助把金属环套到塑料内衬上。内衬锁定槽里的骨水泥必须清除干净，以保证锁定装置起作用。

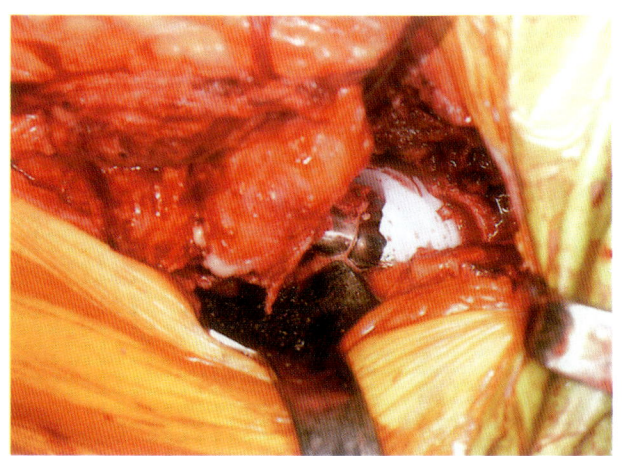

图10-124　如果锁定环不能固定，应当用碳石合金钻将其切断并取出。髋关节已经复位，若将股骨头从聚乙烯塑料中取出将破坏其制约性。即使没有金属环，塑料内衬仍然有一些制约将股骨头限制在内衬内；这应当能够提供足够保护，尤其是如果塑料内衬安装在活动范围内没有撞击的位置的情况下。

的最大负重应为正常负重的50%,如果担心骨或固定的强度还可更少。但是,只能负重少于50%通常是使用石膏管型的指征。

患者限制负重6周以上、3个月或是6个月,主要取决于负重区是否植骨。如果负重区植骨,如髋臼上方植骨,则3~6个月内不允许完全负重,根据患者的体重和活动情况决定。患者越重或活动越多,限制负重时间越长。

尽管限制负重,患者可以并应该进行社区活动。作者鼓励年轻、体健的患者使用拐杖并进行日常行走锻炼和治疗。这对心血管系统、精神状态、肌肉恢复都有好处。老年患者可能需要坐轮椅去餐馆、教堂或者访友。然而有一点很关键,无论使用哪种辅助装置,所有患者都应当被允许参加社区活动,以防止严重的术后抑郁症。

石膏管型或支具

翻修手术后使用外固定装置并不少见,关键是术者同意患者在必要时佩戴外固定装置出院。这些手术往往很复杂,有复杂的骨性和软组织损伤。骨科医师在面对创伤性的骨或软组织损伤时应用石膏管型毫不犹豫,那么在全髋关节置换术后使用石膏管型或支具也不应该犹豫。

一些术者在每个翻修手术后都给患者使用支具以防止脱位(图10-125)。翻修手术后脱位的风险比第一次手术后脱位的风险高10倍。根据术者经验不同,翻修手术后的脱位率从3%~30%不等,随着使用大股骨头和制约性内衬,未来脱位率应该≤5%。再者,计算机的使用使得翻修术中髋臼和股骨组件匹配更精确,即使在没有常见的髋臼骨性标志的情况下。

支具对于防止脱位有积极作用。但是,术者不能确保患者坚持佩戴支具,大部分患者不是一天24h都佩戴支具。也有些患者在佩戴支具的情况下发生脱位。所以依作者经验,使用支具避免脱位应当仅限于那些依从性好(能够坚持佩戴支具)、存在软组织不平衡但可以用支具保护的患者以及支具尺寸非常合适的患者(有些患者身体尺寸不适合用支具)。患者耐受支具的最长预期时间为3个月。不过,支具不会校正假体位置不良。

如果作者认为需要外固定保护,多选择限制关节活动且患者无法自行去除的保护。作者通常对翻修术后的患者使用石膏裤,并对其固定作用非常有把握(图10-126)。因为令人担心的几乎总是髋臼

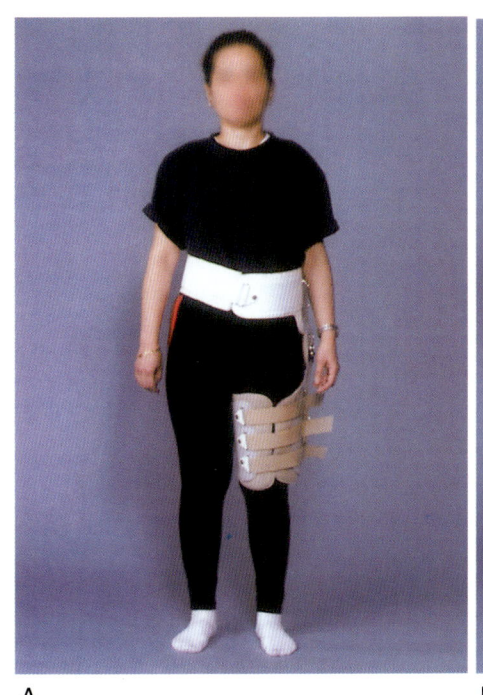
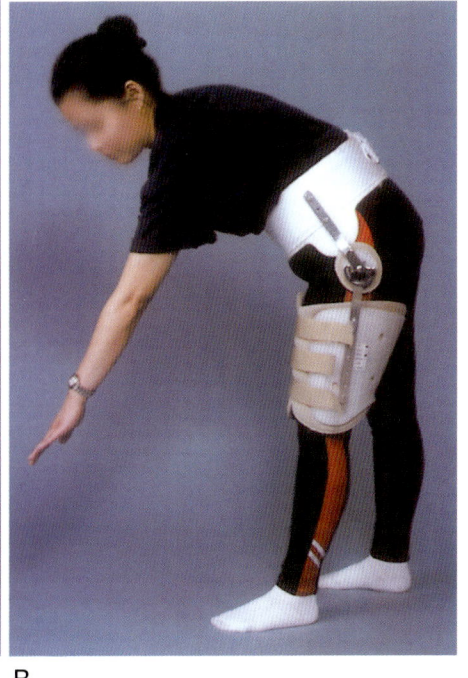

A B

图10-125　A. 通常在髋关节置换术后使用髋关节支具以减少活动。这种支具也可以用于脱位后。另外可以选择膝关节固定器,也可以减少髋关节活动范围;然而,长期使用膝关节固定器可以导致膝关节部分僵硬和不适。B. 支具限制髋关节屈曲度数,提供保护以防止髋关节置换后的脱位和撞击。

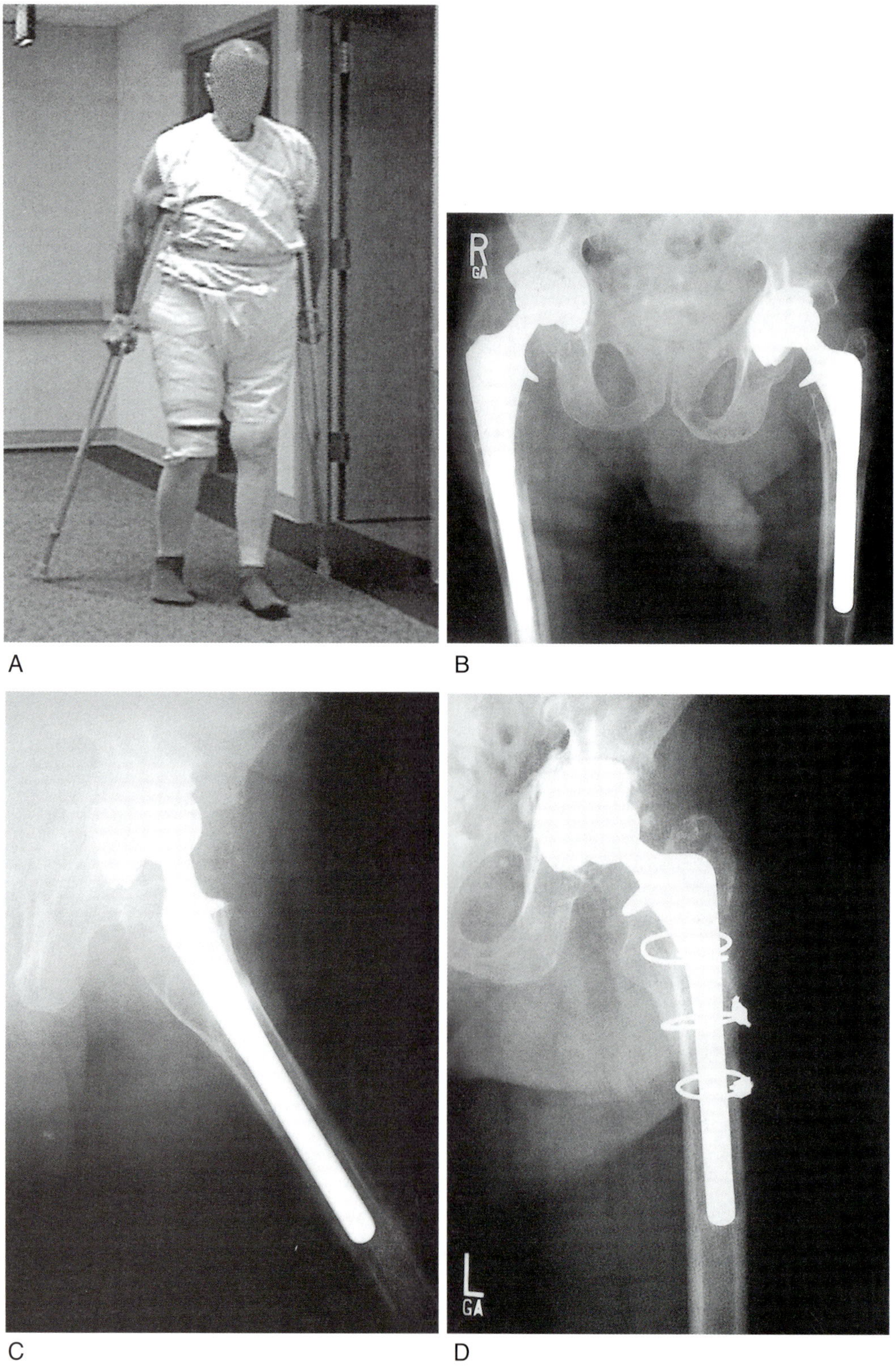

图10-126 A. 石膏裤用于髋关节翻修术后固定髋关节。B. 术前X线片显示1例患者的髋臼严重磨损,髋臼、股骨、转子、股骨近端、骨盆1区骨质溶解。C. 侧位X线片显示在涂层远端的"结合点"以下大转子和股骨近端骨质严重减少。D. 此患者的翻修手术包括更换塑料内衬,用骨水泥固定Durasul内衬到已固定的髋臼杯中。金属杯周围可见用于固定内衬的骨水泥。术中,向前牵开股骨时骨质溶解的股骨发生骨折,不得不用3根钢丝修复。术后患者使用石膏裤3个月以便骨愈合。使用玻璃纤维石膏管型使得X线片模糊不清,在股骨和骨盆之间有斑点。股骨愈合,患者功能满意,但是存在跛行。

骨，而石膏裤阻止髋关节活动，为髋臼骨提供了很好的保护。用这种石膏和脚尖负重3个月，继而50%负重3个月，那些有严重复杂的髋臼骨不连或骨移植的患者可以达到愈合。对于因软组织不平衡而在髋臼固定或髋关节稳定性方面总是存在问题的患者，作者推荐使用石膏裤，不推荐使用制约性内衬。髋臼骨极其薄弱而使用制约性内衬的患者也需要石膏固定；否则，因为制约性内衬的压力问题，髋臼组件可能不能固定到薄弱的骨质上。

需要保护股骨时，石膏裤延长为髋"人"字石膏。如果因股骨骨折或假体周围骨折修复后而导致股骨固定不佳，就需要髋"人"字石膏。当使用髋"人"字石膏时，作者不结合使用允许膝关节活动的膝关节铰链，通常使用允许踝关节活动的踝关节铰链。髋"人"字石膏通常需要使用2~3个月，在这段时间里不会使膝关节和踝关节发生僵硬。用这种石膏时髋关节不活动。根据作者的经验，目前已很少使用髋"人"字石膏，但是也有一些病例需要使用。

物理治疗

比起第一次手术，翻修手术后更常进行物理治疗。第一次手术后，患者通常自行恢复良好，简单的日常行走就能增强他们的信心和腿部力量。翻修手术后患者很少如此。翻修手术后患者常抱怨有更多的不适、耐久力和活动能力更差，并常伴随一些平衡损害。尽管术前交谈过，许多患者仍旧期望得到与第一次手术一致的结果。所以，采用物理治疗对患者的生理和心理都有好处。物理治疗使他们相信自己可以做任何事情以恢复腿部力量和协调性。一个好的理疗师可以教患者认识到自己的躯体限制，帮助他们修正期望值，使他们接受身体失能的事实并加以适应。

物理治疗的时间取决于手术的复杂程度。对许多患者，最好在开始肌肉力量训练前恢复6周。作者禁止所有髋关节置换的患者患肢负重（无论是第一次手术还是翻修手术）至少6周，通常3个月。肢体不能承受这种水平的负荷，这增加了患者的疼痛感。如果术者对固定的质量有任何疑虑，物理治疗将会反映出固定的情况。很明显，如果患者使用支具或石膏管型，物理治疗就不能完全开始，直到外固定去除。

恢复时间表

对于接受翻修手术的患者和术者而言，认识到完全康复需要1年的过程非常重要。通常翻修手术后3个月内患肢肌肉力量很差。在此期间患者使用拐杖，手术的巨大程度已经造成髋关节肌肉结构明显无力。背部也会承受更多压力，翻修手术后患者常会有数月的下背痛。还会有健侧腿疼痛，这是因保护术侧髋关节而过度负重造成的。所有这些都是常见症状，应该令患者确信这是正常的愈合过程。

翻修术后的愈合过程应当以3个月为单位向患者讲明。第1个3月，患者将使用辅助装置，活动能力有限，患肢会疼痛无力。

第2个3月，患肢力量开始增强，患者可以在不用辅助装置的情况下行使功能，这根据翻修的复杂程度而定。这时，患者可以开始物理治疗，进行简单的日常练习，如骑健骑机。对于经过非常简单的翻修术的患者，如果患肢能够承受，可以进行高尔夫之类的活动。这段时间内有关患者恢复进程的许多决策都应该因人而异，根据患者及其手术情况而定。

第3个3月，患者更加舒适、更有耐力、更有体力，可以不用辅助装置并参加他们喜爱的活动。需要告知他们不要期望在1年内恢复到走一个高尔夫行程，但可以乘车去打高尔夫。恢复运动必须因人而异，根据腿部力量和手术恢复情况而定。

第4个3月，患者开始确信手术已经起作用，并认识到这种作用的程度。患者开始了解什么受限而什么可以期望。他们开始适应翻修手术带来的永久性限制。第11章显示翻修患者的恢复曲线延长。

X线片 **例1** 术前X线片如图A。此患者股骨颈内翻,这会导致股骨假体柄压紧,骨折风险高。第二个骨折风险是股骨向前的大的弯曲,如侧位片所见(图A)。术后前后位骨盆平片(图B)显示这个管腔的假体柄不太大。手术中,因为股骨颈内翻,股骨假体不得不打入股骨较深以平衡下肢长度。如术后侧位片所见(图C),没有假体柄顶入股骨造成骨折的征象。患者6周后复诊,X线片如图D所示。很明显,假体柄已经下沉,股骨已经骨折。据猜测是术中骨折未被发现。骨折下面的股骨仍然完好(图E),意味着用翻修假体可以获得良好固定。翻修手术应用了钢丝以减少近端股骨骨折,插入了长的翻修假体柄(图F)。翻修手术的侧位X线片如图G。翻修手术后4个月行X线检查显示骨折部位愈合良好。患者没有疼痛,完全负重行走。

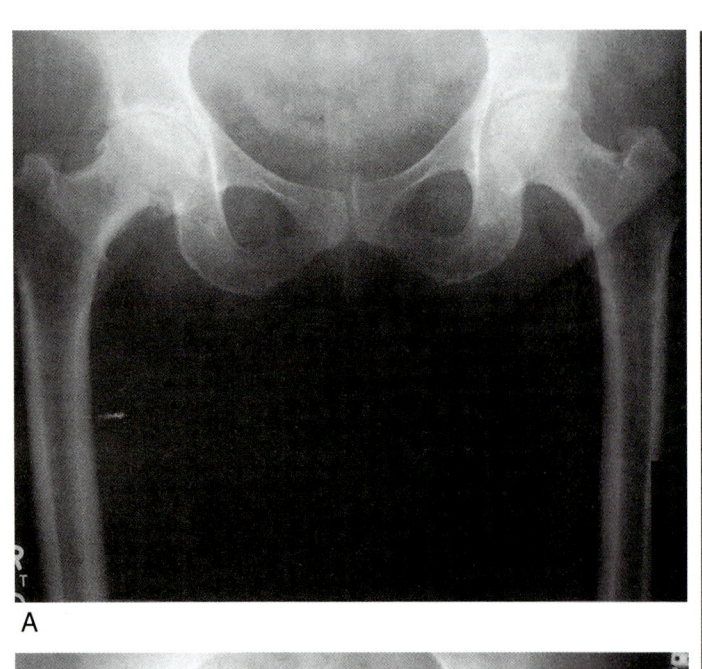

A

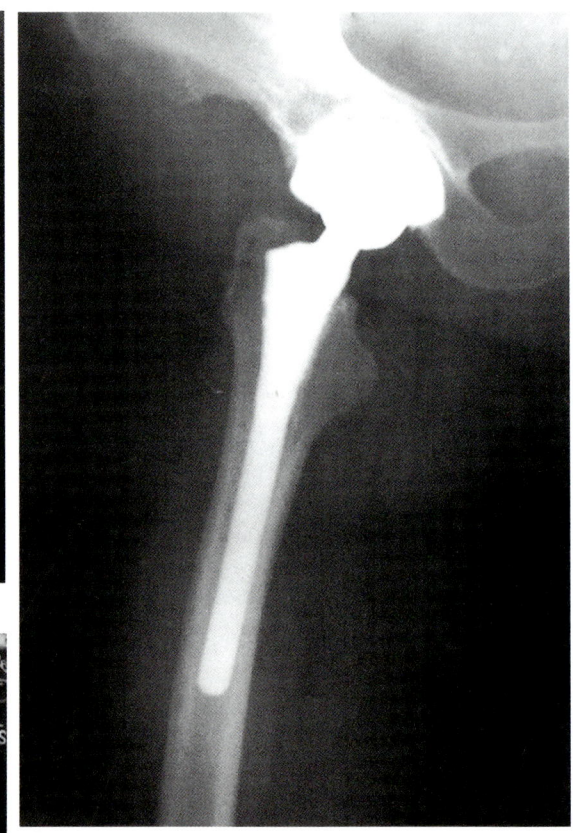

C

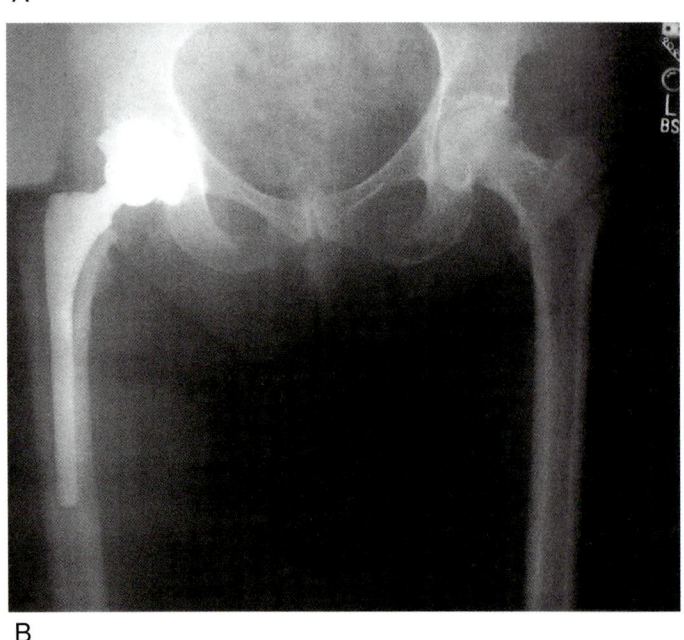

B

骨，而石膏裤阻止髋关节活动，为髋臼骨提供了很好的保护。用这种石膏和脚尖负重3个月，继而50%负重3个月，那些有严重复杂的髋臼骨不连或骨移植的患者可以达到愈合。对于因软组织不平衡而在髋臼固定或髋关节稳定性方面总是存在问题的患者，作者推荐使用石膏裤，不推荐使用制约性内衬。髋臼骨极其薄弱而使用制约性内衬的患者也需要石膏固定；否则，因为制约性内衬的压力问题，髋臼组件可能不能固定到薄弱的骨质上。

需要保护股骨时，石膏裤延长为髋"人"字石膏。如果因股骨骨折或假体周围骨折修复后而导致股骨固定不佳，就需要髋"人"字石膏。当使用髋"人"字石膏时，作者不结合使用允许膝关节活动的膝关节铰链，通常使用允许踝关节活动的踝关节铰链。髋"人"字石膏通常需要使用2~3个月，在这段时间里不会使膝关节和踝关节发生僵硬。用这种石膏时髋关节不活动。根据作者的经验，目前已很少使用髋"人"字石膏，但是也有一些病例需要使用。

物理治疗

比起第一次手术，翻修手术后更常进行物理治疗。第一次手术后，患者通常自行恢复良好，简单的日常行走就能增强他们的信心和腿部力量。翻修手术后患者很少如此。翻修手术后患者常抱怨有更多的不适、耐久力和活动能力更差，并常伴随一些平衡损害。尽管术前交谈过，许多患者仍旧期望得到与第一次手术一致的结果。所以，采用物理治疗对患者的生理和心理都有好处。物理治疗使他们相信自己可以做任何事情以恢复腿部力量和协调性。一个好的理疗师可以教患者认识到自己的躯体限制，帮助他们修正期望值，使他们接受身体失能的事实并加以适应。

物理治疗的时间取决于手术的复杂程度。对许多患者，最好在开始肌肉力量训练前恢复6周。作者禁止所有髋关节置换的患者患肢负重（无论是第一次手术还是翻修手术）至少6周，通常3个月。肢体不能承受这种水平的负荷，这增加了患者的疼痛感。如果术者对固定的质量有任何疑虑，物理治疗将会反映出固定的情况。很明显，如果患者使用支具或石膏管型，物理治疗就不能完全开始，直到外固定去除。

恢复时间表

对于接受翻修手术的患者和术者而言，认识到完全康复需要1年的过程非常重要。通常翻修手术后3个月内患肢肌肉力量很差。在此期间患者使用拐杖，手术的巨大程度已经造成髋关节肌肉结构明显无力。背部也会承受更多压力，翻修手术后患者常会有数月的下背痛。还会有健侧腿疼痛，这是因保护术侧髋关节而过度负重造成的。所有这些都是常见症状，应该令患者确信这是正常的愈合过程。

翻修术后的愈合过程应当以3个月为单位向患者讲明。第1个3月，患者将使用辅助装置，活动能力有限，患肢会疼痛无力。

第2个3月，患肢力量开始增强，患者可以在不用辅助装置的情况下行使功能，这根据翻修的复杂程度而定。这时，患者可以开始物理治疗，进行简单的日常练习，如骑健骑机。对于经过非常简单的翻修术的患者，如果患肢能够承受，可以进行高尔夫之类的活动。这段时间内有关患者恢复进程的许多决策都应该因人而异，根据患者及其手术情况而定。

第3个3月，患者更加舒适、更有耐力、更有体力，可以不用辅助装置并参加他们喜爱的活动。需要告知他们不要期望在1年内恢复到走一个高尔夫行程，但可以乘车去打高尔夫。恢复运动必须因人而异，根据腿部力量和手术恢复情况而定。

第4个3月，患者开始确信手术已经起作用，并认识到这种作用的程度。患者开始了解什么受限而什么可以期望。他们开始适应翻修手术带来的永久性限制。第11章显示翻修患者的恢复曲线延长。

X线片 例1 术前X线片如图A。此患者股骨颈内翻,这会导致股骨假体柄压紧,骨折风险高。第二个骨折风险是股骨向前的大的弯曲,如侧位片所见(图A)。术后前后位骨盆平片(图B)显示这个管腔的假体柄不太大。手术中,因为股骨颈内翻,股骨假体不得不打入股骨较深以平衡下肢长度。如术后侧位片所见(图C),没有假体柄顶入股骨造成骨折的征象。患者6周后复诊,X线片如图D所示。很明显,假体柄已经下沉,股骨已经骨折。据猜测是术中骨折未被发现。骨折下面的股骨仍然完好(图E),意味着用翻修假体可以获得良好固定。翻修手术应用了钢丝以减少近端股骨骨折,插入了长的翻修假体柄(图F)。翻修手术的侧位X线片如图G。翻修手术后4个月行X线检查显示骨折部位愈合良好。患者没有疼痛,完全负重行走。

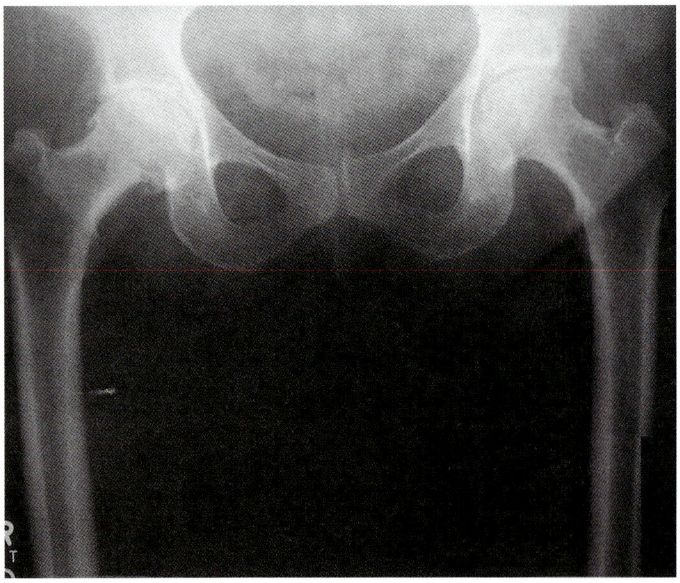

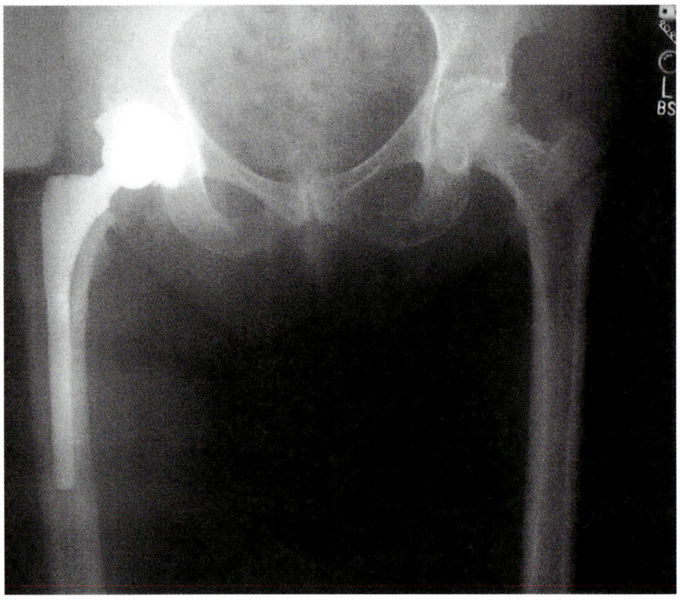

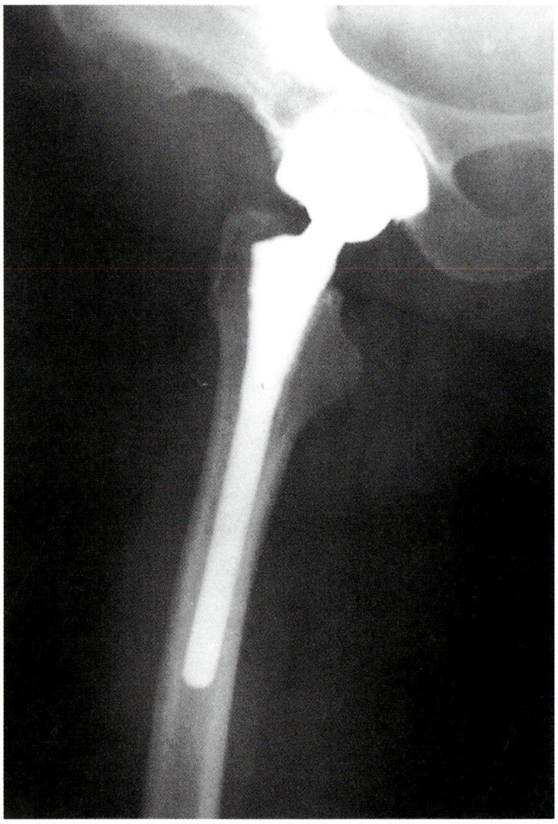

第 10 章 常规全髋关节置换翻修手术原则

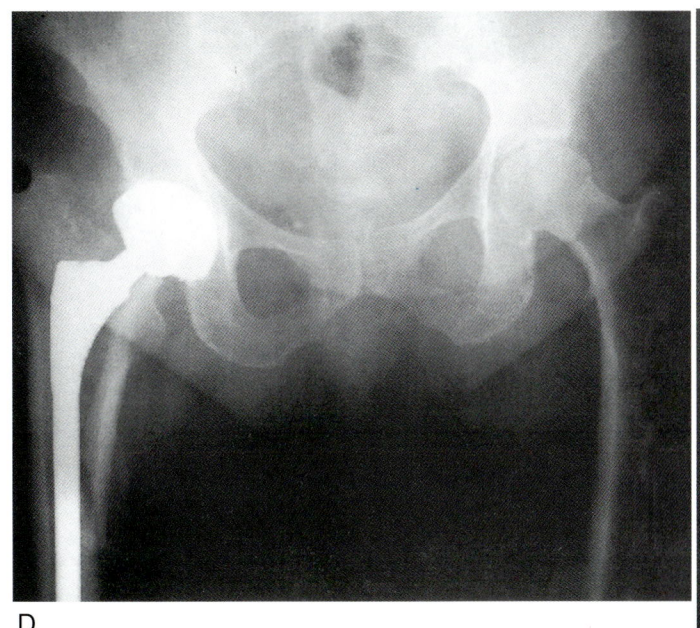
D

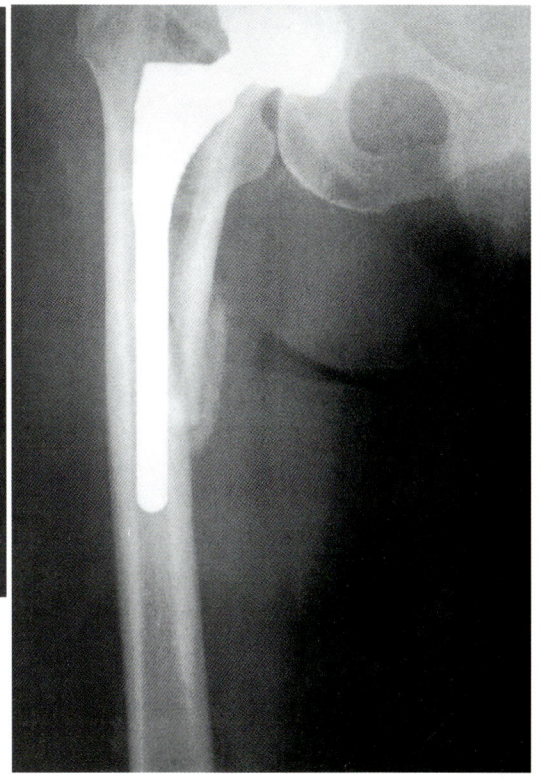
E

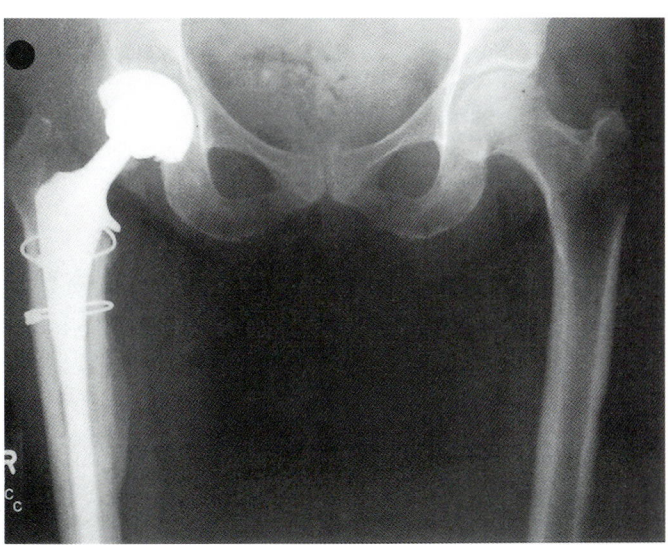
F

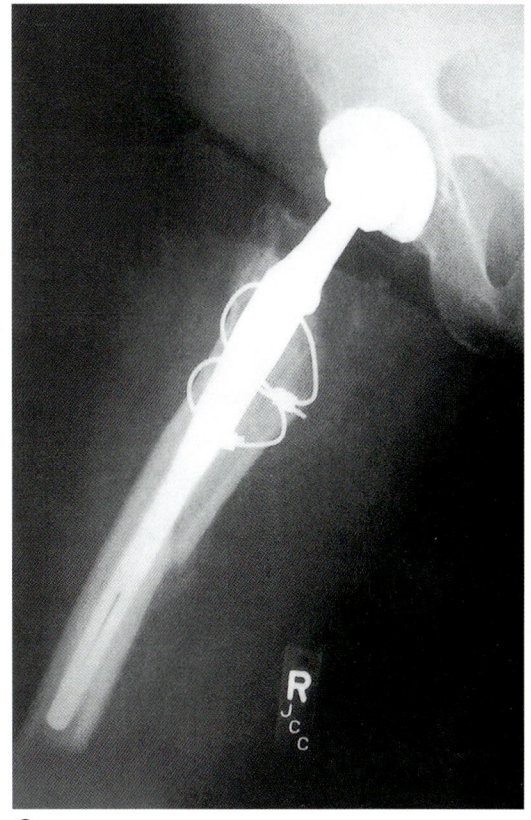
G

X 线片 例 2 术前 X 线片如图 A。手术进行顺利，没有并发症，术后 X 线片如图 B。术后 4 周，患者在家中被两件家具夹住腿后发生扭转摔倒。其股骨近端干骺端骨折并假体柄下沉（图 C）。有趣的是，患者发生骨折而不是脱位，证明了重建的稳定性。这个翻修手术很简单，取出下沉和松动的假体，复位并用钢丝固定骨折。插入大一号的假体柄以补偿骨折造成的干骺端扩大（图 D）。此例翻修的愈合及功能恢复就像第一次全髋关节置换一样。应当注意如果假体的围领突出，如本例患者一样，髂腰肌肌腱必须切断，以免其碰撞围领，造成腹股沟痛。

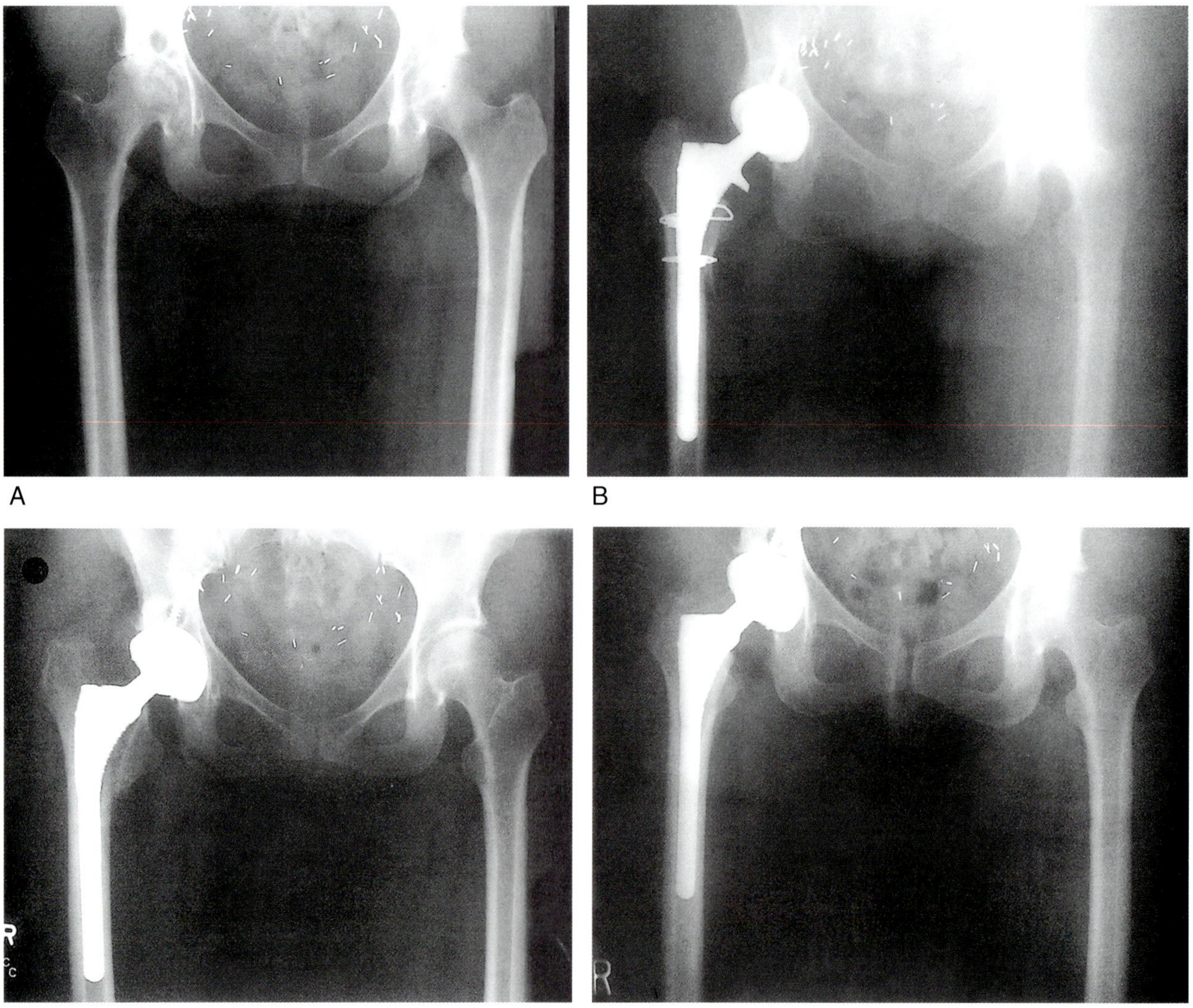

X线片 例3 此患者在左侧全髋关节置换前5年曾行右侧全髋关节置换。左侧髋关节置换手术没有困难，但是1个月后患者因肠球菌造成左髋关节感染而复诊(图A)。开放清创时，取出了松动的髋臼杯，并尝试保留骨水泥固定的假体柄。应用含抗生素骨水泥松散固定制约性内衬(图B)。想"走捷径"挽救假体很少获得成功，本例也不例外。第3次手术中，不得不取出骨水泥型假体，为髋臼杯和假体柄植入新的填充物(图C)。因为感染由一种万古霉素耐药肠球菌引起，第3次手术中每包骨水泥中混合了7倍剂量的万古霉素（Mayo诊所的Arlen Hanssen告诉作者，万古霉素耐药肠球菌感染可以通过在骨水泥填充物中应用非常大剂量的万古霉素成功治疗）。感染得到控制，置入填充物2个月后，第4次手术再次植入假体柄(图D)。骨水泥同样混合了大剂量万古霉素。3年后，患者功能良好，仅轻微不适。侧位X线片如图E。

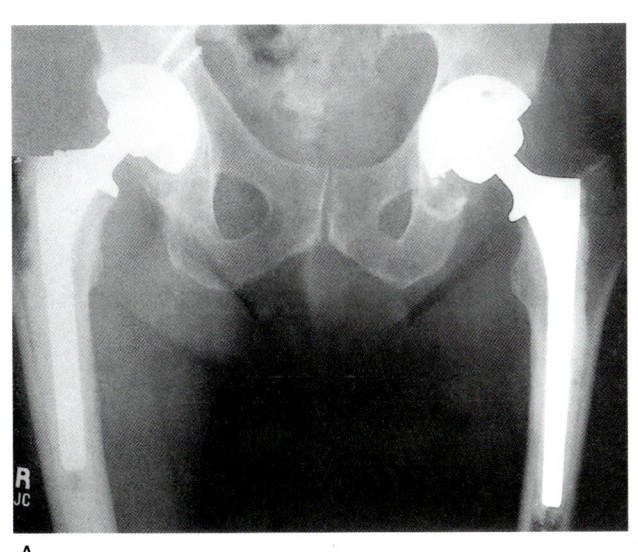

A

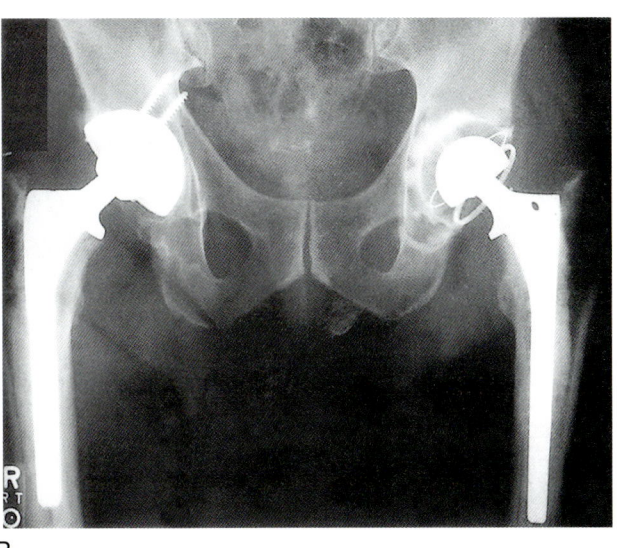

B

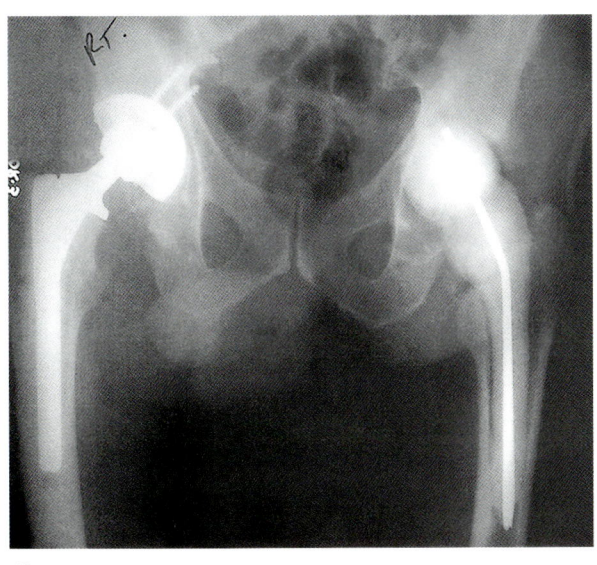

C

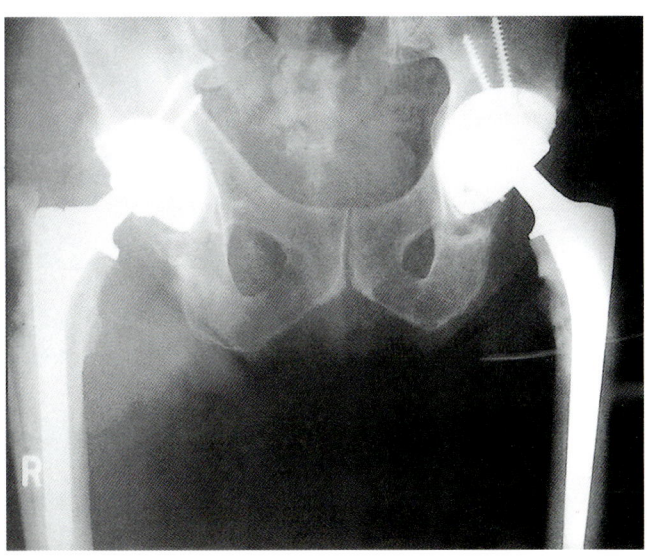

D

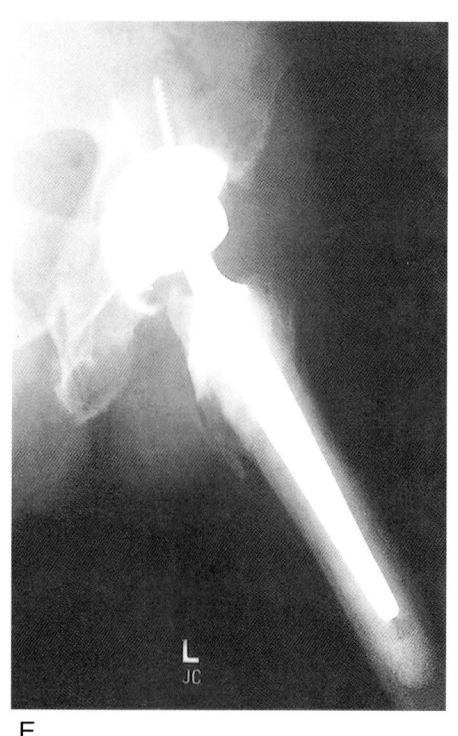

E

X线片 例4 此患者因严重的骨性关节炎需行双侧全髋关节置换(图A)。术后,左侧髋关节髋臼没有前倾,可观察到髋臼口没有张开。即使用了38mm股骨头,但股骨头和髋臼杯匹配不佳及明显前倾不足仍有导致脱位的高风险(图B),脱位确实随之发生。翻修时,髋臼杯的前倾角经计算机测量为5°(图C)。翻修完成后,髋臼杯前倾角为20°,可见髋臼张开(图D)。作者常规使用阿司匹林预防深静脉血栓。此患者需要抗凝剂治疗以预防静脉血栓,在此关节可见异位骨化发生。当使用阿司匹林时不会发生异位骨化。

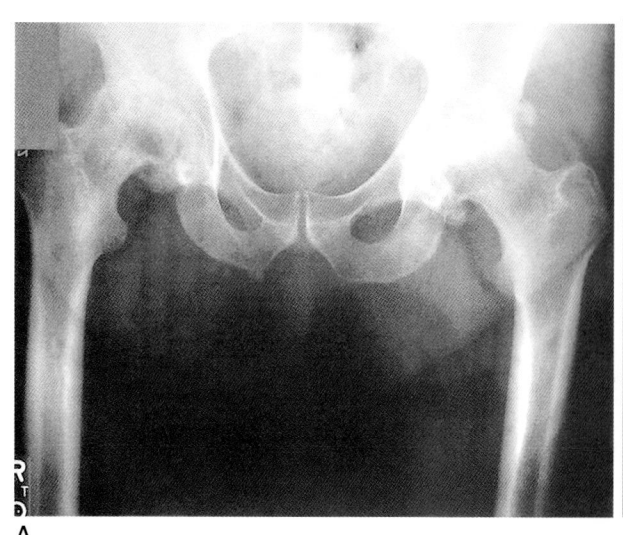

A

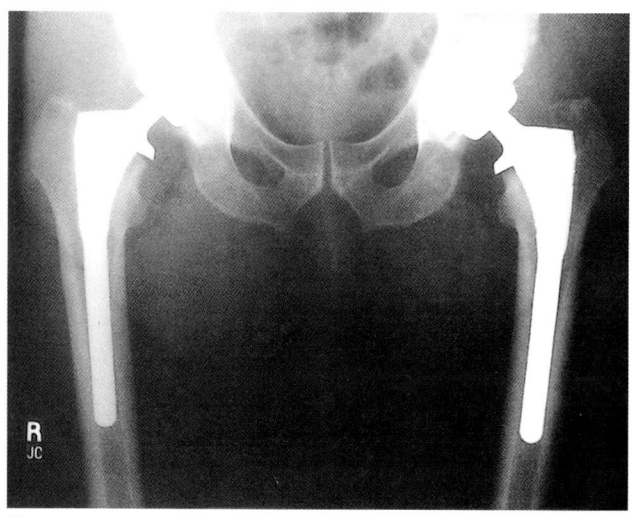

B

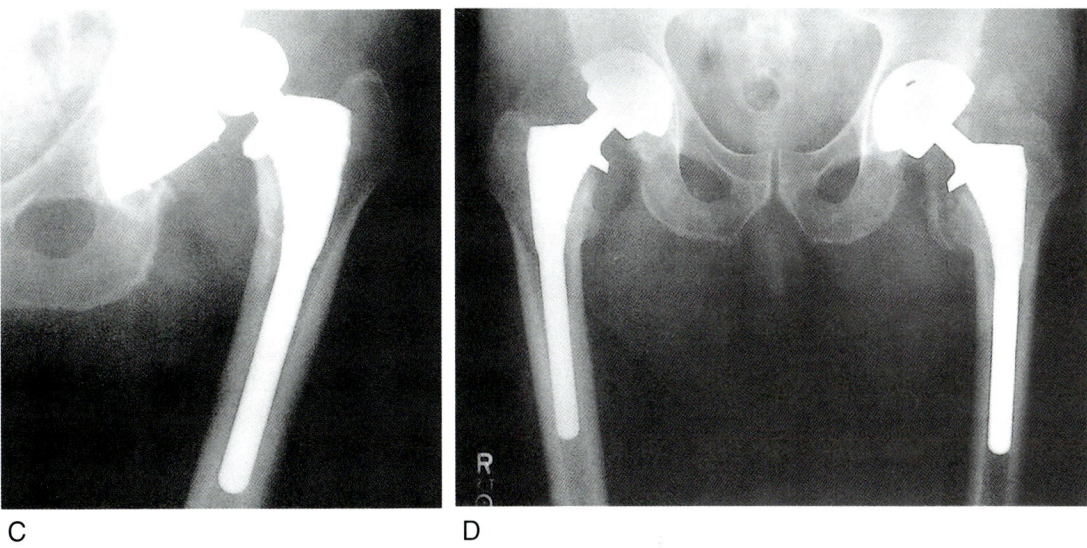

C   D

参 考 文 献

[1] Paprosky WG, Lawrence J, Cameron H. Femoral defect classification: Clinical application. Orthop Rev, 1990, 19, (Suppl): 9

[2] Udomkiat P, Dorr LD, Won YY, et al. Technical factors for success with metal ring acetabular reconstruction. J Arthroplasty, 2001, 16: 961-969

[3] Glassman AH, Engh CA, Bobyn JD. A technique of extensile exposure for total hip arthroplasty. J Arthroplasty, 1987, 2: 11-21

[4] Aribindi R, Paprosky WG, Nourbash P, et al. Extended proximal femoral soteotomy. Instr Course Lect, 1999, 48: 19-26

[5] Dorr LD, Wan Z. Ten years of experience with porous acetabular components for revision surgery. Clin Orthop, 1995, 319: 191-200

(范德刚译　周勇校)

Chapter 11

初次全髋关节置换后的康复

Rehabilitation after Primary Total Hip Replacement

本章总结了我（作者本人，Dorr 医生）接受初次全髋置换术后康复锻炼的亲身经历。我做了传统切口的右侧全髋关节置换，在术后前 6 个月坚持写日记，亲身经历明显改变了我对这类患者术后治疗的理念。现在我允许患者术后进行更大自由度的锻炼活动，也转变了我对预防脱位必要性的认识，即使采用的是后侧入路。我认识到过去分类中的"位置性"脱位在大多数患者中是由于撞击引发的[1]。如果假体各部分匹配良好，撞击脱位是可以避免的，加之患者采取单纯位置策略，脱位的风险基本为零。

● 愈合模式

愈合的模式是根据我的亲身经历阐明的。初步愈合阶段根据患者年龄不同持续 1～3 周，对于一些精神或体力受限的患者可延长至 6 周，但这种情况较少。愈合阶段对应于植入物的磨合期。磨合期通常为 6 周至 3 个月，期间，股骨头与聚乙烯关节面之间形成稳定性的配合，这一阶段机体对局部环境改变进行快速适应。愈合阶段是机体对髋局部环境改变及对由麻醉、手术创伤和药物治疗导致的代谢改变作出适应的阶段。我认为当患者一整天不用休息、可进行 4～6h 生产性工作、能在户外步行 1 英里[1 英里 = 1.609 千米（km），不需药物支持且没有体力障碍]并能参加社会活动时，愈合阶段基本结束。

愈合阶段后的康复过程包含 3 个阶段，一般要持续 1 年。第 1 阶段（术后 3～12 周）是患者精力、耐力的恢复期。这一阶段结束时，几乎所有患者能恢复至接近正常的日常生活（可能仍有一些症状）。第二阶段（术后 4～6 月），腿部肌力显著增强，所有活动的耐力增加，包括日常生活，并能加大体育锻炼。第三阶段（术后 7～12 月），患者新陈代谢及髋局部各方面均有持续性改善。在 1 年的时候患者会发现其状况明显优于 6 个月时。

愈合阶段

愈合阶段是机体快速适应手术创伤的过程，几乎所有全髋置换的患者都是手术当天早晨住进医院，因此愈合阶段实际上开始于手术日当天。

手术日 我凌晨 3:30 起床洗澡。患者在手术前一天午夜后就不允许吃饭喝水，因此我看着妻子 Marilyn 喝早咖啡。我的情况比较特殊，主刀医生 Chit Ranawat 术前那天晚上住在我家里，第二天是他送我去医院的。他和我于周二在拉斯维加斯进行了一台手术，周三回到我家。我的 90min 手术被安排在周四上午 6:00，在正常手术日开始前结束。

到医院后我直接进入术前准备区，在那里给我进行术前口服用药及硬膜外麻醉置管，并给予了足量的静脉镇静药，因此我仅残留从运送车移至手术台的部分记忆，其余都不记得了。我相信绝大多数患者在被送进手术室诱导麻醉时更愿意是记忆模糊的，而且他们也确实对周围发生的事无意识。

接下来我的一次记忆是感觉到腋垫位置不舒服，我告诉麻醉师我可能不能忍受整个手术过程要维持这一位置，但他告诉我手术已经结束了，我非常惊奇我对手术过程一无所知。

我被带进恢复室，在那里术中使用的镇静剂的作用逐渐消退，我彻底清醒了。我知道手术很成功，因为在恢复室里 Ranawat 医生显得很兴奋。每个人的心情都很好，包括我的麻醉师 Chorn 医生，Ranawat 医生的助手 Willian Long 医生，还有我的妻子。我也很高兴因为我可以移动我的脚。我的朋友 Rich Cadarette 也在那儿，他是 Zimmer 公司在洛杉矶的代表，还有我的一位外科医生朋友 Ben Bierbaum 从波士顿打来电话询问我的情况。我发现得到周围朋友的支持鼓励令人欣慰，也使我更确信手术是成功的。从那以后我也允许患者家属进入恢复室，以便让他们能亲眼看到患者情况良好，而患者也会为自己家属在身边感到欣慰。另一个外科医生，来自费城的 Richard Rothman 甚至允许患者手术结束后从手术室给家属打电话。

在恢复室中待了 1h 后，我被转入病房（大约早晨 8:30），接受护士 Vi Gabule 的护理。在接下来的 48h 她就是我的主管。术后早期当患者感到有些无助时，来自护理人员的信心是非常重要的。大部分患者都不喜欢被他们从未见过面的护士护理，因此护士应尽可能做到以人为本，并显示出其专业素质，以便让患者相信他们得到了最佳治疗。

我躺在床上时感觉不到疼痛，但移动腿时很痛，感觉腿沉重得无法移动。我感到腿放在枕头上比放在悬带弹簧支持装置上舒服得多。从那以后，根据自己的经验我也开始让患者把腿放在枕头上，而放弃使用外展枕或悬带弹簧装置。早上的晚些时候尿管被拔除，排尿时出现剧痛（至少对于男性是

第 11 章 初次全髋关节置换后的康复

这样)。在头两次排尿时,我感觉像是剃须刀片切割般疼痛。此后我在手术中不常规使用导尿管,除非对于一些特殊需要的患者,如尿失禁或尿道严重狭窄者。因为术后硬膜外麻醉很快撤掉,所以尿管并不是麻醉所必需的,而且尿管正是一个可被消除的疼痛源。

上午11:30(术后4h),理疗师扶我起来,我们绕着房间走了一圈。开始时依靠行走辅助装置,慢慢过渡到只需单拐(图11-1)。当腿部能够支撑体重,且在没有行走辅助装置帮助下尽可能快地行走时才有种真正成功的感觉。从亲身经历中我体会到的最重要的一点就是恢复过程中患者必须有充分的自信。当我回到房间时感觉非常高兴,因为我的腿已有足够力量在单拐帮助下支持我的全部体重。

下午的大部分时间我都用来打电话联系当地朋友和医生同事,像Cecil Rorabeck、Charles Engh及佛罗里达的George Etheridge。下午我还拄双拐进行了第二次行走锻炼,到了晚上,我没什么胃口,只喝了些汤和水。

最初的48h中我几乎一直用冰块敷髋部,每3~4h更换1次,外面的塑料包装要严密。这是价廉而有效控制疼痛的办法,我已将它应用在患者中。

在术后当晚我每3h服用1次氢可酮-对乙酰氨基酚,这种药物很有效,每当我的腿刚感到疼痛时,护士就来给药了。移动腿部可产生剧烈疼痛,腿沉重得我不得不用手来帮助移动。我将一个枕头垫在臀部外侧(这样使伤口轻微提高),再将一个枕头垫在小腿外侧,这样可使腿处于外旋位,在休息时感到舒服些(图11-2)。因为静脉输液和给药,夜里常多次排尿,但只要平躺我没有感到恶心、呕吐和不适。由于应用了自控式镇痛剂,所以可以入睡,否则不行。Tom Mallory医生曾告诉过我自控式镇痛剂的重要性,但亲身体验使我更深刻认识到这点。现在我也对患者在术后前两夜强制使用自控式镇痛剂。

术后第1天 早晨6点醒来,Jeri Ward给我带来松饼和咖啡。我发现术后头几天喝咖啡不是个好主意,因为咖啡可导致胃部不适,而且在各种药物中咖啡因最能让人感到烦躁。早上护士给我注射了20mg羟考酮,这种镇痛药物对腿痛非常有效。腿痛妨碍我腿部负重,但我可以借助行走辅助装置在房间内步行并进行晨起洗漱。步行锻炼后,我坐在一个高椅子上待了1h。因为术后不允许腿部自由下垂时间过长,所以坐位时腿部需要支撑。随后我感到有点疲倦,就休息了。

虽然Marilyn和我儿子Michael带来了我最爱吃的东西,但我仍没什么胃口,我喝了不少水。我的血细胞比容是33(术前是44),但我并不感到头晕,无头昏、恶心或呕吐。我在手术中已经输注了一个单位的自体血,我相信这对我能如此有力和自信地行走至关重要。

晚上我仍然每3h用1次氢可酮-对乙酰氨基酚直到凌晨1点,接下来我没有用药睡到早上6点。

术后第2天 早上6点Jeri Ward仍然给我带来了咖啡和松饼,松饼的味道很好,但这次我没有喝咖啡。我又注射了10mg的羟考酮,这使我腿上的疼痛明显缓解。我读了晨报并试图自解大便,但没有成功。早上9:30因为感到腿有点酸困,我又借助行走辅助装置进行了行走锻炼。随后我又坐下休息,我感到有点不舒服,10:15我打了会儿盹。睡觉时我出了很多汗,把床垫都浸湿了。睡了1.5h,醒来后感觉舒服多了。儿子Randy在病房,我们聊了会儿天。当Marilyn来时,我告诉他想回家。我拄单拐绕着大厅转了一圈,也能轻松上下楼梯,于是我在下午2:30离开了医院。

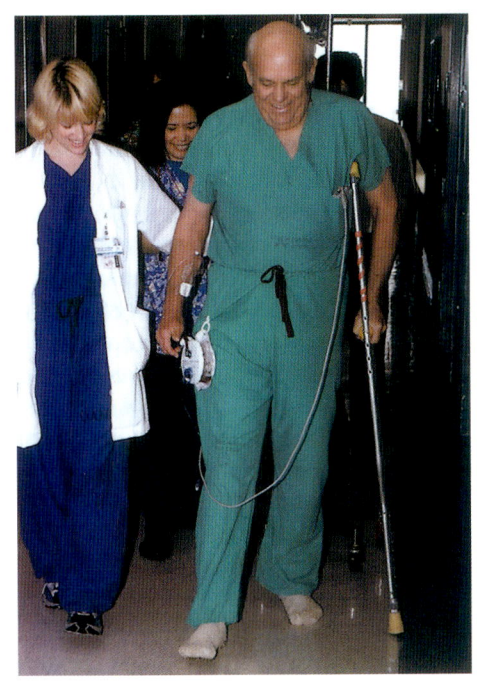

图11-1 Dorr医生在术后4h由理疗师Lynn Loxterman陪伴扶单拐行走,后侧为Vi Gabule, Dorr医生的护士。

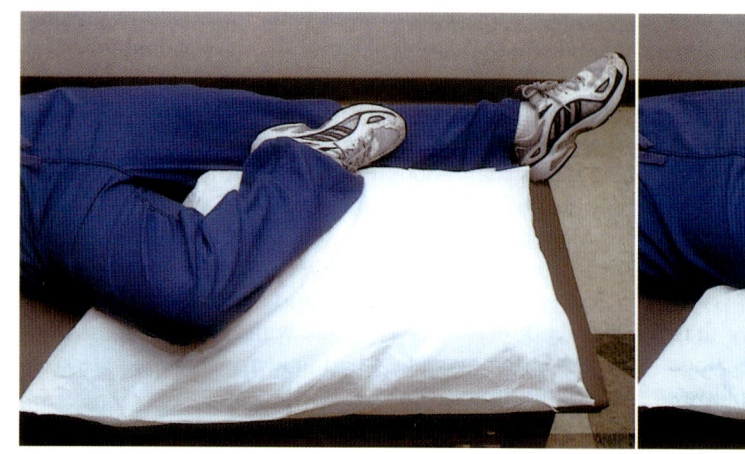
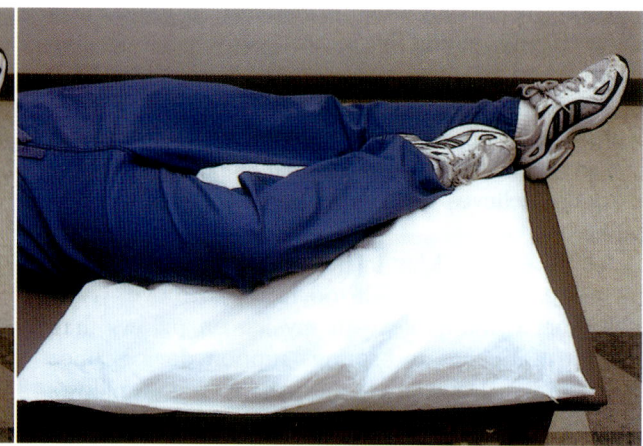
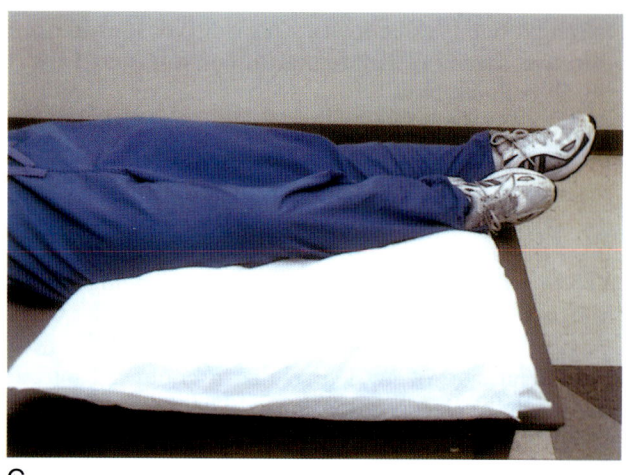

图11-2　A. 平躺时腿的舒服姿势，枕头用来支持腿保持屈曲外旋位。B. 枕头能垫在臀部下，腿能在多种外旋姿势下移动。C. 即使腿处在伸直状态，用枕头垫着并保持外旋位也相当舒适。

3：30回到家时感觉很饿，Mike去了一家当地的墨西哥餐馆，因为我特别想吃点甜食、小玉米饼和墨西哥辣椒。下午4：30吃完后，我直接上床休息。我将腿放在枕头上，不得不平躺睡觉，因为侧卧感到非常酸困。我又出了一身大汗。当天晚上我吃了2片镇痛药，一次是晚上早些时间，另一次是凌晨1：00。在家用尿壶解小便非常方便，因为这意味着不需要起床去洗手间而能排空膀胱。当我起来时我要使用双拐，所以去洗手间确实是件麻烦事。我建议所有的男性患者回家时都应准备尿壶，女性患者也可以尝试使用女用小便器或床旁马桶。那一夜我睡得非常好，第2天早上7：30才醒来。

术后第3天　在家的感觉非常好，从那以后我就倡导让患者尽早回家。在家有很强的舒适感和独立的感觉。然而，患者在家时至少有1周需人照顾，对于没有照顾条件的患者，在医院接受稍长时间的护理是更可行的选择。对于这些患者而言，不一定非要去康复中心进行锻炼，但4~5天医院里的康复训练可使患者回家后更好地独立生活。

这一天我尝试了许多舒适体位的摸索。我先坐在高椅子上读报纸，但发现这一体位维持约1h后就不舒服了。我就尝试坐常规高度的椅子，用坐垫垫着，但这并不舒服。于是又将长椅用垫子垫实，这样躺上去很舒适，用枕头垫在膝下，脚靠着长椅扶手以支持，感觉非常好。读完报纸后我能在长椅上睡2h，但我发现从长椅上起来很困难。我第一次尝试起来时，因为没有地方让手支撑，结果造成膝关节屈曲用力使我修复的组织感到一阵剧痛。

使用单拐不到24h我就放弃不用了，现在已经可以挂着手杖在屋里行走，因为我发现手杖更便于操纵。

下午，我尝试将原来带坐垫的椅子调整为垫常规枕头，但仍感到有点不舒服，因为屁股还是酸困。好在时间过得很快，我又睡了一觉。在Marilyn陪同下到户外挂着手杖走了半英里，这增强了我的信心。凌晨1：00服用了1片镇痛药。

术后第 4 天 早晨起床时，我决定解决坐的问题。我发现躺椅是个很大的改进，它非常舒服。我只需要记住将躺椅放在立位，前方升起靠把椅子，这样可以将我的腿垫高。

我已经非常独立，自己穿衣服，并借助穿衣架可以轻松穿裤子。我可以轻松弯腰触及膝关节，可以通过伸展右腿而依靠左腿拾起地面的东西。但还不能自己给右脚穿鞋袜，得靠 Marilyn 帮助。

我现在已经恢复常规的排便习惯。在术后头 3 周我借助升高的坐便器，很好地缓解了臀部酸困。虽然只能一次下一个台阶，但实际上已经可以正常下楼了。现在我已经有足够力量在床上移动腿，在房间里行走时不用手杖，只在户外活动时才用。

前面的伤口还有点肿，后面已经软了。我仍然在伤口上使用聚维酮碘(消毒剂)。洗完澡后换上新衣服。术后没有用引流管，因为这不是必需的。上午晚些时候在长椅上睡了 2h，下午写些感谢信并回复邮件。当天我步行了 2 次 2/3 英里，我为自己能每次增加锻炼距离感到骄傲。晚上吃了 2 次镇痛药，一次是早些时候，另一次是凌晨 1:00。

术后第 5 天 现在我已经能够在白天完成相当一部分工作了，躺椅成了我的"办公室"(图 11-3)。我把读报纸、看法国网球公开赛电视转播作为娱乐，在房间里可以不用手杖行走锻炼，腿部确实更强壮了。睡觉时出虚汗的情况终于在第 5 天停止了。我不能肯定这是否与夜间服用镇痛药有关，或是我的机体通过这种方式排出药物(包括在医院中使用的麻醉药)。无论如何，停止出汗是件好事，因

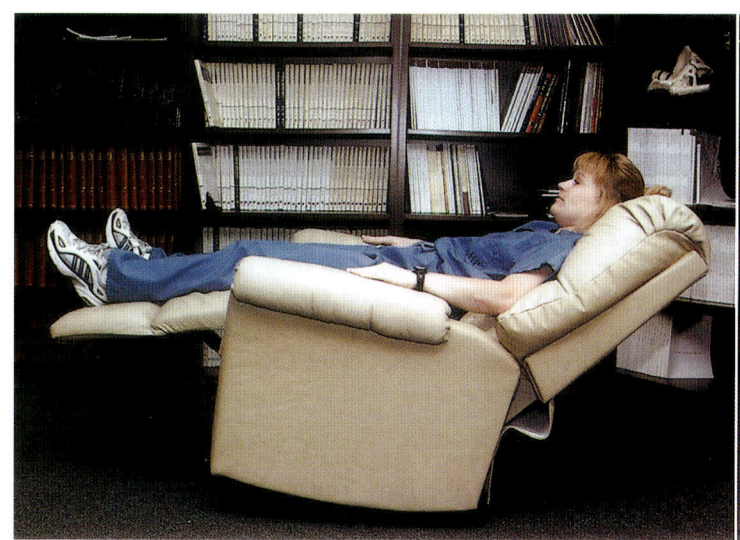
A

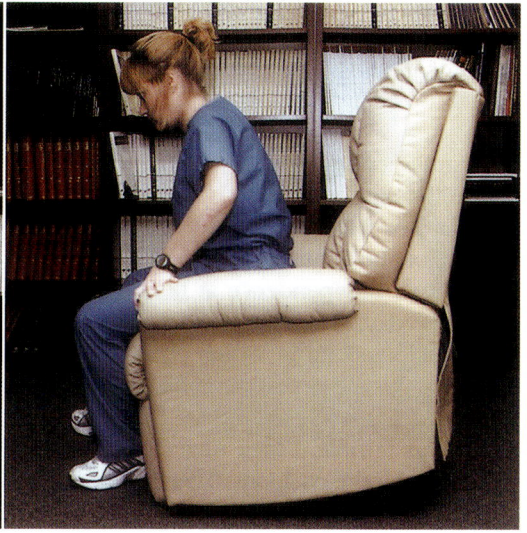
B

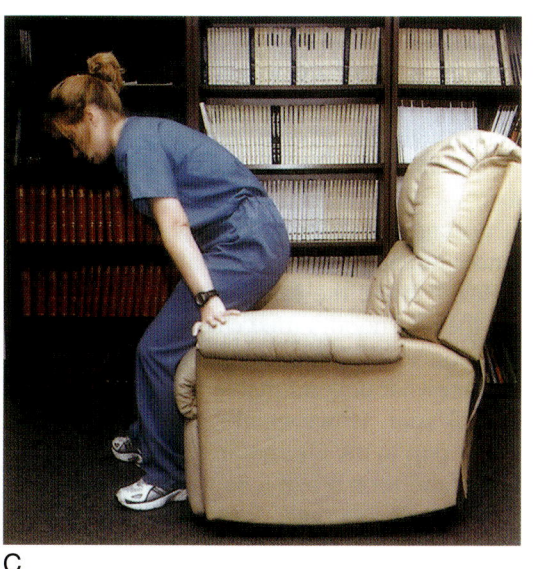
C

图 11-3 A. 安全使用躺椅。过去人们担心使用躺椅会有脱位的危险，其实，患者只有在没有折叠的躺椅上从卧位到坐位站起时才有危险。B. 躺椅折叠成常规立位。通过向躺椅前部移动并借助扶手，从躺椅上起来非常容易，注意观察右脚(患侧)处在外旋位。C. 右脚保持在外旋位直到患者完全站起。在术后早期，腿部酸困无力，借助扶手站立是非常必要的。

为那样很不舒服。我现在理解了为什么一些患者发现出虚汗就觉得自己病了或是发生了并发症。

我的注意力仍不能长时间集中,但我可以干一些简单的工作比如口述或回信。我行走的时间越来越长,但依然没什么食欲,只愿吃一些清淡的食物。

晚上躺在床上,右髋和右膝屈曲时会偶然疼痛,当我左侧卧位右腿内旋放在左腿上时会感到后部一阵剧痛。我意识到在两腿间垫个枕头会非常舒服,于是我就坚持这么做。实际上,在术前我就觉得垫个枕头很舒适,逐渐养成了这个习惯,直到今天我还这样做。

术后第6天 新陈代谢正在恢复正常,有了些胃口,吃了一小块牛排。拄手杖走了1英里,可以正常下楼梯,一整天没有睡觉,很容易就洗了澡。下午去了高尔夫俱乐部,喝了点杜松子酒和汽水。但在愈合期我不推荐喝酒,因为会抑制代谢和降低注意力。晚上(以及在头2周愈合期里),我在凌晨1:00服用氢可酮-对乙酰氨基酚,它可以让我在下半夜睡得舒服。

术后第7天 术后1周了,早上到医院做了一个二维超声扫描,显示非常正常。Jim Morris 和 Mike Smith 给我拍了录像以显示患者能在术后1周拄手杖行走和上下楼梯。术后我第一次进了办公室,花了1h做了些文字工作然后回家。下午休息,没有行走,因为我感到有点疲倦。晚上很早上床,夜间仍然感到疼痛,常规凌晨1:00服用镇痛药。

愈合期的第1周末,我掌握了在床上用枕头加垫和睡躺椅等舒适的方法。我感到患者几乎做不了什么能加速恢复,就是必须去适应在新的生活方式和体力减退的状况下生活。

术后第8天 1周后的生活没有以前那么兴奋,获得新的经验也较少。日常生活周而复始,拄手杖行走锻炼近1英里。继续在躺椅上完成大部分工作。吃饭规律,但仍在凌晨1:00服用镇痛药。

术后第9天 行走距离增加至接近2英里,并在晚上陪妻子参加了朋友聚会。在聚会上我喝了3杯杜松子酒,回家的路上我睡着了,并足足睡了5h。这让我确信:愈合期还在服药时不宜摄入酒精,会影响代谢。

术后第10天 下午在没有手杖帮助的情况下,又走了近2英里,看了场电影并去了墨西哥餐馆吃饭。

术后第11天 我去了趟高尔夫俱乐部,练习击球进洞持续约30~40 min。此后又走了约2英里,腿感觉有点酸困。恢复正常的活动对于树立自信非常重要。尽管胃口仍没有完全正常,但已经规律进餐了。晚上不再需要镇痛药,但仍然难以找到非常舒适的体位。右腿仍感觉沉重无力,向左侧翻身困难,需依靠床头支撑将身子翻向左侧才感到舒适。

术后第12天 早上5点醒来读报、看书,可能是因为不再使用镇痛药的缘故,这段时间我都是这个时间起来。接着又打了会儿盹。10:15出去理发(虽然这对我不是必需的,但也是做点事)。接着去了办公室,磨蹭了近2h。做这些时完全没有用手杖。下午又到高尔夫俱乐部,练习了1.5h。之后腿有点酸困就没有再走路。回到家写了2篇杂志评论稿后睡了一会。晚上在餐厅参加了一个90min的学术研讨,并喝了点酒。显然,我还不能多喝酒。对于低强度活动一天我的腿还基本正常。晚上因为腿部不适,我翻来覆去睡不安稳,凌晨3:00我又服用了镇痛药。

伤口现已完全愈合,伤口上的缝线已经拆了。

术后第13天 凌晨3:00服用镇痛药后,我一直睡到早上10:30,醒后觉得浑身是劲,度过了很有效率的一天。早上记了些关于昨晚学术研讨的笔记,写了些综述,并回了几个电话。下午走了2英里,其中1英里是不借助手杖行走的,我感到腿很有劲。整个下午我做了些文字工作,4:30还出席了一个社交活动。

愈合期总结 术后前2周顺利度过的关键是"休息",小睡是必需的。一些患者持反对意见,但是我要告诉他们"休息"(rest)的意义:

R——记住(Remember)

E——每件事(Everything)

S——稳定在于(Stabilizes in)

T——时间(Time)

我也认为在这一时期最好不行理疗。髋关节自身愈合能力很强,因为它是一个球窝关节,局部周围被大量肌肉包绕,比起膝关节愈合能力强得多,因为后者需要拮抗肌间复杂的相互运动。如果患者只是愿意行走锻炼,腿也能恢复。理疗有可能使患肢酸困从而阻碍愈合的过程。在愈合阶段我的腿酸困过多次,这时必须相应地调整我的活动。一个所谓好的理疗师常通过对患肢推拿按摩来加速重新获得力量的过程，这对于全髋置换后的患者弊大于利。

在这段时间内参加社会活动对于患者保持精神很重要，正常活动顺利进行并能参加社会活动能够极大鼓舞患者的士气。当患肢休息时，进行一些脑力活动对于树立自信也至关重要。这种富有效率的感觉能给予患者手术相当成功的信心。

回顾记录，我确信在 2 周内完成了愈合过程。我见过一些没到 50 岁的年轻患者能够在 1 周内完成这一过程，也有一些年逾 80 的高龄患者需要 6 周来完成这个过程。除年龄因素外，使用静脉麻醉药来控制疼痛显著延长了愈合过程。静脉麻醉药的使用及伴随的困乏，延缓了愈合阶段的每一步，现代疼痛控制技术为全髋置换患者带来了福音。

康复阶段

在康复期的第一阶段，患者会感到精力和耐力的平稳增加，每周都有所进步。但到了第二阶段，进步的步伐明显变缓。第三阶段甚至更慢。

第 1 阶段：3～12 周

在这一阶段，患者重返工作岗位后会感到工作效率明显提高，每天的工作时间也在不断延长。可以参加社会活动和锻炼，与通常的疲劳状况相比，可以做更多活动，但需要更多睡眠。恢复满负荷工作状态的时间因人而异，就像愈合期的时间因人不同一样。我是在第 6 周时恢复的，这意味着可以上手术，按规定时间查房，每周按时上下班。我仍然感到比较疲劳，睡眠时间较多，当然不能像以往那样完成很多研究写作工作和回顾总结工作。到了 12 周，几乎所有患者都恢复了正常水平的工作，可以进行体育运动如打高尔夫球，并进行常规的体育锻炼。我认为这一阶段对于每位患者来说都是恢复精力的阶段。

第 3 周 我术后第 3 周开始从洛杉矶到明尼苏达的旅行，我在 Minnetonka 湖靠近 Wayzata 有一套房子，我想在一个比较轻松的环境里继续我的康复。借助手杖我可以轻松步行通过机场，在 3h 的飞行中我睡了 2h，顺利到达 Minneapolis。现在晚上睡眠也很好，因为侧卧时非常舒服，特别是左侧卧位。在这一周里，我天天步行，妻子和我每天短途步行去书店，出去吃午饭或晚饭。我仍然不能很好适应含酒精的饮料，晚上我喝两杯就不行了。

我注意到在行走过程中，常常在前半段感到酸困，但坚持步行后就会感觉有劲和舒服。我还发现在负重行走中酸痛总是发生在足跟着地时，而足趾离地时不会感到不适。因此我认为疼痛不是发生在髋关节后伸时，而是发生在髋关节屈曲和负重时，而且负重时疼痛发生在髋臼侧，股骨侧无疼痛。当我过度屈曲牵拉后侧关节囊或是跷腿穿鞋袜时（图 11-4），会感到疼痛。我已经开始做外旋髋膝并将足置于对侧膝关节上的锻炼以增强伸展力量。由于牵拉后侧关节囊疼痛，所以在两腿间斜向下，保持右膝和足指向外并滑动就易于穿上鞋袜（图 11-5）。至于所用药物，我仍每天早上服用 10mg 伐地考昔（Cox-2 抑制剂，2005 年 4 月该药已撤出美国市场），晚上已不用镇痛药了。

我已经能够打高尔夫球，主要包括练习击球入洞，持续约 1h。本周开始我已经不用弹力袜（高度至大腿的紧身袜）了，因为它明显对活动不利。对于术后 1～2 周能够完全步行的出院患者不需要弹力袜，但对于运动能力低或下肢肿胀的患者仍需保留。

开车游览了 Rochester，拜访了 Arlen 和 Mary Hanssen 以及他们的女儿。这是非常愉快的一天，社交活动的好处是非常重要的。

本周的活动还包括很大一部分脑力劳动，回了一些信和邮件，写了一些东西，还进行了大量阅读。

第 4 周 我已经能连着打 2h 高尔夫球了，并开始练习 150 码远距离草地击球。在健骑机上可以骑 50min，此外再行走 2.5 英里。开始停用 Cox-2 抑制剂，但在打高尔夫球前我服用 2 片布洛芬。在明尼苏达我的生活方式非常正常，可以朝任意一边侧卧，而且觉得腿上很有劲。本周后半段，我开始用长杆打高尔夫球，并和 Marilyn 在女子场地上练习击球，先用 5 号杆，再用 3 号杆。当感觉做这些没有困难且不感到酸困时，我开始在男子场地上用击球器练习，并能打 9 洞。我发现腿长时间负重后还是会觉得有些无力和酸困。

有一个有趣的现象，在头一个月行走锻炼时，在行走的最后阶段我的髋关节总会发出"咔嗒"声，而且腿越疲劳，髋关节弹响就越频繁。很明显，这是因为髋关节囊还没有完全愈合或封闭，或是股骨头和颈周围过紧所致。股骨假体和臼杯有时还会不完

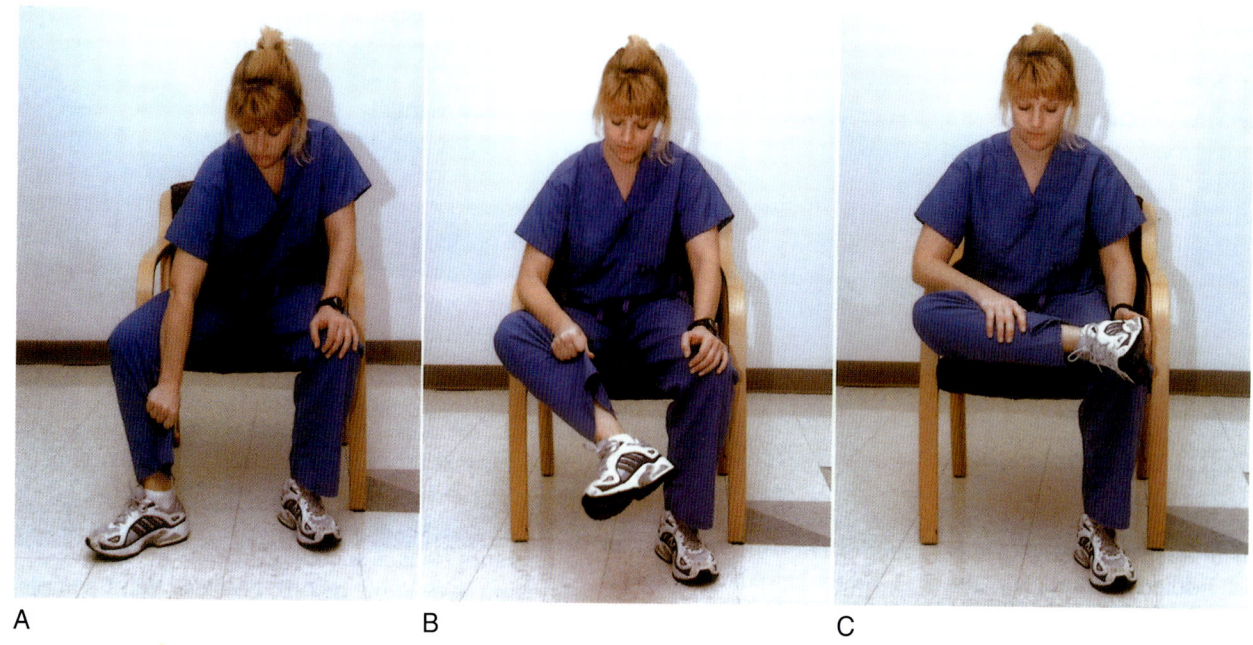

图 11-4　A. 术后早期，腿部肌力差，切口区域酸困。因此抓住裤腿将患肢翘于对侧膝上很有帮助。B. 腿也可以被抬起，但可能需要数天至数周，直到腿足够灵活且可以承受髋后侧的酸困感。C. 将腿置于对侧膝上是安全的，这是一个穿鞋袜的好姿势。

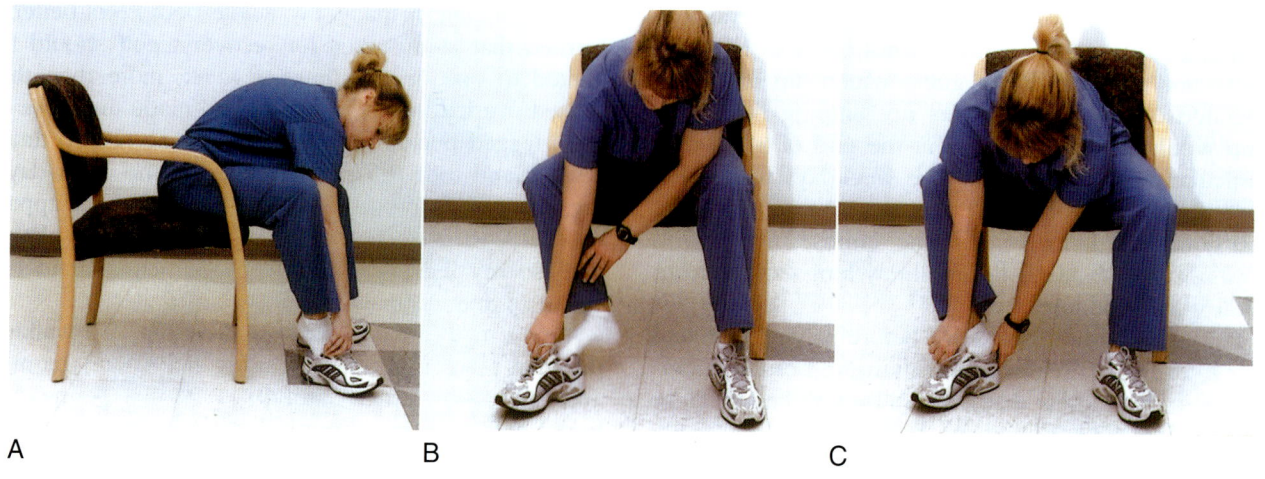

图 11-5　A. 可以通过斜向前，身体面向患肢膝关节内侧穿鞋袜，但需要患肢保持外展外旋位。B. 当患肢保持这个位置时，身体最好完全屈曲向前，开始可能有些酸困不适，随着时间的推移不适感就会消失。C. 当髋部不适感消失后，双手就可以帮助穿鞋和系鞋带。

全匹配，我感觉有点像活塞运动。在家中锻炼时没有这种感觉（除了一些偶然情况），但在第1个月户外行走锻炼快结束时常能感到。第2个月时，这种弹响就一周比一周减少。术后第3个月，就只在疲劳时偶尔发生，术后6个月基本消失。

术后第5、6周　我回到洛杉矶，开始像以往一样看病，腿已经没有问题了。用健骑机锻炼并逐渐增加阻力，到了3个月末，已将阻力增加至刚开始练习时的3倍。

术后5周，我在骨科会议上做了一个演示手术，接着又用了1h的行程去参加一个午后研讨会。我得承认在术后5周就开始做演示手术有点操之过急，但患者和我都觉得效果很好。我确信自己已经恢复了常规工作，能够进一步增加工作量。

术后第7、8周　我已经彻底恢复到正常的生活轨迹中：周一出门诊，周二、三做手术，周四还要出门诊，周五安排一些研究工作或是参加一些研讨会。虽然能坚持这种工作方式，但我还是觉得有点累，特别是周二、三手术需要站 6~7h，会感觉下腰部僵硬，有时不得不打断。

有时会突然出现起步时的疼痛和跛行，特别是在穿鞋袜时（把脚放置对侧膝盖上）、开一会儿车甚至长时间坐着（如吃饭）时。关节囊仍然酸困，早晨起来时穿鞋袜牵拉髋关节囊时会感到疼痛，这种起步时的疼痛、僵硬及跛行一般持续 1~2min。到了 3 个月，僵硬只持续 2~3 步，到了 6 个月仍没有彻底解决。显然这是由于关节囊的不适，因为我没有股骨和髋臼部疼痛。

在这 2 周里，我开始玩完整的 18 洞高尔夫球，开着高尔夫球车穿行于各洞之间，但夜间仍有些僵硬，在打高尔夫球前仍坚持服用布洛芬。

术后第 9~12 周 这段时间里，我的计划被安排地满满的。我参加了一个骨科会议，与会的同事都猜不出我是哪一侧做了全髋置换手术，说明跛行已不明显。我的跛行总是出现在一天的晚些时候，特别是打完高尔夫球后。一周的工作日被看病、做手术和研究工作所占满。到了这一阶段，几乎所有人（不需要整天站立或负重）都可恢复满负荷工作。

至于用药，我在打高尔夫球前服用布洛芬，在手术日早晨服用 20mg 伐地考昔，因为我知道可能要站很长时间。晚上不需要服用镇痛药。胃口恢复正常了，进食品种和量与以往一样。

第 2 阶段：术后 4~6 月

这一阶段，腿部肌力显著增加，需要耐力的活动也能轻松完成，体育锻炼也逐渐恢复。然而我认为进行一些高强度活动如壁球还是推迟一些为好。我在这一阶段玩壁球时多用左腿支撑，而放松右腿，在打高尔夫球时也一样。由于术后太早、太多的体育锻炼，左腿过度负重，所以在这阶段末我的左膝半月板撕裂，引致额外不适和无力。因为没有任何绞锁或渗出，我选择了让撕裂自行愈合而未做关节镜。膝关节几周后愈合，我又恢复打壁球和高尔夫球，这几周好像是"老天"有意安排让我休息以利髋关节愈合。再次回到运动场时，髋关节已恢复力量（我坚持常规使用健骑机锻炼），因此可以不再单纯依靠左腿负重。玩壁球时，我可以很好地侧方移动，并可以斜行、前进及后退，并用双腿平衡体重。这个经历也告诉医生和患者高强度运动至少在术后 6 个月内不应推荐。

第 11 章 初次全髋关节置换后的康复

术后第 4 月 虽然还感到股骨和髋臼有些轻度疼痛，但关节囊酸困已显著减轻。当然这不是很常见，只有在长时间站立和手术时发生。我打高尔夫球时如果全程行走会感到大腿轻度疼痛，但不需要服用镇痛药。在做手术前（伐地考昔）或打高尔夫球前（布洛芬）服用抗炎药，使用健骑机不会带来不适，反而会使腿部（实际上是整个身体）感觉舒适。我认为在这一阶段，打高尔夫球应限制在每周 1~2 次，以免右腿过分负重和使用左腿过度支撑。如果我每周打高尔夫球 1~2 次，其余时间使用健骑机锻炼，腿部肌力每周都有改善。很明显我打高尔夫球时用上臂摆动，而下肢还未像正常那样参与肢体摆动。

我必须强调在术后前 3 个月坚持行走锻炼（最好是每天）的重要性，如果有可能最好坚持 6 个月。我在术后 4~6 月开始对行走锻炼有点厌倦，更喜欢健骑机锻炼（虽然打高尔夫球时是在各球洞间行走）。我每次使用健骑机的时间为 40~60min，阻力放在我能承受的最高档，使心血管和肢体均得到了充分锻炼。

术后第 5 月 Marilyn 和我回到了明尼苏达，我保持了常规的作息计划。每天使用健骑机锻炼，打 2h 的高尔夫球。高尔夫球运动使我放松，并使我的生活充实。打高尔夫球前我还是服用布洛芬，我甚至开始在高尔夫球场中山坡地带行走，但大多数时间还是不能走完 18 洞。

一天中的大多数时间我都可以行走自如，但如果坐的时间过长出现起步疲劳、早上刚起来或是锻炼一段时间后及坐下然后起立时会出现跛行，这是这一阶段的正常表现。

我可以屈曲双膝拾起地上的东西或是从球洞中拿出高尔夫球，但我常必须以右腿内侧为重心，右膝指向外（图 11-6）。每当我从汽车驾驶室中出来时，我不得不将右足转向车门放在车边，再抬起它离开车，接下来就可以负重和正常行走。这种无力持续了一段时间，现在我仍不得不将足滑至车门边，但已经有足够的肌力将腿抬离车子，这可能是行后侧入路切断外旋肌的代价。进入驾驶室时也需要先坐在车椅一侧，再将腿摆过去（图 11-7），这种方式看起来比较舒服。我很容易从膝间弯下穿上鞋袜或将腿置于一凳上，斜向膝内侧来系紧鞋带。我能很容易将腿交叉、抬高足，足够穿上袜子（图 11-

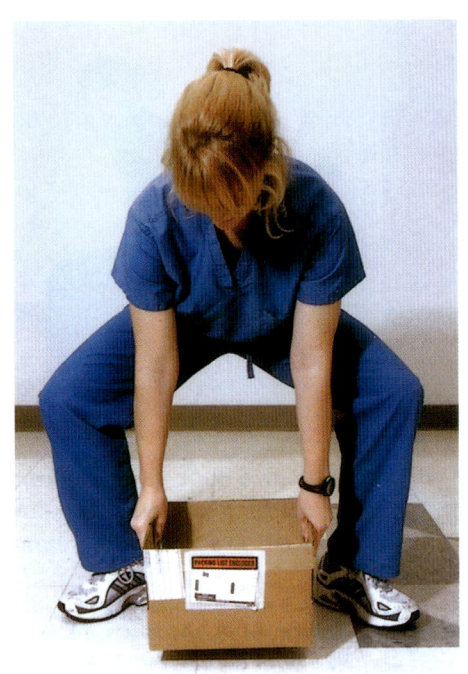

图 11-6 从地上拾物的最好姿势是两膝间前倾下蹲,直立前倾拾物对腰背部比较困难,如果腘绳肌紧张,拾地上的东西会比较困难。

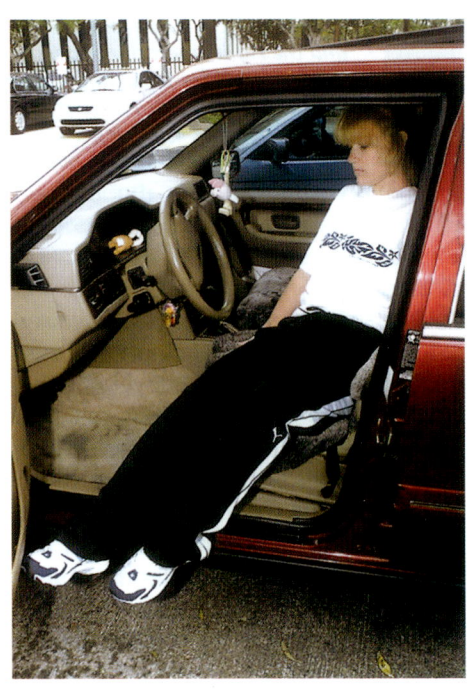

图 11-7 进出驾驶室最好的方法是将腿摆到一侧去。

4、5)。运用这个方法仍会感到持续的僵硬和无力,这可能也是切断外旋肌的另一后果。

现在我可以从没有扶手的椅子上起来,过去必须撑着扶手。从椅子上起来时,先将右膝向外并保持比左腿稍伸展,然后站起并收回右腿负重(图11-8)。这是在术后开始采用的坐下和离开椅子的方法,慢慢习惯成自然,即使现在我不用有扶手的椅子了,仍采用这个方法。

我开始打壁球,可以追着球跑,没有异常感觉。打完球后,髋部没有遗留什么不适或疼痛,但就像我以前提到的,玩的时候我主要是左腿负重,以便保护右腿,术后 6 个月,左膝因此出现疼痛。在第 5 个月中,我可以几乎正常地使用健骑机 45min,并将阻力放在较高的水平(20 档中放在 10~12 档)。仍然容易感到疲劳,需要 8~10h 的睡眠来恢复一整天的工作和其他活动。

如果做一天手术我仍会感到有点僵硬,因此在手术日的早晨或术后的晚上服用布洛芬(不再使用伐地考昔),有趣的是这种僵硬感持续了将近 15 个月,主要发生在下腰部。这是骨性关节炎患者行全髋关节置换后肌力减退的一个典型症状,肌力恢复到正常需要一段很长的时间,无法通过其他方法加快这一过程。肌肉的耐力可以增加,但它只能随时间而增强。众所周知骨有一个标准的骨单位重塑时间,我相信肌肉最终力量的恢复跟骨重塑时间相似。

在一定量活动后或跷腿坐一段时间后仍会感到突发的关节囊疼痛或起步疼痛,我怀疑关节囊疼痛持续的原因不仅是关节囊愈合的缘故,还跟髋关节磨损和碎屑的产生有关(产生的碎屑引致关节囊炎症)。无论采用何种类型的髋臼,表面均会磨损产生碎屑,对关节囊而言均是异物。当然,随时间推移关节囊应该会适应存在的碎屑,但在早期我认为关节囊会对碎屑产生炎性反应。

另一个有趣现象是我明确感到饮酒后僵硬感加重,而且喝酒越多,腿部的僵硬感越重。

我渐渐意识到自身保护右髋和右下肢的神经模式。我在给患者做手术时主要用左腿负重,在健骑机上用左腿克服阻力,在玩壁球时也是一样多用左腿用劲而保护右髋和腿。一旦发现这种模式的存在,我就有意识扭转,相信这对每位患者都是适宜的,特别是那些希望重新参加体育活动的患者。认识这种保护手术侧而让非手术侧过度负重的神经机制很有必要。当我有意识扭转它时,就可以打破这种模式,当然这需要一段时间。对我来说,左膝损

第 11 章 初次全髋关节置换后的康复

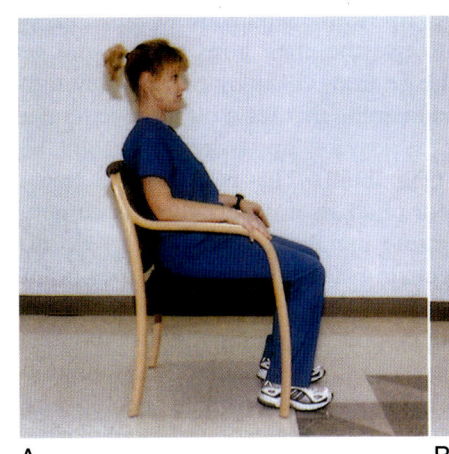
A

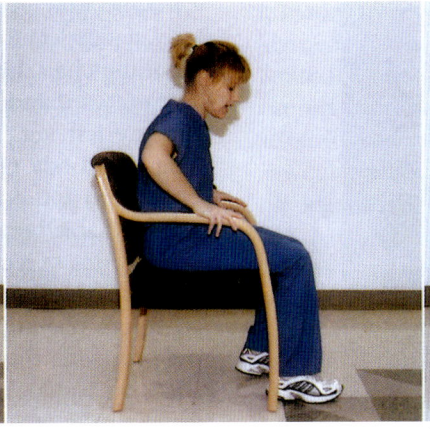
B

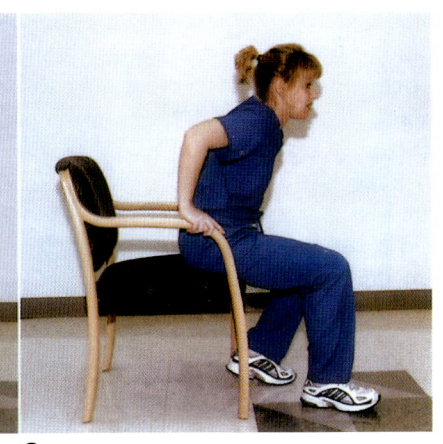
C

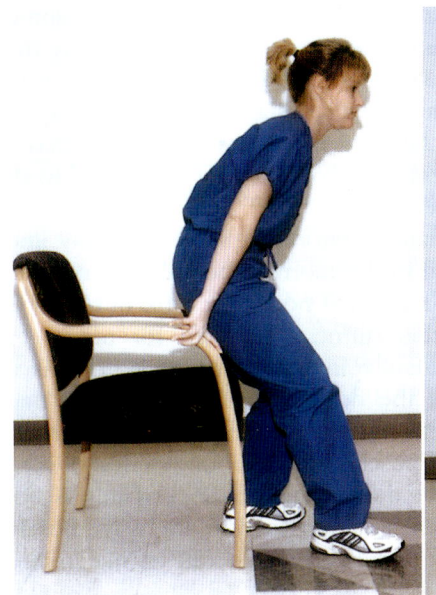
D

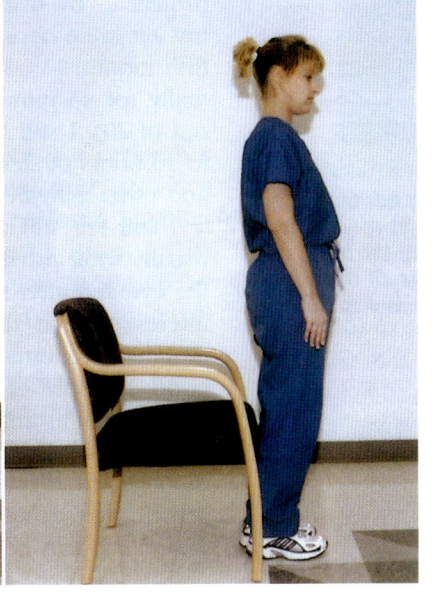
E

图 11-8　A. 坐普通的椅子是安全和舒适的。可以用枕头垫在椅子上，但任何垫高椅子的方法都是不舒服的，对于按本书所述方法进行手术的患者没有必要。B. 当从椅子上起来，最好的方法是借助扶手支撑，特别是在术后前几周或腿部力量还较弱和酸困的时候。C. 先向椅子前方移动，就能轻松地从椅子上站起而不需要用力。D. 将右足向外移动，并保持右足（手术侧）位于左足前方就能使髋部安全和舒服。E. 当从椅子上站起后，将右腿后移支持身体，再正常迈步。

伤后的休息期帮助我打破了这种模式。显然，左腿过度负重导致左膝损伤，我无法参加高强度运动直到我可以在双腿间平衡我的体重。

妻子发现我越走越快，我总是很心急，但我妻子的发现也显示我的腿正在恢复强壮。

术后第 6 月　由于左膝损伤而处在休息期。然而我确信能够完成所有的医疗工作，我去了趟土耳其参加一个会议，在那儿没人看得出我做了全髋关节置换。当我告诉他们我最近做了关节置换，没有一个医生能说出我做的是哪一侧。在土耳其的宾馆中没有健骑机，于是我试图用椭圆机锻炼，但它让我的膝部酸困，很明显是由于左腿过度负重的神经模式所致。然而我可以走遍伊斯坦布尔的所有街道而没有症状，我也注意到现在能更好地上下车，但仍然感到右髋关节后侧有点紧张。

现在髋关节已经处于比较稳定的状态，如果髋部紧缩或扭转时，偶尔也会感到关节囊或髋臼有些疼痛。这种暂时的疼痛好像是由于关节囊撞击引起的。仍然有起步时的僵硬，但起步时的疼痛已经消失了。这种僵硬只发生在久坐后（如看电影），站立和坐位时已经没有一点疼痛。

复查 X 线片显示假体固定良好但有些许磨损，Zhinian Wan 医生测量了磨损值为 0.03mm。

第 6 个月末，髋部肌力已明显增强。打壁球时可以向外侧移动，奔跑时很轻松而不需犹豫。可以用任一条腿站立穿裤子，并能很好地保持平衡。可以很好地上下车而无不适，但有时还需将脚拖放到驾驶侧，在跷腿时仍会感到后侧关节囊疼痛，做一天手术后还会感到下腰部僵硬。

另一个发现就是我不能像患骨性关节炎前那

样保持平衡,现在仍然不行,但并没有引起显著的平衡失调。当快速旋转移动或有轻度不稳定时,就会失去平衡。我不能确定这是否是肌力降低的结果,或本体感觉下降及中枢神经系统改变所致。然而手术前后平衡感的差异是很明显的,我也听到许多患者有相同的抱怨。这种平衡感的轻度改变看起来是持久的。

第3阶段:术后第7~12月

在这6个月中,各方面的进步就显得没有以前那么显著了,身体的代谢趋向更稳定,对于睡眠的要求没那么多了,抗压能力更强,在工作日里也感觉比较轻松。

在术后8个月时,仍能感到起步时的僵硬,但到了1年这种感觉就消失了。在驾驶座位上下车时仍需要将脚滑动到车门侧,但已有明显进步。在一场紧张的壁球比赛后,大腿偶然持续疼痛了48h,但不需要服用任何药物。虽然能穿鞋袜,但在将右腿放在左膝上时,感觉右髋外旋仍受限,剪脚趾甲有些困难。8个月时我已能很好地玩壁球,甚至每次都能赢上一局,可以在高尔夫球场完全步行而没有任何困难,我能带着一点腰酸背痛完成8h手术,并能够坚持一整天出门诊。

到了第3阶段中期,已基本从手术中完全恢复,我认为这个手术非常成功。我对Ranawat医生完成如此出色工作的感激也激励我的每个进步。我现在理解了为何成功完成每一次全髋关节置换后患者都十分感激,这是一种生活方式的改变——从一种无力疼痛的状态恢复到正常。当然,腿部跟患关节炎前还是不完全一样,在做某些活动时还会有不适,但这样的结果是完全可以接受的,且随着时间的推移还在不断改进。

术后1年,我已经能参加我想参加的所有活动,包括打壁球和高尔夫球、做手术、旅行和参加社会活动。做手术后仍会感到背部僵硬。我仍然需要小心安排时间,以便在一天内不至于活动过多。要是早晨打了壁球后又站立8h做手术,背部僵硬感就会显著增强。要是想打高尔夫球的话,我这一天就不安排其他运动了。只要时间表能够适应我的髋部情况,我就能做想做的所有事。

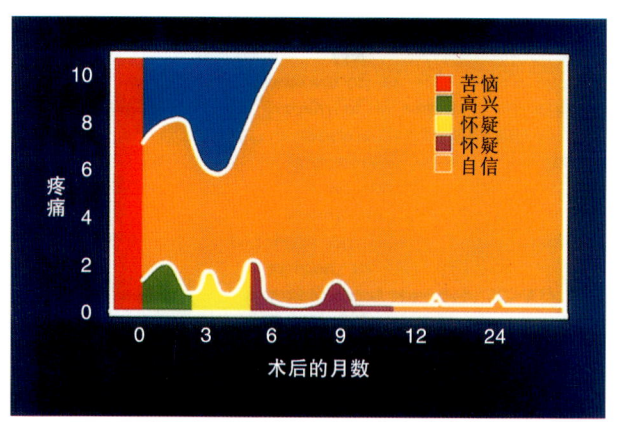

图11-9 愈合曲线。纵轴显示疼痛坐标,从0~10;横轴上标明术后月数。术前的阶段显示患者苦恼和疼痛,功能丧失严重限制了他们的活动。术后前几周,疼痛显著减轻,患者对于摆脱疼痛感到惊喜并意识到手术将使他们身体状况越来越好。术后2~6个月,一些患者会因为偶发性的不适而对手术有所怀疑。这种偶发性的疼痛和跛行常常由于逐渐或是显著增加的运动所引起,使患者怀疑手术是否成功。这种忧虑的时间对于那些本身就有焦虑倾向或没有经过很好术前、术后教育的患者可能会延长至6个月。术后3~4个月,大多数患者在自信心上都会显著提升,而且会持续增长。所有没有并发症的患者都会在手术成功后1年获得极大的自信,并一直保持下去。

康复期的延续:术后12~18个月

虽然主要的恢复过程在术后1年已经基本完成,但却不是终结。1年时愈合已经恢复到稳定状态,大多数愈合是稳定的,但术后1~1.5年这段时间中变化还在持续。在这段时间里,我的背部僵硬消失了,不再需要在做手术前服用药物。腿部功能恢复得很好,可以参加所有运动。在术后15~18个月我经常出差,腿部没有任何问题。我坚持把健骑机作为一种常规锻炼方式,这种常规锻炼非常重要,因为如果一段时间不锻炼,腿部就会更痛。我相信维持髋部肌肉的力量会感到舒服并能增加腿部耐力。

我画出了全髋置换术后的愈合曲线(图11-9),这样会十分清楚它是一种"铃"式曲线。一些患者会在康复期的某个阶段恢复加快,而另一些患者可能会滞后,但这个曲线图基本适合于大多数患者。如果医生和患者都能很好地理解这条恢复曲线,就会根据曲线保持他们的期望值,不会因为偶发性疼痛而紧张,他们会明白恢复和改进过程将持续2年左右。进行髋关节置换后2年的随访研究比较困难,因为此时患者恢复比较好,一般不会再去看医生,这也验证了愈合曲线的时间框架。

参 考 文 献

[1] Paprosky WG, Lawrence J, Cameron H. Femoral defect classification: Clinical application. Orthop Rev, 1990, 19 (Suppl): 9

[2] Udomkiat P, Dorr LD, Won YY, et al. Technical factors for success with metal ring acetabular reconstruction. J Arthroplasty, 2001, 16: 961–969

[3] Glassman AH, Engh CA, Bobyn JD. A technique of extensile exposure for total hip arthroplasty. J Arthroplasty, 1987, 2: 11–21

[4] Aribindi R, Paprosky WG, Nourbash P, et al. Extended proximal femoral osteotomy. Instr Course Lect, 1999, 48: 19–26

[5] Dorr LD, Wan Z. Ten years of experience with porous acetabular components for revision surgery. Clin Orthop, 1995, 319: 191–200

(孙嗣国 译 唐农轩 校)